U0206709

公共卫生与健康传播译丛

Communicating About
Health: Current
Issues and Perspectives
(6th edition)

健康传播：
当前议题与未来展望 （第6版）

［美］雅典娜·杜佩

［美］芭芭拉·库克·奥弗顿 著

嵇美云　蔡心仪 译

中国社会科学出版社

图字：01-2020-3921 号

图书在版编目（CIP）数据

健康传播：当前议题与未来展望：第 6 版/（美）雅典娜·杜佩，
（美）芭芭拉·库克·奥弗顿著；嵇美云，蔡心仪译.—北京：中国
社会科学出版社，2023.8

（公共卫生与健康传播译丛）

书名原文：Communicating About Health：Current Issues and Perspectives
(6th edition)

ISBN 978-7-5227-2015-9

Ⅰ.①健… Ⅱ.①雅… ②芭… ③嵇… ④蔡… Ⅲ.①健康—
传播学—研究 Ⅳ.①R193

中国国家版本馆 CIP 数据核字（2023）第 106129 号

COMMUNICATING ABOUT HEALTH：CURRENT ISSUES AND PERSPECTIVES (6TH EDITION)
ATHENA DU PRÉ，BARBARA COOK OVERTON

ⓒ 2021，2017，2014，2010 by Oxford University Press

ⓒ 2005 by McGraw-Hill

ⓒ 2000 by Mayfield Publishing Company

"COMMUNICATING ABOUT HEALTH：CURRENT ISSUES AND PERSPECTIVES (6TH EDITION) was
originally published in English in 2021. This translation is published by arrangement with Oxford University
Press. China Social Sciences Press is solely responsible for this translation from the original work and Oxford
University Press shall have no liability for any errors，omissions or inaccuracies or ambiguities in such trans-
lation or for any losses caused by reliance thereon."

出 版 人	赵剑英	
责任编辑	刘 芳	
责任校对	冯英爽	
责任印制	李寡寡	

出 版	中国社会科学出版社	
社 址	北京鼓楼西大街甲 158 号	
邮 编	100720	
网 址	http://www.csspw.cn	
发 行 部	010-84083685	
门 市 部	010-84029450	
经 销	新华书店及其他书店	

印 刷	北京明恒达印务有限公司	
装 订	廊坊市广阳区广增装订厂	
版 次	2023 年 8 月第 1 版	
印 次	2023 年 8 月第 1 次印刷	

开 本	787×1092 1/16	
印 张	40	
字 数	670 千字	
定 价	149.00 元	

总　序

健康，系人类永恒的话题，也是社会持续、稳定发展的前提条件。世界卫生组织将健康定义为"身体、心理和社会幸福感全面良好的状态，而不是简单的没有生病或者身强体壮"。在医学界，传统的"生物医学模式"正逐渐转变为"生物—心理—社会医学模式"。伴随人类生存质量的日益提升与医疗保健观念的变化，公共卫生、自身健康成为日常议题，人们不仅关心病症，还渴望探索疾病背后的心理、文化和社会动因。遵循这一思路，传播学者致力于探索将传播学理论有效整合于医疗教育及实践的途径。其中，"健康传播"的科普教育扮演着重要角色。

健康传播（Health Communication）主要指健康信息的传播和分享的行为与过程，作为有目的性的干预活动，其意义在于让大众建立起以事实和概念为依据的理性医学观念和疾病预防手段，参与健康传播活动的主体会通过拥护、采纳或维持某种健康行为或政策实践，以达到最终改善个体、社区和公共卫生的目的。健康传播作为相对独立的研究领域，20 世纪 70 年代初始于美国，基于跨学科视域的多元路径，受到不同学科和理论方法的影响，吸引了诸如心理学、医学、社会学和传播学领域的从业者与学者参与其中。总体而言，健康传播研究不仅涵盖医疗保健、健康教育、公共政策和健康管理等范畴，也涉及人文关怀、社会支持、叙事医学和社会营销等"非典型性"健康议题。历经五十多年的发展，随着专业协会、研究机构、学术期刊、医院组织、课程项目的渐次丰富，健康传播已经成为传播学研究版图中的重要分支。

在我国，对健康传播的研究与实践最初萌生于健康教育界，主要参与者为临床医生和卫生专家，现代健康宣教在公共政策、医疗环境、健康观念、社会交往、传播渠道等多维生态因素的综合影响下逐渐成熟。学者们从自身旨趣出发，侧重关注健康传播的某些特定方面，如风险沟通、人际交往、患者赋权、文化研究和传播技术。

文化与心理因素如何影响健康态度和行为？互动媒介如何令受众重塑健康信息？医患之间应该如何建立良好的协作沟通？公共卫生离我们有多远？传播理论为何对健康研究和健康教育如此重要？不断发展的媒体格局为风险沟通带来了何种机遇和挑战？媒介叙事怎样才能兼顾科学性、专业性和艺术性？如何培养熟练驾驭传播技能的跨学科复合型人才？对上述问题的思考，促使我们在知识普及、学理研究、实践应用、高水平人才培养机制等方面对"健康传播"这一重要传播学领域展开系统研究，关注健康的本质及其与传播的关系，加快形成利于健康的生活方式、生态环境和社会制度，实现健康和经济社会的良性协调发展。

习近平总书记于2016年8月在全国卫生与健康大会上明确指出"要把人民健康放在优先发展的战略地位，为人民群众提供全生命周期的卫生与健康服务"。这些服务包含了宣教、预防、保健、康复、护理多个层面。同年10月中共中央、国务院发布了《"健康中国2030"规划纲要》，纲要从"普及健康生活、优化健康服务、完善健康保障、建设健康环境、发展健康产业、健全支撑与保障"六大方面全面梳理了"健康中国"作为国家战略重要组成部分的主旨内涵。

无论是健康教育还是促进工作，都离不开健康信息的传播与行为科学的引导，尤其在媒介化社会的当下，健康信息的精准有效传播至关重要，因此需要对信息设计、媒介叙事及传播效果进行及时、深入的思考和研究。"健康中国"作为国家的重大发展战略，具体落实在传播学教研领域，则要对健康理念和公众政策制定做好传播服务。暨南大学新闻与传播学院于2019年成立了"健康传播与行为科学研究中心"，致力拓展学科视野，丰富学科内涵，积极回应"健康中国"战略背景下国家对健康传播研究和相关人才的社会需求，以"根植大传播，放眼大健康"的思路，促进医疗系统行政部门、医疗机构和社会组织的协同合作，完善健康传播理念，提升传播能力，达至服务社会、全民健康的美好愿景。

"他山之石，可以攻玉。"三年前我们与中国社会科学出版社携手，共同推动"公共卫生与健康传播译丛"的译介出版。译丛选编相对科学，兼顾知识普及、理论研究、传播策略与效果评估等多个维度，为读者打开了健康传播研究与实践的一扇"窗口"。译丛涵括六册选题，分别是：

《健康传播：当前议题与未来展望》（第 6 版）（Communicating About Health：Current Issues and Perspectives）（6th edition）从文化、社会、组织等角度展开，通过患者、医护人员、公共卫生决策者的视角探讨健康传播，读者将从中了解文化、媒介、个体身份、技术、社会网络及其他因素对健康和康复的影响。

《健康行为：理论、研究与实践》（第 5 版）（Health Behavior：Theory，Research，and Practice）（5th edition）反映了公共卫生领域的最新变化，重点关注健康行为研究，包括健康与社区、文化及传播的关系，并结合经典和时新的理论及案例做出翔实解析。作为健康行为研究的黄金指南，提出了公共卫生和健康行为研究的核心原则。

《公共健康传播：关键工具与策略》（Public Health Communication：Critical Tools and Strategies）涉及公共卫生政策、健康促进、健康教育、社会营销及社区健康教育等，阐述公共卫生语境下的核心概念、传播策略、新媒体技术及效果研究等诸多话题。

《健康传播：从理论到实践》（第 2 版）（Health Communication：From Theory to Practice）（2th edition）全面介绍了健康传播领域的理论与各种专题，涵及健康传播项目开发、实施与评估的操作指南。强调以人为本的理念和健康传播干预方法，以及健康与各种社会因素的互动关系，具体阐述在健康传播语境下行为、社交及组织传播的重要性。

《媒介演变环境下的风险与健康传播》（Risk and Health Communication in an Evolving Media Environment）以论文集的形式呈现了风险与健康传播领域中顶尖学者的最新讨论。话题包括卫生保健、职业安全、气候变化传播、突发天气报道、恐怖袭击、风险沟通、公共政策等，驾驭媒体特征，形成独到见地。

《健康传播中的文化反思：作为跨文化接触的社会互动》（Rethinking Culture in Health Communication：Social Interactions as Intercultural Encounters）从文化视角对健康传播进行跨学科探讨，特别关注健康背景下的社会互动，阐述卫生保健过程中患者、专家与决策者的文化结构。探讨文化影响医疗保健的方式，引入新的方法来理解社会关系和健康政策，将其作为一个涉及文化价值观、期望、动机和行为模式的动态过程。

　　纵观国际健康传播领域积累的理论体系和经验方法，我们希冀这套译丛，能够为有志耕耘于健康传播领域的专家、学者及从业者带来启示，共同探求当前中国"健康传播"的研究方向、理论建构、方法路径与应用实践，不断完善符合中国国情的"健康传播"学科体系，争取政府、临床、社会和媒体协同创新，提升中国健康传播研究的国际影响力、参与度和话语权。

暨南大学新闻与传播学院院长、

博士研究生导师

2022 年 10 月

目　　录

目　录

第五部分　医疗组织中的沟通

第六部分　媒体、公共政策和健康促进

序

自 20 年前第一版《健康传播》面世，世界已然发生了巨变。手表和电话成为我们现今健康传播的重要信息来源。电子烟、反对疫苗接种以及一些新出现的致命病毒，确已构成新的健康威胁。医疗保健改革改变了提供服务的方式，让以前没有保险的数千万人获得了保险覆盖。类似的例子不胜枚举。

然而，健康传播的种种基本原则比以往任何时候都更加重要。沟通技巧在分享信息、提供慰藉和协商健康方案方面仍然至关重要。世界人口越来越多样化，人们了解到关于健康和治疗的新思想。持续存在的社会不平等意味着一个人的健康状况，很大程度上仍然可以通过其种族和社会经济地位来预测。信息、医护的可获得性和健康素养依然面临诸多挑战，在复杂的医疗保健系统以及基于互联网提供大量健康信息的背景之下，这一点尤其明显。

我们推出这一版《健康传播》的目标是，为读者提供一种易于把握的方式来理解一系列影响健康的复杂因素（包括长期存在的以及新出现的因素）。在此过程中，我们分享了最新的研究，讲述了众多人士不同的故事。我们相信，您会发现本书对健康传播做出了深刻、丰富和透彻的概述。我们希望阅读本书后，读者既能收获有关当前议题和研究的深邃知识，又能切实理解医疗保健和宣传方面的人性化举措，还能就健康传播采取更有效、更合乎道德的实用策略。

我们的方法

由于医疗保健领域是相当复杂、动态变化的系统，顾此失彼在所难免。我们自认力求在每个部分都做得很好。这完全可以理解，但这也可能是系统中最大的弱点，甚至是致命性缺陷。我们错过了团队合作创新的机会。我们的努力不免常常出现重复与矛盾之处。我们经常对正在发挥作用的更大模式视而不见。正如伟大的系统理论家彼得·森奇（Peter Senge，2006）所观察到的，"我们受困于自己所未知的结构"。

在卫生保健领域，受困于未知的结构会导致一而再、再而三地犯同类性质的错误，昂贵的保健开支本可以避免。行政监管没有实现解决问题、发挥支持性和整合性的作用，反而成为分散注意力的因素。有效的沟通收获的未必都是美好，有效的沟通可以抚慰人心，还能带来生意兴隆。

这本健康传播可读性极强，是上佳的入门书籍；来自医疗领域资深专家们的反馈，则证明这不是一本肤浅之作。本书见解深刻，即便经验丰富的从业人员与研究者，也会发现获益良多；读完本书，读者再不会挂一漏万地谈论一些知识，而是能够融会贯通地理解各部分的相互影响。

目标受众

本书主要面向两类人员：从事健康行业的人士和对健康传播抱有兴趣的研究人士，包括护理提供者、医疗保健管理人员、营销和公共关系专业人士、媒体策划和制作人、公共卫生促进者、教育工作者、人力资源人员、研究人员，等等。

让同一本教材服务于如此多样化的读者，似乎过于苛刻了些，某种程度上也的确如此。进行深入研究的读者，当然需要阅读其他作品，探索专业文献。我们的建议是先读本书，或者和其他书一起阅读。本书提供了一些特定旨趣书籍无法提供的内容——揭示了各类职业、文化和当前所关注议题如何在医疗保健领域实现趋同。我们坚信，就健康领域而言，了解大局与掌握某一特定技能同等重要。如果能够对当前医疗保健领域的问题有一个全面的了解，那么你成功的机会将得到大大提升（说实话，我们指望你能解决医疗保健方面的一些挑战）。

本书优点

《健康传播》具有如下几大优点。

涵盖本领域最新内容。本书描述了管理式医疗、医疗改革、移动技术、社交媒体及其他因素如何改变健康传播的性质。读者可以了解到几年前还无法想象的创新。我们鼓励思考创新之于健康传播的利弊得失。

医疗保健的多元化。读者可以接触到不同文化对于健康和疗愈的思维方式，具体内容包括性别认同、种族、年龄、能力、社会经济地位等。读者可从护理提供者、患者、管理人员、健康促进者以及其他为此过程做出贡献的人士之视角来看待医疗保健问题。

传播技能建设者。对于有心提高健康传播技巧的人员而言，本书实属应用指南，其中给出的建议多多，包括鼓励病人参与、提供社会支持、留心倾听、培养文化能力、开展团队合作、设计健康促进活动，等等。

促进批判性思维和讨论。纵观全书，观点特辑、伦理思考、图片说明和问题讨论环节都在挑战读者，有必要权衡各种不同交流方式的优缺点。我们更鼓励读者学以致用。

丰富的教学资源。《教师手册》的纸质版和在线版（可在 www. oup. com/he/dupre‑6e 获取），包括教学大纲样本、每日课程计划、学习活动、讲义、测试题等。相应的 PowerPoint 演示文稿旨在激发学习者亲自或在线参与。

总之，这本《健康传播》不仅仅是一份文献综述。它不但探讨了参与健康传播人士的不同观点，而且展示了他们如何调和与协调想法共同创造传播故事的方式。本书整合了研究实践、理论探索、当前议题和现实生活中的实例。如此安排内容，使学习者能够理解各种传播现象的含义。与此同时，读者可以学习如何以专业人员、患者和研究人员的方式积极促进健康传播。

新版本特色

本版特点之一是格式更加精简，保持了先前版本受欢迎的因素，比如可读性、生活实例等。这一版每一章结尾部分都附有术语、以大纲形式呈现的易于参考的摘要、更新了的讨论问题。以下概述的是本版重要特色。

- 第一章（引言）包括最新的案例和研究，以及世界卫生组织对日常生活中的健康问题的新观点。

- 第二章（健康传播景观）已被大幅更新，提供了在医疗保健迷宫中的导航见解和提示。本章还探讨了健康差异和医疗改革的新信息，包括对管理式医疗、多方支付系统、全民医保和《平价医疗法案》等概念的解释。

- 第三章（医—患沟通模式）涉及有关医患沟通对健康、诊断、满意度和疼痛影响的最新信息。新增部分包括如何讨论敏感话题和参与共同决策的种种策略。

- 第四章（患者视角）经过重新调整，更加注重患者的满意度和认同工作。新增部分为患者提供了如何与护理人员交谈以及应对有损面子（face – threatening）类健康问题的提示。

- 第五章（医护人员视角）提供了关于跨专业教育和团队合作的新信息，以及关于病人护理的各种职业机会方面的最新信息。

- 第六章（医疗保健的多元化）新增和拓展了关于性别认同和性取向、民族和种族，以及健康和社会经济地位之间联系的内容。本书还增加了额外技能培养提示和案例，旨在提供多元化的视角。

- 第七章（健康与疾病的文化观念）呈现了以文化为中心的健康传播方法，以及社会污名和文化适应性的影响。

- 第八章（社会支持、家庭护理与生命终了）扩展了人们在处理健康问题时感受到的辩证性的拉锯战（push and pull），以及关于在严重健康事件后适应"新常态"（new normal）的新兴研究。

- 第九章（电子健康、移动医疗和远程医疗），更新后的内容能够反映电子医疗的当前议题和前沿研究。特别关注了新兴的移动技术、可穿戴设备和健康应用程序。本章还涉及电子医疗和远程医疗供应商的经验和观点。

- 第十章（医疗保健行政管理、人力资源、营销和公共关系）介绍了医疗保健专业传播人员及其工作范畴的最新案例，并更新了与领导力、人力资源和公共关系相关的传播技能培养以及相应的人力资源短缺等方面的内容。

- 第十一章（媒体中的健康形象）介绍了媒体如何影响我们解读某些健康

问题和行为的新研究，如酗酒、电子烟和性侵犯；讨论了社交媒体对健康的影响，并对直接面向消费者的药品广告进行了扩展讨论，探讨了媒体对医患关系的影响。

- 第十二章（公共卫生和危机传播）修订后的本章，重新聚焦美国疾控中心与世界卫生组织的危机和风险传播模式。探讨了社交媒体在危机传播中的作用，并提出了建议。本章还更新了案例研究，以反映当前对艾滋病病毒/艾滋病（HIV/AIDS）、寨卡病毒和阿片类药物泛滥的研究。

- 第十三章（策划健康宣传活动）更新后的内容，旨在反映健康促进活动的研究新进展和趋势。本章特别关注了电子烟和甲基苯丙胺滥用情况以及这些领域内社交媒体的使用情况。扩展讨论了信息定制的内容，探讨了为不同受众设计信息的多种方式。

- 第十四章（设计和实施健康运动）介绍了健康促进运动方面的研究，扩展了健康信念模型和迁移理论模型（transtheoretical model）的效用；更新了多个案例，突出了来源可信度、叙述性信息、损益框架以及情感诉求方面的最新研究。

本书概述

第一部分　确立健康传播语境

前两章简要介绍了健康传播。第一章界定了健康传播的性质和定义、当前议题以及研究健康传播的重要原因；还提供了一些技巧，帮助读者充分利用本书的优点，如重视道德考量、理论基础和职业机会等。

第二章探讨了在社会和公共问题语境下健康传播是如何演进的。知晓这些议题有助于加深对本书其余部分所述主题的理解。本章以医疗保健改革措施讨论结尾，旨在帮助读者更好地理解政策辩论和新闻话题是如何影响他们个人的。

第二部分　患者和专业医护人员的角色

第二部分侧重于患者与专业护理员之间的人际沟通。第三章描述了患者和护理人员之间的沟通，其中包括谁言说，谁倾听，以及如何做出医疗决定。得益于对护士、药剂师、辅助医务人员、理疗学家、技术人员和其他人员方面的新兴研究，本版拓展了护理人员的类型。本章主要讨论叙事医学和病患与护理提供方沟通的真实案例。

第四章经由患者视角审视健康传播，考虑了患者动机、他们对医疗保健的典型喜好和厌恶，以及人们遭遇健康问题时如何表达自己。本版密切关注沟通方式如何受疾病性质、患者性情以及身份认同面临威胁的影响。本章涵盖患者沟通传播技能培训信息以及患者叙述和自我宣传方面的最新信息。

第五章，读者以专业医护人员视角看待健康。本版探讨护理人员培训计划背后的理念，以及这些年来理念是如何演变的。与第三章一样，本章涵盖的专业人士种类比过去更广泛。本章主要介绍正念（mindfulness，从坐禅、冥想、参悟等发展而来的一个概念，是一种自我调节的方法——译者注）和其他多种策略帮助护理人员保持情绪乐观（emotionally resilient）。另外，本章还介绍了与难相处患者沟通、在有限时间内进行沟通以及披露医疗过错信息时的最新建议。最后，以多学科团队合作主题结束本章内容。此外，本章提供了30多种有关医学、牙科、护理和综合医疗保健（Allied Health）的职业信息。

第三部分　社会文化议题

第六章侧重介绍患者与卫生专业人员的多元化。本章从交叉性理论的新特色入手，并拓展了性别认同细微差异的所涉范围；介绍了与不同社会地位、性别、种族、语言、能力和年龄的人士有效沟通的信息和策略。另外，大幅度更新了关于健康知识普及的部分；案例研究部分描述了说西班牙语的一位女性在一家说英语的医院救治经历，以及一位大学生应对身体残疾的心路历程。

第七章介绍健康和疾病的社会及文化理念。这一章介绍了文化竞争力模式，使读者了解世界各地的健康观念，包括将健康定义为身体和精神之间的平衡，"热"元素和"冷"元素之间的平衡，不同类型生命能量之间的平衡，等等。本章还介绍整体医疗观，以及对患者和护理人员角色的不同期望。此外，本章包括一个专题：作为意识扩展的健康理论与阐明多元观点的大量实例。

第四部分　疾病应对与健康资源

第四部分专注于我们可用于维持和恢复健康的一系列资源，以及在无法恢复与维持健康时用于应对生命结束的各种资源。

第八章阐述社会支持的重要性，介绍了支持性沟通的技巧。本版的特色在于更新了沟通在家庭护理（family caregiving）和临终经历中的作用。本章还研究了社会支持"出现问题"的实例——人们的努力帮助实际上造成了伤害，以及我们如何规避同样的错误。此外，本章的另一部分探讨了动物作为支持性伙伴的概念。同时，本章增加了关于变革性医疗保健经验和器官捐赠决策的内容。

第九章介绍电子健康、移动医疗和远程医疗的最新信息。大量证据表明，世界各地，如今拥有移动技术的人比家里有电的人还多。我们探讨了健康传播专家如何试图最大限度地利用这一新的信息资源，造福于世界各地不同的专利群体（patent populations）。本章探讨了诸如"人们为何以及在何等情况下寻求电子医疗信息？""电子医疗信息主要是有益还是有害？""相比于面对面交流，电子健康沟通的效果如何？"之类的问题。读者经由这一章将了解更多关于虚拟医院、移动设备和健康应用程序涌现的信息，并就健康传播讨论远程医疗的利与弊；还会了解到相关医疗信息和科技进步方面的职业信息。

第五部分 医疗组织中的沟通

第十章介绍了传播专业人员在健康领域发挥作用的新案例。本章涵盖了许多理论和专家建议，包括医疗保健管理、公共关系、成为一名服务型领导者、促进共同愿景、团队合作，以及改写医疗机构运营的种种规则。本章的华彩之处是展示了世界上一些较好的医疗中心的卓越服务技巧；既有多种理论又有与此领域专业人士相关的故事。

第六部分 媒体、公共政策和健康促进

第十一章呈现有关广告、新闻和娱乐中健康形象的最新信息。本章特色是关于身体形象和社交媒体的新报道，以及媒体对肥胖、酒精和尼古丁使用、性行为和暴力的影响。另外，本章还包含一节探讨娱乐教育的国际影响和健康新闻职业的信息：关于报道健康新闻、使用交互式媒体呈现健康信息和培养媒体素养的技巧。

第十二章，读者将了解健康传播专业人员在处理埃博拉病毒、艾滋病、非典型肺炎（SARS）、炭疽热、禽流感、寨卡病毒、阿片类药物泛滥和其他健康威胁方面的真实经验与教训。本章提出了关于预防和尽量减少危机、应对突发事件以及管理公众恐惧和信息需求方面的建议；强调及时、基于数据且保持对文化敏感性的协作交流。

第十三章和第十四章引导读者创建和评估公共健康活动。这两章均包括真实的活动范例和公益广告样本，扩展了活动设计资源和讯息架构（message framing）的覆盖范围。更新的一节讨论了批判性文化方法的经验教训，因为我们考量了说服不同文化中的人们重新审视健康相关行为的伦理问题。这两章最后部分均介绍了有关健康宣传和健康运动设计领域的职业信息。

致　谢

承蒙太多人慷慨贡献，本书才得以与读者相遇。我们首先要感谢编辑卡伦·鲍尔斯（Karon Bowers）、助理编辑艾丽莎·奎诺尼斯（Alyssa Quinones）、制作编辑玛丽安·保罗（Marianne Paul）和文案编辑詹姆斯·弗拉利（James Fraleigh），他们杰出的工作令这一版更加成功；感谢牛津大学出版社的其他同事精彩的指导、热情和令人愉悦的诙谐。我们还要感谢以下为本版提出建议的审稿人：

珍·安德森（Jen Anderson），贝尔维尤学院

斯图尔特·奥亚什（Stewart Auyash），伊萨卡学院

黛博拉·巴塞特（Deborah R. Bassett），西佛罗里达大学

艾米丽·克里普（Emily Cripe），宾夕法尼亚州库兹敦大学

史蒂文·贾尔斯（Steven Giles），维克森林大学

杰弗里·克林格尔（Geoffrey D. Klinger），德堡大学

戴安娜·卡罗尔·纳吉（Diana Karol Nagy），佛罗里达大学

布赖恩·罗杰斯（Brian Rogers），威斯康星大学白水分校

杰恩·维奥莱特（Jayne L. Violette），南卡罗来纳大学博福特分校

此外，我们一如既往地对编辑之前版本的各位人士表示感谢，托尼·马亚尔（Toni Magyar）、马克·海因斯（Mark Haynes）、彼得·拉贝拉（Peter Labella）、乔希·霍金斯（Josh Hawkins）、纳奈特·贾尔斯（Nanette Giles）和霍利·艾伦（Holly Allen）；以及那些审评过之前版本的人士，玛丽亚埃莱娜·巴特萨吉（Mariaelena Bartesaghi）、玛丽亚·布兰恩（Maria Brann）、莎乐美·布鲁克斯（Salome Brooks），玛丽·L.布朗（Mary L. Brown），崔茜卡·伯克（Tricia Burke），丽贝卡·克莱恩（Rebecca cline），布鲁克·希尔德布兰德·克拉布斯（Brooke Hildebrand Clubbs），艾伦·R.科恩（Ellen R. Cohn），乔伊·塞弗（Joy Cypher），克里斯托·多尔蒂（Crystal Daugherty），迈克尔·丹尼斯（Michael Dennis），丽贝卡·德索萨（Rebecca de Souza），帕特里克·J.狄龙（Patrick J. Dillon），伊丽莎白·埃奇科姆（Elizabeth Edgecomb），杰西卡·埃尔顿（Jessica Elton），琼·弗洛拉（June Flora），兰达·嘉顿（Randa Garden）、乔·安娜·格兰特（Jo Anna Grant）、劳里·A.格罗西克（Laurie A. Grosik）、斯蒂芬·哈斯（Stephen Haas）、艾米·海德曼（Amy Hedman）、斯蒂芬·海因斯（Stephen Hines）、弗农·F.汉弗莱（Vernon F. Humphrey）、凯特·乔克尔（Kate Joeckel）、海伍德·乔伊纳（Haywood Joiner）、弗吉尼亚·麦克德莫特（Virginia McDermott）、JJ. 麦金太尔（JJ McIntyre）、凯瑟琳·米勒（Katherine Miller）、克里斯·R. 莫尔斯（Chris R. Morse）、切里·涅兹维茨基（Cheri Niedzwiecki）、吉尔·奥布莱恩（Jill O'Brien）、克里斯汀·帕克赫斯特（Christina Parkhurst）、唐娜·帕洛夫斯基（Donna Pawlowski）、洛丽塔·L. 佩基奥尼（Loretta L. Pecchioni）、伊丽莎白·佩特伦（Elizabeth Petrun）、拉吉夫·N. 里马尔（Rajiv N. Rimal）、克里斯蒂娜·萨比（Christina Sabee）、朱利安·C. 斯科尔（Juliann C. Scholl）、帕姆·塞克林（Pam Secklin）、久恩杰·舒尔（Jiunn‑Jye Sheu）、克里斯汀·斯库比斯（Christine Skubisz）、丹尼尔·斯坦伯格（Daniel Steinberg）、小理查德·L. 斯特里特（Richard L. Street，Jr.）、克莱尔·F. 萨利文（Claire F. Sullivan）、莎琳·汤普森（Sharlene Thompson）、特蕾莎·汤普森（Teresa Thompson）、莫尼克·米切尔·特纳（Monique Mitchell Turner）、朱莉·沃克曼（Julie E. Volkman）、坎迪·沃克（Kandi Walker）、肯·沃特金斯（Ken Watkins）、伊莱恩·维滕贝格·莱尔斯（Elaine Wittenberg‑Lyles）、凯瑟琳·沃尔斯（Catherine Woells）、黛布拉·沃辛顿（Debra L. Worthington）、凯文·赖特（Kevin Wright）、吉尔·山崎（Jill Yamasaki）、古斯特·A. 耶普（Gust A. Yep）和艾伦·泽梅尔（Alan Zemel）。

同时，我还要感谢对本书的创意、叙述和反馈做出了贡献的同事和学生们，尤其是安妮娜·达尔斯特罗姆（Annina Dahlstrom）、贝丝·麦克弗森（Beth McPherson）、乔希·纽比（Josh Newby）、克里斯·埃尔金斯（Chris Elkins）、亚历杭德拉·瑞安·埃斯科瓦尔（Alejandra Ryan Escobar）、帕特里夏·巴洛（Patricia Barlow）、珍妮弗·特里（Jennifer Terry）、苏珊·菲尔莫尔（Susanne Fillmore）、道恩·默里（Dawn Murray）、普拉瓦·塔努特普（Praewa Tanuthep）、贝弗利·戴维斯·威利（Beverly Davis Willi）、珍妮弗·塞内卡（Jennifer Seneca）、洛里·朱诺（Lori Juneau）、斯蒂芬妮·豪威尔（Stefanie Howell）、梅勒妮·巴恩斯（Melanie Barnes）、艾米·詹金斯（Amy Jenkins）、布丽奇特·金（Bridget King）、米卡·尼肯斯（Micah Nickens）、萨曼莎·奥利维尔（Samantha Olivier）、格温妮·威廉姆斯（Gwynné Williams）、布列塔尼·杰伊（Brittany Jay）、达斯汀·索尔蒙（Dustin Saulmon）、维基·佩恩（Vickie Payne）、克里斯·托马斯（Chris Thomas）、妮可·叶科斯（Nicole Yeakos）、德鲁·布赖森（Drew Bryson）和伊夫林·布里埃尔（Evelyn Briere）。

我们由衷感谢合作伙伴格兰特·布朗（Grant Brown）和克莱顿·奥弗顿（Clayton Overton），他们的支持、激励和耐性，令人惊讶，更令我们感激不尽。

第一部分

确立健康传播语境

现在是学习健康传播的激动人心的时刻。我们希望以有意义的方式做出贡献，所以我们必须与时俱进、博学多闻且具有大局观。这部分属于奠基环节。你可以根据个人喜好开启阅读之旅。在第一章和第二章，你将了解导致我们进入当前处境的哲学观点和近期事件。洞察这段旅程会让你在展望未来时更容易，还会助你在未来大有作为。

第一章

引　言

2020 年，一种新型病毒在世界各地蔓延，至少致 200 万人患病或死亡。随着危机升级，传播成为说服人们采取保护行为的有力工具，但所释放的讯息驳杂不明。就在世界卫生组织宣布进入全球卫生紧急状态的同一天，美国总统宣布，病毒已得到"控制"，一周后又表示"风险很低"。几周之内，受灾最严重地区的医院便人满为患。当官员们准备好帐篷和礼堂作为临时医院时，部分政府领导人颁布"居家令"以减少传染风险，其他领导人仍鼓励人们继续购物、上班和上学。

新冠病毒全球性大流行强有力地提醒了我们，与健康有关的传播是多么重要（且具有挑战性）。然而，健康传播并不只发生在危机期间，它是我们日常生活的一部分，我们常常与朋友、家人、同事和健康专家交流健康问题。我们对健康的看法受到互联网、电影、公共服务和公告等方面的影响。

我们在这一章讨论什么是健康和健康传播。首先，检视关于健康和治疗的哲学观点。其次，聚焦人们如何以及为何就健康问题进行交流。本章总结了学习健康传播的关键原因，其中包括特别有前景的职业发展（贯穿本书与健康有关的职业清单，参见插文框 1.1）。

插文框 1.1　职业机会

超过 125 类与健康相关的工作简介

贯穿全书的职业插文框展示了与健康和医疗保健相关的职业信息。以下是每一章中介绍的一些工作。

健康传播的重要性

丽萨·苏南（Lisa Suennen）生病住院时，她"时而感到被安慰，时而感到被抛弃"。有些医护人员考虑周全，服务周到，对其帮助良多。然而，其他医护人员对其意见却充耳不闻，只顾解释治疗流程，相互之间也没有很好地沟通（Suennen，2015）。有些护士告诉她寻求帮助时可以按铃，他们又因为太忙做不到及时回应，诊断检查单没有按时下达，她的保险索赔因文书处理不当而被拒。

在医疗保健体验中，沟通不仅仅是一种礼貌。双向的信息交流、安慰、减压、信任和相互满意的解决方案，能够促进康复（Street, Makoul, Arora & Epstein，2009）。相比之下，无效的健康传播往往会导致焦虑、错误、怀疑和错误决定。由于这些原因，令人不满意的互动会导致不利的健康结果，也会导致健康专业人员的倦怠感（例如，Clayton, Iacob, Reblin & Ellington，2019；

6

Kodjebacheva，Estrada & Parker，2017）。这种影响是双向的。医护人员的倦怠情绪往往会导致更糟糕的交流，造成医患关系更急剧的螺旋式下降或恶化的情形（Clayton et al.，2019）。

人际互动只是其中的一部分。沟通无法脱离文化、经济、环境条件和公共政策的语境。通览全书，您会发现，沟通往往是这些因素得以实现和协商的载体。这事关重大，正如健康传播学者加里·克列普（Gary Kreps，2005）所观察到的，"最容易因癌症和其他严重健康问题而导致健康状况不佳的许多人是那些未得到充分服务群体中的成员"（p. S68）。在美国，社会经济地位低的人健康状况不佳的可能性是富人的 5 倍（Khullar & Chokski，2018，para. 5）。

在健康问题上，没有"我们"和"他们"之分。在美国，大约每四个人中就有一个人有慢性病，如心脏病、精神疾病、抑郁症或糖尿病（"National Health Council，"2014）。如果这些情况得不到改善，医疗费用就会增加，同时个人与社会要承受疼痛、压力、生产力方面出现的损失。患有慢性疾病的人经常旷工的可能性是其他人的 6 倍（Fouad et al.，2017）。专家表示，通过帮助人们预防和管理长期的健康问题，我们可以在全球范围内节省数万亿美元（和避免数不清的痛苦）（"Heart Disease，"2015；National Alliance on Mental Illness，2019；"National Diabetes，"2017；Rapaport，2018）。

好消息是，伴随着挑战而来的是新的可能性。未来可能属于那些不仅要改善医疗保健而且从根本上重新构想医疗保健提供方式的人。分析家们预测，"2040 年的健康将与我们现在的情况截然不同"（Batra，Betts & Davis，2019年，para. 4）。

首先，技术正在改变普通公民可以获得的健康信息。我们重回本章开头的例子，苏南（Suennen）将来可能会在她感觉到症状或去看医生之前就能意识到她的心脏出现了问题。智能手机等可穿戴设备现在可以监测人们的健康状况，并提醒配戴者在需要时寻求就医。这已经拯救了许多人的生命（Smith，2018）。这一趋势在持续增长。在不久的将来，我们可能会在浴室镜子和日常生活的其他设施中配备可以监测健康关键指标的一些措施（Batra et al.，2019）。在另一个层面上，从健康专家到医疗保健消费者的单向交流形式正在让位于更具协作性的模式，在这种模式下，患者可以更容易地提出问题并与医护人员分享健康数据，即使医护人员并非与患者共处一室。我们将在第九章中更详细地讨论技术对于健康传播的影响。

另一个变化涉及医疗服务的提供方式。诊所和医院并没有淡出视野，但更多的服务正在出现，会将医疗服务融入日常生活。例如，现在已经有不少社区药房充当民众的"健康中心"，可以在这些地方接种疫苗，监测血压、血糖情况、胆固醇指标等，还可以咨询养生之道。鉴于美国90%的医疗费用都用于慢性病，可负担的、便利性的医疗护理对减缓费用支出至关重要（"Health and Economic，"2019）。

当然了，这些新资源只有在你能随时使用时才会发挥作用。第二章中，我们探讨了接受医护的费用；在第六章，我们讨论了健康素养面临的挑战，这使得许多人难以理解和运用健康传播。

系统层面的方法

任何健康问题都不是孤立存在的。基于这一点，本书坚持遵循系统观探讨健康传播。医疗保健是一个系统，由相互关联的元素组成，这些元素相互影响，相互依赖，作为一个整体发挥作用（Von Bertalanffy，1968）。你的家庭是一个系统，你的大学、你的工作场所是一个系统，对你产生影响的诸多行业和文化，同样是一个系统。

医疗保健是一个总体系统，由许多子系统组成，如诊所、制药公司、非营利组织、医院、社区团体等。管理理论家彼得·森奇（Peter Senge，2006）很好地把握了系统方法的含义，我们将应用系统方法。他对系统理论的四个原则解释如下，这些原则有助于深入理解健康传播。

系统结构会影响系统中的人。正如森奇（Senge，2006）所观察到的，"当被置于同一系统时，无论是多么不一样的人，往往会产生相似的结果"（p. 42）。这并非说人们对自己的行为没有选择。但它让我们意识到一个更大的现实，即我们的选择受到我们所处的关系、结构和规范的强烈影响。回到本章开头的例子，与苏南沟通不畅的医护人员要么是粗心大意，要么是漠不关心。他们也可能是压力过大，疲惫不堪，或者在人手不足的病房里苦苦支撑。

表面的"修复"很少能带来长期的成功。森奇（Senge，2006）指出，"简单出路通常会导致无功而返"（p. 60），而且很多时候"今天的问题源于昨天的解决方案"（p. 58）。例如，表面上看，病人的健康状况得到显著改善时，奖励医护人员似乎合情合理。然而，这种做法阻碍了对复杂和高风险患者的治疗。因此，最需要帮助的人可能很难找到照顾他们的人——不是因为医护人员不关心，而是因为系统不鼓励这样做。在系统理论中，意外后果定律指出，即使是善意的解决方案也可能产生不良影响。简单化的假设导致的问题可能比其解决的问题还更多，为了避免这种现象，请透过表象看本质。前医疗保健高管罗伯特·休金（Robert Hugin，2018）提出了这一观点，他说："要想找到正确的解决方案，我们必须提出棘手的问题，而不是抓住快速解决方法，即使这些方法看起来很受欢迎或用起来很方便。"（para. 6）

系统抵制激进的变革。系统理论的核心原则涉及内稳态（homeostasis），即系统倾向于平衡和稳定。这种特质使得系统抵抗激进或快速的变革，尤其是变革挑战成熟的思维或行为方式时。森奇（Senge，2006）警告说，基于系统的本质，"你越是用力改变系统，系统的反作用力越大"（p. 58）。如果你试图彻底改变你的饮食或生活方式，或者你可能已经注意到了这一点，为工作制订了宏伟计划，这些计划常常被束之高阁或成为过眼云烟，而后支持下一个重大举措（其命运很可能一如前者）。无论我们多么希望医疗保健系统发生突然的、彻底的改变，真正的长期解决方案可能是循序渐进实现的。

看似微小的变革可以产生强大的结果。好消息是，系统的相互依存特性使其对缓慢的、微小的变化高度敏感。一个关键的影响点（leverage point）可以产生强大的结果。例如，医疗保健系统不可能在短期内变得更简单，但在第二章，我们介绍了一些地区的医疗保健导航员帮助病人更有效地理解和驾驭该系统的方式。另一个例子涉及如何促进社区健康。由局外人设计策划的健康运动往往无法有效改变目标受众的态度和行为。然而，当专业人员与特定文化的成员合作，确定其健康相关的目标和文化上可接受的选项时，结果可能会更成功（Dutta & de Souza，2008；D. B. Friedman，Hooker，Wilcox，Burroughs & Rheaume，2012）。

总而言之，森奇（Senge，2006）指出，"相比于我们处理问题的正常方式，系统思维更具挑战性"（p. 63）。改善健康传播并不是靠一句简单口号"做得更好"就能达成。同样，责备某一具体人员也很少能行稳致远。但是，对发挥作用的基本因素的深刻理解，有助于揭示具有持久效应的影响点。

本书秉持的理念

本书基于两个主要信念。其一，最好的健康传播策略是有效的、可持续的，并且尊重相关人员。其二，当我们从文化、身体、人际、社会、组织和政治等广泛的角度来审视健康传播时，我们才能更好地理解（并改进）这个系统。

以下是关于当人们只关注传播的某个领域而忽略其他领域时会出现的问题的示例：

- 病人得到了很好的治疗，但其家人却因不知情而感到心慌意乱。

- 不熟悉健康文化理念的宣传主管会制作出对目标受众无吸引力甚或对其具有冒犯性的信息。

- 不了解医患关系沟通动态的市场营销或公共关系总监，无法帮助塑造组织形象和推广满足利益相关者需求的服务。

- 不了解医疗保健管理和当前议题的团队成员将错过成为领导的机会。

- 健康专业人士彼此之间缺乏有效的沟通，传达给患者及其亲人的信息会令他们迷惑不解或无所适从。

- 健康传播研究人员仅关注个体行为，未认识到可能限制人们行为选择的社会和组织因素。

- 共享健康信息的高科技手段有利于那些已经充分了解信息的人，但会扩大信息贫富者之间的差距。

第一部分中，我们确立了健康传播当前议题的语境，本书架构大致遵循由微观至宏观的逻辑路径。在第二部分，我们聚焦于医患之间的关系；第三部分拓展了范围，将多元性和文化影响纳入考察视野。第四部分，探讨了医疗保健资源，包括社会支持和技术。第五部分，我们考察的是医疗保健机构中的人们如何通过沟通来领导、激励和支持团队成员以及与社区合作的方式。第六部分，总结了健康传播在媒体、公共健康和医疗保健宣传运动中的作用。当然，在现实生活中，我们会同时遇到此类问题，而不是一一与之相遇。因此，请牢记它们之间的相互作用。以下是从本书中获得最大收益的一些方法：

- 请勿忽视插文框和侧边栏。关键术语和理论在正文与插文框中都有出现。

• 运用批判性思维。贯穿全书的问题促使您反思自己的观点和经验。批判性思维是将抽象概念与实际实践相联系的能力，也是一种充分利用所学知识的最有效的方法之一。

• 学以致用。纵观全书，"传播技能培养"部分提出了可有效传播健康知识的实用性技巧。此外，专家也提出了与不同人群沟通的策略：如何以患者身份表达我们的担忧，如何成为有效的领导者，如何使用社交媒体，如何设计健康宣传运动等（请参阅插文框 1.2，了解如何将您的技能用于服务型学习项目或实习）。

插文框 1.2

边学习边实践大有作为

无论是服务型学习项目、实习还是志愿者活动，你都可以通过很多方式增长经验、了解医疗保健，同时你还可以改变人们的生活。这从一开始便有助于你确定学习目标和目的，并在项目结束时反思你所学知识及完成的目标。在此，有部分建议可供参考。

与非营利组织合作
• 协助制定战略规划
• 创建媒体数据包和市场营销计划
• 宣传一项活动或一个方案
• 提供培训协助
• 招募志愿者
• 协助已经安排好的活动
• 开展调研
• 掌管健康展览摊位
• 帮助制订危机管理计划
• 举行一次危机演练

策划、宣传和主持一项活动

- 资金筹集
- 颁奖典礼
- 庆典
- 清理或美化活动
- 形象塑造外展服务活动
- 促进健康活动

倡议

- 关注特定需求、风险或人群
- 研究问题
- 与有需要人士合作；尊重其议程
- 明确所需资源和政策
- 教育公众
- 会见决策者和社区领导人
- 主持战略会议
- 创建联盟和制订长期计划

教书育人

- 举办公开讲座
- 组织专题研讨会
- 召开小型会议
- 举办交流研讨会
- 为媒体撰写文章和公益广告

筹集资金

- 举办筹款活动
- 募集捐款

- 招募赞助商及合作伙伴
- 出售有价值的物品
- 主持一次抽奖活动

健康运动
- 进行市场调研
- 策划广告活动或提供协助
- 促进健康行为
- 增强风险意识
- 评估活动曝光度
- 评估活动结果

什么是健康？

这听起来是个很简单的问题。我们知道我们什么时候是健康的，什么时候生病了，至少大多数时候如此。但有时我们自己也不确定。这中间存在差距。此外，根据我们个人和文化观念，我们关于健康的看法可能与其他人的定义存在差异。

世界卫生组织（WTO）将健康定义为"身体、精神和社会呈完全健康状态，而非没有疾病或衰弱"（WHO，1948，p. 1）。这一定义70多年来从未改变，一直在提醒我们健康不是疾病的反义词。健康往往涉及生活各方面的和谐和平衡，还可能会调动我们的情感、身体技能及与他人的人际关系。

在世界卫生组织对健康的定义基础之上，我们还观察到人们所处环境会影响其在日常生活中有效运作的程度（WHO，2002）。世卫组织的《国际机能、残疾和健康分类》（通常简称为ICF）区分了能力（一个人在一般意义上能够做什么）和表现（一个人在特定环境中发挥作用的能力）。为了说明这一点，想象一下，你看不清楚远处的东西。如果你不能阅读教授在演示文稿（Power-Point，缩写为PPT）上发布的内容，你作为学生的表现可能会受到影响。但是，如果有人帮助你做笔记，或者你可以同时在自己的笔记本电脑上查看

PPT，你的成绩表现可能和那些视力（能力）比你好的人一样出色。社会支持以及自我概念和其他因素也会影响人们的表现。

这个想法对使用假肢的谭雅·赫维茨科（Tanya Khvitsko，2018）来说很熟悉。赫维茨科说，大多数时候她并不觉得自己身有"残障"。她的表现和其他人差不多，甚至更好。她解释说：

> 我过着正常的生活。我上过学。我结婚即将生子。我跑过马拉松。我与朋友交往。我有一份全职工作……是的，我必须适应事物。但我不是残疾人，因为我不觉得自己是残疾人。相反，我觉得我更有能力，因为我每天都有更多的挑战要完成。（para. 4）

但是有时候，赫维茨科又觉得自己是个残疾人——不是因为她自己的能力，而是因为人们对待她的方式。她说，"当人们关注她的腿，问一些他们不会问别人的私人问题，或者仅仅因为她使用假肢而在比赛中为她欢呼时，她就会感到'极度残疾'"（para. 5）。

基于这种对健康的情境理解，一个人可能会因其能力变化或环境改变而体验到更好的健康状态。我们将在本书中对此进行更多探讨。

什么是健康传播?

健康传播受到诸多因素影响，包括个人目标、技能、文化价值观、情境因素和对他人感受的体贴。本节给出的定义强调了这些因素的相互依存性。作为传播者，我们影响他人与周遭环境，反之也受其影响。我们依赖他人帮助实现目标，同样依赖他人理解生活中事件的意义。有时，我们所做的最重要的事情就是为他人而存在。

传播的定义

传播绝非易事。设想一个场景，有人对你说："我怀孕了。"如果我们认为其含义只限于字面意义，那么这就是一个简单的由两个词组成的信息。然而，众所周知，沟通所涉远不止于此。即使在相对简单的互动中，人们也会讨论出无数的潜在含义和意义。

交互式传播模式一经提出，人们便在一个持续的、相互影响的过程中协作构建意义（Barnlund，1970）。如果有人问你对"我怀孕了"这句话作何评论，你可能首先想知道下述几个问题的答案：这是谁说的？什么情况下说的？言说者的表情和声音是高兴、悲伤、恐惧还是其他什么？说出此话的人是我妻子吗？我那少不更事的女儿？我杂货店的收银员？交互式传播模式提醒我们，这是一个复杂精妙的过程。它不会发生在个人自身，而是发生在人与人之间，众多因素不仅影响人们的行为方式，也影响人们对局面和彼此意义的理解。为明确起见，让我们仔细研究交互式传播模式的三个关键方面：协作，多重含义，以及语境和文化的重要性。

插文框 1.3 观点

健康传播经验的真实故事

纵观整书的观点展示插文框，你会接触参与健康传播的人们的真实生活经历。这些叙述代表了患者、亲人、医护人员、管理人员、社会活动家、健康运动经理及其他人的观点。这些故事提供了关于不同种族、文化、年龄、语言、能力、性取向和教育水平的人们如何体验健康传播的见解。

协作的意义建构

交互式传播的一个核心原则是，意义既不存在于离散的信息单元中，也不存在于任何个人身上。相反，意义出现在参与者共同创造的经验中。

如果有个朋友告诉你她怀孕了，你很可能会注意到她的非语言暗示，对其情况和先前的种种评论快速地在内心做出盘点，并琢磨你自己的感受。你对此消息的反应可能在她尚未完全说出这句话之前就已经表露在你的脸上了。在此情况下，说话者可能会根据你的反应，随后重新措辞说出这个消息，甚至是她对此的感受。归根结底，这句话出口之后是表达庆祝、安慰，还是做出其他关键性选择，取决于参与人员如何共同构建意义的。

交互式传播的含义之一是，参与者不会轮流成为讯息发出者或接收者。相反，他们总是同时发送和接收信息。即使是面无表情也可能被视为一种反馈，表明听者感到无聊、不感兴趣，等等。因此，交互式传播模式不仅强调了语言的重要性，而且强调了无处不在的非语言暗示的重要性。

正如你将在第三章所看到的，许多人评判传统的医患关系交流模式，该模式中，患者大多保持沉默，医护专业人员则主要负责说话。这种互动方式可能引发误解，并造成权力差异，从而限制了患者帮助制订自己医护方案的机会。然而，就交互式传播的角度而言，责任并非仅在于专业医护人员。我们通常观察到患者是安静且顺从的。不论他们是否意识到，他们都可能促成了自己不喜欢的交流动态。

意义的多层次性

交互式传播与关系取向一致，其中，关系取向建议在内容和关系层面上解释含义（L. E. Rogers & Escudero, 2004；Watzlawick, Beavin & Jackson, 1967）。于内容层面上，意义主要被视为外延的——根据字面意思解释。"我怀孕了"便是一个简单的事实说明。

而就关系层面而言，参与者根据其相对状态和对彼此的感受来思考交流的影响。其中，关系讯息通常是隐性表达，比如思考某事如何说、谁说、什么时候说，以及他们不说什么。尽管关系线索可能是细微的，但它们往往能传达出关于参与者的期望、情感、权力和地位的强有力暗示。例如，第八章我们讨论了人们经常过度帮助身体存在缺陷之人的难题。虽然帮助者出于好意，但于关系层面上而言，其含义可能是"你能力存在缺陷所以需要帮助"，以及"你不同于我和其他人"。但实际上，身体存在障碍的人经常说，他们更喜欢像其他人一样被平等对待（例如，Nemeth, 2000）。同样地，一个人可能会对将他视为平等主体的健康专业人士感到满意，却厌恶那些暗示他对自己的健康无知或不负责任的人（请牢记，作为此过程中的协作者，彼此的反应将有助于塑造这次遭遇的最终意义和基调）。

背景与文化

人类学家克利福德·格尔茨（Clifford Geertz, 1973）曾有一个著名的结论：人类是悬挂在自己编织的意义之网上的动物（p. 5）。换言之，没有人是孤立存在的。我们受到了更大环境和背景的影响，例如我们过去的经历、我们居住的社区和我们认同的文化，诸如此类。所有这些均可能影响我们认为可接受的事情以及我们如何解释周围发生的事情。

第二章中，我们探讨医疗保健如何随时间推移而演变，以及最近改革努力的效果。从表面上看，这些内容似乎与我们作为个体进行健康传播的方式无关。然而，其对我们的影响可能超出大多数人所意识到的。例如，医疗专业人士可能希望与每个患者共度一个小时，但组织条例和结构却禁止这样做。由此，那些批评医疗专业人士"匆忙、不够细心"的患者有可能忽略了这样一个事实，即制度应该受到更多的指责，而具体的非医护人员。

就交互式观点而言，文化习俗融入了日常交流的意义建构之中。文化期待影响我们作为患者的行为方式（第四章），以及社会如何看待诸如精神疾病和肥胖症之类的健康问题（第六章和第七章），等等。其中，你可能认识一些不寻求治疗抑郁症的群体，因为在其成长的文化中，精神疾病被认为是可耻的。

总而言之，交互式影响观点提醒我们，交流是协作性的成果，具有独特性。参与其中的人们交互式地塑造了内容和关系层面上的意义，而且他们置身多种层级背景中亦复如是。意识到这一观点可能有助于你理解本书所介绍的关于健康传播现象的复杂性质，并避免对其下过于简单的结论。话虽如此，请不要期望所描述的每一项传播研究本质上均属于交互式沟通。此外，研究人员有时会单独挑选或剔除健康传播的特定方面进行研究，这无可厚非。随着对交互式传播的深入了解，你在继续学习并综合思考各个部分时，也许你会将其视为更复杂流程的组成部分。

界定健康传播

加里·克雷普斯和芭芭拉·桑顿（Gary Kreps & Barbara Thornton，1992）将健康传播定义为"我们寻求、传递和分享健康信息的方式"（p. 2）。我们寻求并传递信息，然后将我们的所见所闻与自己的想法和经历相结合。由此，我们积极参与健康传播，而非仅作为被动的信息接收者。大量的健康传播会涉及专业医护人员，如医生、护士、药剂师、助手、理疗师、咨询师和技术人员。但我们也为亲朋挚爱提供照顾。第八章展示了在我们生病、健康，甚至（也许尤其是）面对死亡和临终时，社会支持的价值。

插文框 1.4　理论基础

健康传播的基础

　　重实践轻理论之人，如同水手驾驶无舵、无罗盘之船，无从可知终点在何方。

　　　　　　　　　　　　——列奥纳多·达·芬奇（Leonardo Da Vinci）

　　我们在探索健康传播领域时，理论将分散各处的点联系起来，如同星座揭露星星的排列模式。优秀的理论可使不同的信息具有意义，并帮助我们找准方向。理论有助于我们提前了解我们前进的方向以及可使用的途径。理论基础部分（有时在正文中，有时在插文框中）展示与健康传播相关的理论。这些理论解决了以下问题：

- 什么是健康？
- 我们如何看待健康危机？
- 哪些行为会增强和削弱应对努力？
- 人际关系如何影响健康？
- 多元文化主义如何影响健康和医疗保健？
- 医疗保健组织如何促进团队合作和创新？
- 媒体讯息以何等方式影响我们的健康？
- 人们如何应对公共健康运动？
- 哪些因素影响人们更加了解和主动关注自身的健康？

健康传播的历史

　　健康传播于 20 世纪 60 年代末作为一个明确的研究领域而涌现。心理学、医学、社会学领域的研究人员和从业者，他们认识到传播是健康和疗愈过程的核心所在，便对传播产生了浓厚的兴趣（Kreps, Query & Bonaguro, 2008, p. 5）。此外，健康传播也作为沟通、商业、护理、公共健康和联合健康项目的组成部分而蓬勃发展（仅举几例）。我们从中得到的教训是，健康传播并非与医疗保健分离，其本身就具有治疗作用。同时，健康传播也是人们了解健康并就错误行为和可以改善的问题达成共识的工具。这涉及个人健康以及有关组织的结构和公共政策。

健康传播学者也开始关注社会因素。人们通常会从个人选择的角度来思考健康问题——良好的饮食习惯、积极的生活方式、定期的身体检查和有益的健康信息。然而却有明确的证据（请参阅第六章和第十四章）表明，这些选项并非以相同的标准适用于所有人。改善一个社区的健康状况还需要我们考虑社会公平、社会资源、获得医疗服务的机会和环境。

健康传播通常具有说服力。健康传播——无论是通过新闻报道、公益广告、娱乐节目，还是与健康专业人士或亲人之间的交谈——都会对我们是否吸烟、运动、酗酒、开车、睡眠充足、参加健康检查等产生影响。因此，有说服力的沟通是一个强有力的工具。我们应该如何以及于何种情况下使用健康传播来影响人们的行为？哪种有说服力的诉求最有效？哪些传播是不道德的？我们将在本书的第六部分探究上述问题以及其他问题的答案。

如今，健康传播研究已成为一个蓬勃发展的领域。其中，著名的出版物包括《健康传播》杂志［该杂志于1989年首次出版，目前仍由代顿大学的创始编辑特蕾莎·汤普森（Teresa Thompson）领导］、《定性健康研究》《传播与医学》杂志、《劳特利奇健康传播手册》（T. L. Thompson，Parrott & Nussbaum，2011）、《健康传播百科全书》（T. L. Thompson，2014），还有其他一些期刊。

恰如读者可能意识到的，健康传播极其多元化。这个领域集聚了跨学科的从业者和学者，研究涵盖了一系列问题，从人际沟通到文化、媒体、公共健康、教育等。另外，它还涉及世界各地学者的研究工作，从欧洲到澳大利亚、新西兰、亚洲、加拿大和美洲（Thompson et al.，2011）。

下一节介绍了三种医疗保健方法，这些方法对于人们为何以及采取何种方式进行沟通至关重要。

插文框 1.5 **资源**

健康传播的组织和资源

本书旨在为你提供丰富的健康传播的最新内容。我们将走访众多场所

（社交场所、医生办公室、董事会会议室、电影院等），从不同人士的角度看待健康问题。随着探索每个角度，我们希望你对影响健康和健康传播的细微差别的理解会增强。在此过程中，你想知道的可能比本书所能提供的内容还要多，因此《资源列表》插文框会提供相关网站、组织机构、出版物等信息。为了便于你获取更多关于健康传播的信息，在你开始学习之前，这里列出了一些组织和网站：

- 美国卫生保健管理人员学院：http：//www. achca. org
- 美国医疗保健主管学院：http：//www. healthmanagementcareers. org
- 美国传播协会：www. americancomm. org
- 美国公共卫生协会：www. apha. org
- 美国医疗保健人力资源管理协会：http：//www. ashhra. org
- 新闻与大众传播教育协会：www. aejmc. org
- 疾病控制与预防中心：http：//www. cdc. gov
- 中部各州传播协会：www. csca－net. org
- 医疗保健传播联盟：www. cohealthcom. org
- 东部传播协会：www. ecasite. org
- 欧洲保健传播协会：www. each. eu
- 欧洲公共卫生协会：www. eupha. org
- 医疗保健公共关系协会：https：//www. hcpra. org
- 国际传播协会（健康传播分会）：www. icahdq. org
- 国际健康促进教育联盟：www. iuhpe. org
- 美国国家癌症研究所：http：//www. cancer. gov
- 国家健康营销中心：www. cdc. gov/healthmarketing
- 美国传播协会（健康传播分会）：www. natcom. org
- 美国卫生研究院：www. nih. gov
- 美国全国预防信息网：https：//npin. cdc. gov
- 美国公共关系协会健康研究院：healthacademy. prsa. org/index. html
- 南亚公共卫生论坛：www. saphf. org
- 南部各州传播协会：www. ssca. net

- 美国公众服务部健康传播活动部：www. health. gov/ communication
- 西部各州传播协会：www. westcomm. org
- 世界公共卫生协会联合会：www. wfpha. org
- 世界卫生组织：www. who. int/en

医疗保健模式

什么原因导致健康不佳？如你的答案是细菌，则你可能已经受到生物医学模式的影响，这并不奇怪，因为在过去的100年里，生物医学模式一直是传统西医的主要基础。然而，如果相信疾病是由多种因素所致——比如人们的心态、价值观及其生活的社区——那么你的观点更能反映出生物、心理、社会或社会文化模式。以下描述的是每种模式及其对健康传播的影响。

生物医学

生物医学模式基于一种前提，健康状况不佳是一种生理现象，可以通过物理手段进行检查、识别和治疗。生物医学非常适合熟悉引擎和计算机的文化。查尔斯·隆吉诺（Charles Longino，1997，p. 14）的观点是："从这个角度看，修复身体类似于修理机器。"医生如同科学家或机械师。他们收集相关问题的信息，试图确定问题的根源并加以解决。

这里的重点往往是还原论者。即遵照科学方法，医疗专业人士试图通过排除无关信息来隔离出关键变量。医学访谈可能听起来类似这样：症状何时开始的？我这样做会疼吗？从1到10，疼痛有多严重？你发热了吗？受生物医学模式影响的健康传播通常具有针对性和特定性。而且，医疗专业人士的问题只需简短地回答，比如"两周前"或"是"。

生物医学交流通常有自己的专业术语，这可能会让患者感到困惑和恐惧。一位母亲在儿子受伤后被召至医院，她回忆道：

> 我走进创伤中心时，他们告诉我，贾斯汀（Justin）的大脑遭受了严重创伤，他的大脑侧裂和右侧颅后窝蛛网膜下腔出血、额叶脑挫裂伤、弥

漫性轴索损伤，C6 椎骨发生无移位性垂直骨折。而我听到的是"大脑损伤，脖子骨折"。

虽然她儿子的情况很危急，但他最终还是康复了。他的母亲说，她对最终结果感到幸运，但她永远不会忘记面对令她感到害怕和困惑的医学术语时的恐惧，因为这些术语并未帮助她理解真正的问题所在。

在最好的情况下，生物医学的方法是有效且明确的。经由医学测试和观察，可能会产生可采用成熟方法进行逻辑分析和治疗的证据。然而，对该模型的一种批评观点是，其边缘化了患者的感受和社会经历，有时甚至将患者视为超脱个人感情影响的群体之一部分，有时则忽视了症状的个体特殊性。当医护人员没有倾听患者对疾病的担忧时，患者通常会感到不满。此外，如果他们觉得医护人员并未完全理解他们的问题，患者可能会不信任医护人员的诊断结论。

生物—心理—社会模式

生物—心理—社会模式视角考虑到人们的身体状况（生物学）、其思想和信念（心理学），以及其社会期望。这与世界卫生组织对健康的定义和我们之前讨论过的 ICF 模型一致。从生物、心理和社会的角度来看，健康体验不仅是物理现象，还受到人们的感受、其对健康的看法及其生活事件的影响。

生物—心理—社会视角强调，没有一种方法适合所有人。例如，一些家庭医护人员欢迎亲人的帮助，而另一些则认为这会造成干扰。伊莱恩·维滕贝格·莱尔斯（Elaine Wittenberg-Lyles）及其同事曾采访过一位护理员，她坦诚说道："我入户开展护理工作时，有一段时间没人，然后总有人出现在我身边，这让我倍感压力。"（p. 906）此外，研究人员还发现，过多的社会支持并不总是效果更好。由此可知，我们需要考虑的更重要因素是它如何满足接受者的偏好和心理需求（Wittenberg-Lyles, Washington, Demiris, Oliver & Shaunfield, 2014）。

有明确证据支持生物—心理—社会模式，即人们的思想和情绪会对其综合健康和应对能力产生影响。研究人员很早便知，情绪紧张会使人的心率和血压升高。现在，他们发现，压力过大会降低身体对疾病的抵抗力（例如，Lovell，

Moss & Wetherell，2011）。从好的方面看，良好的幽默感、积极的态度和社会支持有时能够增强健康（e. g.，Gallagher，Phillips，Ferraro，Drayson & Carroll，2008）。

插文框 1.6　观点

难忘的医院经历

在短短的 27 年里，我到访过 4 个州的医院，但只有一家让我印象深刻：田纳西州孟菲斯市的圣犹大儿童研究医院。我妹妹因白血病接受治疗期间，我的家人花了近两年的时间在圣犹大儿童研究医院进进出出。

我们到达的第一天，走进行政办公室，感觉就像在奶奶家，坐在温暖且敞开的壁炉旁。得知妹妹的诊断结论的最初几个小时里，我们震惊恐惧交加，医院工作人员迅速地处理好相关文件，丝毫没有让我们感到匆忙。他们声音温暖、语调亲切，待我们如同亲人。他们向我们保证，我们可以随时联系他们——即使不在工作场所，在家里也可以随时与他们取得联系！他们就是我们的新家庭成员。

圣犹大儿童研究医院的医生们会停下所忙事务与患者及家属交谈，专心回答他们提出的任何问题。而且，不单单医生们是医院的珍品（gems）。我至今还记得两名非常特别的护士，杰基（Jackie）和玛丽（Mary）。某天晚上，我和父母去吃饭，回来晚了（因为那天晚上吃的是虾！）。我们发现玛丽正在给我妹妹念书，早在一个半小时前她就应该下班了；杰基正在帮助我妹妹修剪指甲，尽管这并非她职责的分内事。由此可见，圣犹大儿童研究医院的护士们不再是教科书上的角色，他们尽力顾及患者的需求。

此外，病房内务处理和饮食工作人员也总是乐于助人。当我妹妹觉得她想吃汉堡或奶酪通心粉时，他们总是千方百计地给她弄来一些，直到她认为不再有什么额外之需。

后勤人员中我印象最深的是社工弗兰（Fran）夫人。她就像一个梦，不仅是可以倾诉的对象，更是值得依靠的朋友。我们当时所处的境况使我们会忘记一些小事，她会帮忙处理掉。我妹妹去世时，弗兰夫人一直陪在

> 我家人身边，并为我们返回路易斯安那体贴地安排好了一切。
>
> 　　面对挚爱之人逝去太让人难过了，况且当时我妹妹只有 15 岁。然而，我与父母均觉得圣犹大医院对我们有恩泽。因此，我们在巴吞鲁日为圣犹大医院建立了一个筹款分会。另外，我希望通过自己的职业帮助医护人员、家庭和公众了解人际沟通技巧在医院和其他医疗中心的重要性。
>
> ——格温·威廉姆斯（Gwynné Williams）

社会文化观

就社会文化观点而言，健康反映了一系列涉及个人选择、社会动态和文化的复杂因素。社会变量包括财富、贫困、偏见、获得医疗服务的机会和生活条件等。文化则体现在共同的价值观、传统习俗和仪式中。

社会文化观点反对认为健康纯粹是个人问题，也反对将人们视为仅是环境的产物。相反，社会文化观认识到这些因素的自反性（reflexive）。因此，仅关注一个因素通常会适得其反。

例如，人心所向的抵制非法药物滥用教育（DARE）项目在改变学童对非法药物的长期态度和行为方面基本无效（Birkeland，Murphy-Graham & Weiss，2005）。妮可·斯蒂芬斯（Nicole Stephens）及其同事在研究了上述数据之后得出结论，DARE 的影响有限，因为它几乎完全专注于个人选择的吸毒问题。他们发现更大的现实是，部分年轻人生活在吸毒盛行、受同龄人高度鼓励、吸毒被视为正常行为的环境中。研究人员断言，此类年轻人"可能会发现很难通过简单地'说不'来抵制毒品"。"相反，实施一套不同的干预策略——例如，减少学生接触存在使用毒品的环境——可能更有用或更有效。"（Stephens，Markus & Fryberg，2012，p. 729）。

归根结底，没有任何医学模型能够全面涵盖健康的所有方面。因此，最优选择也许是认识到可以采用不同的方式处理健康问题，以及适当使用这些模型维度的多功能性。生物—心理—社会模式和社会文化模式因其彻底性和重视个人而引人注目（请参阅插文框 1.6 和插文框 1.8）。然而，推行整体医学研究并非易事，有时一个生物医学解决方案就足够了。第三章到第五章中，我们探讨了患者和医护人员沟通的模式和技巧。第六章和第七章，我们研究了健康和社会文化因素之间的联系，如社会地位、种族、性别、年龄和能力。然后我们在第十四章，思考批判性文化视角如何能够帮助健康促进者为边缘化群体发声，并允许其挑战甚至改变不公平的社会结构。

沟通对于健康的影响

健康传播对个人、组织和整个社会均很重要。实现医疗目标、增进个人福祉、节省时间和金钱以及充分利用健康信息知识至关重要。以下是学习健康传播的6个原因。我们将在接下来的章节中，更详细地阐述每个原因。

第一，健康传播对成功实现医疗保健活动至关重要。如无沟通，医护人员就无法倾听患者的忧虑、做出诊断、与患者分享其医护方案或跟进治疗结果。克雷普斯和桑顿（Kreps & Thornton，1992，p. 2）在其书中写道："健康传播是健康专业人士为其客户提供医疗保健的最重要工具。"相比于其他患者，在医疗活动中积极与医护人员沟通的患者，对医护效果感到满意的可能性更高（Ashraf et al.，2013）。

人际交流至关重要，美国有3200万人（大约每7个成年人中就有1个人）至多能够阅读一本简单的儿童故事书（U. S. Department of Education，2015）。此外，还有一些人虽然能够阅读，但因存在语言差异和身体问题而导致其难以理解和使用健康信息。所有这些均属于健康素养普及的范畴。存在健康认知障碍的人通常比其他人对健康问题了解得更少，他们可能会错过预约，会因为尴尬或沮丧而回避就医，会对手术和其他用药程序做出错误的准备，甚至误解药物使用说明，等等。专家估计，每年美国因健康认知障碍导致的不必要的医疗费用总计超过1060亿美元（Vernon，Trujillo，Rosenbaum & DeBuono，2007），在生产力和生活质量层面的损失则不可估量。因此，有效的人际交流可减少和降低因文化程度过低所带来的悲惨局面和近乎难以承受的代价。

第二，合理使用大众媒体和社交媒体可以帮助人们了解健康，还能最大限度地减少不健康和不切实际的媒体报道的影响。媒体消费者，特别是那些依赖报纸、杂志和电脑的消费者，他们对健康问题可能了如指掌，并在保持自身健康方面发挥积极作用（Koch-Weser，Bradshaw，Gualtieri & Gallagher，2010；Rains，2008a）。然而，媒体也充斥着人们从事不健康行为的迷人形象，这显得媒体素养尤为重要。第九章中，我们研究了健康促进人员利用在线和移动传播的创新方式。第十一、第十三和第十四章中，我们探究了媒体中的健康形象、媒体素养以及如何开展有效的健康运动。

第三，健康传播是个人自信和应对能力的重要来源。如果健康专业人士感到满意，他们不太可能经历职业倦怠，也不太可能离开该行业（Dyrbye et al.，2013）。同样地，当患者在谈论诸如疼痛和死亡之类的敏感话题感到自在时，他们的应对能力处于最佳状态。此外，与不参加支持群体的病患相比，参与支持群体的人们往往能更好地应对问题，甚至活得更久（第八章）。简言之，良好的沟通有利于身体健康。

第四，有效的健康传播可以节省时间和金钱。与其他人相比，细心倾听并传达关爱和温暖的医护人员更不可能因玩忽职守而被投诉（Dym，2008）。同样地，患者若能与医护人员进行清晰的沟通，其担忧得到及时解决的可能性最高，从而极大可能会改善其健康状况，节省时间和金钱。

第五，健康传播有助于医疗保健机构有效运作。沟通技巧在招聘员工、创建创新团队、构建高效系统和保持卓越服务方面尤其有用（第十章）。研究表明，管理者的沟通技巧是决定员工满意度和在职意愿的重要因素之一。组织机构的领导者也可以通过沟通来评估市场需求，并响应患者偏好。

第六，健康传播因职业机会而对你而言至关重要。在美国，医疗行业已经雇用了大约 1800 万人，这个数字预计将在几年内飙升到 2000 万以上（"Healthcare Workers，"2017；U. S. Bureau of Labor Statistics，2019）。医疗保健行业的工作岗位数量增长速度远高于其他行业（U. S. BLS，2019）。传播技能是临床护理、公共关系、营销、医疗管理、人力资源、教育、社区拓展、危机管理、患者支持（patient advocacy）等工作的核心。

就业显著增长的原因有 3 个：（1）婴儿潮时期出生的人即将退休，这使得目前医疗保健专业人员的数量减少；（2）随着人口平均年龄的增加，保健需求同时也在增加；（3）大约 2000 万名美国人因医疗改革而得到医疗保险覆盖，这使他们有资格接受医疗保健。劳工分析师预测，对护士、专职医疗人员、健康教育工作者、公共卫生专家和医疗保健管理人员的社会需求特别高。传播技能在健康产业的各个方面都是宝贵的财富。

插文框 1.7 道德考量

健康传播的精粹成分

我们的客户经常在我们的组织中需要袒露身心。在我们的社会中，我想不出还有什么企业能让人将这么多的信息交到别人手中。

——拉里·桑德斯（Larry Sanders），美国医疗保健学院院长

桑德斯（2003）向那些提供和研究医疗保健之人建议说："我们能够证明我们对服务对象关心程度的最重要的方法之一是：明确地表明我们的个人承诺，以非凡的真诚、伦理和道德工作好每一天。"（p. 46）

极为重要的是，从事医疗保健工作的人必须了解其行为的伦理含义，并以信誉和正直的态度行事；同时，还必须了解其他人的看法。无论正确与否，如果人们认为相关健康专业人员是不道德的，他们可能会倍感压力、回避就医，对医疗服务人员撒谎，甚至为保护自己而隐瞒信息。

医疗保健领域，人们面临的许多道德困境本质上源于沟通出现问题。这些问题涉及诚信、隐私、权力、利益冲突、社会污名、媒体形象、广告和关于健康的说服性信息。大多数情况下，存在多种选择，却无法给出简单的解决方案。在一种情况下看起来正确之事，在另一种情况下却可能是错的。个人偏好和文化等因素形塑了人们的需求和期望。即便如此，思考其中的含义，并探究与他人不同的反应也是有价值的。

每一章的道德考量插文框呈现了道德困境，列出了讨论问题和额外的资源。我们鼓励大家积极讨论这些问题，以引出不同的观点。不要害怕改变你的想法或辩论某个问题的两面性。如你在现实生活中发现自己在陷入困境之前，已经把问题考虑清楚，将有助于你遵守道德规范。当在思考本书提及的道德考量问题和其他地方所面临的关于道德挑战的选择时，下述可能是部分你会自问的问题。

- 此选择合法吗？
- 这是诚实的吗？是否涉及欺骗或隐瞒真相？

- 谁会受到伤害？谁会得到帮助？

- 此决定会令我损人利己吗？

- 所获结果值得付出此等艰辛吗？

- 文化上可以接受吗？

- 我的决定会损害人们的隐私或信任吗？

- 我的决定会贬低他人或有辱他人人格吗？

- 这公平吗？我的行为会不公平地歧视他人吗？

- 该行为适合当时的情况吗？

- 所有选择我都考虑了吗？

- 同等情况下，我希望得到何种治疗？

- 如果我的决定或行动将被刊登在明天的报纸上，我会做何感想？

插文框1.8　观点

状态低落，但不至于出局

作为一名高中棒球队投手，在距离季后赛仅剩三周的时候，我的肩膀受伤了，于我而言，这是毁灭性的。我的医生宽慰我说："你是个很棒的孩子，我喜欢看到你，但我讨厌在我办公室里见到你。这意味着你受伤了。"和他在一起我总是感觉很自在，因为他知道如何与我交流，并向我保证，无论问题是什么，他都会解决，让我重返赛场。

事实证明，我不需要手术，但我需要每周5天的理疗。理疗师真的很棒。他们对我的康复训练和投掷训练非常严格。"如果你感到任何疼痛，绝对不要投掷。明白吗？"一位理疗师对我说。尽管我平民一个，但他们待我如皇室成员，并确保我在做正确的事以便康复。由于迫切需要重返比赛，他们给我安排了快节奏且要求苛刻的康复训练。

他们确保我每天的康复训练适量，并反复询问我的肩膀恢复情况。他们灵活性地给予我康复帮助，我的感激之情无以言表。我很难在他们正常上班时间来治疗，他们便为我牺牲了自己的时间，早到晚退。他们的脸上总是挂着微笑，丝毫未有点滴怨言，反而让我觉得他们因为能够帮助他人而高兴，这是令他们极其积极和兴奋之事。

经过两周良好的康复训练，我感觉完全摆脱了疼痛，准备再次担起投球职责。首席理疗师对我说："现在，如果你需要再接受任何治疗或肩部锻炼，你只要来就可以了。不要犹豫。我们就在这里。"

"好的，夫人，我很感激诸位为我所做的一切"，我回答道。我很感谢那些专业人士，他们为我尽了最大的努力，确保我得到了适当的照顾和对待。我永远无法报答他们为我所做的一切。

——德鲁（Drew）

德鲁除了担任所在大学球队的投手，他还获得了亚拉巴马州年度最佳投手、年度全县最佳投手、年度最有价值投手的称号。

小　结

健康传播的重要性

• 有效沟通可以提高治疗效果。

• 无效的健康沟通会导致焦虑、错误、不信任和糟糕的决定。

• 如果人群中的某些成员没有得到充分的服务，那么痛苦、成本和生产力的损失会影响所有人。

系统层面的方法

• 医疗保健是一个由多个子系统组成的总体系统。

• 系统结构影响着系统中的人。

• 表面的"修复"很少能带来长期的成功。

• 系统抵制激进的变化。

• 看似微小的变化可以产生强大的效果。

什么是健康

• 世界卫生组织（WHO）将健康定义为日常生活生理、心理及社会适应三个方面全部良好的一种状况。

什么是健康传播

- 看似微小的变化可以产生强大的效果。
- 互动式交流的观点认为，沟通的意义产生于人们同时发送和接收信息的过程中。
- 关系型信息往往是隐含地传达的，例如思忖如何说，谁说，什么时候说，以及他们没有说什么。
- 健康传播在 20 世纪 60 年代末作为一个明确的研究领域出现。
- 并非每个人都能获得机会。这涉及社会公平、社区资源、可获得的医疗护理资源和环境等问题。
- 健康传播关注包括人际交流、文化、媒体、公共卫生健康、教育等方面的内容。

医疗保健模式

- 从生物医学的角度来看，医护人员就像科学家或机械师，他们收集有关问题的信息，试图找出问题的根源并进行解决。
- 从生物心理社会学的角度来看，健康不只是生理现象，还同时受到人们的感受、对健康的看法及其生活中事件的影响。
- 社会文化对健康的影响包括财富、贫穷、偏见、获得健康服务的机会、生活条件、共同的价值观、传统和习惯。

沟通对健康的影响

- 沟通对于医疗保健工作的成功至关重要。
- 在最理想化的时候，大众媒体和社交媒体可帮助人们了解健康选择和资源。
- 沟通可以成为个人信心和应对能力的一个重要来源。
- 有效的沟通可以节省时间和金钱。
- 沟通可以帮助医疗保健组织有效运作。
- 健康传播与许多职业机会相关。

术　语

生物医学模式（biomedical model）：其前提是认为不健康是一种生理现象，可以通过物理手段进行解释、识别和治疗。

生物—心理—社会视角（biopsychosocial perspective）：一种考虑到人们的身体状况（生物学）、思想和信仰（心理学）以及社会情况的方法。

健康（health）：世界卫生组织（WHO）将健康定义为"生理、心理及社会适应三个方面全部良好的一种状况，而不仅仅是指没有生病或者体质健壮"。

健康传播（health communication）：我们寻求、处理和分享健康信息的方式。

关系取向（relational approach）：认为意义可从内容（字面）层面和关系层面进行解释，这意味着沟通伙伴的相对地位和他们对彼此的感觉共同建构了意义。

社会文化观点（sociocultural perspective）：认为健康反映了一系列复杂因素，包括个人选择、社会变量（如收入、偏见、获得医疗服务的机会、生活条件）和文化（共同的价值观、传统和仪式）。

交互式传播模式（transactional model of communication）：该理论认为，沟通的含义由参与其中的人们在一个持续的、相互影响的过程中合作构建。

问题讨论

1. 设想一下，你被赋予了照顾家人健康的责任。你可以雇用任何你喜欢的健康专业人士，但是你不应该将你的思想局限在传统的医疗保健方面。就个人健康而言，你会考虑哪些因素？你将与谁一起尽可能确保家人的健康？

2. 花几分钟时间写一篇关于你作为患者、亲人或健康专业人士所经历过的医疗保健的文章。确保故事中至少包括三个内容层面、三个关系层面的讯息。关系层面的讯息如何传达？文化和先前经历在此故事中扮演了什么角色？你对本故事中的健康传播满意值最高吗？为什么满意或为什么不满意？

3. 你如何看待关于圣犹大医院（插文框1.6）和棒球运动员的身体康复

（插文框1.8）的案例研究？你的经历与上述案例极为相似还是大大不同？你感觉如何？

4. 把一张纸分成三列。分别贴上"生物医学""生物—心理—社会"和"社会文化"的标签。于每个标题下，列出该视角所描述的健康状况。反思这些因素如何影响你看待健康和传播健康方式。

第二章

健康传播景观

一天，朱利安（Julian）在上课时开始感到恶心想吐。"这太奇怪了"，他想。"可能是深夜吃披萨所致。也有可能是几周后期末考试的压力所致。"他揉了揉他的胃，试图专心听讲。

健康问题，无论大小，每天都出现在我们的生活中，我们通常可通过睡个好觉或上网搜索来解决问题。而在其他时候，则要求我们通过医疗保健体系找到正确的方法。无论哪种方式，有一件事可以肯定：我们所有人均将以这样或那样的方式参与到医疗保健体系中——作为患者、亲人、社区成员、专业人员、研究人员或政策制定者。本章为了解医疗保健中一些最紧迫的问题提供了基础。

你可能还记得在第一章中，交互式沟通的一个原则是，我们会受到我们所生活的更大的环境和体系的影响。因此，在我们深入探究健康传播问题之前，了解该问题发生的前景尤其重要。纵观全书，我们将对其中的许多问题进行深入探究。

医疗保健的当前现状

几天后，朱利安的胃仍然不舒服，他的朋友督促他去看医生。朱利安知道这是个好建议。如果胃部不适很严重，他想在事态恶化之前阻止它。然而，他还是有些犹豫：他不愿意现在就旷课或旷工。上一次他去看医生时，不得不等了一个星期，然后在候诊室里坐了一个多小时。同时，他不确定自己能否负担得起就医的费用。另外，即使他有时间和金钱，他也不知道该给谁打电话。

朱利安的内心活动反映了当今医疗保健和健康传播中存在的许多重要问题——预防性护理、成本和效率、治疗方法和患者赋权。

早期和预防性护理

预防疾病和伤害比在疾病和伤害严重时进行治疗更有利，而且其最终成本也更低。例如，如果朱利安是患有阑尾炎，早期护理有可能避免手术，而手术会对其身体造成永久性伤害，甚至导致其死亡。全面关注健康问题均是如此。当糖尿病、癌症、肥胖症和哮喘等疾病得不到妥善控制时，它们通常会导致成本昂贵且难以治疗的严重并发症（CDC，2019）。

早期护理和预防性护理的价值在将其作为优先事项的国家中显而易见。日本每年每个公民在医疗保健上花费 4600 美元，而美国则需花费约 8100 美元（WHO，2018a）。但是，日本将其较少的预算大量地投入了预防、常规护理和疾病的早期治疗。结果是，日本公民的平均寿命比美国人长 5 年，并且他们许多其他健康指标也优于美国（Organisation for Economic Co-Operation and Development，2019a，2019b，2019c）。

显然，保持健康符合每个人的最大利益，但提供预防性护理却绝非易事。相比于被动型护理，它需要不同的方向和基础设施，同时，它还依赖于日常公民和各类专业人员的共同努力。而其中，很大一部分努力涉及人际沟通。正如我们在第十二至十四章中所讨论的，公共健康包括大众传播信息、面对面沟通、危机管理等。此外，由于预防性护理通常涉及对一系列复杂因素的持续关注，因此，其最富成效的努力是由多学科专业团队和日常人员组成的。第五章中，我们探讨了在诸如此类的多学科团队中获得回报面临的挑战。

资源和健康差异

专家可以根据一个人的居住地和赚多少钱来大致预测一个人能活多久。例如，在非洲出生和长大的婴儿比同时在欧洲出生的婴儿平均早 16 年死亡（WHO，2017）。在美国，收入最高的 1% 阶层的妇女比收入最低的 1% 的妇女平均寿命长 10 年（Chetty，2016）。而对美国男性来说，财富—寿命差距甚至更大，达到了 15 年的差异。

世界卫生组织的一位分析家说："在健康和生活机会方面存在令人震惊的

差异，没有任何生物学或遗传学的原因。"相反，罪魁祸首之一是人们得到的护理资源和信息不同。例如，一些观察家说有"两个美国"（英联邦基金，2013）。一个是由马萨诸塞州、夏威夷州、华盛顿州、明尼苏达州和康涅狄格州等州的居民组成的，这些州的受保居民比例和可获得能负担的医疗服务的机会在全国领先。另一个"美国"则包含得克萨斯州、密西西比州、俄克拉荷马州、阿肯色州和内华达州等州在内，这里的医疗障碍要多得多（联邦基金，2019）。平均而言，即使是"第一美国"的低收入居民也比"第二美国"的中产阶级居民更健康，寿命更长。

医疗护理的一个障碍涉及健康保险。正如你可能预测的那样，没有保险的人往往会放弃定期检查和健康筛查，仅在病情严重或受伤时才寻求治疗，而且他们可能负担不起处方药和其他治疗，如心理咨询和物理治疗（Kaiser Family Foundation，2019）。即使在美国有保险的人中，每10人中约有3人很难支付保费和分摊付款额（Kaiser Family Foundation，2019）。在本章后面，我们将探讨影响承担健康保险以及保险内容的医疗改革措施。

另一个挑战是为弱势群体提供具有文化敏感性的医疗护理。在接受调查时，美国社区卫生中心的10名工作人员中，有9名表示最需要改进的是与不同的病人进行更好的沟通，以帮助他们确定和实现个人健康目标（Broderick & Haque，2015）。"你必须用相关的、个性化的沟通来吸引病人"，医疗保健战略家布伦特－沃克（2017，para. 6）说。与其假设每个人都有相同的感受，医护人员可以这样询问："你的主要目标和优先事项是什么？你对自己的健康有什么问题？哪些因素有助于你坚持与健康有关的目标？以及哪些因素使你难以坚持？"

更好地获取医疗保健服务和信息资源可以节省成本和提高生活质量。虽然不存在简单的解决方案，但一系列的沟通方式发挥着不可忽视的作用，包括医—患之间的直接沟通（第三章）、对不同需求和文化假设的理解（第六章和第七章）、系统层面的流程和资源（第十章）以及沟通技术的使用（第九章）。

浏览复杂的系统

朱利安去看全科医生时，医生告诉他："你可能正在经受一种病毒或压力的影响。为了安全起见，我建议你去看肠胃专科医生做一些检查。"朱利安的脑子里充满了各种问题，如什么是肠胃专科医生？什么样的检查？我需要等多久才能预约？不过，那位医生明显急于结束这次交流，朱利安只能说声谢谢就离开了，他感觉有点不知所措。

并非只有朱利安一个人觉得他进入了一个无所适从的环境。近期一项针对1500 名慢性病患者的研究中，三分之二的人表示其在寻求和接受医疗保健的过程中感到"焦虑、困惑或无助"（Schneider, Abrams, Shah, Lewis & Shah, 2018）。最常见的挫折情绪涉及沟通：不明确的指示，来自不同医护人员的矛盾信息，难以理解的保险政策，以及感觉健康专业人员之间的沟通不畅（Roche et al., 2016；Schneider et al., 2018）。

"我们到岗后，希望医生 A 与医生 B 经过交流达成了共识。但在现实中，情况常常并非如此"，护士莎娜·古德堡（Sana Goldberg）说（转引自 Lefferts, 2018，p. 33）。因此，患者常常觉得他们必须成为自己的病例的管理者，尽管对医疗保健系统如何运作知之甚少，他们仍然不得不进行安排和协调（Roche et al., 2016，p. e976）。这导致了压力增加、治疗延误和疏忽、沟通不畅、不良的病患结果以及额外的急诊和住院（Kern，2018）。

问题不在个人，而在整个医疗系统。医护提供者往往为不同的组织工作，其职责和时间限制使他们不能同时充当全面的病例管理者。正如一些分析家所说，美国卫生系统（以及其他许多系统）存在"缺乏支撑"的问题（Roche et al., 2016，p. e977）。各部分可能已经存在，但缺乏一个连贯的结构来组织并使之同步发挥效用。

从好的方面看，一些大型医疗机构和社区已经成功地将病人需求与健康护理引导员匹配。澳大利亚昆士兰州，政府资助了约 400 名护士引导员，他们不为任何一个医疗中心工作，但他们对所有医疗中心都很了解（Hudson et al., 2019）。以下是引导员提供的一些服务。

• 他们为病人代言，回答问题，并提供情感支持和相关信息。

• 由于引导员熟悉内部运作情况，所以在日程安排方面具有主动权，他们有时可以在同一天安排病患与一系列专家会面，以避免病人舟车劳顿和受到干扰。

• 引导员与病人一起审查诊断和治疗信息，同时寻找其他人可能忽略的危险信号（不一致、遗失检测结果、重复检测或疏忽了检测）。

- 引导员帮助病人草拟问题和摘要，并与医疗保健员分享。
- 组织团体会议，让健康专业人士集中在一起讨论特定病人的治疗方案。

在昆士兰州，引导员的贡献对病人和医护人员都有帮助。一个人回忆起她给儿科医生看其引导员为她儿子创建的个人健康护理概要时，医生说："这真是太棒也太令人惊讶了，这都是给我的吗？"（Hudson et al., 2019, p. 115）研究表明，训练有素的医疗保健引导员，即使没有医疗背景，也能降低医疗保健成本，提高患者的就医率、满意度表现（Catania, Bagnasco, Zanini, Aleo & Sasso, 2016；Rocque et al., 2017；Sharmeen Shommu et al., 2016）。

配置医疗保健引导员的资金是个大问题，在美国尤其如此。当所需要的医疗服务跨越多个组织界限时，谁来为此买单？到目前为止，还没有明确的答案。

传播技能培养者：驾驭医疗保健系统

如果你或你的亲人遇到严重的、长期的健康问题，这里的一些沟通方法可能会对你有所帮助。

- 与主要医疗服务提供方建立牢固的关系。选择最有可能管理你的整体医护方案且与你有良好关系的健康专家。让你的主要保健医生充分了解你的健康状况，并将其名字和联系信息告诉与你的医护相关的所有人，包括专家、急诊科人员等。坚持与你的主要保健医生分享所有的记录和检测结果（Brookhardt-Murray, 2005）。
- 招募一名个人医疗保健"灵魂人物"（quarterback——美式橄榄球四分卫通常是临场指挥的领袖——译者注）。除了主要保健医生，还可以选择一个你喜欢并信任的人（也许是一个好朋友或家人）来帮助你。《病人手册》（*The Patient's Playbook*）一书的作者莱斯利·米歇尔森（Leslie Michelson）将这个人称为"医疗保健四分卫"（Michelson, 2015）。一个好的"四分卫"可以提供情感支持，与你讨论医疗决定，帮助你管理预约医生，查找信息，等等。
- 制作一份关键人员的名册。即使没有为你指定具体的医疗保健团队（通常情况下是没有的），你也要制定自己的关键人员名单及其联系信息。你可以把医生、护士、社工人员、调度人员、健康保险专业人员以及其他可以提供帮助和回答问题的人包括在内。

　　•保存并分享你的药物服用、保健医护、过敏症和检测结果的清晰记录。带着这些信息去看病。这可能有助于防止疏漏、重复和错误。

　　•听从身体的指挥。在持续的健康问题中，可能很难知道什么是严重的，什么不是。有经验的病人和博客作者威廉姆·比利西奇（William Bilicic）提供了这样的建议："我知道你可能害怕了，觉得自己反应过度了，但你可能并没有。相信我，如果你觉得有什么不对劲，那就是有什么不对劲，你需要去检查一下。"（para. 5）

　　•网络。当你在陌生的领域中摸索时，支持小组和在线社区可以成为宝贵的指南。例如，应对抑郁症和创伤后压力的博主瑞安侬说（Rhiannon），当她感到迷失时，有类似经历的人们为她提供了实用的建议和情感支持（Rhiannon，2018）。

　　到目前为止，我们已经研究了当前医疗保健方面的三个议题：早期医护和预防、获取医疗机会以及浏览常常是一个支离破碎的系统内信息时面临的挑战。在每一种情况下，沟通都可以成为建立联系、减少不确定性、分享信息和提供情感支持的重要工具。在下一节中，我们将扩大范围，考察影响健康传播的更宏观层面的因素。

不断变化世界中的健康传播

　　朱利安在浏览"肚脐附近疼痛"症状时，他注意到一则关于某种疾病的新闻报道，这种疾病在几个国家导致了人们生病或死亡。他欣慰地注意到，他的症状与该疾病的症状完全不同，但这提醒他为几个月后的出国留学经历做好预防措施。

　　我们周遭世界的变化对健康具有深刻的影响。在此，我们着眼于从全球问题、人口转移和技术进步的维度来分析其中的三个变化。

全球健康

旅行、移民以及食品和各类产品的国际贸易意味着疾病会不断地跨越国界。新型冠状病毒提供了疾病可以何种速度快速传播的惊人案例。2020年3

月，中国以外的病例数量每隔几天就翻一番，到4月2日，从1万例增加到100万例，然后到4月中旬又翻了一番，达到200万例。

艾滋病的流行甚至更加致命，且持续时间更长。由于积极的健康宣传工作，新的病例不像过去几年那样迅速出现，但情况仍然严峻。数千万人仍然被感染，其中约40%的人没有受到可能减少症状和延长生命的治疗（WHO，2018c）。

其他与健康有关的全球问题包括：气候变化、不愿意接种疫苗、成瘾、污染以及越来越多的耐药性疾病（WHO，2019a）。在第十二章，我们重点讨论有效处理全球健康问题所需的国际传播和跨文化能力。

不断变化的人口

改善健康和福祉在联合国的"改变世界的17个目标"中排名第三，仅次于减少贫困和饥饿（United Nations，2019）。要达成这个目标，挑战之一是有效地应对人口变化。在此，我们探讨人口变化如何影响健康以及健康传播的方式。

老龄化

到2050年，全世界60岁或以上人口的比例将是2015年的两倍（WHO，2018b）。这在很多方面都是好消息。世卫组织的分析人员指出，老年人可以为其家庭和社区提供很多东西，而长寿提供了"从事新活动的机会，如继续教育、投身新的职业或追求长期被忽视的爱好"。然而，他们补充说，"这些机会和贡献的程度在很大程度上取决于一个因素：健康"（WHO，2018b，para. 4）。

虽然大部分老年人身体都很健康，但他们罹患慢性疾病的可能性大大高于其他人，这将增加对医疗护理、辅助生活设施、社会服务和家庭护理的需求。我们将探讨与老年人进行健康交流的方方面面（第六章）以及为亲人提供家庭护理的乐趣和挑战（第八章）。

种族和文化多样性

如果说未来几年有一个主题，那可能就是多元文化主义。在美国，西班牙裔、亚裔和美国原住民后裔在未来25年内预计将占人口的大多数（Vespa，

Armstrong & Medina，2018 年）。世界其他地区的多样性也在上升，主要因为破纪录的人口因战争或其他困难而被迫远离家园（WHO，2019b）。

文化上更加融合的世界呈现出前所未有的丰富多样性。挑战将是如何解决出现的健康需求。移民和难民面临着高于平均水平的压力和焦虑、不充分的医疗保健的风险和贫困的影响（WHO，2019c）。专家预测，与白人相比，美国有色人种的受教育和职业机会仍然太低太低。

一个持续存在的困境是，最需要医疗保健的群体往往是最不可能了解健康问题以及有效利用医疗服务的群体。目前，我们尚不清楚科学技术是否有助于弥合识字差异（通过清晰、直观的术语和多语言环境呈现信息），也不明确已经处于劣势地位的人们是否会更加落后，因为他们无法平等地获取诸如互联网之类信息丰富的资源。

使问题更加复杂的是，医疗保健工作者的多元化预计不会与总人口保持同步。例如，在美国，虽然黑人和拉美人占总人口的31%，但这类人口拥有的医生和注册护士分别仅占总数的15%和20%（U. S. Bureau of Labor Statistics，2019；U. S. Census Bureau，2018）。因此，在知识、需求和文化信仰方面，患者很可能与医护提供者差异甚大。这是令人遗憾的，正如医生德鲁夫·库拉尔（Dhruv Khullar，2018）所说，更多样化的医疗专业人员"可以帮助我们建立一个系统，使少数群体的生活经历得到更好的理解和验证，他们面临的障碍也更容易被发现和解决"（para. 16）。在本书第六章和第九章以及其他地方，我们探讨了与健康传播相关的年龄、文化和其他形式的多样性的诸方面内容。

传播技术

朱利安去看胃肠科医生时，医生确诊他的阑尾肿大了。她开了抗生素，并要求朱利安每天通过电子邮件与她联系，这样他们就可以密切监控他的症状。医生说："如果你在接下来的几天里感觉没有好转，请拨打这张卡片上的电话号码。一名护士24 小时待命解答问题，在必要时会安排急诊护理（emergency care）。或者，如果你愿意，也可以使用我们的在线聊天服务，随时与我们的医护团队成员进行沟通。"

正如朱利安的经历表明，新技术方面的选择正在扩大健康传播的机会。近三分之一的美国人与医生进行过在线交流，主要是通过电子邮件（Jiang &

Street，2017）。正如你所预料的，18—34岁的人比老年人更容易接受给他们的医生发送即时消息，并在社交媒体上关注他们或加他们为好友（American Osteopathic Association，2018）。老年人同样在利用不同的技术。在接受调查的人中，超过一半的50多岁和60多岁的美国人说，他们已经拥有了电子医疗门户网站的账户，主要用来查看医疗检测结果、要求补充处方、进行预约安排（Clark，Singer，Solway，Kirch & Malani，2018）。

此外，新的移动应用程序允许人们测量和记录健康指标，如心率和血糖等，如果他们愿意，也可以与健康专家分享这些数据。另一个颇有前景的电子健康选择是多媒体讲述故事，人们不仅是信息的消费者，而且积极（和互动性地）分享他们自己创造的有关健康的故事（Cozma，2009）。这一参与过程是丰富的、有益健康的、增进知识的。与此同时，这种方式也会转移人们对科学信息的注意力，因为科学信息通常比个人故事更复杂，情感上也没那么直接。我们将在第九章探讨关于远程医疗、电子健康、媒体叙事等问题。

在本节最后，虽然一般人似乎没有受到全球变化的直接影响，但事实远非如此。健康行业的变革会影响人们可能接触到的医护人员的类型、可获得的服务以及个人在维持自身健康方面发挥的作用。在健康行业工作的人员可能会经历变革的压力，看到变革的希望、使用新技术的机会，以及需要与各类人群进行有效沟通并将其作为自己医护的合作伙伴。

接下来的两节，我们将仔细研究使医疗保健服务更加实惠、更少浪费、更容易享受到的两项成就——管理式医疗和医疗改革。

管理式医疗中的健康传播

让我们回顾一下朱利安的故事……他在联系医生之前，先给父母打了电话，询问自己的保险状况，他想起自己的姐姐在大学最后一年没有参加保险，因为姐姐和他一样，也是一名非全日制学生。朱利安的父母向他保证，自那时起，规定已经改变，他确实已被纳入了健康保险范畴。令人鼓舞的是，父母告诉他如何访问一个网站，该网站上列有投保方案中涵盖的医疗护理服务提供方。

朱利安与其父母的对话反映了管理式医疗和医疗改革的内容，这也是我们接下来将要讨论的。

管理式医疗组织机构负责协调医疗服务的费用和供应。过去，健康决策几乎完全由医护人员和患者做出，而现在，管理式医疗组织机构招募患者，为他们匹配医护人员和设施，并监控支出费用。如此一来，管理式医疗组织还受到除患者和医护人员以外的其他人（或实体）的影响。通过管理诸如资金、劳动力、技术和设施等资源，管理式医疗组织机构的成员以提高医疗效率和使患者负担得起为目标。管理式医疗自 20 世纪 80 年代扎根以来，已经扩展至涵盖 99% 拥有雇主赞助的医疗保险计划的美国居民（Henry J. Kaiser，2018）。为了解管理式医疗组织机构的多样性，让我们将时间向前推进一年左右，假设朱利安正在健康医疗保险中做选择，当他得到一份全职工作时，他很可能会这样做。以下是对其主要选择的描述，以及每种选择对健康传播的影响。

常规保险

曾经，所有在美国拥有健康保险的人都有常规保险（也被称为赔偿保险）。而如今，只有不到 1% 的雇员赞助计划符合这一情况（Henry J. Kaiser，2018）。但我们设想一下，朱利安的雇主是为数不多的提供此选择的雇主之一。

作为一名常规保险投保人，朱利安将每月支付固定的保险金额（保险费）和他每年医疗费用先开支的 1000 美元左右（他的免赔额）。若发生理赔，且他的费用超过这个免赔额，则保险公司将支付除免赔额以外的大部分费用（通常约 80%），而他只需支付剩下的费用。为防止他承受巨额债务，他每年必须承担的自付费用金额有一个上限，称为灾难性上限。超过该上限额度，保险公司将支付 100%。

弊端是，常规保险的保费通常比其他保险要高。然而，与其他保险计划相比，投保人享有更多选择其医生和其他护理人员的自由。就传播视角而言，这意味着朱利安有机会选择他觉得最舒适的医护人员。

常规保险被归类为收费服务（fee-forservice），因为医疗服务提供方是根据其提供的特定护理以获得报酬。换言之，医生、医院、理疗师等，只有在人们使用其服务时才能赚钱。这意味着，医护人员可能会给予患者过度检查和治疗。另一个原因是按服务收费的模式对健康回报并不高。传统上，常规保险单不包括常规体检。

常规保险代表一种第三方支付系统（third-party payer），因为如人们所见，其中涉及三方——提供方、患者和支付人（保险公司）。随着时间的推移，这些参与方之间的权力平衡已经发生了变化。例如，过去保险公司是根据医院提供的医疗服务所产生的费用而向医院支付费用。然而，自20世纪80年代初开始，美国政府和保险公司开始为住院患者制定统一费率的报销金额。由于此类费率被归类于一般护理类型（如心脏科、肿瘤科），所以它们被称为疾病诊断相关分组（diagnosis-related groups，缩写为DRGs）。因为报销是提前确定，而不是在提供医护后确定，这便是众所周知的预期支付结构。然而，这种支付结构使医护提供方和资助机构之间的沟通变得尤为重要。如他们在患者医护需求方面意见不一致，则医护提供方就不太可能获得全额付款。

疾病诊断相关分组旨在奖励医院削减成本和加快医疗服务的进度。就某种程度而言，这一目的可能已经实现了。如果医院开支的费用低于报销标准，就可以将差额作为利润。与此同时，也产生了其他一些影响。首先，住院时间大大缩短（住院费用高于门诊），而且住院只向患有重疾和受重伤的人开放。其次，部分医院开始限制或中断低报销率的医护项目。

疾病诊断相关分组不仅是影响常规保险的一个因素，也是影响管理式医疗的一个因素。让我们考察朱利安在此领域的选择。此处呈现的平均值是基于亨利·J.凯撒家庭基金会（Henry J. Kaiser Family Foundation）2018年员工健康福利调查数据而得出。

医疗保健组织

医疗保健组织（health maintenance organisations，缩写为HMO）旨在为会员的健康需求提供或多或少的一站式服务。医疗保健组织雇用医生和其他护理提供人员，他们直接为医疗保健组织工作。另外，他们的工资由会员每月缴纳的保险费支付。

如果朱利安选择了医疗保健组织，则他将每月支付保险费，每次就诊时还需支付分摊付款额。[①] 该费用包括体检和预防保健访医。大多数医疗保健组织

---

　① 现在，让我们把处方药、门诊手术和医院护理排除在外。在管理式医疗中，这些服务通常适用于单独的共同支付费和免赔额。

不提供免赔额，但大约有三分之一的组织有提供。

朱利安知道，他每次去全科医生处诊疗费用一般不会超过 25 美元，因此与其购买常规保险，他可能会更愿意接受年度体检，而对于轻微的健康问题也会寻求治疗。从长远来看，这意味着为医疗保健组织及其会员节省资金。

就管理式医疗方案而言，医疗保健组织提供的医疗服务选择最少。朱利安可能只见过为医疗保健组织工作的医护人员，他常常无权选择谁为其提供医疗服务。

作为医疗保健组织的会员，朱利安无法选择去看专家，除非该组织的医护人员推荐此服务（通常是一名初级保健医生）。这样做是为了避免不必要的就诊和开支，但其审批过程和限制可能会令人沮丧。

你猜对了：医疗保健组织不是第三方支付系统。对于它们而言，就好像保险公司和医疗中心合并为一个体系。而且它们也不是基于有偿服务。相反，医疗保健组织是一种按人头发放定额医疗保健费的系统。无论提供何种医疗护理，人头费涉及以保费（加上小额共付额）的形式支付确定的（人头）金额。医疗保健组织的工作是管理预算和医疗服务。

有些人（包括许多医护提供者）担心，保险公司与医疗中心合并会产生利益冲突。此方面稍后我们将详细讨论。首先，让我们继续介绍管理式医疗计划。

首选提供者组织

首选提供者组织（PPO）同样属于管理式医疗组织，但其工作方式略有不同。如果朱利安选择加入首选提供者组织，虽然其保费可能和加入医疗保健组织差不多，但他每年都有免赔额，而且他支付的医疗费用会因方案而异。

其具体运作方式如下。首选提供者组织不像医疗保健组织那样直接雇用医护提供者，而是与独立医护提供者签订合同。如果医护提供者以商定的折扣价向首选提供者组织的会员提供服务，则该组织同意将护理提供者放在"首选"列表中。朱利安的分摊付款额将是此折扣费用的百分比。这意味着他将为不同的医疗服务支付不同的费用。同时，这也意味着他可以选择任何他想要的服务提供者，但有一点需要注意：顾名思义，位于"首选"名单上的医护提供者比不在名单上的医护提供者成本更低。对于没有列入名单上的医护提供方，通常会有更高的分摊付款额或单独的免赔额。然而，与医疗保健组织会员不同的是，无论朱利安选择哪一方提供医疗护理，他都将得到一定的经济保障。

如果朱利安需要更多的医疗护理服务，或者如果他选择到非首选组织机构中列出的医护单位就诊，则他作为首选提供者组织会员很可能会比医疗保健组织会员支付更多。但他在首选提供者组织中将拥有更多的选择自由，这对于构建关系而言是一种意外收获。另外，他遇到的利益冲突可能也较少，因为首先首选提供者组织的医护提供方不直接为管理式医疗组织工作，所以他们可能会免于削减成本，也不会具有加快患者就诊的压力。其次，他们实行收费服务，这使得他们更有动力开处方（而不是逃避）检测和治疗。由此可知，这些优势可能就是为什么大多数拥有员工健康计划的人选择 PPO（首选提供者组织占49%，医疗保健组织只占16%）。

高自付金额健康计划

也许朱利安健康状况良好，几乎从未寻求医疗护理。他可能会想，"既然我从未达到免赔额，那么我为何要支付如此高的保险费呢？我的钱投进去了，但没有出来——至少没有回报于我"。而且，如果他切实从长远考虑，他可能还会想："当我的医疗费用可能会很高时，与其支付高额保险费，我为什么不把这笔钱存起来以备将来医疗之需？"

这些都是高自付额健保计划（high-deductible heathplan，缩写为 HDHP）背后的基本概念。会员每月支付的保险费相对较低。作为交换，他们的自付额是其他保险计划的近两倍，而且灾难性的上限更高。较低的前期费用使高自付额健康计划对预算有限的人有吸引力。现在每 3 个美国雇员中就有 1 个参加了高自付额保健计划。

高自付额健保计划的会员有资格投资延税健康储蓄账户计划（HSA），用以支付当前和未来的医疗费用。这一举措旨在鼓励人们控制其医疗成本。

令人遗憾的是，这也是高自付额健保计划的弊端所在。一些人之所以购买此类保险是因为他们能够负担得起较低的保费，结果却发现负担不起未来的自付费用。大量报道称，有保险的人仍然买不起处方药或看不起医生。因此，尽管朱利安在过去的几年里无须太多的医疗护理，但一场事故或一场大病也会摧毁其财务状况。

再则，管理式医疗还对医院、医疗中心、治疗和诊断中心以及其他组织产生重要影响。正如你将在下述管理式医疗的利弊概要中所见，其预算和决策很大程度上受预算限制、文书工作和按人头付费的影响。

管理式医疗的利弊

总的来说，管理式医疗有利有弊。以下是关于这两方面的一些考量。在我们开始讨论之前就请注意：就医疗保健而言，承保人包括传统保险公司和管理式医疗组织机构。但是，如你所见，99%的保单（insurance policies）现在都属于管理式医疗机构会员。因此，现如今人们在谈到"承保人"时，他们大多指的是管理式医疗组织机构。

优势

以下是一些有利于管理式医疗的因素。

1. 预测性预算

按人头付费的好处在于，其可根据会员的出资提供可预测的、稳定的收入。虽然管理式医疗的预算通常比以前少，但预先计划更可行。哈佛朝圣者医疗保健公司（Harvard Pilgrim Health Care）的医生约瑟夫·多尔西和唐纳德·伯威克（Joseph Dorsey & Donald Berwick，2008，p. A9）回忆道："按人头付费使我们能够灵活地利用预算来发挥创造力，而创造性仅受我们的想象力和习惯的限制。"他们投入创新性且对患者友好的服务中，如电话提醒、下班后电话访问、延长就诊时间、节省时间的技术等。结果，在管理式医疗实施的早期，其患者或会员去急诊室就诊的次数仅为全州平均水平的一半。

2. 降低成本的激励措施

管理式医疗奖励医疗保健组织机构简化就诊流程和消除浪费行为。像你记得的那样，随着按人头付费和疾病诊断相关分组的普及，只有以符合成本—效益的方式运营的组织才能盈利。

3. 更多负担得起的医疗服务

与此相关的一个优势在于，管理式医疗旨在使人们更能负担得起医疗保健服务。就全球意义而言，该体系旨在充分利用每一笔医疗费用。而就个人层面而言，即使患者需要多种医疗护理服务，他们也要支付固定或降低的费用。这对于在常规治疗中受益的慢性疾病患者而言尤其有价值。

4. 身体健康

管理式医疗机构早期的预期是希望在疾病预防和教育上投资，因为，根据按人头付费的规定，略有抱恙的人员比生病或受伤的患者花费更少（你很快就会看到，截至目前，这种潜力尚未得到很好的实现）。

5. 行政协助与团队合作

个体健康专业人士也可从管理式医疗中受益。一位医生说，管理式医疗让他重获新生。尽管他的收入不如以前，但作为医疗保健组织的雇员，他没有太多的管理职责。他每周只有一天需24小时待命，还可以安排休假——所有这些都是他作为医生从业者所没有的奢侈。

6. 开启职业生涯

管理式医疗组织机构还可以提供现成病例的优势。签约医疗保健组织雇员或首选医护提供者组织，意味着在成百上千名的患者中进行了广告。

弊端

不幸的是，随着体系的持续发展，管理式医疗的弊端日益严重。当你阅读下述弊端列表时，可能有助于提醒你必须有所行动。由此可以想象，如果没有管理式医疗改革，我们的处境将更加糟糕。但我们仍然前路漫漫。

1. 成本持续上升

令人失望的是，总体而言，削减成本的目标并未实现。管理式医疗或许在某种程度上减缓了成本的螺旋式增长，但保费却在逐步攀升。自20世纪90年代以来，健康保险费平均上涨了55%，小企业的员工受到的冲击最大（Economic Research Initiative on the Uninsured，2005；Henry J. Kaiser，2017）。

一些管理式医疗的发言人说，由于医疗费用的增加和人口老龄化，提高保险费势在必行。然而，批评家们却指责道，管理式医疗组织机构正在大幅盈利，而患者和医护提供方却在赔钱（Center for Consumer Information，2011）。

2. 预防依旧不是优先事项

常有人说，美国没有卫生保健系统，只有疾病保健系统。管理医疗本应通过将重点转移到节约成本的疾病预防上来改变这一现状。然而，这并未像许多人希望的那样实现。这主要是因为预防工作在短期内花费巨大，尽管从长远而言是节省的。"当人们为降低成本而频繁地改变其计划时，管理式医疗计划认为不值得在预防项目上投资"，一位管理式医疗主管在一项匿名调查中如此描述（"Health Economics，"2003，p. 56）。换言之，由此足以预见，管理式医疗组织往往不愿投资于短期会员的长期健康。

3. 限制医护的诱因

批评家们还担心，管理式医疗组织有时会向医护提供方施压，要求他们限制医护，加快患者就诊速度。因此，记者们创造了"死于医疗保健组织"一词，指的是管理式医疗组织的决策者拒绝批准昂贵的治疗，或将批准推迟至为时已晚，导致人们的健康受到伤害的情况。接受调查的 10 名医生中约有 9 人表示，病人的健康受到了审批程序的负面影响，有时会导致死亡、住院或对病人的健康造成永久性损害（American Medical Association，2019）。

还有一些人担心，此类诱因会干扰医护人员的专业判断。就医疗保健组织来说，扣留医生部分薪酬很常见，仅当医生开出的治疗费用低于预算，且仅当他们每天会诊指定数量的（通常是大量的）患者时，他们才会得到奖励。

4. 选择受限

如前所述，接受管理式医疗的患者会失去选择或更换医护人员的权利。即使是首选提供者组织，也有强烈的经济动机让医护提供者进入候选名单。为获取充分利益，会员仅限于选择参与其医疗保健计划的医护提供者，如果他们更换了雇主或雇主更换了管理式医疗组织，则他们可能会被迫更换医护提供方。此等中断可能会损害患者与医护人员之间的关系。有些人甚至比其他人更担心。在受访的老年人中，不到一半（44%）的人表示，他们会为了省钱而更换医生（Tu，2005）。然而，18—34 岁年龄段的人却有不同感受。他们中的绝大多数（70%）会选择价格较低的医疗保健计划，即使这需要他们更换医生（Tu）。

5. 繁文缛节过量

最终，管理式医疗的大量精力被转移至官僚机构上。许多医护人员表示，既要做好自己的本职工作，又要满足日益增长的文书工作需求，几乎是不可能的。医生将"文书工作过多"列为该领域职业倦怠的三大原因之一（Peckham，2013）。

纽约全科医生布平德·辛格（Bhupinder Singh）也有类似想法，他在接受

《纽约时报》采访时表示：

> 我开出的住院申请约 30% 被拒绝了。上诉有 45 天的限制。如果你不及时付账，你会失去一切。当你在电话里和一位管理式医疗代表讨论该问题时，你就会想："你坐在那里，我坐在这里。你怎么知道患者的情况？"（转引自 Jauhar，2008，p. 5）

近三分之一的受访医生表示，他们的工作人员只负责提交预授权文件（American Medical Association，2019）。更多信息见图 2-1。

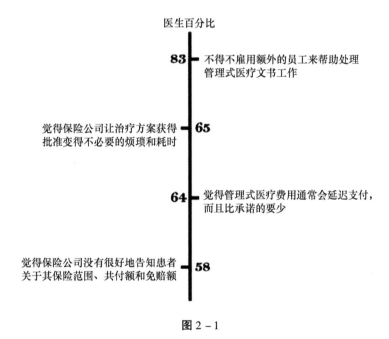

医生百分比

83 — 不得不雇用额外的员工来帮助处理管理式医疗文书工作

觉得保险公司让治疗方案获得批准变得不必要的烦琐和耗时 — **65**

64 — 觉得管理式医疗费用通常会延迟支付，而且比承诺的要少

觉得保险公司没有很好地告知患者关于其保险范围、共付额和免赔额 — **58**

图 2-1

得克萨斯州大多数接受调研的医生表示，管理式医疗系统浪费金钱和时间。

额外的文书工作意味着与患者相处的时间减少。其中一项针对医院护士的广泛研究显示，护士为患者提供直接护理的时间不到其工作时间的五分之一（每 10 小时轮班不到 2 小时）（Hendrich，Chow，Skierczynski & Lu，2008）。但他们花在文书工作上的时间却最多（每个轮班近 4 个小时）。剩下的时间花费在与其他医护团队成员沟通、获取物资、巡视各病房。

总而言之，管理式医疗的前景并不尽如人意，甚至令人恐惧。相比于早期，情况已发生翻天覆地的变化，正如多尔西和伯威克医生（Dorsey & Berwic，2008）回忆描述，"我们都不愿回忆起有过这样的例子：管理层曾告诉我们，要拒绝给患者任何我们认为有证据证明有帮助的治疗"（p. A9）。多尔西和伯威克最初的乐观情绪已趋于幻灭。如今，他们指控道，管理式医疗已被保险公司"强行控制"了，以至于医生被"束缚"在旨在节省资金的程序和限制性规则上，而不是提供从长远来看会得到回报的高质量医疗（p. A9）。

关于考虑各种管理式医疗计划时需要询问的部分问题，请参见插文框 2.1。

插文框 2.1

选择管理式医疗计划

以下是在审查健康保险计划时，有必要询问的一些问题。

1. 如果适用于我，我每月需支付的保费是多少？我的雇主会支付哪部分保费？

2. 我有分摊付款额吗？如有，金额是多少？

3. 是否存在年度免赔额？如有，金额是多少？（如果你正在考虑一项家庭计划，请咨询该金额是用于每个人的医疗护理人，还是适用于整个家庭）

4. 免赔额是否适用于预防性保健就诊？

5. 单独的免赔额或分摊付款额是否适用于预防保健、处方药、门诊手术、住院或非首选护理提供者的就诊？

6. 每年支出是否有一个灾难性上限（我自付费用的上限)？如有，是多少？哪些费用计入这一数额？

7. 该计划或优先医护提供方列表中列出了多少（和哪些）医师和专家？（在签约之前，你最好给其中一些医院打个电话，看看它们是否接受新病人，并估计一下人们通常要等多久才能预约；仅仅因为提供方出现在名单上，并不意味着它们有时间照顾更多的病人）

8. 是否有未包括在医保范围内的疾病类型或治疗方式？（管理式医疗

在资助心理健康护理和其他一些医疗服务上并不是特别令人满意。请事先询问清楚哪些涵盖在内，哪些不是。)

9. 我是否需要确立一名初级保健医生？如需要，我该选择谁？如果是医疗保健组织，我是否可以每次都向同一位医生就诊，还是只要某个医生有空，我就可以就诊？

10. 该计划将在多大程度上限制我可以用福利购买的处方药？(每个计划都有处方，这是该计划涵盖的获批药物的列表。有些计划的药物清单很长，有些则很短。特别是你知道自己更喜欢哪些药物或需要服用哪些药物时，明智的做法是提前询问这些药物是否在保险范围内)

11. 该计划包括哪些医院？如果不止一个，我可以从中选择吗？

医疗改革

如果健康等于财富，则美国公民将比其他地区任何人活得更长久。美国在医疗保健上的人均支出是世界平均水平的 8 倍。然而，现有 44 个国家的平均预期寿命要长于美国 (World Population Review，2019)。这让许多认为美国医疗保健系统是世界上最好的人感到震惊。实际上，与其他国家相比，美国排名第 29 (Fullman et al.，2018)。这主要是因为一些人没有得到或仅仅得到很少的医疗保健服务，而另一些人则获得了太高的份额。正如你将看到的那样，这种不平衡推高了每个人的成本，并对健康产生不利影响。

本节探讨了与医疗保健政策和改革有关的问题。这些内容应该能帮助你在知识层面上理解你可能在新闻中听到的概念，比如全民覆盖、全民医保、个人强制医保和《平价医疗法案》。我们的目标不是要说服你接受任何特定的观点。相反，我们提供了每种观点的优、缺点，而你面临的挑战（现在和将来）是考虑从你的角度看，什么才是最重要的。

全民医疗覆盖
想象一下，从你出生到你死去的那一刻，你可以在有需要时随时得到医疗保障。全民医疗覆盖是指所有公民（在部分国家，甚至还包括所有临时居民和访客）均有医疗保障。例如，意大利就有全民健康保险。几年前，维德林（Vidrines）一家（一个美国家庭）访问罗马时，家庭成员中有一人食物中毒。当地居民护送其家人至罗马一家医院的急诊室。"他们立即给了乔舒亚（Joshua）一副担架"，安德里亚·维德林（Andrea Vidrine）回忆起当地人对儿子的照顾。"他接受了两轮抗生素、几升静脉注射液、一次超声检查和三次血液检测，还在急诊室待了一晚。"整个就诊过程免费。

正如你在表2.1中注意到的，前40名的医疗系统绝大多数都在某种程度上提供了全民医疗。而在美国，全民医疗覆盖的地位则是不确定的。我们稍后会进一步讨论这个问题。

表2.1　　　　　　　　　　　世界卫健系统排名

世界卫健系统排名	国家和地区	医保覆盖类型
1	冰岛	全民医保
2	挪威	全民医保
3	荷兰	全民医保
4	卢森堡	全民医保
5	澳大利亚	全民医保
6	芬兰	全民医保
7	瑞士	全民医保
8	瑞典	全民医保
9	意大利	全民医保
10	安道尔	全民医保
11	爱尔兰	全民医保
12	日本	全民医保
13	奥地利	全民医保
14	加拿大	全民医保
15	比利时	全民医保
16	新西兰	全民医保
17	丹麦	全民医保
18	德国	全民医保
19	西班牙	全民医保
20	法国	全民医保

世界卫健系统排名	国家和地区	医保覆盖类型
21	斯洛文尼亚	全民医保
22	新加坡	全民医保
23	英国	全民医保
24	希腊	全民医保
25	韩国	全民医保
26	塞浦路斯	全民医保
27	马耳他	全民医保
28	捷克	全民医保
29	美国	未来不确定
30	克罗地亚	全民医保
31	爱沙尼亚	近乎全民医保
32	葡萄牙	全民医保
33	黎巴嫩	近乎全民医保
34	中国台湾	全民医保
35	以色列	全民医保
36	斯洛伐克	全民医保
37	百慕大	非全民医保
38	波多黎各	全民医保
39	波兰	全民医保
40	匈牙利	全民医保

资料来源：Fullman, N., Yearwood, J., Abay, S. M., Abbafati, C., Abd-Allah, F., Abdela, J., ... & Lozano, R. (2018). （对 195 个国家和地区医疗保健服务与质量指数的测量：来自《2016 年全球疾病负担研究》的系统分析）The Lancet, 391 (10136), 2236 – 2271.

全面医疗覆盖的利与弊

要进行关于医疗改革的辩论，重要的是要了解全民医疗覆盖的利弊。这是最基本的。

有些人反对全民医疗覆盖，理由是个人应该对自己的健康和医疗费用承担个人责任。以下论点皆出于这个角度（Amadeo，2019）。

• 如果所有人都能获得医疗保健，健康的人最终可能会为不健康的人支付不成比例的费用。

● 有医疗保障的人在维护自身健康方面可能会松懈。

● 向所有公民提供医疗服务可能会使卫生保健系统不堪重负，导致等待时间延长。

全民医疗覆盖的支持者则认为，应该向每一个需要医保的人提供医保。以下是他们的论点（"Should All，" 2019）。

● 忽视部分人群的健康终将伤害到所有的人，因为未经治疗的传染病很可能会传播，而晚期疾病的医疗护理比预防性护理更昂贵。

● 如有人遭遇健康危机，全民医疗覆盖可以减少个人财务灾难的风险。

● 为每个人提供医疗护理可能使公民更加健康，有助于国家的繁荣和增强生产力。

● 全民医疗覆盖最终可能会在资源、工作和服务方面支持整体医疗保健系统的发展。

全民保险的资金来源通常涉及单一支付和多方支付系统。接下来，我们将对这些选项进行探究。

单一支付系统和多方支付系统

你可能已经看到了诸如"候选人支持全民医保"和"我们的多方支付系统的未来"这样的头条新闻。在本节中，我们将探究这些术语的含义，以及每种选项的相对优势和劣势。

单一支付系统

顾名思义，在单一支付者体系中，由一个来源支付所有基本医疗费用。就好像每个人都使用一个主要的保险公司——可能是一个政府机构运营的，也可能是一个私人运营的国家健康保险计划。通过这种方式，每个人都能得到基本服务的保障（全民覆盖）。大多数单一支付系统的资金来自人们终生缴纳的税款。

单一支付系统的案例之一就是美国老年人医疗保险制度（Medicare），它于1965年在美国开始，主要是为65岁及以上的个人提供医疗保险。在其颁布之前，大约一半的美国人在退休后没有保险，而此时他们可能比以往任何时候都需要更多的医疗护理（Davis，Schoen & Bandeali，2015）。美国老年人医疗保险制度的医疗保险现在为 98% 的美国老年人支付医疗费用（Davis et al.，2015）。其资金来自所得税和雇主缴费。这个系统并未涵盖所有人。大约 10 个参加医疗保险的人中有 8 个购买补充保险，以帮助支付自费费用（Cubanksi，2018）。但该计划已经足够成功，其在支持单一支付方式的人中激发了"全民医保"的号召力。

- 因为人们一生都在向同一个系统支付，所以健康时所贡献的红利抵消了生病时所产生的成本。

- 在单一支付系统，人们能够获得健康福利，不会在接受服务时产生大量债务。

- 系统管理员知道他们会照顾一个人的一生，所以他们在维护此人的健康方面有着既得利益。

- 单一支付系统通常提供更多的连续性，更低的管理成本和更少的文书工作，因为与私营保险公司提供的无数保险选项相比，所有人都可以享受相同的福利（Hsiao，Knight，Kappel & Done，2011 年）。

当你考虑多方支付系统的相关优势时，请记住这些要点。

多方支付系统

在多方支付系统中，健康保险由多种来源提供，通常包括私人公司和政府项目。美国主要采取的是多方支付系统。问问你的朋友是谁为他们提供保险，你很可能会听到一系列不同的公司。

与单一支付系统不同，多方支付系统的资金通常由个人付款和税款混合提供。以下是美国多方支付系统的一些组成部分。

- 有能力购买健康保险的人自己购买或通过雇主购买。

- 一些雇主（通常是大公司）承担雇员的部分保费，并决定他们可以选择哪些保险。

- 公共"安全网"计划——如基于州的医疗补助和儿童健康保险计划——为符合条件的人提供保险（资格标准因州不同而有异）。

虽然这些是主要的选择，但其并未涵盖所有人。据估计，美国有 250 万人处于"保险缺口"，也就是说，他们没有资格获得公共援助，但又负担不起健康保险（Garfield & Orgera，2019）。

多方支付系统可能涉及，也可能不涉及全民医保。在其大部分历史上，美国一直是一个实行全民医保的多支付方系统。人们可以选择是否购买健康保险。挑战之一是，如果人们只在预期有高额医疗费用时才参加保险，那么保险金就会减少，保费就会上升以支付费用。因此，越来越少的人能够买得起保险，这导致了更高的费率，如此反复。到 2013 年，美国约有 4400 万人没有健康保险，没有资格参加政府资助的计划（"Key Facts," 2018）。

在一个多方支付系统中，全民医保的一个选择是个人强制医保，即规定没有资格获得公共援助的人必须购买健康保险。个人强制医保通常伴随着对低收入者的保险费补贴。赞成个人强制医保的人认为，根据每个人的负担能力，让每个人向该体系缴纳费用是公平的。反对个人强制医保的人认为，政府不应该要求任何人购买他们不想要或负担不起的东西。

以下是多方支付系统的几个优势。

• 总体税收负担通常低于单一支付系统，因为在该系统中，个人通常要自掏腰包。

• 与单一付费系统相比，多方付费系统通常涉及更多的市场竞争。这可能会刺激更多的创新，更广泛的保险选择，以及更有竞争力的薪酬来吸引工作者。

• 有些人认为，在多支付方系统中政府干预较少，这是其中一个优点。

虽然我们把这些作为两种不同的选择，但实行的可能是单一支付和多方支付相组合。美国的一些人主张建立一个单一支付系统，为所有公民提供预防和基本医疗服务，并为那些想购买额外保险和定制选择的人提供一个补充性的多方支付的选择。

现在你已经熟悉了这些选择，让我们在实际的医疗改革工作中考虑这几个选项。

《平价医疗法案》

美国的医疗保健辩论是在 2010 年的《平价医疗法案》（*Affordable Care Act*，缩写为 ACA）背景下产生的，这也是美国历史上最全面的医疗保健改革成就之一。《平价医疗法案》的规定可能会随着时间的推移而改变，但了解这些规定将使你作为一个选民和公共讨论的参与者获得优势。

关于《平价医疗法案》首先要知道的是，它首次在美国启动了全民保险，实施了个人强制保险，要求美国公民在提交年度所得税申报表时提交保险证明或缴纳罚款。为了帮助实现这一目标，《平价医疗法案》建立了一个健康保险市场，本质上是保险计划和选项的中央数据库，以及低收入公民的税收抵免和有关公共援助计划的信息。《平价医疗法案》还开启了一些保险公司的改革，并对各州（帮助资助医疗补助）、雇主（奖励他们为雇员提供健康福利）和医疗机构（旨在鼓励效率和优质医护）进行税收减免。

除了个人强制和保险市场，以下是《平价医疗法案》的主要条款。

● 覆盖"基本10要素"。《平价医疗法案》规定，健康保险政策必须涵盖至少10个基本类别的服务：紧急护理、门诊护理、住院病人、产妇和新生儿护理、心理健康服务、处方药、受伤和疾病康复、实验室工作、儿科护理和预防性护理。

● 26岁以下的子女可被纳入父母的保险计划。根据《平价医疗法案》，保险公司被要求允许保险人的子女在26岁之前纳入至其父母的保险计划中（参照我们前面的例子，这就是为什么朱利安有资格被他父母的保险计划所覆盖，而其姐姐在几年前却没有）。

● 免费的预防和健康检查。《平价医疗法案》规定人们有权接受免疫接种、年度体检和15—26种健康检查，无须支付共同分摊额或自付额。

● 禁止"先存情况"条款。在《平价医疗法案》之前，保险公司对已有健康问题的人拒绝承保或提高预付金额是常见的做法。《平价医疗法案》取缔了这些做法，还取缔了对保险的终身和年度支出限制。

根据《平价医疗法案》，到2016年约有2000万名以前没有保险的美国人获得了保险（"Key Facts，"2018）。但《平价医疗法案》的未来仍然是不确定的。2017年，唐纳德·特朗普总统将个人罚款减少到0美元，这基本上终结了美国全民参保的期望，至少短期内如此。那一年，美国约有70万人回到了没有保险的行列（"Key Facts，"2018）。

关于《平价医疗法案》最激烈的辩论围绕着法律是否应该要求人们购买医疗保险的问题展开。相关的辩论围绕着医疗费用和医疗保险的效用展开。在美国，约四分之一的65岁以下有保险的人表示，他们仍然无法支付实际接受护理所需的免赔额（Commonwealth Fund，2015）。虽然这些人被保护免受灾难性医疗账单的影响，但使其疾病不至于恶化的医护可能依旧遥不可及。而我们之前讨论的"保险缺口"仍然让许多人陷入窘境。

正如我们所说，医疗保健改革不是一个静态的问题。请继续关注新闻和政治辩论，了解正在发生的事情，并行使你参与的权利。最后，我们生活在一个历史性的时代。医疗保健的未来正在精心打造，可以肯定地说，你将以某种方式参与其中。为了就医疗保健的各个方面进行有效的沟通，了解术语和基本问题极为重要。衷心希望你无论扮演什么角色，在此学到的知识将有助于你在参与过程时更积极发挥作用。

插文框 2.2　道德考量

关于医疗改革的课堂辩论

你已经接触到了许多关于医疗改革的选项。查阅最近发生的事件和变化，形成自己的观点，然后进行一系列课堂辩论。以下是你们可以讨论的一些话题。

（1）支持或反对全民医疗保险；（2）就单一支付系统、多方支付系统或以上两者的结合展开辩论；（3）支持或反对个人强制保险条款；（4）支持或反对《平价医疗法案》

任命小组组长或由教师主持。每次由一个小组提出其论点，每次辩论后保证有时间进行提问和质询（确保参与者获得同等的发言时间）。

随着辩论的展开，同学们有可能会改变主意。若有，他们应站起来，并加入最能代表其观点的团队。

小　结

医疗保健的当前现状

● 管理不善的慢性病代价高昂，难以治疗。

● 预防性保健相对便宜，并依赖于沟通和团队合作。

● 个人收入可用于预测其寿命长短，部分原因是人们可获得的医疗保健服务和信息不同。

- 需要有效的沟通来为所获服务不足的人群提供服务。

浏览复杂的系统

- 沟通障碍导致成本增加、压力增大、延误和疏忽、不良病患结果和额外的医护。
- 医疗保健引导员可以帮助人们理解信息和管理医疗保健系统。

不断变化的世界中的健康传播

- 世界范围内的平均年龄正在大幅增长，导致对医疗保健服务的高需求。
- 民族和种族的多样性提高了对文化敏感的健康传播的需求。
- 医护人员的多样性并没有跟上整体人口的步伐。

管理式医疗中的健康传播

- 管理式医护组织招募患者，将其需求与医护人员匹配，并监控费用。
- 医疗保健组织（HMOs）的成员每月支付保险费和医疗服务的共同分摊费。他们只能接受该组织批准的医护人员所提供的医疗服务。
- 首选提供者组织（PPOs）的成员如果到"首选"名单上的医疗服务提供者就诊，则支付较少的费用，但无论他们看何处的医生，都会得到一些好处。
- 高自付额健保计划（HDHPs）提供相对较低的月保费，获得高免赔额和高灾难性上限。
- 管理式医疗的潜在优势包括预测性预算、激励降低成本（至少理论上是这样）、健康关注、管理援助和相关岗位。
- 管理式医疗的缺点包括成本上升，对预防的重视程度低于预期，鼓励限制性医保，选择有限，以及过度的官僚主义。

医疗改革

- 美国的医疗保健体系在世界排名第29，主要是因为有些人没有得到或仅仅很少得到医疗保健服务。

- 批评全民医保的人认为，健康的人可能为不健康的人买单，人们可能对维护健康持松懈态度，以及医疗保健系统可能被过度滥用。
- 赞成全民医保的论点是，未经治疗的传染病可能蔓延，并使费用增加；如果病人生病，他们不会面临经济困难；健康的社会更加繁荣；可能会产生更多的资源、工作岗位和健康服务。
- 赞成单一付款制度的论点是：人们终生付费，在获得服务时不会产生高额费用，有保持公共健康的动力，而且行政管理的要求也减少了。
- 赞成多方支付系统的论点包括降低总体税收负担，更多的市场竞争，以及更少的政府干预。

2010 年《评价医疗法案》条例

- 启动个人强制保险条款
- 建立国家健康保险市场
- 要求保险公司覆盖 10 项基本的医疗保健服务
- 26 岁以下的子女可被纳入其父母的保险计划
- 提供免费的预防性和健康检查
- 禁止"先存情况"条款
- 要求保险公司支付承诺的福利，不设价格上限

（部分规定目前仍然有效，部分则可能不再有效）

术　语

按人头付费（capitation）：为满足一个人的健康需要支付的固定费用，而不是实际需要的护理。

灾难性上限（catastrophic cap）：保险用户每年须支付的自付费用的上限。

共同分摊额（copay）：在接受医疗服务时，患者所需要支付的保健账单的部分。

免赔额（deductible）：被保险人在接受保险公司的财务援助之前必须支付的自费医疗费用的数额。例如可能需要支付急诊室账单的前 500 美元，而保险将支付其余费用的 80%。

疾病诊断相关分组（diagnosis-related groups）：对特定的住院程序设置统一报销金额（例如，预先确定阑尾切除术的金额，而不是基于医疗机构所产生的实际费用）。

按服务收费（fee-for-service）：向医疗机构支付其提供的具体服务费用的做法，而非不论提供何种服务，只按人头付费。

医疗保健组织（health maintenance organization，缩写为HMO）：一个管理性质的医疗护理组织，以固定的月费和共同分摊额向参保者提供各种健康服务。医护人员通常由该组织直接雇用，只为其会员提供服务。

健康储蓄账户（health savings account，缩写为HSA）：一种免税的储蓄计划，人们可以在其中存钱以支付未来的医疗费用。美国的纳税人如果参加了高自付额健保计划，就有资格享受该计划。账户内的存款可以在多年内使用。

高自付额健保计划（high-deductible health plan，缩写为HDHP）：一种管理式健保计划，其保费低于正常水平，但免赔额和灾难性上限高于正常水平。大多数高自付额健保计划有资格让会员建立免税的健康储蓄账户。

个人强制条款（individual mandate）：要求每个人都要有健康保险的规则。

保险费（insurance premium）：常规保险或管理式医护计划的参加者支付的会员费，通常从一个人的工资中扣除。

管理式医疗组织机构（managed care organizations）：一个管理式医疗组织机构，其收入、资源和医疗服务由一个组织机构进行统筹和监管，如医疗保健组织或首选提供者组织。病人每月向该组织支付一定的费用，以接受医疗服务。

多方支付系统（multi-payer）：由各种来源提供健康保险的系统，通常包括私人公司和政府项目。可能涉及也可能不涉及全民医保。通常由个人缴费和税款混合供资。

首选提供者组织（preferred provider organization，缩写为PPO）：一个管理式医疗组织机构，为独立医护人员向该组织会员提供的每项服务支付费用。病人可以去看不在其优选名单上的医护人员，但需要支付更高的费用。

预期支付制度（prospective payment structure）：一个预先确定所付款的系统，而不是在提供医疗服务后再进行支付。

单一付款系统（single-payer）：一个全民覆盖的系统，由一个来源（政府机构或私营的国家健康保险计划）为每个人的医疗服务支付费用。通常由税收资助。

第三方支付者（third-party payer）：独立于病人和护理提供者的福利提供者（通常是保险公司）。常见于常规赔偿性保险，但在管理式医疗中不太常见。

全民医保（universal coverage）：所有公民（在一些国家也包括所有临时居民和访客）都能得到医疗服务保障。

问题讨论

1. 你是否曾在试图浏览医疗保健系统的过程中感到沮丧？如果是的话，是怎样的？你有什么建议可以为病人改善这个系统？

2. 你认为管理式医疗主要是有益还是有害的？为什么？于你而言，什么优势最重要？什么弊端最不能忍受？如果你能够改善管理式医疗，你会怎么做？

3. 你赞成全民保险吗？为什么？

4. 你更赞成单一支付系统还是多方支付系统？为什么？

5. 你是支持还是反对个人强制保险？为什么？你认为雇主在定义及支付员工健康保险方面应该扮演什么角色（如有）？

6. 你支持《平价医疗法案》中的哪些条款？反对哪些条款？为什么？

第二部分

患者和专业医护人员的角色

无论疾病性质如何，每位患者在医生处就诊后都应该感觉有所好转。

——沃菲尔德·西奥博德·朗科普

（Warfield Theobald Longcope）

我们从最个人化的层面开始切入健康传播，进行深入探索，这是合适的——我们与别人联系，以提供安慰和照顾，或者作为病人，敞开心扉，接受别人能帮助我们的事实时。患者与医护人员之间的关系具有非凡的意义，远不只是一种商业交易。在这部分，我们将探究患者与医护人员交流的常见模式——从可能让我们感到毫无掩饰的（exposed）、令人沮丧的唐突、极短的会面，到真正联络与同情兼具的时刻——不管它们是否能疗愈我们的身体，抚慰我们的心灵。第三章，我们探讨了医—患之间的沟通模式——谁说话，谁倾听，分享了哪些故事，等等。随后在第四章和第五章，首先讨论了我们全身心体验作为一个患者意味着什么；然后转换角色，沉浸式体验职业医护人员遭遇的一切，感受这两种角色所经历的希望、恐惧、欢乐和懊恼。我们希望在阅读完这部分内容后，你能更加尊重、更加感激此过程中的每个参与者。

第三章

医—患沟通模式

本（Ben）在58岁生日过后即发现自己乳房上有个肿块。他对这个肿块所处位置感到尴尬，因此好几个月内他都回避向妻子提起这件事，他想着肿块有可能会自行消失。当其妻子得知此事后，鼓励他并恳求本去看医生。随后几个月里，知情的其他家庭成员也纷纷要求本去看医生。最终，本预约了医生。就诊当天，全家人都急切地想知道医生说些什么。设想一下，本就诊回来说"我没事"，但他没有告诉医生肿块的情况时，他的家人会有多惊讶。当他的家人震惊地问他为什么不告知医生实情时，本耸耸肩说："医生没有问我。"

这个真实的故事说明存在影响医—患沟通的一些复杂因素。虽然我们不告诉医生自身真实的健康问题听起来很愚蠢，但研究表明，类似于本的情况经常发生。正如你将了解到的，这种沟通范式存在多种原因。在这个案例中，本认为医生没有鼓励他展开心扉，甚至认为医生没有给他说出健康担忧的机会。健康专业人士可能对此持有不同的看法，他们想知道为何患者要和他们玩猜谜游戏，而不是直奔主题。

本章探讨医疗事务过程中发生的事情——谁说，谁听，以及人们的行为。行之有效的医—患沟通模式特别重要，原因不胜枚举。

• 沟通有助于人们感受到被重视、被支持和被理解，进而减少压力和提高幸福感（Jacobsen, Bouchard, Emed, Lepage & Cook, 2015; Jiang, 2017; Li, Matthews, Dossaji & Fullam, 2017）

• 直抒胸臆的沟通可以帮助患者和医护人员达成准确的诊断，协商出治疗方案（Rosti, 2017）。

● 感到交流满意和知情的病人更有可能坚持治疗计划并积极投入后续的医疗（Eriksson，2015）。

● 病人感到来自医护人员的重视甚至得到他们赋权时（Ruben，Meterko & Bokhour，2018），他们的痛感会弱化；而当患者对疼痛抱有现实预期时，他们的痛感也会降低（Adams & Field，2001）。

● 即便医疗没有按照计划进行，与医护人员关系良好的病人不太可能提起医疗事故诉讼（Dym，2008；Watson，2014）。

● 那些与病人交流时感觉良好的医护人员通常满意度更高，比其他人更不容易出现职业倦怠（Clayton，Iacob，Reblin & Ellington，in press；Li et al.，2017）。

鉴于方方面面的因素，理查德·斯特里特（Richard Street）及其同事得出结论，病人与医护人员的沟通与其健康结果之间存在联系（Street，Makoul，Arora & Epstein，2009）。

由于医患关系之间的沟通极其重要，如果他们之间的沟通看起来没有效果或反应迟钝，你可能会指责一方或另一方。一名学生按要求做完健康传播文献综述后，将其研究发现凝练成一句话："医生很刻薄，患者很愚蠢。"尽管很少有人会如此直言不讳，但专家和学生们经常想当然。

请勿急于得出过于简单的结论。请记住，患者与医护人员共同作用，塑造了彼此间沟通的模式。正如我们在第一章中所讨论的，沟通是一个互动的过程，这意味着沟通者对彼此施加影响，如此一来，参与者一方采取的方式暗示了另一个人应该如何应对（Rawlins，1989，1992；Watzlawick，Beavin & Jackson，1967）。例如，如果一名卫健专业人士如同家长般行事，就会鼓励患者扮演孩子的互补角色（反之亦然）。然而，患者有时会对医护人员家长般的行为感到沮丧，未曾意识到自身扮演的温顺、顺从的角色可能是在鼓励卫生保健人员如此行事（R. Adams，Price，Tucker，Nguyen & Wilson，2012）。斯蒂芬·博纳（Stephen Bochner，1983）呼吁人们不要将患者和医护人员视为对手，而应在极具挑战性的情况下，将他们视为"善意的通情达理之人，试图与同样善意的通情达理之人交换意见"（p. 128）。

本章分为三个部分。第一部分描述了传统上许多医疗服务中存在的不平衡的权力动态特征。第二部分对比了该模式与越来越受欢迎的医—患关系沟通的协作模式。第三部分介绍了传播技能的培养，其中包括动机性访谈、对话、叙事医学，以及给患者的建议。

在我们开始之前，这里有必要了解一些说明。首先，本章内容很大程度上受已发表的研究指引，其中大部分侧重于医生交流。然而，这一领域正在逐渐扩大，包含了更多的关于护士、药剂师、辅助医务人员、物理治疗师、技术人员和其他人员的研究。因此，与过去几年相比，你会看到关于与更广泛的医护人员沟通的参考文献。其次，你还会注意到，本章的重点是与专业医护人员的互动，但这不包括美国4000多万名在家里照顾生病或受伤亲人的家庭医护人员在内（Stepler，2015）。由于家庭医护人员经受的挑战及其回报值得特别关注，我们将在第八章中单独讨论。

插文框 3.1 **职业机会**

健康传播研究

顾问

教授

研究人员

职业资源和职位清单

- 美国医学院协会：www. aamc. org
- 高等教育年鉴：Chronicle. com
- 欧洲健康传播学会：www. icahdq. org
- 国际传播学会：www. icahdq. org
- 美国传播学会：www. natcom. org
- 行为医学学会：www. sbm. org
- 家庭医学教师协会：www. stfm. org
- 美国劳工统计局：www. bls. gov

医疗交流与权力差异

当精神科医生友好地回复定期向她咨询的孩子发来表达友善的电子邮件时，她的一些同事认为，她应该与这个孩子保持更大的距离。在别处，一位精神病医生的同事也在努力研究，当一个患有精神疾病的患者拒绝接受严重疾病的检测（如果医生认为他患有某种严重疾病，且该疾病能够得到有效治疗）时，该如何应对。

在一项瑞典对精神科医生经常遇到的关于道德考量的研究中，参与者分享了这些现实生活中的场景①（Pelto-Piri，Engström & Engström，2013）。这两个案例均涉及权力问题。第一个场景中，该医生的同事都认为她与年轻患者的关系太过亲密。然而医生本人的观点却与此相反——"快乐和友善"是自然而然的事情，这样的情感支持她和患者之间权力共享的成就感。第二个场景中，精神病医生纠结于是给予患者权力（遵从他的意愿），还是坚持让患者接受测试来行使医生的权力。

就某些方面而言，赋予健康专业人士权力是有意义的。他们受过高等教育、接触先进技术和享有较高社会地位。此外，病人心理状态（patienthood）的定义就是指需要帮助的人。因此，我们经常谈论医嘱、患者依从性等。这些语汇表明健康专业人士拥有患者所没有的权威。

然而，患者在很多方面都处于主导地位。多数情况下，健康专业人士不得未经患者允许就对其进行治疗，也不得要求患者听从医嘱。他们甚至不能要求患者参加检查。即便如此，患者可能并不认为他们在此等问题上有太多选择。本节中，我们聚焦于患者与医护人员沟通中的传统沟通模式，即由谁负责大部分的谈话、倾听、提问和话题选择。

知识与权力

以医护人员为中心的沟通涉及对信息获取的不平等。几十年来，医生们认

---

① 在这些例子中，代词被随机分配给参与者，仅仅是为了谈论这些代词。这篇文章没有具体说明他们的性别。

为利用医疗细节"混淆"患者，或者利用医疗决定"加重"患者的负担是不厚道的（Katz，1984）。布莱恩·西斯克（Bryan Sisk，2016，para. 1）等人说："直到 1979 年，大多数医生才向他们的病人报告了其癌症诊断结果。"

治疗特权是指，如果医生认为披露信息弊大于利，他们有时有权向患者隐瞒信息（Katz，1984）。大多数医护人员都把病人的最大利益放在心上。但传统上，他们可能因为以下一些原因而隐瞒信息（Sisk，Frankel，Kodish & Isaacson，2016）。

● 在历史上的不同时期，曾鼓励医生将病人蒙在鼓里，以保持患者对医疗机构的依赖。

● 医生有时被告知要略去那些会让他们或整个医疗行业看起来很糟糕的细节。

● 一些医生担心，患者会非常害怕可能的副作用（尽管副作用出现的可能性不大），一旦知道了这些副作用，他们会拒绝治疗。

● 医护人员可能会担心，坏消息会妨碍病人的应对能力。

● 分享坏消息可能是令人痛心的。正如著名医生威廉·奥斯勒（William Osler）所反映的那样，"告诉病人他/她已经没有希望了，这是一件难事"（引用自 Sisk et al.，para. 6）。

从 20 世纪 80 年代和 90 年代开始，全面披露信息的趋势逐渐明显。一方面，随着人们可以在网上获得健康信息，他们不再满足于从医疗机构获得有限的信息。另一方面，由于塔斯基吉（Tuskegee）梅毒研究（第四章）和未经授权使用亨利埃塔·莱克斯（Henrietta Lacks）的癌细胞（第四章）等暴行被曝光，公众对医疗专业人员的信任度降低了（Sisk et al.，2016）。

有一些人仍然认为在某些时候，专业医护人士应该对患者隐瞒部分信息。而另一些人则认为，应该保证患者完全知情，且患者有权自己做决定（关于两种观点的道德考量，请参见插文框 3.2）。

插文框 3.2　道德考量

告知真相，告知全部真相……或相反？

虽然 68 岁的安娜（Anna）病得很重，但她感觉良好，精神似乎也很好。她总是对周围的人说，她感觉好多了，她渴望谈论未来的计划。然而，对于她的医护人员及其家人来说，很明显她活不过几个月。她的家人要求医生不要告诉安娜，她的生命即将结束。他们认为，她可能知道自己要死了，她的行为暗示人们不要提出这个话题。他们觉得安娜现在的幸福才是最重要的，家人不愿意把坏消息强加于她，尤其是在对她的病症无能为力的情况下。

现行的美国医学会道德准则规定，披露病人的病情或治疗方法会给病人带来痛苦并损害病人的健康时，医生才可隐瞒相关信息（Wynia，2004）。与许多伦理原则一样。这可能是一个很难做出的决定。要衡量病人的反应并不容易。而且，即使人们看起来很痛苦，他们也经常说他们很高兴知道真相，这样他们就可以做出明智的决定，如果有必要，可以把他们的事务处理好，并与亲人告别（Yang et al.，2018）。

文化偏好也起到了一定的作用。例如，在日本，尽管人们往往想知道自己健康的真相，但他们经常坚持让医生保护家庭成员免受诊断带来的痛苦——出于疾病和死亡的文化理念，他们害怕破坏所爱之人的希望，认为谈论不良后果可能导致其真正发生［卡卡伊（Kakai），2002］。在其他文化中，人们的期望可能是，成年人可以接受残忍的真相，但应该保护儿科患者不受严酷事实的伤害（Rosenberg, Starks, Unguru, Fuedtner & Diekema, 2017）

你怎么看?

1. 如果你是安娜的医生，你会告诉她命不久矣吗？为什么告诉或为什么不告诉？

2. 如果医生隐瞒信息，他们是否应该在病人直接询问其预后情况时撒谎呢？

3. 有观点认为，医生永远无法确定病人的康复概率，所以有时隐瞒病情信息可能会降低患者的期望，反而会更好，对此你如何回应？

4. 如果你是一名医生，患者告诉你，"如果情况已经到了晚期，请不要告诉我"，你会怎么办？如果这意味着要依据患者病情而决定治疗方案时，你还会隐瞒信息吗？

5. 如果患者并未直截了当地说"不要告诉我",但其行为似乎表明他们不想知道消息是不是糟糕的,你会怎么办?你会告诉他们吗?

6. 是否可以在不告知患者的情况下向患者家属透露信息?如果可以,是在何种情况下?

7. 如果你是患者,你希望在什么情况下向你隐瞒诊断信息?

谁言说,谁倾听

长期以来,不对称模式很常见,在这种模式中,医生说得最多。例如,当苔丝·奥特博(Tessie October)及其同事研究了医疗团队与重症监护室儿童的父母之间的磋商时,他们发现专业医护人员几乎总是第一个发言(为谈话定下基调和议程),他们的发言平均是父母的三倍,经常提出复杂的医学术语而不对其进行解释。研究人员称这些"重度独白"的交流让家庭"错过机会"参与到孩子的护理决策中(October, Dizon & Roter, 2018, para. 18)。

有时,专业医护人员使用的措辞对患者反应的影响超出其想象。经深入研究发现,当医生询问开放式问题(比如今天我能为你做些什么?)时,患者给出的回答要比询问"是或不是"(你生病了,是吧?)类问题或评论患者的症状(你身体疼痛)时更详细(Heritage & Robinson, 2006)。封闭式问题和评论可能会给患者留下这样一种印象:医护人员不想了解详细信息,或者他们已经知道了我的病症信息。然而医护人员可能忽略了这一点,因为他们主观认为,不管谈话是如何开始的,患者都会将顾虑说出来。

交互式沟通的原则提醒我们,健康传播是协作性的。因此,你可能不会感到惊讶,患者经常以他们自己的方式来支持一种不平等的权力平衡。例如,他们通常会把发言权交给医生。一项研究表明,当医生开始说话时,患者94%的时间都是沉默的,并且患者的谈话被医护人员打断后,他们很少能完成先前未说完的话(Li, Krysko, Desroches & Deagle, 2004)。

之所以会出现此类不平等的交谈和倾听模式,主要是因为专业医护人士感到时间仓促,也因为他们接受的训练是将注意力集中在导致疾病的特定原因上。从某种角度来说,这是有道理的,但患者可能会认为在对话的最初几秒钟内就透露令人尴尬或痛苦的信息风险太高了(甚至是不礼貌的),这可能会适得其反。从小问题切入，患者更有可能慢慢透露出他们的主要关切。这意味着，医护人员如果只关注病人的最初陈述，可能会错过真正的问题，或者很晚才知道重要问题。

最后一刻披露（doorknob disclosure）一词指的是病人在就诊的最后一刻，比如医护人员站在门口准备离开时，才突然说出自己的主要担忧。例如，患者一开始可能会说她感到疲劳或喉咙痛，然后才透露她最大的隐忧实际上是抑郁症。在这种情况下，专业医护者可在另一个时间关注这个患者的主要担忧，或者更常见的是，与患者重新预约一次医疗面谈（你本人在医生办公室外等候太长时间时，请想想这种情况）。总而言之，就专业医护人士而言，赢得患者的信任是值得的，可在其就医之初建立一个明确的治疗议程。对病人来说，他们可以尝试更早地提出核心问题。在本章后面，我们将介绍一些技巧帮助实现这两个目标。

敏感话题

"当他们不得不问，'你有性生活吗？'这类问题时，有些人（临床医生）总是感觉有些不自在。这种感觉就类似于，'面对的是个孩子，而后我问孩子这个问题'。这对他们来说有点奇怪。"

这一声明出自大卫·科尔多瓦（David Córdova，2018）及其同事研究中的一名少女，这番话凸显了患者和医护人员彼此坦诚交流的难度。

有证据表明，如果医护人员看起来不会对其做道德审判，并会对其信息进行保密，那么病人通常愿意谈论比较敏感的事情。但病人不太可能自己提出问题（Córdova et al.，2018）。一位青少年说："我就希望他们（临床医生）能问我。如果他们问我，我会说实话，我真的很想讨论一下，但在医生发问之前，我什么都不会说。"（Córdova et al.，2018）性是一个敏感的话题，药物滥用是另一个敏感问题，特别是在年轻人中。以 18 岁为例，大约 60% 的美国青年尝试过饮酒，12% 尝试过非法药物（Drug Facts，2018；Underage Drinking，2017）。然而，约有一半的受访年轻人表示，医护人员不会向他们提出药物滥用的问题（Drug Facts，2018；Underage Drinking，2017）。

语言障碍也会导致坦率交流变得愈加复杂。在一项研究中，受访的西班牙裔女性描述了一个令人沮丧的循环，她们很难用英语表达自己，这似乎让她们的医生感到痛苦，反过来又让她们更加结结巴巴（Julliard et al.，2008）。特别是当女性担忧的问题涉及生殖器健康、家庭暴力或性取向等敏感问题时，尽管她们希望医生知道，但她们也很可能对此保持沉默。大多数女性表示，医生表现出同情心和兴趣，或者根据需要他们可以使用熟练的口译员时，患者就可以克服自己的犹豫不决。

尽管令人遗憾，但我们很容易理解为什么敏感话题经常被掩盖或忽视。健康专业人员也不能幸免于病人所感受到的尴尬和不适。此外，医护人员可能会担心他们没有资格讨论情感话题（Lumma-Sellenthin，2009；McBride，2012）。医学院教授莱诺尔·巴克利（Lenore Buckley，2008）记得有一名学生努力安慰一位失去工作和家人，并且不确定生活是否还值得过下去的艾滋病患者。这名学生对巴克利说："我觉得我的学养不足以向他提供任何建议。我无法想象这对他而言有多困难。"（p. xii）巴克利反映，这个学生并不缺乏同理心。相反，他和其他人一样，担心说错话会让病人感觉更糟。

屈尊俯就的姿态

对患者来说，一些专业医护人员隐瞒信息、居高临下地对患者说话、将患者的感受视为幼稚或对待患者漫不经心（将患者视为劣等群体对待）是极具伤害性的。例如，博主艾玛·马修斯（Emma Maathuis，2018）回忆说，她在接受脚部手术时感到被轻视。她说（para. 2）："医生并不是特别粗鲁，只是表现出不屑一顾，让人感觉他根本不在乎。"他在病房向马修斯的脚部注射麻醉剂时，他没有介绍自己。他离开了 20 分钟，也未做任何解释。在手术过程中，医生没有和病人做任何交流，只告诉护士他度过了一个热闹的周末。手术完成后，他也未对病人言语一声就离开了。马修斯是社会工作者，她决定提出投诉，拒绝再去看那位医生。她更想知道有多少病人因类似的行为而感到痛苦和被疏远了。

有些行为显然是屈尊俯就，但这大部分涉及判断。例如，当疗养院的工作人员采用大嗓门的、单调的声音以及运用简单词语与老人对话时，这算是一种屈尊俯就的态度吗？当研究人员玛丽·李·赫默特和黛布拉·马兹洛夫请老年人观看一段模拟这种遭遇的视频时，部分参与者觉得那位工作人员显得屈尊俯就。其中一人说，她对待老太太"就像对待一个四岁的孩子"。此外，还有几个人注意到，该工作人员大部分时间都是在说话，而不是在倾听（Hummert & Mazloff，2001，p. 174）。然而，焦点小组中的另一些人则认为，该工作人员是友善的，或者她只是无意中显得屈尊俯就，但其本意是好的（Hummert & Mazloff，2001）。

越界行为

身体触摸、个人隐私和身体暴露通常仅在亲密关系中才会出现，然而这些在医疗环境中往往是必需的。通常，每个参与者均了解亲密关系（一种独特的亲密感、相互依赖感和信任感）和超然关注（努力理解另一个人，但情感投入有限）之间的界限。然而，患者和医护人员有时会越界。法伯（Farber，1997）等人将跨越亲密关系和专业精神之间界限的行为称为"越界"（transgressions），来自拉丁语"跨越"。

越界行为往往会带来痛苦和令人困惑的结果，可能会产生心痛、失望、内疚和名誉受损的感觉。患者，尤其是处于较低权利地位的患者，可能会感到被侵犯或被迫做出违背自己意愿的行为（Brüggemann，Wijma & Swahnberg，2012）。专业人员则可能会感到厌烦或尴尬，并可能面临法律诉讼和专业特权的丧失。

性接触是一种明显的越界行为，但其他行为也可能是不恰当的。医生说，患者有时会要求医护人员给予其所能提供的更多时间、索要金钱或好处、过分挑逗或诱惑、频繁赠礼或赠送昂贵的礼物，甚至谩骂、携带武器或威胁携带武器、发表偏执言论、大喊大叫，这都属于越界行为。护士和其他一些人有时会受到病人的骚扰，因为病人会不恰当地触摸他们或发表一些暗示性的评论。医护人员可能会因性侵犯、询问不必要的私人问题、侮辱患者或与他人分享机密信息而做出越界行为。

研究人员认为，患者的脆弱性、对安全感的需求以及对医护人员的信任可能是导致后者做出越界行为的原因所在。医疗服务提供者也可能会对患者产生强烈的感受（无论是积极还是消极的），这种感受可能会因为与家人和朋友的疏离感而变得更加强烈。

以下是根据佩提特、弗里蒙特和米奥维奇（Pateet，Fremonta & Miovic，2011），法伯（Farber）、诺瓦克（Novack）和奥布赖恩（O'Brien，1997）和祖

克（R. Zook，1997）的研究来解决越界行为的一些步骤。

- 评估可能引发越界行为的个人需求和社会期望（孤独感、对认可的需求等）。

- 通过创建和传播禁止行为列表，为触摸和交谈构建明确的界限。

- 注意不要传达模棱两可的或矛盾的信息。

- 寻求支持小组、朋友和同事的建议。

- 如有必要，请寻求心理健康专家的帮助。

- 在可能有问题的事务中让其他人在场。

- 承认越界行为，并以一种平静的方式与对方讨论。

- 如不当行为并未停止，让其他人知道你打算采取正当防卫。如果依旧无法停止，请联系医疗保健主管或当地医学协会。

为什么这样做？

上述模式表明了患者和专业医护人员之间的权力不平等。权力本质上并不是消极的，可用它帮助他人，比如医护人员可利用自己的影响力为患者的利益辩护。然而，你可能会因为一些不公平或滥用权力的例子感到沮丧。事实是，患者一般都讨厌不平衡的权力动态，大多数专业医护人员同样不喜欢。问题是，如果双方都不喜欢，为什么还要这么做呢？

我们给出的理由如下：第一，我们可能觉得自己别无选择。但是，我们可能低估了自己的选择，进而得出结论是"我必须控制局面，因为很多患者要么不说话，要么说太多"，或者"执业护士不给我说太多的机会"。

第二个原因反映了社会期望的力量。公认的礼貌和职业道德规则可以指导我们的行动，即使我们并不特别喜欢这些伦理与规则。传统上，社会期望医生成为主导者，患者则成为依从者。改变这种根深蒂固观念的过程通常是缓慢而谨慎的。实际上，那些希望病人坦诚相待的专业人员可能会发现有些人仍然不习惯这样。凯瑟琳·格林（Kathryn Greene，2009）的信息披露决策模型（disclosure decision-making model，缩写为 DD-MM）提出，许多患者并不是简单地说出他们心中的想法。相反，他们首先权衡三个关键因素。

- 如果我分享此信息，我能得出什么样的预测结果？如果病人认为他们不会因此而受到负面评价，如果这些信息看起来是相关的，如果他们认为这些信息会带来更好的治疗，他们最有可能分享这些信息。然而，如果病人不愿意听到可能性的结果，他们可能仍然保持沉默。

●对方可能会如何回应？那些信任医护人员并自我感觉能预测医护人员反应的患者可能会觉得公开私人信息更安全。

●我能有效地分享此信息吗？尽管信息很重要，那些担心分享这些信息会显得愚蠢或尴尬的患者也可能会回避这样做。

正如上述所示，信任极其重要，特别是当人们分享别人不太可能知道的棘手的或尴尬的问题时（Greene，2009；Greene et al.，2012）。

第三，如前所述，制度惯例和规则影响了人们的行为。当患者和专业人士因感到仓促、缺乏隐私或没有机会定期交流时，双方之间坦率的交流会受到阻碍。医学教授肯尼思·沃尔什及其同事（Kenneth Walsh，2009，p. 176）表示，专业医护人员有时会"被紧急情况的苛政所支配"。当面临令人崩溃的工作负荷或严格的时间限制时，医护人员可能会吝啬沟通，以粗暴的方式行事且不愿意倾听。

第四，希望分享权力的专业医护人员可能会陷入道德束缚境地。正如本节开篇的示例所述，决定何时表现出决断态度，何时让人易于接受，并不总是那么容易。土耳其开设的一门课程有助于医疗护理学生掌握这种微妙的平衡。该课程要求学生学习关于同理心和自信心的沟通技巧，然后在体验活动中互相指导（Ünal，2012）。与开始时相比，大多数学生在完成课程后明显更加自信和更加自觉，这表明他们为赋予患者权力和表达自己的观点做好了更好的准备。

应该说，虽然权力不对等是长期以来的常态，但许多医护人员的反应相当灵敏，并且以病人为中心。博主凯特琳·麦考尔（Caitlin McCall，2018）描述了她与心理治疗师之间的交流，心理治疗师帮助她克服困难，使她重新感受到了健康。

我喜欢我的心理治疗师。某种意义上来说，我们是最好的朋友，只是她不知道而已。我们谈论过她的女儿、露露乐蒙（Lululemon）是否物有所值以及我们对梅根·马克尔（Meghan Markle）的痴迷。她与我一起进行精神旅行。我们为我失去的东西哀悼，为希望而奋斗，为每项小小的胜利进行庆祝。我们亲密无间的相处状态消除了我的孤独和困惑。（para. 8）

每个人对理想的医患沟通的看法是不同的，但麦考尔的故事指出了相互信任所能带来的舒适感。在下一节中，我们将探讨患者和专业医护人员之间更平等的趋势。

协作交流模式

　　普莱斯医生（Dr. Price）刚刚证实，在她诊所的一个十几岁的男孩维克多（Victor）患有 2 型糖尿病。虽然维克多是个好学生，但他体重严重超标，经常在学校被取笑。普莱斯医生必须决定如何分享这个改变维克多人生的消息，即他需要立即进行糖尿病治疗且需要长期坚持治疗（Edgar，Satterfield & Whaley，2005）。

专业医护人员经常经历诸如此类的关键事件。选择之一是以权威方式传达该信息，并严格要求维克多必须采取相应措施保护健康。另一种选择是让他作为一个积极且消息灵通的参与者参与医治过程中来。协作式医—患沟通模式（Collaborative medical communication）涉及参与者主动地将彼此视为同伴，公开地讨论健康选择并做出彼此满意的决定（Balint & Shelton，1996；Laine & Davidoff，1996）。鉴于传统的沟通模式往往支持权力差异，而协作沟通模式则明确表示希望成为平等的伙伴。该模式既不是完全以患者为中心，也不是完全以医护人员为中心。相反，是参与者相互协作。蒂莫西·埃德加（Timothy Edgar，2005）及其同事讲述关于普莱斯医生与维克多的故事，就是这一模式的典型案例。

普莱斯医生并未使用令大多数人不懂的医学术语，而是通过将维克多的身体条件与河流上的堵塞状况进行比较，帮助他了解自己的状况。她说："你可以把你的血液想象成河流，把糖想象成原木。"（p. 99）如果下游的工人不能把原木从河里拿出来，就会造成原木堵塞。她向维克多解释说，就你的情况而言，你的胰腺通过将糖输入血液来发挥作用，但"下游"的受体不能有效地吸收糖。正因如此，她指出维克多可能经常感到饥饿和疲劳，但吃错东西只会让他感觉更糟（Edgar et al.，2005）。普莱斯医生在一次分享信息并邀请维克多及其家人提问的谈话中，维克多开始意识到，一旦他把更少的"原木"（较少的淀粉和碳水化合物）放入自己的系统，同时开始锻炼帮助"打开"受体，将糖转化为他可以使用的能量，他会感觉更好。会诊结束时，普莱斯医生给了维克多一个空白的记事本，要求他在下次就诊前写下他遇到的问题（Edgar et al.，2005）。

参与者扮演协作者角色（而不是上下级）的医疗保健互动越来越流行。我们可以思考一下造成此等现象的原因所在。

转变的原因

转向更具协作性的医—患关系沟通背后的两个主要动机是：知识和成果。

首先，如果说知识就是力量，那么人们每天都拥有很多的知识。健康是应用程序、网站、电视频道、杂志、书籍、新闻节目、广告和广泛的在线数据库的主题。随着公众对健康问题的教育程度提高，许多人不再满足于回答封闭式问题和服从命令。他们希望讨论各种选择并参与医疗决策。这可能具有挑战性。自学成才的患者有时会让健康专业人士感到沮丧，尤其是当他们把患者武断的论点理解为不尊重，并认为他们必须对病人掌握的不可靠信息进行"反教育"时。在亚历克斯·布卢姆（Alex Broom，2008）的研究中，一名患者咨询了他在网上学到的信息后，无意中听到他的医生说他"难搞且刚愎自用"（p. 101）。然而，许多专业人士认为，受过良好教育且积极主动的患者是一个优势。盖尔·韦斯（Gail Weiss，2008）说："现在很少有医生不承认这一点，即医生比以往任何时候都更能从其患者身上学习。"（para. 3）

其次，许多人意识到，虽然医护人员主导的沟通在短期内看起来很有效，但是其实往往适得其反。例如，认为医生专横跋扈的患者通常比其他人说的话更少，也不太可能与医生分享信息（Schmid Mast，Hall & Roter，2008）。相比之下，认为医生关心自己的患者通常比其他患者更自在，更容易分享他们的感受（Schmid Mast et al.，2008）。此外，积极参与医学交流的患者也可能比其他人更能记住治疗建议（Dillon，2012）。

当患者坦率地说出其担忧时，专业医护人员了解患者的问题所在可能更容易。毫无疑问，患者和医护人员皆喜欢这种交流模式。自我感觉与患者互动度高的医生、护士和遗传咨询师（尤其是女性医护人员）通常认为所从事的工作更有意义，相比于其他医护人员，他们不太可能出现倦怠感（Clayton et al.， in press；Geller，Bernhardt，Carrese，Rushton & Kolodner，2008）。

总而言之，以医护人员为中心的沟通模式并不是过去式，协作性的沟通模式也不全然是新事物。部分专业医护人士一直以来都很谨慎地赋权于患者，也愿意倾听患者的意见。但我们现在对其中的好处和技术有了更多的理解。接下来，我们将思考协作式参与的理论基础，并探究一些更具操作性的方案以鼓励患者和医护人员之间的合作。

协同解释模式

15 岁的米歇尔（Michelle）正在照顾她 5 个月大的女儿，她因月经过多而寻求急救。虽然米歇尔两周前曾因哮喘住院，她怀疑哮喘和她目前的问题是因压力所致，但她并未向医生提及住院或压力。

这个真实的故事由阿曼达·杨和琳达·弗劳尔（Amanda Young & Linda Flower，2002）所述，他们根据参与者的假设，即患者应遵循医护人员的安排，阐明了他们所谓的被动言辞（rhetoric of passivity）。回到急诊室后，负责护理米歇尔的医学院学生提出了一些引导性和封闭式问题，然而所提问题并未鼓励米歇尔说出其担忧。米歇尔只做了简短的回答，未透露自己真实的想法。因此，杨和弗劳尔报告说：

米歇尔离开急诊室转诊去看妇科医生，没有讨论她认为是什么造成她的问题——一连串的压力会让一个中产阶级成年人都觉得难以承受，更不用说一个住在内城的 15 岁单身母亲了（p. 82）。

杨和弗劳尔（Young & Flower，2002）基于能动性修辞言辞（rhetoric of agency）提出了一种替代性的沟通模式。这种修辞承认患者是健康问诊（health encounters）中的协作者的观点。其协作解释模式（model of collaborative interpretation，缩写为 CI）指出，当患者扮演决策者和问题解决者的角色，医护人员充当咨询者或朋友的角色以帮助患者实现共同的目标时，健康传播最有效。然而，这种修辞的转变有赖于相关各方的共同努力。如果患者不愿意分享其故事，也不愿在双向影响的医治过程中发挥积极作用，它就无法奏效。另外，如果医护人员表现出某种家长式的观念，即他们知道什么对患者最有利，这种模式同样无用武之地。在协作解释模式下，患者和医护人员需联手建立目标，并协同努力实现这一目标。

重要的是，协作解释模式不会给患者和医护人员带来任何特权。相反，正如杨和弗劳尔（Young & Flower, 2002）所述，其目标是"一种验证病人和医护人员的专业知识，并尊重病人需求的体验"（p. 89）。该模式可能很难创建，尤其是因为对许多人而言这是一个新想法。作为指南，杨和弗劳尔介绍了支持协作解释模式的沟通行为，包括以下内容。

- 通过询问过去有关健康问题的详细经历，相互借鉴对方的专业知识。
- 考虑患者对健康问题的感受如何影响其生活方式以及身体、心理和情绪健康。
- 明确讨论双方对健康问题的解释。
- 鼓励双方分享各自的目标和期望。
- 通过确定双方都认为有益的、实用的和可接受的策略来培养双方的控制感。

我们现在细致研究协作解释模式。

关注生活质量

在专门讨论"将患者作为中心结构"的一期《健康传播》中，罗伯特·卡普兰（Robert Kaplan, 1997, p. 75）预测医—患沟通模式将从"发现问题—修复问题"的生物医学模式转向强调长期生活质量的"结果模式"。这样的模式强调了日常健康和成就感的重要性。肿瘤学家杰米·范·罗恩（Jamie Van Roen）对此模式深信不疑。她说：

> 为了让医—患关系变得真实，我要做的第一件事就是教他们（患者）学会抱怨。我告诉他们，我不知道作为癌症患者是什么感觉。这是一个关于控制的问题。患者通常觉得自己已经失去了对一切的控制。我试图将其复归原位。（转引自 Magee & D'Antonio, 2003, p. 202）

生活质量模式需要关注的范围非常广泛，远远超出了疾病的有机指标。它可能涉及一系列医护提供者——例如营养师、运动生理学家和咨询师——并关注与个人健康有关的复杂特征。

协作性医护包括倾听与合作。艾米丽·特朗苏（Emily Transue，2004）在《随时待命：住院医师的日日夜夜》（*On Call：A Doctor's Days and Nights in Residency*）一书中描述了其与一位晚期癌症患者的第一次谈话。意识到他情绪低落，特朗苏问他："你的精神怎么样？"他回答说："和你期望的一样好，我想……但我的确有低谷的时刻。"特朗苏并未对此置之不理，而是和病人说："和我聊聊那些时刻吧。"（p. 13）那位患者告诉她，他有时想过了结自己，但为了有更多的时间和他心爱的狗在一起，他还是决定继续生活下去。特朗苏表示正是这些细节帮助她更好地了解那位男人的健康状态及生活质量，从而为他提供所需要的护理。她还提到，与患者在一起，他们学会看待死亡和一路走来的百感交集。

以患者为中心的医护范式已被证明可以提升满意度、帮助克服种族和民族歧视、降低成本并改善医疗结果（Benjamin et al.，2015；Epstein，Fiscella，Lesser & Stange，2010；"Patient Centered，"2015）。因此，一些资助机构和医疗保健倡导者开始衡量医护人员专业知识的熟练程度。如果医护人员有建立医—患融洽关系的行为、专注于非言语交流、鼓励患者讲述故事、询问后续问题、机智且有礼貌、清晰地传达信息，与此同时表现出同理心和支持，那么他们就能获得最高分（van Zanten，Boulet & McKinley，2007）。

然而，出于多种原因，专业医护人员可能不愿充分参与协作性沟通（Légaré & Witteman，2013）。

• 他们可能觉得治疗是如此直接简单，无须协作（患者可能会有也可能没有这种常规感）。

• 他们可能担心协商决定会花费太长时间或令人沮丧。

• 他们可能不知道协作沟通的方法，或不确定如何去做。

• 他们觉得没有太多好的治疗方案可供选择。

在一项研究中，医护人员表示，就事实和程序进行交流相当容易，但谈论具有不确定性的结果往往极其困难，特别是当患者的问题根本没有简单的解决方案或预后不佳的时候（Nordby & Nøhr，2011）。出于这个原因，他们说，他们有时会与患者保持一定的距离，这样他们就不会"涉足其中"，患者也不会提出他们无法满足的请求。与此同时，医护人员也描述了患者对自己的关照深表感激的情况。例如，一位医护人员能够安排癌症晚期患者直接进入病房，而不是先在医院接待室等待。医护人员谈到这次经历时说：

> 我们尽力让一切尽可能舒适，当我们完成任务时，我说："我不能说你恢复得很好，但我希望我们为你的这段旅程尽了绵薄之力。"患者眼含泪水，他说如果世界上有天使的话，那就是我们。（Nordby & Nøhr，2011，p. 220）

本着富有成效的合作精神，三位新西兰护理学者建议参与者将健康问诊视为"谜题"（puzzles）而非"问题"（prddems）。正如他们所描述的那样，谜题涉及持有不同，但同样有效的观点的人们"自言自语"（thinking aloud）希望达成的目标及原因（Walsh, Jordan & Apolloni, 2009）。与以明确的答案和确定性为前提的"问题"导向（"这是我认为我们应该做的事情……"）相反，谜题导向则将人们视为合作伙伴，在他们承认模棱两可的背景下设定目标和选择选项。

共同决策

当人们的"人生故事"被严重的疾病打乱时，医生彼得·安德森和拉比·汉娜认为其工作是帮助患者"重新想象下一个生命篇章"。他们采取了团队合作方法，其灵感来自大雁飞翔的 V 字形。在此方法中，有时由一个成员或另一个成员处于领导地位，但大家都努力成为一个有凝聚力的团队，不把任何人，包括患者排除在外。

安德森（Anderson）和汉娜（Hannah）在克利夫兰诊所工作，利用面对面的交流互动和以计算机为媒介的"虚拟问诊"，与病人和其他医护人员合作（Anderson & Hanna, 2019）。他们说，这个想法认为消息灵通的人们在一起工作，可能会产生最好的结果。所有团队成员都可以获得完整的医疗信息、会议摘要和个人物品，比如帮助他们感觉彼此之间有联系的家庭照片（Anderson & Hanna, 2019, p. 4）。安德森和汉娜说，这是他们所知道的提供专业、综合护理的最佳方式之一。

共同决策方法与协作性方法、生活质量方法是一致的。积极参与医护决策的患者通常获得信息量更大，与医护人员的接触更多，对决策更有信心，并且比其他人更有可能参与后续护理（Arnetz, Zhdanova & Arnetz, 2016；Zikmund-Fisher et al., 2010；Zisman-Ilani et al., 2019）。

医护人员可以通过诸如"到目前为止，你已经尝试了什么？"这样的问题为共同决策创造条件（Barnes, 2018, p. 136）。除此之外，他们还可对如何提出建议进行总结。塔妮娅·斯蒂弗斯（Tanya Stivers, 2018）及其同事总结了包括以医护人员为中心和以病人为中心的如下常见沟通方法。

●声明：说明医护人员计划做什么，并不鼓励病人加入具体决策。例如，医生可能会说："我计划让你开始服用速达菲感冒药。"

●推荐：表面上把病人当决策者，但只是针对具体的行动计划做出反应，如医护提供者说："我们为什么不试试抗过敏药非索非那定（Allegra）？"

●断言：不阐述明确的指令，而是说明对病人的好处，如"布洛芬（Advil）会帮助你减轻痛苦"。

●建议：提出一个可能的行动计划，但暗示（或直接说明）选择权在于病人，如："你可以试试开瑞坦（Claritin）。"

●提供选择：医护人员更愿意接受病人的意愿。可能会做出类似于这样的表述："你想要一些样品吗？"

正如你可能知道的那样，声明是最具专业权威性，而提供选择则给予患者最大的决策权。这并不是说患者总是希望或需要有充分的决策权。视情况而定，如果没有医护人员的意见，患者可能会感到无所适从。在大多数情况下，患者通常会感谢医护人员为他们提供信息、支持、资源和观点，以便他们可以一起做出决定（Palmer-Wackerly, Krieger & Rhodes, 2017）。

提高传播技能

协作沟通对每个人都有好处，但并非那么容易。以下是三种可能对发起和参与医学对话有用的交流方法：动机性访谈、对话和叙事医学。

动机性访谈

我们不妨承认：我们大多数人都知道什么是健康行为，但我们并不总是以健康方式行动。我们清楚地知道我们应该多锻炼、少吃快餐、多喝水、保证充足睡眠，等等。但有时其他选择似乎更有吸引力或更重要。尽管我们的出发点是保持最健康的身体，但一旦开始新的一天，汉堡包就成了去学校路上吃的快餐，天气太热或太冷所以慢跑计划也就算了，等等。一系列的因素似乎总让使我们无法完成预期目标。理论家布伦达·德尔文（Brenda Dervin）将这些称为"差距"（gaps）。

德尔文及其同事提出，生活是一项有创造意义的事业（Dervin，1999；Dervin & Frenette，2001）。他们采用术语静态化（nouning）和与时偕行（verbing）来说明这一点。静态化意味着事物是静态且可以预测的。从这个角度来看，我们决定多喝水，我们做到了，就这么简单。然而更多时候，生活感觉更像是与时偕行的，在此过程中，我们不断了解变化中的环境，由于我们可以获得新的信息，因此，我们的视角发生了改变、环境也发生了改变，等等。发生此类情况时，我们的信念与我们可采取的行动之间就会出现差距。

举个简单的例子，也许你今天决定多喝水，但是自动售货机坏了，朋友用一杯拿铁给你惊喜。现在出现了不可预见的差距。为了使德尔文及其同事所说的"差距"形象化，想象一下，你走在人行道上，对你要去的地方相当确定，然后发现前面人行道上有一段必经之路的路面消失了。弥合差距可能是件很容易的事情，也可能不是。但如果你想继续朝着原来的方向前进，你必须以某种方式架起一座桥。在我们所举的例子中，弥合差距可能意味着找到另一台自动售货机、拒绝拿铁。如果你能预见此差距，也许你会提前计划，并随身携带一瓶水。相反，你可能暂时放弃这条路，然后决定明天再试一次。

这是一个简单的例子。如你所想，实际上往往要复杂得多。关键在于生活本质上存在缺口。我们会根据变化中的环境不断调整我们的目标和行为。因此，健康专业人士有时觉得束手无策也就不足为奇。健康（名词）确实很重要。然而，由于各种各样的原因，人们的行为（动词）并不总是支持这一理想。

这将我们引向另一种认识生活中与时偕行一面（the verbing side of life）的

沟通方式，即动机性访谈（motivational interviewing，简写为 MI）。史蒂芬·罗尔尼克（Stephen Rollnick）和威廉·米勒（William Mille）将动机性访谈定义为："以客户为中心的咨询方式，在这个过程中，采访者（例如，健康专家、顾问或朋友）帮助被采访者探索和解决对医护决定具有的矛盾心理，同时尊重受访者的自主权和选择自由。"（分别出现在 Stephen Rollnick & William Mille，1995，paras. 3 and 4）让我们把这个定义分解成几个关键点。

- 访谈者不扮演强制性或规定性的角色，他们不会告诉受访者该做什么。
- 访谈者可能对各种选择都了如指掌，但他们并不认为自己知道什么对对方是最好的。
- 访谈者尊重这一点，因为人们在做决定的时候会权衡各种因素，所以他们的感觉总是复杂的（矛盾的）。
- 访谈者的工作是礼貌地、客观地询问受访者的感受，帮助澄清诸种感受，并支持受访者做出选择（解决矛盾心理）。

在一项研究中，护士利用动机性访谈帮助经历癌症疼痛的人们检查他们对各种治疗方案的感受（Fahey et al.，2008）。从长远来说，一个人在疼痛时似乎会自然而然地寻求止痛药，但根据你的个人经历（甚至考虑到头痛或肌肉酸痛），你可能知道，做出决定要比这复杂得多。一方面，当前没有一种正确的方式来应对疼痛。我们可能会认为寻求缓解是软弱的，或者我们可能害怕会让身体发出的自然警告信号消失。另一方面，我们可能担心自己会对止痛药上瘾，害怕它们使我们昏昏欲睡，等等。动机性访谈者尊重这种自然的矛盾情绪，并试图帮助人们按照自己的方式厘清头绪。动机性访谈是一种真正的伙伴关系。

以下是一些关于动机性访谈的常见技巧和假设，问题摘自罗尔尼克、米勒（Miller & Rollnick，1995）和费伊及其同事（Fahey，2008）对经历痛苦之人的研究，以及格里·韦尔奇及其同事（Gerry Welch，2006）对糖尿病患者的研究。

- 保持尊重语气。解释动机性访谈的基本思想，并真诚地承诺倾听他人的意见并向其学习。
- 让决策者制定议程。向受访者问一些基本问题以帮助其确定什么是重要的。问题诸如你对当前现状满意吗？什么事情进展顺利？还有比这做得更好的吗？你是否担心疼痛？你为什么觉得自己疼痛？

●衡量决策者的兴趣。请记住，改变是自我激励的。如果所问的问题对决策者而言并不重要，专注于此问题可能会徒劳无功。你可能会问：从1到10，减轻疼痛对你而言有多重要？

●探究矛盾心理。请记住，根据价值观、自身经历、自信程度、可感知的替代方案等，人们几乎总是对变化怀有复杂的情感。邀请人们讨论上述因素通常很有益：吃甜食听起来会让你感觉不适，但你还是很想吃。是这种感觉吗？……如果疼痛减轻，你的生活可能发生什么变化？……哪些因素可能会阻碍你健康饮食？

●倾听。让决策者来做大部分的发言。

●引出—提供—引出。提出一个问题，表达你对答案的理解，然后再提出问题，得到更深入的理解，如：我听到你说，如果痛苦少一些，你会更喜欢与家人待在一起，但你又担心你可能会对药物上瘾。你为何有此担心呢？

●确定多种选择（包括什么都不做）并权衡其优劣。可以提问的问题包括：你知道有哪些选择？……你当前饮食习惯的优势是什么？劣势是什么？……改变饮食有什么优势？什么劣势？

●合作伙伴；不要说服。如果你对选择或信息有什么建议，请确保听起来不像是直接给出处方。例如，你可以说：如果你愿意，我可以告诉你一些关于……的详细信息，或者以下是一些对某些人有用的方法……

●化解阻力。避免争论或劝服。相反，请尝试彻底理解决策者不愿意改变的理由：听起来你对生物反馈感兴趣，但你对它是否有效没有信心。

●衡量决策者的自信和自我效能感。可以问：1到10的范围，你有几分的自信能通过……来控制疼痛？请记住，在此情况下，自信不仅仅是简单的积极态度。有些人可能对每周进行两次言语治疗没有信心，因为她没有固定的交通工具。

●专注于细小、渐进的变化。我们常常不相信自己能做出重大改变，但一些细小的改变似乎可行。专注于小步骤：你说你的疼痛程度通常是8分（满分10分）。你认为怎样才能把它降到6分？

●协作与赋权。强调在此过程中你们是合作伙伴，你们将一起努力，随着行动调整策略：我听说你想尝试无糖零食。你愿意尝试两个星期，然后再回来复查，让我们看看情况如何？……我或其他人可以做些什么来帮助实现你的目标？

这只是对动机性访谈的一个简要概述。研究表明，动机性访谈在帮助人们克服对青少年儿童接种人乳头瘤病毒（HPV）疫苗的抵触情绪（Reno et al., 2018）、应对和继续透析（McCarley, 2009）、戒烟（Bock et al., 2008）、减肥（Riiser et al., 2014）以及在考虑自杀时寻求帮助（Britton, Williams & Conner, 2008）等方面卓有成效。

对话

对话是一种双方皆能充分、公平参与的交谈，每个人都能以独特的方式影响着这次会面（Geist & Dreyer, 1993）。当对话伙伴参与交流时，他们不会简单地扮演现成的角色；他们会根据自己的情况和喜好来创造角色。

约翰·萨克沃克沃（John Suchwalko）记得有一次就医改变了他的生活，也表明了患者对协作式医—患沟通方式的看法。"我血压高得惊人，但我没有任何感觉"，萨克沃克沃对医生说（转引自 Magee & D'Antonio, 2003, p. 49）。他还有体重超标、运动太少、吸烟、胆固醇很高的问题。不难想象医生可能会对其观点表示反对。然而萨克沃克沃的医生乔治·汉纳（George Hanna）却没有。正如萨克沃克沃所述：

> 汉纳医生给我留下深刻印象的一点是他并没有对我太严厉。我不觉得自己是被送到了副院长办公室，他也没有在我面前大摇大摆地挥舞着手指，说"你最好这样做"或"你最好那样做"。相反，他给人的印象是他是一个知识渊博的朋友……自那时起，我开始节食，开始每天散步，还每两周去他的办公室一次。他会跟我说话，鼓励我，让我继续保持。这对我很有帮助。（p. 49）

下述为其他一些鼓励协作沟通的技巧。尽管患者和医护人员都可使用这些技术，但大多数文献都是针对医护人员的，因为研究者认识到传统上，患者通常更可能遵循医护人员的指示，而不是相反。

87

非言语鼓励

一对夫妇表示对医生很失望,在他们坐着与医生会面的整个过程中,这位医生一直站着并把手放在门把手上。"对他们来说,这意味着这位医生很匆忙,并不太关心他们",访谈这对夫妇的丹·斯莫尔(Dan Small,2019)说。"虽然这名临床医生提供的临床信息水平符合预期的医疗标准,但这对夫妇离开时感到不满足。"(p. 517)

将手放在门把手上是一个很难忽略的信号。即便最微妙的非语言线索也可能非常强有力。研究人员注意到,医护人员可以通过几种方式以非语言方式鼓励病人在医学交流中发挥更积极的作用。

●表示出对话题感兴趣。当医护人员与患者经常进行眼神接触、表现出专注的姿势,并使用关心的语气时,患者会有良好的反应(He, Sun & Stetler, 2018;Nicolai, Demmel & Farsch, 2010)。

●触摸(谨慎使用)。人们对触摸的理解有很多种。鉴于身体接触和身体靠近通常仅在亲密关系中才会发生,因此有些患者可能会采取防御性姿态甚至感到被侵犯。但是,对于处于紧张情绪中的患者,当一位值得信赖的护士触摸或握住他们的手时,他们会感到宽心(Bundgaard, Sørensen & Nielsen, 2011)。

●允许沉默。弗雷德里克·普拉特(Frederic Platt)医生写了很多关于患者与医护人员沟通的书籍和文章,他说,提出正确问题只是挑战的一半,其余的时间都是在等待答案。普拉特承认:"允许患者足够长时间保持沉默,因为找到答案是很困难的。""大自然和医生们厌恶真空;我们急于填补沉默。如果我们相信沉默可以发挥作用,则其效果会更好。"(Platt, 1995, p. 13)。

●适应对方。当对话者表现出相同或相似的非语言线索时,传播学者称为趋同(Coupland, Coupland & Giles, 1991)。趋同通常是人们之间一致感的体验。在一项研究中,当工作人员采用与其互动的人员相似的眼神接触、触摸方式和声音特性时,他们成功地招募了一些人员参与临床试验(Morgan, Occa, Mouton & Potter, 2017)。

言语鼓励

有时,挑战在于让患者敞开心扉分享其担忧。苏克曼及其同事(Suchman

et al. , 1997）哀叹失去了分享情感的机会，声称"被他人理解的感觉本质上是治疗性的"（p. 678）。然而，许多患者却很克制，担心自己分享感受不合适。一些医护人员通过提问开放式问题、平等对待他人、鼓励自我表露、指导患者以及使用幽默感，可以让患者释放克制的情绪。此处有一些建议可供参考。

• 以友好的口吻开始。当医护人员微笑着与病人握手，礼貌地问候并做自我介绍时，病人最有可能与医护人员产生融洽的关系（Koermer & Kilbane, 2008；Norling, 2005）。

• 倾听和鼓励。人们通常会面临诸多健康问题。听一听阿什莉·赫森（Ashley Hesson, 2012）及其同事所述关于一位病人的三个故事：涉及身体症状的生理故事，将患者经历置于个人和社会心理环境中的个人故事，以及一个描述病人对健康问题及其影响的情感故事。

• 问问"还有什么？"鼓励病人谈论他们所关心的问题，认真倾听，然后多次询问"你还有别的担心吗？"（Branch & Malik, 1993）。只有在这时，你才应该为本次医学交流协作建立具体议程——可能并未包括所有关切点，但应该集中在最重要的问题上。

• 避免突然转移话题。如果你突然改变话题，病人可能会怀疑他们是否冒犯了你，或者你是否真的在听。为了减少误解，力求柔顺过渡，可以说类似"我很感谢你分享这些事情；我们现在要换个话题，我会问你一些关于你现在症状的一些不同类型的问题"（suggested by Smith & Hoppe, 1991, p. 464）。

• 注意忧虑的迹象。记住，病人准备披露重要信息时，常常会出现口吃和结巴。在你了解他们的想法之前，不要改变话题。你的安抚可能会帮助他们敞开心扉说话。

• 征求患者的反馈。大多数人不会打断你来让你知道他们不能接受你的建议。你必须询问，如"你感觉这个方案如何？"和"有什么事情会让你难以做到吗？"

• 安抚患者。人们在健康问诊方面有许多期待——被安抚、被宽恕、被安慰、被治愈。话语意义重大（"你不必为此感到尴尬。""这不是你的错。""我理解。""你很痛苦，是吧？"）（Harres, 2008）。患者通常认为，坦率的和令人放心的医护人员比那些看起来控制欲强的医护人员更能理解他们（Silvester,

Patterson, Koczwara & Ferguson, 2007）。

●考虑使用幽默。采用温和、有礼貌的幽默态度似乎是一种特别有效的方法，可最大限度地拉近患者和医护人员之间的距离（du Pré, 1998；McCreaddie & Payne, 2012），帮助家庭医护人员舒缓压力（Bethea, Travis & Pecchioni, 2000）。会话式幽默可以帮助参与者直言不讳，而不会显得像"坏病人"，还可以帮助处于医疗保健情境中的人们产生一种及时回应和友善感（Scholl, 2007）。

举一个特别令人愉快的患者与医护人员沟通的例子，请阅读插文框 3.3 中母亲的故事。

插文框 3.3　观点

一位母亲看牙医的经历

当我第一次带凯瑟琳（Kathryn）去看牙医时，她非常担心。由于没有购买牙科保险和缺乏金钱，她以前从来没有看过牙医。她只有在真正患病时才去看医生，大约每两年看一次。大多数生病都是我们自己在家里处理的，预防保健对她而言非常陌生。但我知道她必须去。我知道她刷牙刷得不太好，我还知道有时候她在刷牙的事情上向我撒谎。我不能每时每刻盯着她。

去年我再婚时，我们终于有幸获得了牙科保险，只是我们发现除了牙齿清洁外，治疗牙齿还有一年的等待期。所以我只能等待着。

终于，一年过去了，7 月份，我带凯瑟琳去看牙医，这是她有生以来的第一次。我事先尝试让她明白，可以害怕，但这并不意味着可以哀号、哭泣和大发雷霆。我再三地告诉她，我不会把她带到我不信任的人那里，也不会把她带到任何我认为可能非必要地伤害她的人那里。

在一个星期六的早晨，我们驱车 40 英里来到牙科中心。工作人员即刻试图让凯瑟琳感到宾至如归。接待人员叫着我和凯瑟琳的名字与我们热情寒暄，询问凯瑟琳星期六起太早是否感到疲倦。在我填写表格时，凯瑟琳躲在我身后，她花了很多时间试图拥抱我、亲吻我的脸颊。她紧张的时候总会这样。

我发现自己也很紧张。我不仅无法缓解凯瑟琳的恐惧，我这时发现自己也是个糟糕的母亲，因为在她8岁之前我都没有带她去看牙医。我不确定牙医是否会像接待人员一样友善，是否能理解没有钱也没有保险这样的事情。因此，我们没有提起凯瑟琳几年前就应该去看牙医的事实；我们仅仅交流了一些简单的事情，比如天气不错和我的婚纱照。

很快凯瑟琳就该回家了。拍完X光片后，牙科保健师领我们回到检查室，给我找了一个小凳子坐下，以便我们待在同一个房间。她非常友善，让我感觉很舒服。她对凯瑟琳也很好，并未因为我们早该来就诊而让我们难堪。

凯瑟琳在做牙齿清洁的时候有点神经紧张，因为有点不舒服，她还有很强的呕吐反射。但是牙科保健师似乎从未感到沮丧，她甚至还和凯瑟琳聊天，如同她能理解这种状况，并问她一些问题，比如，"一开始有点可怕，是不是?""你还好吗，如果你想休息，我们可以等待一分钟，但是如果我们继续，我们很快就会结束"。她如此善解人意真是太好了。

这时，凯瑟琳已经不那么担心我离开房间几分钟了。牙医和我走到大厅的另一头，他向我解释说凯瑟琳有很多蛀牙。他建议进行4次简短的预约，以帮助凯瑟琳在修复牙齿时更加放松。他还对我说凯瑟琳是一个漂亮女孩，让我感到轻松自在。然后他严肃地告诉我，他理解我没有早点带她来的担忧，但无须担心，蛀牙并不严重，目前都在乳牙上，虽然有好几颗，但都属于很容易修复的牙齿。

我把凯瑟琳抱起来，在前台处停了下来，接待人员拿出一个惊喜盒子，让凯瑟琳挑选她想要的礼物。结果，接下来的几次就医并不像凯瑟琳想象得那么糟糕。每次她都感觉比较开心，也不会对接下来发生的事情感到担心。一旦经历了例行程序，她就知道会发生什么，这对她很有帮助。她说她喜欢牙医办公室里的每个人。有一次我带了一份报纸，上面刊登了一篇我写的关于凯瑟琳学校的文章，上面有她的照片。工作人员坚持要读完整篇文章，称赞我是一个特别优秀的作家，凯瑟琳是一个如此漂亮的女孩。他们还坚持要看我的结婚照。这让我感到很开心；他们是真心想看。

> 　　带凯瑟琳去牙科诊所让我感觉很好，因为我知道，无论如何，我们都会得到最好的治疗。不仅如此，我们还与这些人建立了长久的友谊。他们确信他们是为我们服务的，他们所做的每一件事都表明了这一点。你们可以去问凯瑟琳，她会告诉你一切。
>
> 　　　　　　　　　　　　　　　　　　　　——唐娜（Donna）

叙事医学

　　多年来，安妮（Anne）看过很多医生，但法尔丘克医生（Dr. Falchuk）却与众不同。法尔丘克医生温柔地微笑着对安妮说："我想听你用自己的话讲述你的故事。"医生没有表现出急躁或不耐烦的迹象。安妮回忆说，"他如此平静，让人觉得时间对他而言仿佛是无穷无尽的"（Groopman，2007，p. 12）。

　　法尔丘克医生的亲切关怀来得正是时候，因为安妮已经接近死亡状态。尽管她每天摄入 3000 卡路里的热量，但她无法消化这些食量，致使她的体重严重不足。这种状态已经持续了 15 年，尽管安妮才 30 多岁，但她的身体系统正在崩溃。在法尔丘克医生之前，她曾咨询过大约 30 名医生，但没有人像他那样要求她讲述她的整个故事。相反，大多数医生只问了简短、封闭式的问题。他们随后的诊断范围包括抑郁症、暴食症、肠道易激综合征等。有些人认为，这种病"完全是她自己想出来的"。大多数人敦促她食用多谷物和面包等高碳水化合物来增加体重。但她的健康持续恶化。

　　从头到尾仔细听了安妮的故事后，法尔丘克医生是第一个正确诊断出她疾病的人。他怀疑——并证实了——她患有腹腔疾病（Celiac disease），一种对许多谷物产品（尤其是其他医生敦促安妮食用的产品）中的麸质严重过敏的疾病。法尔丘克医生的诊断及随后的饮食变化挽救了安妮的生命。格罗普曼（Groopman）就此事件采访法尔丘克医生时，他并不认为自己做了什么特别的事。他还强调倾听患者的故事应该是医生的首要任务，他宣称"一旦你从患者的故事中脱身，你就不再是真正的医生"（转引自 Groopman, p. 2007）。

　　叙事医学是最受内科医生和医学院教授丽塔·查龙（Rita Charon）推崇的

方法之一。它涉及尊重人们的故事，并意识到故事是将讲述者和倾听者结合在一起，以获取独特的共享体验，可以对生活和疗愈产生深远影响（Charon，2006）。查龙认为叙事医学既是一种理想又是一种方法，既有对专心与真诚聆听的承诺，又深信故事有力量让人得以疗愈，同时披露有必要加以治疗疾病的信息需要勇气，如查龙所言，对一段时间内"占据"他人观点的勇气。

查龙（Charon，2009 b）提出，叙事医学是弥合医疗保健和患病经历的"鸿沟、分歧和不连续性"的手段（Charon，2009 b，p. 197）。正是因为医护人员和病患经历的脱节，导致安妮以前的医护人员对真正的问题视而不见。而法尔丘克医生和他们不同，他专心地倾听安妮的故事。如此一来，他就能确定出其他人都漏掉了什么。查龙秉持他的信念，即医学在其最佳状态下，能够弥合人与人之间的差距。他说，真正的接触需要勇气来面对不舒服的情绪。叙事医学还提供了超出想象的启示和联系。以下为叙事医学需要遵守的一些关键原则。

叙事医学认为，讲故事是一种理解世界的自然方式。每当人们聚集在一起，哪怕只是片刻，他们都在讲故事。一个人告诉另一个人做手术、生孩子、相亲等是什么感觉。传播学学者威廉·罗林斯（William Rawlins，2009）基于个人经验和多年的研究，宣称"和朋友讲故事有益于心灵和灵魂"（p. 168）。当我们试图弄清严重事件的意义时，尤其如此，例如，健康事件打断了我们为自己想象的故事情节。叙事理论家林恩·哈特（Lynn Harter，2009，p. 141）写道："疾病召唤着故事。"

此外，人们讲故事存在一些非常令人信服的理由。就表面上而言，叙事富含信息。故事涉及具体的情节，或许会让人们为类似的情况做好准备。就更深层次而言，叙事影响诠释与观点——有人认为故事塑造了现实。如查龙所述，通过生活中的事件和我们对事件的故事性讲述，"我们成了我们自己，揭示了我们自己，接受了我们自己，对于我们的情况，或感到愤怒或感到高兴"（Charon，2009a，p. 120）。

叙事医学涉及富有同情心的参与和对每个个体的独特性和完整性的尊重。下面是查龙讲述的一个强有力的例子：

在听完一位患有肌肉萎缩症和呼吸衰竭的妇女的故事后，我的第一个动作就是坐得离患者越近越好，大腿挨着大腿，我双手放在膝盖上，试图控制住她那种惊慌绝望的情绪，以免让她独自陷入其中。就这样，我们从一开始就一起在这段经历中探索。（Charon，2009a，p. 123）

查龙一般以这样的方式与新到来的患者交谈："我将成为你的医生，所以我必须对你的身体、你的健康、你的生活进行详细的了解。请告诉我你认为我应该怎么了解你的情况（2009a，p. 122）。"然后她会专心倾听而不是立即开始记录、打字或进行任何其他可能分散注意力的活动。

查龙说，这根本不是浪费时间，不间断的倾听可以让她了解到可能需要花费数年才能发现的东西。"在快速专心倾听病患叙述和了解患者情况的过程中，我发现自己能够从开始就在做一些重要的事情。"（2009a，p. 122）此过程不仅对她自己有益，而且同样有益于患者。讲述自己的故事更具丰富的内在价值。查龙说："患者的身体以一种奇怪而有力的方式与患者进行自我对话，而我（作为见证人）则在聆听。"她指出，我们经常通过讲故事来回望自己的方方面面并将所了解的综合为一体（2009a，p. 122）。

叙事医学信奉这样一种观点，专业医护人士不是，也不可能是无所不知、无所不能。事实上，许多人会认为他们应该是无所不能、永不犯错的，这是不可能的，而且这助长了一种距离感和权威感，与真正的接触格格不入。就叙事医学而言，即便医疗专业人士没有办法治愈患者，与患者同在的行为也具有治疗和鼓舞人心的效果。正如查龙所述，"陪伴在经受痛苦的人身边，他/她会知道，他/她会感觉到，他/她会回应"（Charon，2006，p. 12）。

哈特（Harter，2009）讲述了一位医生的故事，这位医生在患者的病历中记录了患者所爱之人及其梦想之事。在一名患有骨癌的年轻女子安娜（Anna）的病历中，他附上了她毕业舞会和毕业时的照片，他知道这两件人生之事对她来说很重要。后来，在一次令人心酸的会诊中，他不得不告诉安娜，她的癌症已经扩散到肺部。他问道："你还想书写你生命中的哪些篇章，安娜？我该怎么帮你书写呢？"（转引自 Harter，2009，p. 141）。他没有说话，而是在倾听。

叙事对健康传播的重要意义体现在几个方面。如前所述，患者会很自然地以叙事性的方式言说，在一系列他们认为相关的事件中描述其担忧。叙述通常同时涉及一系列复杂的因素，这很可能是言说者在委婉地传达一些重要的信息。蒂莫西·哈尔科夫斯基（Timothy Halkowski，2006）观察到，患者通常会表现出"对顺序的注意"，其中涉及潜在健康问题出现的新迹象以及患者在每个步骤中对其处理的方式。对于医护人员来说，这些叙事性的细节似乎是多余的，他们可能会问，正如一位医生所说，为什么病人不直截了当地直奔重点和亮明"底线"。但哈尔科夫斯基（Halkowski，2006）说，对于患者而言，这些叙事让他们能够处理两难境地：一方面让医生相信他们的担忧是合理的，另一方面避免被认为是太过夸张或太过自我关注。此外，患者还能够提出许多与当前病情相关的指标，强调其状况是真实的而非想象的。再有，患者还可以分享截至目前哪些方法有效，哪些方法无效的有用信息。哈尔科夫斯基说，这种循序渐进的叙述方式为患者提供了一种机制，这一机制让他们能够以一种信息丰富、支持身份认同的方式表达自己的担忧。

由此，这就引出了叙述之所以重要的另一个原因：它们承载着丰富的信息。一个敏感的聆听者可以察觉到一个讲述者的希望、恐惧、怀疑、未来意图等暗示。特别是当患者在表达这些感受时，往往表现出缺乏自信，因此医护人员会发现叙述能够提供有价值的见解。微妙的暗示可能是一个人不满、绝望、不愿合作、过度渴望取悦等的唯一迹象。而所有这些感受均直接关系到医疗护理的成功。

贾妮丝·布朗和茱莉亚·阿丁顿·霍尔（Janice Brown & Julia Addington-Hall，2007）在罹患运动神经元疾病（motor neuron disease，缩写为 MND）患者的故事中确定了四种叙事医学类型。运动神经元疾病是一种神经系统疾病，会逐渐削弱患者的行动和说话能力。大多数运动神经元疾病患者会在 3—5 年死亡。

• 持续性叙述：强调希望和积极的思考。例如，一位有两个幼子的母亲说，尽管她走路和说话的能力正在衰退，但她对自己仍能做的事情表示感激。"我是说，我依旧觉得我的情况可能会更糟。我清楚所有事情都很辛苦，但这里面没有痛苦。"（Janice Brown & Julia Addington-Hall，2007，p. 204）

• 忍耐性叙述：描述了一个人在痛苦中坚忍生活的过程，对生存还是死亡的选择充满矛盾。参与研究的一名男子，其手和胳膊都不能动了，他说，"医生说他们对此无能为力，你只能接受这一结果"（p. 205）。他说，他曾指示医护人员，如果他心脏病发作，不要对他进行复苏，因为死亡总比"像这样坐在这里"要好（p. 205）。

● 防护性叙述：人们将疾病描述为需要被征服的事物，他们对自己的能力有不同程度的信心。参与此项研究的一名患者除了服用处方药物，还接受了整体疗法，他改变了饮食习惯，消除了家中的化学物质。"我愿意尝试任何事情"，他说（p. 205）。

● 崩溃性叙述：描述了恐惧、失去、否认和对自我概念的威胁。一位罹患运动神经元疾病的女性说："我试着保持乐观情绪，同时担心如果有一天症状加重，我不得不完全接受这种疾病，那我将彻底崩溃。我正在努力推迟那一刻的到来。"（p. 206）

研究人员反映，医护人员可以通过倾听他人的叙述，意识到这些叙事可能会随着时间的推移而演变，从而更好地理解他人。

最后，叙事还不止这些——有些不太容易被衡量的东西，毫无疑问的是，在见证另一个人的故事时，它具有强大的力量。正如理查德·扎纳所表达的，在叙述中，人与人之间存在着某种东西，它"不专属于任何一方"，而是生活在"由奇迹主宰的土地上"（Richard Zaner，2009，p. 170）。查龙（Charon，2006）说，在这片土地上，医护人员通过一种真诚的好奇心和关注来与他人取得联系，并在此过程中对自己有了更多的了解。

如果赋权患者的趋势继续下去，则叙事可能会成为医—患关系沟通中更有影响力的组成部分。盖斯特和盖茨（Geist & Gates，1996）将此过程描述为"从生物学到传记的转移"（Geist & Gates，1996，p. 221）。当医护人员学会倾听并提出开放式问题时，他们可以了解到很多东西，不仅可以了解有关患者身体状况的信息，还可以了解他们的期望和价值观念（Eggly，2002）。这些因素与患者个人健康有多大关联？根据综合健康理论（插文框 3.4），这是紧密相关的，该理论认为医疗效果不是孤立的，而是多种因素之间的协同作用。

插文框 3.4　理论基础

整合性健康模式

综合健康理论创建者说，健康出现问题不能精确地归结为身体、特性或行为的不当（Lambert et al. ，1997）。相反，综合健康理论提出，健康是诠释性说明原因（假设和解释）、表现（活动和行为）和自我形象（对自己身份的理解）之间的共同作用。

理想情况下，一致性是稳定且持久的（人是健康的），但是任何一种力量的改变都会打破这种格局。兰伯特及其同事（1997）举了一个例子，一个人虽然感觉很健康，但他其实患有高血压，只是未被医院确诊而已。一旦他被确诊并开始服药，他就会出现副作用（阳痿）。他的解释是，作为一个健康的男性和丈夫（他的自我形象），本应与妻子保持夫妻之实，但因无法履行义务而使他受到（表现）威胁。简言之，"阳痿是一种阻力（resistance），破坏了他的健康状态"，兰伯特及其同事写道。"他意识到自己阳痿时，他便不再健康。"（Lambert et al. ，1997，p. 34）

兰伯特及其同事使用"阻力"一词来描述威胁一致性的因素。阻力的影响具有普遍性，往往不可预测。前述示例中，男人可能会通过改变自我形象，重新定义自己作为好丈夫的观点，或者通过停止药物治疗来恢复性行为（Lambert et al，1997）。

人们有可能很难适应在他人看来很小的阻力因素。出于同样的原因，随着时间的推移，人们有时会取得别人认为不可能取得的一致。玛丽安·布雷迪和戴维·塞拉描述了一些癌症患者最终与疾病和谐相处的复原能力："许多人甚至说，这段经历让他们更加坚强，对生活的看法更积极、人际关系更加愉悦、个人力量感也有所加深 。"（Marianne Brady & David Cella，1995，para. 13）虽然身体机能可能会受到疾病的影响，但他们显然会调整其他因素，以获得一种新的（甚至是改善了的）一致性。

整合性健康模式为健康传播提供了几点启示。首先，数个世纪以来存在的一个古老问题：从根本上而言，健康问题是精神层面的还是身体层面的？综合健康理论选择将其搁置不论。综合健康理论拒绝还原论者的观点，为健康提供了一个包容性含义，强调健康更多地依赖于诸因素之间的协调，而不是单一元素孤立的存在。从这个角度来看，健康检查的重点不在于确定健康问题的"原因"，而是要考虑在更广泛环境下如何处理该问题。

对于健康传播的第二个启示是，一致性的恢复难易程度不一。有时，主要存在一种阻力形式。兰伯特及其合著者（Lambert et al., 1997）举了个使一位年轻女性完全恢复健康的阑尾切除术的例子。在这个病例中，被破坏了的一致性很快便得以恢复。在其他情况下，仅专注于某一项阻力对整体一致性的恢复不仅没有帮助，甚至可能会使情况更糟糕。例如，截肢有可能消除身体层面的危险，却也有可能使患者陷入个人危机。鉴于此，生物医学模式可能适用于某些医疗事故，对其他情况则爱莫能助。

对于健康传播的第三个启示是，结果既不是静态的更不是确定的。兰伯特及其同事写道："人们永远不知道哪种适应会成功，也不知道适应本身是否会导致新的阻力出现。"（Lambert et al., 1997, p. 35）即使出现了一致性，也无法保证这种状态能始终保持。实际上，一致性几乎可以肯定将面临挑战。因此，与其说将健康视为一种结果，倒不如说将其视为一个过程，一种暂时出现的现实，结论的有效性还更高一些。

最后，在这种复杂性中，兰伯特及其同事（Lambert et al., 1997）认为，有一个不变的因素：在整个治疗过程中患者始终是核心。作为一个参与平衡身份和表现工作的个体，"患者处于元素协调的中心"，也是"致力于实现相互交流稳定性的个体"（Lambert et al., 1997, p. 31）。

你怎么看？

1. 你的日常活动是如何支持你的自我形象？如果你的这些活动能力永难复得，你会有什么感觉？

2. 回想你最近一次感到不健康的时候。其中涉及哪些阻力因素？一致性恢复了吗？如果恢复了，感觉如何？

在本节，我们重点讨论了医护人员可以做些什么来鼓励有效的沟通。关于专为患者设计的沟通技巧，请参见插文框3.5。

插文框3.5

患者沟通技巧

以下是专家的一些建议。

● 评估状况。回忆一下丽塔·查龙（Rita Charon）向新到来就诊人员提出的问题："请告诉我，您出现了哪些症状。"你无须背熟或演练一个答案，但必须考虑你希望医护人员了解的内容、你就诊的目的以及你在身体、情感和社会层面的顾虑。

● 创建一份仅有一页的医疗救治历史记录。格式应简明易阅，介绍你的健康状况（药物、疾病、住院、过敏、手术）以及你直系亲属曾诊断出的任何疾病信息。就诊和住院时将这份记录的复印本展示给相关的各位医生。

● 按重要顺序写下你所关心的问题。如果你用一份简明扼要的清单，帮助医生快速地知悉你特别关心的一些重要问题，这是非常有效也最受医生欢迎的方式（请记住，你可能没有时间一次性浏览完清单中的所有项目。请多带一份副本与医生分享，并置于病历中）。

● 准备一些标准问题。准备好下述问题的答案，比如，现在感觉如何？什么时候开始出现的？在哪里出现的？持续多长时间了？

● 谨慎选择医护人员。寻找在同行中广受尊敬、善于倾听并让你感到舒适的医疗专业人员。如同你的药物和健康史一样，您的感受也是合理的。物色一个各方面令你认可的医护人员。

● 请勿忽视宝贵的资源。可为您提供帮助的人可能比你意识到的更多。例如，药剂师可以提供有关处方药和非处方药的建议，帮您解决疑虑，并持续充当顾问和指导（Gade，2007）。同样，营养师、运动教练和其他人员也可以帮助您改善与健康有关的行为。

● 知道你应该得到何种治疗，并确保你的医护人员也知晓这些方案。正如我们将在第五章中讨论的，医疗事故有时会发生。告诉医护人员你来就诊或医院的原因，并确保每个人都同意。这可以防止手术错误或用药错误。

● 帮助制定议程。预约时要尽可能表达清楚，以便医护人员知道你的关切和期望（"我现在腹部剧痛"和"我想做一次全面检查，更希望有机会咨询一些问题"）。

● 请勿滥用时间。事实上，医护人员必须合理安排时间。当医护人员意识到你所说的与你担忧的问题相关时，大多数人都愿意倾听。就你而言，您可以畅所欲言，但要强调所分享内容的相关性，避免离题。

●发挥积极作用。医生通常在更清楚患者的目的，患者提出问题并陈述他们的担忧、偏好和意见时分享更多信息（Cegala，Street & Clinch，2007）。

●承认保留意见。如果有任何事情使你无法与医护人员坦诚交谈，请让对方知道（"我很尴尬"或"我担心患了"或"我负担不起费用"）。

●要有主见。如果你的问题仍未得到解决，或者你不同意医护人员给出的建议，请以一种清晰且尊重的方式陈述你的感受。心怀不满离开诊所对任何人无益。

小　结

医—患沟通的重要性

●良好的沟通（开放、信任、清晰和透彻）可以帮助医疗问诊的参与者获得准确的诊断、双方都能接受的治疗方案、明确的期望、双方感受到的支持和团结，以及积极主动的健康维护策略。

●有效的沟通可以帮助减轻患者的焦虑和痛苦，并帮助他们应对医疗保健系统的复杂性。

医疗谈话和权力差异

●患者和医护人员之间传统的权力差异表现在患者往往沉默寡言，专业人士则占交流的主导地位。

●患者常常无意识地犹豫不决是否要说出一些担忧的事，或无奈地放弃被打断的话题，配合总体上呈现一面倒的医疗谈话。患者如此行事，可能是因为这看起来合乎礼貌，符合当地文化，或符合根深蒂固的习惯。

●患者倾向于保留令人尴尬和痛苦的信息，直到他们觉得可以放心地说出来。在问诊过程中，并不是只有患者感到不舒服，医护人员也可能会感到尴尬，甚至有些医护人员觉得自己缺乏资格处理患者的情感问题。

屈尊俯就行为和越界行为

● 医护人员屈尊俯就或冷漠地对待患者（好像他们是劣等群体）的行为会给患者带来痛苦。

● 越界行为经常产生痛苦和困惑的结果。专家建议，参与医疗沟通的人要评估自己的需求和情绪，设定明确的界限，避免发出混淆信息，寻求朋友和同事的建议，让其他人在场，并与当事人一起解决不受欢迎的行为，在有必要时，与当局合作。

协作式沟通

● 协作性沟通既不以医护人员为中心，也不以患者为中心，而是致力于形成积极的伙伴关系。

● 许多医护人员并不希望滥用其手中的权力，反而对权力造成的障碍感到沮丧。他们试图通过运用鼓励性的言语和非言语举动赋予病人权力。

● 协作性解释模式（collaborative interpretation，缩写为 CI）区分了被动言辞和能动性言辞，表明患者和医护人员建立相互信任，并作为伙伴一起工作。

● 共同决策与协作、注重生活品质的方法是一致的。

沟通技能培养

● 动机性访谈中，访谈者不会下达命令或指示，也不会做出判断。相反，他/她会提问一些问题以帮助决策者探究各种选择方案的优缺点。

● 当对话伙伴参与对话时，他们不只是扮演现成的角色。他们创造相应角色以适应自身的情况和满足喜好。

● 叙事揭示了人们如何看待世界，如何看待自己与他人的关系，以及哪些事件对他们来说是最重要的。此类信息可以为医护人员提供有价值的见解，并为他们提供了一种真正与患者协商之后确定治疗方法。

● 患者可能会以多种方式应对疾病——从宽慰到恐惧——还可能会因为疾病而经历个性的改变。综合健康理论介绍了一致性和阻力在保持良好健康中的重要性。

术　语

协作性医疗沟通（collaborative medical communication）：是一种沟通参与者将对方视为身份相同的人，公开讨论医疗选择并做出令人满意的决定。

披露决策模型（disclosure decision-making model，缩写为DD-MM）：患者在披露敏感信息前会思量如下问题的答案。如果我分享这些信息，我可以预测什么结果？另一个人可能会如何反应？以及我能否有效地分享这一信息？

对话（dialogue）：对话是一种双方皆能充分、公平地参与的交谈，每个人都能以独特的方式影响交流。

最后一刻披露（doorknob disclosure）：病人在就诊的最后一瞬间说出他们主要关切问题的行为。

整合健康理论（integrative health theory）：该理论认为健康是诠释性说明（假设和解释）、表现（活动和行为）和自我形象（理解自己的身份）之间的一致性。

协作性解释模式（model of collaborative interpretation，缩写为CI）：该理论认为，当患者通过参与决策和解决问题来实现能动性言辞，当专业医护人员作为顾问或朋友与患者一起协作，帮助实现共同目标时，医疗沟通是最有效的。

动机性访谈（motivational interviewing，缩写为MI）：一个以客户为中心的过程，访谈者（如专业医护人员、咨询师或朋友）帮助受访者探索和解决对某一决定的矛盾心理，同时尊重受访者的选择自由。

叙事医学（narrative medicine）：它涉及尊重人们的故事，并意识到讲故事是将讲述者和倾听者结合在一起，以获取独特的共享体验，从而对生活和疗愈产生深远影响的方法。

静态化（nouning）：假设人们的行为模式是静态的和可预测的。

屈尊俯就（patronize）：医护人员将问诊者视为低人一等的群体，比如向他们隐瞒信息、居高临下地说话或把问诊者的感受视为幼稚或无关紧要而不予理会。

医生治疗特权（therapeutic privilege）：一种有时候会授予医生的特权，如果他们确信披露信息弊大于利，可以不向病人提供信息。

越界行为（transgressions）：越过亲密关系和专业操守之界限的不恰当行为。

与时偕行（verbing）：该行为是一个过程，在此过程中，我们的适应式行动根据不断变化的环境和角度而调整。

问题讨论

1. 传统而言，相比于与患者，专业医护人员在医疗对话过程中占据主导地位的现象更常见。哪些因素导致了以医护人员为中心沟通方式的盛行？请介绍所涉及的一些沟通模式。患者的行为如何影响这些动态？医护人员的行为又是如何促成这种局面的？

2. 什么是医师治疗特权？你建议使用此特权的准则是什么？

3. 患者和医护人员的哪些行为可能被认为是越界行为？处理越界行为的方法有哪些？请举一些例子。

4. 患者和医护人员如何减少最后一刻揭露信息这种现象？

5. 根据披露决策模型，哪三个因素会影响人们向他人揭露不易启齿的健康问题？

6. 比较"消极言辞"和"能动性言辞"。医护人员和患者可使用哪些沟通策略来完成协作性解释？请您践行这些策略。

7. 比较以医生为中心的沟通模式和协作性沟通模式的假设。在每个模式中，医护人员的角色有何不同？患者的角色有何不同？越来越多的医护人员从医护人员为中心的模式转向协作性沟通模式，个中原因有哪些？

8. 动机性访谈的假设和技巧是什么？你喜欢参加此类访谈吗？为什么喜欢或者为什么不喜欢？

9. 回想你亲身经历过的健康问题。当被问及问题时，你的叙述涉及什么内容？就你对叙事的感受及其在生活中的重要性而言，叙事中的哪些内容最重要？现在根据综合健康理论分析经历。你在哪些方面经历了诸多因素的一致性？你在哪些方面经历了阻力？

第四章

患者视角

　　我永生难忘孩提时造访医生办公室那儿弥漫的独特气味，的确是不同于其他任何气味。外用酒精味、多种药品味、医生手上抗菌肥皂味，浓烈扑鼻逃无可遁。作为一个孩子，真不知道是怎么回事。

　　一位大学生的沉思描绘了患者心理状态的生动形象。无论我们童年的其他记忆是什么，我们大多数人都永远不会忘记等待医生看病时那种挥之不去的焦虑感。

　　即使是成年人，作为患者的经历也往往是恐惧如影随形。实实在在的不确定性，诊治中出现痛苦也是极可能的。与此同时，也有望获得缓解、治愈或令人安心的健康评估（关于患者应对不确定性的真实经历，请参见插文框4.1）。

　　本章我们将经由患者视角了解医疗保健状况。我们研究了非正式的社会化过程：帮助人们了解如何扮演患者这一角色，健康如何塑造和反映我们的个人身份，患者通常喜欢什么和不喜欢什么，以及是什么促使人们遵循（和经常忽视）医疗建议。

　　当我们探讨这些话题时，请记住，尽管我们有可能在某些时候对患者的诸种心理状态（例如，尴尬、焦虑、希望和感激）感同身受，需要强调的是，患者具有个体性，更无法忽视人文因素的影响。本章选择的这些案例突出了多元化，第六章和第七章专门讨论了不同观点，包括健康与文化、种族、性别、年龄和许多其他综合性因素。

插文框 4.1　观点

不确定性带来的痛苦

这一切都始于我 8 年级上体育课的一天。全班开始热身和伸展运动时，我注意到我膝盖上有一个硬结（knot）。一个月过去了，这个硬结不仅纹丝不动，还从仿佛铅笔橡皮擦大小发展至大如二十五美分硬币。我母亲预约了家庭医生，我开始感到恐慌。我自认自己还有一年可活。

就诊期间，医生问了我一些问题："你最近摔倒了吗？"我心烦意乱内心尖叫："我可不是因为磕碰和擦伤而来的！"事实是我的回答是：没有。

拍了 X 光片后，医生说他无法分辨这个硬结是囊肿还是肿瘤，随后将我们转介给一位骨关节专家，这吓得我魂飞魄散。我当时只有 13 岁，从未患过比流感更严重的病。我脑子里有很多问题，但是并没有什么机会说出来。我问的每一个问题得到的是极其简短的回应，而我真正想要的是病情的充分解释，我无比渴求的安抚性话语让我恢复信心。谈话内容大致是这样的：

医生：这似乎是一个囊肿或肿瘤。我会把你推荐给一位专家。

我：这是什么意思？

医生：意思是专家医生会查看你的膝盖，弄清楚真正病因。

我：严重吗？

医生：那只能由专家医生确定。

我：好的。

我不知道囊肿和肿瘤之间的区别，这两种听起来都很可怕。我害怕，不仅害怕患上癌症，也害怕医生会嘲笑我懦弱。他刚才是不是已经告诉我患有癌症了？我离开时一无所知，唯有苦苦等待一个月后去问诊专家。

去面见专家本泽医生（Dr. Benze）的那天，我们等待了两个半小时才真正见到他。他的性格与温和的态度让我觉得等待是值得的。本泽医生富有同理心地、耐心地告诉我，那个肿块（现在是小橙子般大小）是一个肿瘤。我情不自禁地开始哭泣，他宽慰地向我解释说并非肿瘤就是癌。他立刻安排 2 天内进行手术切除这个该死的肿瘤，同时，他承诺会提前告诉我有关手术的所有信息，收到化验结果后会尽快让我知悉。

手术的前一天，我和母亲去医院做了安排。接待人员不太友好，甚至可以说冷漠无情，好在护士和医生很友善。他们竭力让我放松，让我有宾至如归之感。一名门诊护士与我们一起坐下来，详细介绍了手术前、手术中、手术后的情况。我跟家庭医生的那些交流，带给我的是惶恐不安，现在我问的每个问题都让我感到自在舒适。

可以说手术进展很顺利。肿瘤没有发生癌变，我的肿瘤也切除了。总体而言，这一经历是积极的。最糟糕的仅仅是我带着从未有过的恐惧和太多问题离开了第一个医生的办公室。手术很可怕，但当医生和盘托出一切信息后，我感觉轻松多了。

——莎拉（Sarah）

你怎么看?

1. 你认为第一位医生可以与莎拉（Sarah）进行更有效的沟通吗？如果可以，怎么做？

2. 你认为莎拉可以更有效地沟通吗？如果可以，怎么做？

3. 有时，医生认为向患者提供医疗详细信息会使患者（特别是年轻患者）感到震惊或困惑，你认同吗？

4. 患者如何才能确保得到他们想要的信息呢？

患者的社会化

身为患者通常意味着将日常交流规则弃之一边。例如，身体和被他人触摸素来仅限于亲密关系，但是在诊所，不仅要面对陌生人，还需要在明亮的光线下。在分娩这类紧急情况下，任何人首先考虑的肯定不会是稳重端庄（modesty）。在常规体检中，检查双方都往往以微妙的方式表明，此时的躯体与其说是暧昧性的景致（intimate landscape），不如说是一种客观物体。克里斯蒂安·希思（Christian Heath，2006）观察发现，在可能令人尴尬或痛苦的检查过程中，患者通常会眼帘低垂，将头转向一边凝视着不远处。同时，专业医护人员也会回避直接的眼神接触，将注意力集中在患者身体的特定部位。希思（Heath）将之称为"人体工作"，这是一种复杂的、协作性的行动，参与者虽置身于类似亲密场所，展示的却是冷酷的一面，但双方都认可这属于临床认可的互动方式，符合其自身的适当性规则。

语言交流面临的挑战性同样不可忽视。尽管患者不太可能唯医护人员马首是瞻，但他们担心明确表达不同意见可能会让医护人员觉得难堪或不受尊重（Frosch，May，Rendle，Tietbohl & Elwyn，2012）。大多数对医生的意见持异议的患者，要么沉默不言，要么在提问中或谈论自己的偏好时，委婉地暗示自己不同意。在一项研究中，仅七分之一的患者说，他们不同意医生的意见时会直接告知医生（Adams，Elwyn，Légaré & Frosch，2012）。不难想象，此间可能产生的误解是多么寻常。

鉴于这些挑战，人们如何学会扮演患者的角色？不同于专业医护人员，病人通常只是偶尔短暂地接受治疗。此外，接受培训的医务人员需要观察经验丰富专业人员的操作，普通人很少刻意去观察其他病人。因此，患者角色的社会化需要大量的猜测和实验。人们将其日常知识运用于这个角色，会不出所料地表现出犹豫不决。本节介绍了"生活世界的表达"（Voice of Lifeworld）、患者和专业医护人士之间存在着典型的权力差异，以及与医护人员意见相左时，人们所面临的困境。

生活世界的表达

当25岁的杰西卡·塔尔（Jessica Tar）告诉牙医，她的舌头疼痛有一段时间了，她根本没想到会有什么严重问题。检查结果显示为癌症时，医生开出的治疗方案几乎和诊断结果一样令人恐惧。医生将不得不切除其一部分舌头。作为一名志向远大的歌手和演员，塔尔意识到自己的吐词发音可能受到影响时，她悲不自胜。她回忆道："那天我哭的程度前所未有，以前的哭泣压根不值一提。"（"Jessica's Story，" n. d.）

本节我们将追随塔尔的经历，探讨沟通在理解医疗保健经验中的作用。患者通常会用艾略特·米什勒（Elliot Mishler，1984）所称的"生活世界的表达"

（Voice of Lifeworld）进行交谈，主要关注与他们日常经历相关的健康和疾病。虽然健康专业人士可能会从特定的椎间盘和肌肉层面解释背痛之因，但就生活世界的角度而言，主要问题可能是疼痛妨碍抱孩子或完成工作任务的能力。当医护人员询问哪里不舒服时，患者通常会描述自己的感受和事件，例如："我尝试阅读报纸时，我的眼睛后部非常疼痛。这真的让我很害怕。"

与主要面向证据、检测和精确度的医护人员的表达相比，生活世界的表达更偏重于感觉和环境。就此角度而言，塔尔的担心正常不过，她不仅担心自己的身体状况，更担心治疗对其日常生活和事业发展的影响。

感觉 VS 证据

患者通常会根据个人经验、与他人的比较以及直觉来判断自己是健康还是生病了（Mishler，1981，1984）。然而，专业医护人员常常被教导依靠经验验证。因此，他们可能更相信自己的观察和诊断检测结论，而不是病人对问题的描述。

换言之，作为常规原则，患者通常相信感觉，专业医护人员则相信证据。这种差异可能导致患者认为医生充耳不闻其意见，还会认为专业医护人员缺乏同情（Cousin，Mast，Roter & Hall，2012）。

专业医护人员可能有许多理由将话题从生活世界的问题转移开。他们可能认为这与患者的健康状况无关，也可能认为远非他们所能控制。正如我们在第三章中所讨论的，他们可能不愿意讨论此类问题，因为他们缺乏处理相关问题的经验，或者他们不曾接受过此类交流的训练。医学理论家霍华德·怀茨金（Howard Waitzkin，1991，p. 25）说："在此情况下，医生通常会插入问题、打断话题或以其他方式改变话题，回到医学表达的话题上来。"

将"生活世界的表达"与"医学表达"进行对比，可能会引起误解，也有可能会弥合医患观点之间的差距。口腔外科医生贾汀·沙阿为塔尔拟订治疗方案，他仔细审读塔尔病情的检验室报告，意识到塔尔的情绪健康与其身体康复同等重要。在她陷于痛苦不能自拔时，沙阿医生问塔尔："除了癌症之外，还有什么困扰着你？"（"Jessica's Story，" n. d. ）。

具体 VS 离散

不同理念的结果之一是专业医护人员往往注重精确，而患者的表达相当离散。举例而言，医护人员在听到"眼睛后部疼痛"时，立刻想知道疼痛的确切位置、强度和持续的时长。患者担心的则是外围性问题（我会死吗？我还能做个好父母吗？我要失明了吗？我有肿瘤吗？我到底做了什么，要受这个罪？）。尽管双方本意都是良善的，但当患者"没完没了"讲述时，专业医护人员可能会感到沮丧，而当医护人员对其讲述的内容兴趣漠然时，患者便认为医生拒人于千里之外。

患者对病因的认识也往往是模糊的。与努力寻找特定病因的传统医学从业者不同，患者常常认为疾病有多种来源，其中最常见的是压力和人际关系问题。结果，在解释患者感知到的疾病时，科学的专一性（scientific specificity）似乎存在严重缺陷。在检查结束时，人们往往将信将疑，甚至怀疑医护人员并不真正了解其问题。

患者可能还有数不清的目标，而这些目标大都优先于纯粹的身体治疗。他们可能希望在就诊期间发泄情绪、表达忏悔或得到安抚、原谅或定心丸。然而，这些目标可能会挑战到部分专业医护人员的能力，医疗的科学性要求医护人员将其认为无关因素搁置一边，聚精会神于种种有明显影响的因素上。

总而言之，患者倾向于从日常生活的大背景中解释疾病，许多专业人士则被教导将疾病简化为最简单、最可测量的部分。正如我们在第三章中所看到的，一些患者和健康专业人士采用了将医疗和生活世界的意愿整合在一起的协作方法。塔尔和沙阿医生通过共同努力，决定在不影响其身体康复的前提下，尽可能保留其语言能力和自我形象。手术成功切除了癌症，经过几个月的治疗，塔尔能够有效地进食、发声和吞咽，最终，她能说话了。随后，她成为两个孩子的母亲和一名专业女演员［你可以在《肉欲傀儡》中发现她扮演克里斯汀·贝纳什（Christine Benash），在《异形大战僵尸》中扮演护士］。塔尔说，找到沙阿医生合作是她的幸运，因为沙阿医生会倾听她的心声并"对我的生活倾注了心血"（"Jessica's Story," n. d.）。

缩小差距

　　一位美国医生被置于极其尴尬境地，因为他在给俄罗斯家庭提供医护服务时，被他们埋天怨地，相比于俄罗斯的医护品质，美国提供的物理治疗太简单、太无关痛痒。这位医生可能会挺身而出解释美国的医疗保健原则。相反，他说："也许我们这边的服务不尽如人意，但这是我们所能提供的全部服务。你知道吗？"（Lo，2010，p. 491）。

在这个真实的场景中，医生承认患者过往的经验可能是更好的模式，弥合了自己和患者经验之间的鸿沟。随后，医生反映，他的非防御性反应似乎有助于那家人接受不同的医护模式，继而展开了充分合作（Lo，2010）。

这是患者和医护人员相遇期间出现的一个例子。预防性医护的发展趋势也可能会缩小医疗所需和生活世界的意愿之间的鸿沟。从本质上讲，预防性保健是一个广泛的话题，涉及一系列风险因素和生活方式的决策。此外，谈论预防性保健通常不像谈论实有的疾病那样情绪化。有些人推测，未来将会出现第三种声音，这对患者和专业人士来说都是自然而然的。

沟通技能培养：与医护人员交谈

　　一位中年女性，她先前的医生将其症状归结为更年期，而新接诊她的医生帮她破除了这种成见，她说："我知道处于更年期，前面五位医生都告诉我这是我问题根源所在。还有两个干脆说我疯了。坦白说，我的确有点古怪……但我认为这是另一回事，我感觉不仅仅是更年期问题。"（Groopman，2007，p. 56）

杰罗姆·格鲁普曼（Jerome Groopman，2007）在其著作《医生如何思考》（*How Doctors Think*）中分享了这个故事，表示这是一个"有助于医生深思"的例子。在这个案例中，这位女士的医生倾听了她的意见，而且她是对的。她患有一种罕见的肿瘤，如果不及时治疗，可能会危及其生命。

对自己的沟通能力有信心的人，通常比其他人更满意其得到的医疗保健（Chou，Wang，Finney Rutten，Moser & Hesse，2010）。然而，即使是高效的沟通者，在谈论与健康有关的话题时，也会发现自己无法深入核心。以下是专家们的一些建议。

• 试试 PACE 方法。这个字母缩写形成的词，代表了呈现信息（present information）、提出问题（ask questions）、确认你的理解（check your understanding）和说出全部担忧（express any concerns）。被指导使用 PACE 的病人通常会与医生分享更多的信息，且不会延长检查时间（Harrington，Norling，Witte，Taylor & Andrews，2007）。

• 接受医疗的不确定性。病人可能会觉得心安，相信健康专业人员确切地清楚自己存在问题的原因，但是医生并非总是能够笃定无疑。有时，疾病的根本原因只有在长期坚持调查的情况下才会逐渐揭示出来。过早给出结论会使专业人员和患者对疾病的真正原因或多种原因，视而不见。格鲁普曼（Groopman，2007）鼓励病人不要因为医护人员不能给出定论而批评他们，也不要向医护人员施压，迫使他们表现得比自身所感觉的更确定。

• 提出问题。医护人员毕竟是人而非神，所以也会存在思维错误和局限性。格鲁普曼（Groopman，2007）承认，"有时我毫无头绪，不知道下一步该如何行动"（Groopman，2007，p. 264）。他鼓励病人提出一些问题激发专业医护人员的思考和沟通，比如：还可能是什么原因？最坏的情况是什么？接下来我会出现什么情况？我存在的问题是否不止一个？有些证据不太对劲，是吗？

在接下来的两节中，我们将介绍影响病人满意度和病人—医护人员合作的因素。

疾病和身份

"老话说得好，'顺遇而安'。但是，当癌症降临时，你会怎么做？"这是斯蒂芬·萨顿（Stephen Sutton，2014）视频开头的一段话。他是一个患有不治之症且到了癌症晚期的少年。他接下来说道："这不是一个悲惨故事。这是斯蒂芬的故事。"

斯蒂芬在得到诊断后不久，其故事就受到了全世界的关注，他在脸书上（Facebook）上传了一张清单，上面列出了他想要享受的 46 次经历。在去世前的 4 年里，萨顿完成了清单上的绝大多数事情，甚至还不止于此。他计划为患癌青少年筹集 10000 英镑，最终筹集到的金额是原计划的 469 倍（在美国相当于超过 700 万美元）。他组织慈善活动，向听众介绍了他的心路历程，还招募了 500 多人帮助他创造了吉尼斯世界纪录，等等。即使自斯蒂芬去世后，人们继续以其名义募集了数百万美元公益资金。

斯蒂芬的故事不具有理想性或典型性。不存在理想的或典型的患病经验。尽管长期患有疾病的人往往会经历多个相对明确的身份管理阶段，但他们应对和定义自己的方式，与其自身一样充满独特性。

身份和面子行为

要了解疾病对个人身份的影响，先考虑一下你是谁。你可能会涌现出很多词语：学生、儿子、女儿、父母、运动员、友善、聪明、精力充沛，等等。某种程度上，如果你与你周围的人认可这些角色和描述，那么这些描述就构成了你的身份。个人身份定义的是个体一组相对持久的特征。

人们首先想到的是拥有一种身份很容易。你就是你。但是，更深沉的现实是，你努力成了"自己"。社会学家欧文·戈夫曼（Erving Goffman，1971a，1971b）使用"面子"一词来描述我们向他人展示的自我，并使用"面子"一词来描述我们用语言和非语言保持该形象的方式，我们也以类似的手段协同支持或挑战他人的形象。和其他人一样，毫无疑问，你会努力保持自己独特的品质和才能。

交流是人们协商身份的主要手段。健康问题可能使这一点具有挑战性。如果你的容貌或说话能力发生很大变化怎么办？如果人们开始以不同的方式对待你，例如大声且缓慢地跟你说话或避免与你目光接触，该怎么办？即使是小病小伤也会干扰你"成为"自己的能力。

面子工程不是一个简单的过程。你的个人身份融入了一系列社会身份，其特征是你认为自己是社会群体的一员，比如"青少年""亚裔美国人"和"退休人员"（Harwood & Sparks，2003）。基于你所认同的群体，你可能期望自己（以及类似于你的其他人）以特定的方式思考和行为。例如，一个年轻的朋友告诉你，她患有严重的心脏病时，你可能会非常惊讶，此后你的观念里可能会认为她比同龄人"年长"（Kundrat & Nussbaum，2003）。那些患有高度个人化的肠胃炎等疾病的人（Defenbaugh，2013）以及接受化疗等治疗导致外貌发生明显变化的人，也存在困境。在一项研究中，一位在癌症治疗期间掉光头发的女性描述了自己看着镜子时的两种交替出现的反应："镜子里的不是我……是我……不是我。"（转引自 Koszalinski & Williams，2012，p. 119）

有时候人们的健康状况就是其身份的一部分。杰克·哈伍德和莉莎·斯帕克斯（Jake Harwood &Lisa Sparks，2003）称其为第三级身份——一种同时定义疾病和一个人对疾病态度的标签。例如，一位参加领导力培训班的学员在介绍自己时，除了介绍常规信息，还特地说明自己是"乳腺癌幸存者"。全班学员不仅回馈以掌声，还与她热情拥抱。战胜癌症被视为是勇敢的、令人钦佩的人，她将这一消息与团队成员分享，团队成员感到一种亲密感。哈伍德和斯帕克斯建议，具有相同健康状况的人们可以获得一些第三级身份。例如，本例中的女性可能会说："我是癌症受害者"，而不是"幸存者"。小组的反应（及对她的印象）可能会有所不同。也许更重要的是，不同措辞一定程度上反映出她在看待自己处境时所正视的一些重要的东西。

如果患者的健康问题是短期的，则其身份不太可能受到严重影响。然而，长期的健康问题肯定会影响患者看待自我以及别人对待他的方式。

个人身份和慢性健康问题

自从雪莉（Shelly）被诊断出患有鼻窦癌并接受治疗以来，她的生活就不一样了。治疗不仅改变了她的外貌，还使她身体虚弱，无法怀孕。虽然医生可能认为她相对"健康"，但她的生活确乎彻底有异于过往。

这个真实故事来自劳拉·艾林森和克里斯蒂安·博罗夫卡（Laura Ellingson & Kristian Borofka，2018）对长期癌症幸存者的研究，说明了管理具身体验的意义（managing meanings of embodied experiences，简写为 MMEE），该理论提出健康与存在（我们是谁）、行动（我们如何行为）、指向性变化（我们想成为什么人）多维度交织在一起（Field-Springer & Margavio Striley，2018）。从这个角度来看，健康不是一个标签或身份，而是一种生活体验，涉及自我形象、身体机能、社会认同、关系地位等。

沟通是 MMEE 理论的核心。例如，雪莉对长期幸存者生活的描述涉及存在

（"我觉得自己是个累赘"和"我有时觉得自己一无是处"）、行动（"有些事情我再也做不到了"。我的意思是，"我们'在生病之前'的运动能力非常活跃……"）、指向性变化（她想知道自己是否会再次对性感兴趣，以及她的丈夫是否会离开她）（Ellingson & Borofka，2018，p. 5）。

个人对健康危机的反应可能令人惊讶，甚至对他们自己亦是如此。凯西·卡麦兹（Kathy Charmaz）研究了长期患有疾病的人是如何寻求将其以前的身份与他们当前所处情境的改变相协调的。她认为这一过程共有四个阶段。

- 第一阶段时人们通常会表现出一种超常身份，决心不让疾病中断自己走向优秀的进程。
- 第二个阶段通常是自我恢复的感觉，在这种感觉中，人们不那么乐观，但往往否认疾病已经改变了他们。
- 第三阶段是偶然的个人认同，人们承认其可能无法做到以前能做到的一切，他们开始面对身份改变的后果。
- 最后一个阶段救赎自我，代表了一种身份转变的发展，即将以前的自我与当前的局限性融合在一起（Charmaz，1987）。当人们被诊断出患有威胁身份的疾病时，他们的健康状况也可能成为其身份的一部分。

每个阶段的沟通需求都不同，并反映了一些常见的困境。

沟通面临的挑战

患有慢性病或难以定义之疾病的人，可能很难与专业人员一起解决这些问题。在某些情况下，挑战在于确定什么是最重要的。例如，抑郁症患者可能会觉得一些担忧被视为心理问题而被置之不理，即使这些担忧是合理的。在研究了患有抑郁症和慢性健康问题的低收入患者之后，蕾妮·吉莱斯皮得出结论，他们中的许多人"憎恨他们必须向医生证明或强调他们'真的'有多病态之感觉"（Renée Gillespie，2001，p. 109）。

另一个挑战是使患有慢性病的人了解情况并参与疾病医治（Wright Nunes et al.，2011）。一些卫生组织将这些患者的需求与护士相匹配，后者会与患者定期沟通，帮助他们监控健康状况，并支持他们选择健康的生活方式。患者常说护士比医生花更多的时间陪伴他们，而且护士完全有资格监测他们的健康，即使没有什么异常让他们担心（Mahomed，St. John & Patterson，2012）。一位患者说："护士真的用心在听你说话，这很重要……她给我带来了美好的时光。"（Mahomed et al.，p. 2544）

沟通技能培养：应对身份威胁

以下是一些针对所爱的人和专业医护人员的沟通策略，这些策略源于意识到健康危机可能会对身份构成挑战。

● 倾听。人们运用叙事来传达、建立和协商其身份。倾听往往是你能做的最有价值的事。

● 透过表面把握深层次问题。那些看起来乐观且"坦然面对"疾病的人可能隐藏了更深刻的感受或怀有不切实际的期望。

● 期待不同的反应。有时人们决心"战胜"疾病，就好像它是敌人一样。其他时候，他们可能会觉得其处境有失体面或不公平。他们也可能因为情况没有变得更糟而感到宽慰，也可能只是知道发生了什么而心情不错。

● 尊重多种观点的重要性。当物理治疗目标与身份目标不一致时（这是常见情况），要有差异地进行坦率的、协作性的沟通。尊重多种观点，非常重要。

● 注意措辞。幸存者不同于受害者，诸如此类。还要注意其他人的措辞。这些都可能会为谈话提供机会，例如，"自从事故发生以来，你称自己为'瘸子'。你觉得人们是这样对待你的吗？"

本节开头介绍了斯蒂芬·萨顿的故事，他最终说，其目标是向人们展示"生活中出现问题但又不被问题所定义的感觉"（Sutton，2014）。并非所有患者都会经历每个阶段或在每个阶段花费相同的时间。但是，卡麦兹（Charmaz）的模型表明，当疾病或伤害威胁到他们通常表现出来的"自我"时，人们会积极努力地管理自己的身份。

在接下来的两节，我们将探讨有助于影响患者满意度和医患彼此合作的因素。

满意度

一名致力于赋权患者的医生，面对一位移民患者让他简单地告诉她该怎么做时，这位医生的最初反应是不知所措，即便他已经列出了各种治疗方案的利与弊。然后医生想到了解决方案：他对病人说，"让我来告诉你我对我妈妈的建议……在美国，我们不会强迫你做任何事。所以现在你必须适应，我们不会强迫你做事的事实"。

由罗明成（Ming-Cheng Miriam Lo，2010，p. 491）描述的这次医学交流反映了一种融合观点，其中两个参与者都感到满意。这一观点强调沟通是令人满意的互动的核心，利益得失也很高。相比于其他人，满意的患者对医护人员的信任度更高，更愿意参与后续护理并遵循治疗建议（Fico & Lagoe，2018）。患者满意度通常是医疗质量良好的反映。在患者高度满意的医院，康复结果更好，住院时间更短（Tsai，Orav & Jha，2015）。这有益于其中的每个参与者，也有益于医疗预算。

患者满意度与医护人员的沟通策略关系更紧密，而非其专业技能（Tarrant，Windridge，Boulton，Baker & Freeman，2003）。这可能是因为难以对医护人员的专业技能做出高下判断，也可能是因为人们倾向于认为医护人员在专业技能方面是胜任的。这也能反映出沟通技巧对诊断和治疗的重要性。

首先，让我们介绍在沟通方面不应该做的。被低估或被忽视的感觉尤其令患者不快。以下沟通方式往往会给人留下糟糕的印象。

• 缺乏解释。人们经历了漫长的等待和太多繁文缛节而不知道原因时，会感到沮丧（Bleustein，Valaitis & Jones，2010；Fenton，Jerant，Bertakis & Franks，2012）。一个道歉或解释可以大大缓解这种沮丧感。

• 粗鲁的、不礼貌的或不尊重人的交流。患者表示，当医护人员忽视自我介绍，或者当医护人员忽视他们，似乎对他们的所言不感兴趣，或者医护人员居高临下地对他们说话时，他们会感到不满。有些患者不愿意被直呼其名（Milika & Trorey，2008）。

• 侵犯隐私。接受调查的患者说，当工作人员要求他们向他人暴露身体或不小心允许其他人阅读或窃听其隐私信息时，他们会有受辱感。内科医生约翰·埃格顿（John Egerton，2007）规定其前台工作人员："避免在同一句话中提及患者的姓名和诊断结论。"（Milika & Trorey，2008，para. 6）例如，永远不要说"约翰·史密斯（John Smith）又患了前列腺炎"或"海伦·威尔（Helen Will）患有头虱"（Milika & Trorey，2008，para. 6.）。当然，医护人员必须讨论患者及其病情时，应在私下讨论。

• 感到仓促和困惑。当专业人员使用他们无法理解的词语，还有医护人员看起来特别匆忙的时候，病人会很生气。这两者往往如影随形。一位接受采访的医学专家说，她着急时倾向于使用医学术语来节省时间，即使她知道患者不会理解这些词语（Dahm，2012，p. 684）。在同一项研究中，患者表示，他们意识到了时间的紧迫性，往往对疑问缄默不言。一位患者指出："等待的人有一长列……这个时候实在难以启齿去问医生'哦，这是什么意思？'"（Dahm，2012，p. 685）讽刺的是，由此产生的误解所花费的时间，可能比医护人员给出清晰的解释所需时间更多。

从好的一面看，以下沟通方法可以提高患者满意度。

• 表达同理心。在病人眼里，最美好的感觉就是得到了他人的倾听和尊重。病人希望知道他们可以畅所欲言，如果他们仍有困惑继续询问的话，医生也不会反对他们（Jadad & Rizo，2003）。

• 告知病况信息。病人很感激医生让他们及时、充分地了解病情和治疗方案（Jangland，Gunningberg & Carlsson，2009）。有些人还说，如果医生更详细地介绍各种方案的费用，他们的感激之情将更上一层（Brick，Scherr & Ubel，2019）。

• 具有掌控感。尽管人们乐意医生给出建议，但只有约20%的患者愿意在自己不知情的情况，由医护人员直接做出决定（Deloitte，2008）。无论是日常生活还是重大治疗方案的决定，都是如此。一位接受采访的住院患者说，护士给他洗澡时，会先将他自己无法够得着的地方洗干净，然后问他："其余地方你自己洗，可以吗？"他对此表示赞赏。（转引自 Milika & Trorey，2008，p. 2713）。

在对患者做过访谈之后，亚历杭德罗·贾达和卡洛斯·里佐（Alejandro Jadad & Carlos Rizo，2003）总结道："在大多数情况下，不需要高难度的技术、额外的时间或增加费用来满足患者'所想的'。一个自信的患者和一个自信且愿意倾听的医疗服务提供者，就足够了。"（Alejandro Jadad & Carlos Rizo，2003，para. 6）关于判断健康护理经验所涉及的伦理考量，请参阅插文框 4.2。

插文框4.2　伦理考量

满意度能反映医护品质吗?

肿瘤科护士特蕾莎·布朗 (Theresa Brown, 2012) 在《纽约时报》上的一篇社论中提出,关注病人满意度可能会降低医疗服务的质量。她的担心有两重:其一,卫生专业人员可能会削减给病人带来痛苦但却是必要的程序;其二,医护人员可能将精力过度投入在令病人愉悦却无助于改善健康结果的设施上。布朗说:"以提供积极体验的能力来评估医院护理,很容易给系统带来压力,进而出现舍本逐末的情形:医护人员去做不该做的事情,牺牲了本应做的事情。" (Theresa Brown, 2012, para. 11)

你怎么看?

1. 如果医疗服务是令人愉快的,你是否更有可能给予其更高的评价?为什么是或为什么不?

2. 根据健康结果或根据病人满意度来评价医疗中心,哪一个更有效?为什么?

3. 有些人认为基于健康结果的评级,会让接受高风险和临终病例的保健中心和专业人士利益受损,你的观点是?

4. 在你看来,什么是评价医疗保健服务效果的最佳方式?

合作与同意

2008 年某一日,老虎伍兹 (Tiger Woods) 一瘸一拐地爬上了多利松 (Torrey Pines) 高尔夫球场的山坡。在经历了一场包括 91 洞的艰苦的季后赛后,他最终以领先竞争对手一杆的优势完成了最后一击。伍兹赢得了比赛让球迷们激动不已,但也让其医生感到困惑,因为他们曾因伍兹膝盖受伤而劝他不要参加比赛。

在这方面,老虎伍兹与我们大多数人无甚差异。虽然我们不太可能当面质疑医生的建议,但只有大约 50% 的人完全或大部分时间谨遵医嘱 (Hall,

Tangka, Sabatino, Thompson, Graubard & Breen, 2018；Neiman et al. , 2017）。

正如迈克尔·伯贡和朱迪·伯贡（Michael Burgoon & Judee Burgoon, 1990）观察到的，鉴于我们是付费获得的建议，所以我们可能会从中受益，更何况常人往往对医学专家的专业能力抱持崇敬态度，但事实是，人们并没有非常严格地遵循医疗建议，这一点颇有奇怪之处。在下一节，我们探讨了一些我们可能无法遵循医嘱的原因。随后，我们探索了医疗专业人员在治疗结果和知情同意政策方面面临的利害关系（更多相关职业的资源见插文框 4.3）。

插文框 4.3 职业机会

患者支持者

病例管理人员

患者代言人

患者医护协调人或顾问

患者引导员

社会工作者

职业资源和职位列表

患者权益基金会：www. patientadvocate. org

全国患者权益保护基金会：www. npaf. org

患者引导员外联服务和慢性病预防示范计划：http：//bhpr. hrsa. gov/nursing/grants/ patientnavigator. html

全国社会工作者协会：www. socialworkers. org

社会工作教育委员会：www. cswe. org

美国病例管理协会：www. cmsa. org

全国人类服务组织：www. nationalhumanservices. org

美国劳工统计局《职业展望手册》：www. bls. gov/ooh

不合作的种种原因

患者不听从医生的建议，并不一定意味着他们对自己的健康漠不关心，也未必意味着他们懒惰。一些更合理的担忧可能会影响他们的决定。

首先，医疗建议本身可能无法执行或不切实际。患者可能买不起处方药或可能无法执行所建议的常规程序。例如，错过透析治疗的人经常反映说没有人可以开车带他们往返诊疗（Gordon，Leon & Sehgal，2003）。同样，低收入患者在暴露于"可避免的"健康威胁方面可能别无选择。正吉莱斯皮（Gillespie，2001）所描述的那样：

> 低收入家庭居住在充满灰尘和木质老旧房屋中。他们呼吸着永不停工的工厂生产的废气；呼吸着在城镇和郊区通勤的成功人士汽车排放的尾气。由于经常情绪低落，他们吸烟的概率更高，饮食不健康亦是常态。许多人席地而卧，他们明知此举引发的哮喘可能会夺去生命，更忌惮窗户射进来的流弹会令自己过早毙命。（Gillespie，2001，p. 114）

在其他情况下，他人推荐的养生法闻所未闻，要想将其融入于生活方式，难度每每使其望而却步。例如，饮食中完全去除红肉食品，简直不可思议。或者，就像老虎伍兹一样，人们可能会觉得有些目标和义务太重要而不能错过，即使这意味着要冒着个人生病或受伤的危险。

其次，人们可能不同意健康专业人员的评估或治疗建议。研究表明，如果人们在就诊时没有吐露出自己的担忧，他们很可能不相信诊断结论并忽视医疗建议（Zhong，Nie，Xie & Liu，2019）。人们往往会拒斥威胁到其自我形象的诊断，例如可能很难承认患有肥胖、听力损失、抑郁症、性传播感染等疾病。

再次，如果人们认为实行的治疗无效果或症状已经消失，他们可能会过早地停止医疗程序（Hamdidouche et al.，2017）。例如，很难使人们持续治疗高血压等疾病，因为他们不能直接感觉到药物的积极作用。

最后，出现令患者不愉快的副作用（Emilsson，Gustafsson，Ohnstrom & Marteinsdottir，2017），他们可能会停止服药；再则是患者不认为药物治疗有帮助（Makarem，Smith，Mudambi & Hunt，2014）。若是这种情况，他们可能会尝试其他方法，或干脆认为治疗比疾病本身更糟糕。

　　医护人员在提供医疗建议时，如果不鼓励患者表达其担忧和保留意见，不遵守医嘱现象就会加剧。有证据表明，许多人离开医生办公室后，知道自己不能遵循或不会遵循医嘱，但他们不愿意坦诚相告。当治疗结果不是最佳时，那些认为患者无论情况如何都应该听从医嘱的医生可能会气馁。而且，如果人们与医护人员交谈时感到不舒服，他们以后不太可能承认其没有听从医嘱。

医护提供者的投入

　　人们可能会想当然地认为，如果患者不听从医嘱只能说其咎由自取。但是健康专业人士也难逃诘责。患者与医护人员缺乏合作通常会导致有害的健康后果。不遵医嘱与糖尿病治疗失败（Mizobe & Fukuda，2016）、心力衰竭住院人数增加（Gilotra et al.，2017）以及哮喘相关并发症和死亡（Papi et al.，2018）有关，这只是其中的几个例子。这些问题的出现，责任不只是在病人一侧。

　　过度的治疗失败可能会损害医护人员的职业生涯。由于按人头收费和报销限制，医疗保健机构在病人身上投入资金后，病人的状况却没有达到预期的改善。因此，如果医生的治疗结果低于平均水平，医院可能拒绝给予他们特权，医疗集团可能以同样的理由拒绝雇佣他们。健康专业人士在患者中的声誉也可能受到影响。内科医生韦斯利·苏盖（Wesley Sugai）表示，他不会治疗那些长期无视医嘱却不作解释的患者：

> 　　作为一名农村唯一儿科医生，我既没有时间也没有意愿试图说服父母接受儿童免疫接种、专家随访或药物治疗的重要性……我告诉那些为人父母者，我只能信任他们执行治疗计划，就像他们必须信任我开出的是正确的治疗方案。如果我们彼此不信任对方，那么医患关系就不存在了，我们只能分道扬镳。（Sugai，2008，p. 14）

　　苏盖说，他确实和一些病人合作过，这些病人会主动提前告知，哪些影响其健康的习惯想继续保留，不受限制。总而言之，对于医患双方来说很重要的一点是，患者如果自己不愿意听从治疗建议或不同意治疗方案，直抒胸臆反而更好，同时与医护人员协商更合乎自己意愿的医疗方案。

公共卫生也处于风险当中。良好的沟通和健康的行为可以避免流行病，降低可避免的疾病和伤害的发生率。在美国，每年可预防的住院费用约为 250 亿美元，几乎占总医疗费用的 10%（United Health Foundation，2015）。分析师比尔・克莱门茨 1996 年直言："别犯错了：沟通不畅会让你损失金钱。"（Bill Clements，1996，para. 3）

鉴于这些因素，健康专业人士何以能赢得患者较大程度的合作？一些医疗机构正在实施在每次诊疗期间保持与患者的联系，并且视患者为医疗方案的决策伙伴。正如下一节所述，随着时间的流逝，关于患者在医疗决策中的作用的公共政策已经发生了变化。

知情同意

几个世纪以来，医生认为明智的做法是只告诉患者可以理解的（在医生看来），没有什么可以阻止病人遵循医疗建议（第三章）。例如，如果医生判断一种药物的潜在优势超过其可能的副作用，医生可能不会告诉患者副作用，因为担心患者不服用该药物（J. Katz，1995）。同样地，尽管医生一直被要求在给病人做手术之前要得到病人许可，但他们并没有被要求告诉病人手术的风险。

大多数情况下，医生大体根据自己的最佳判断行事。但是，在某些情况下，患者会在不知情的情况下遭受风险，甚至遭受致命的医学实验和剥削（exploitation）。某些种族和族裔群体的成员以及经济上贫困的社会群体处于特别危险的境地。例子之一是在亚拉巴马州进行的塔斯克吉梅毒研究（Tuskegee Syphilis Study）（请见插文框 4.4）。另一个著名案件涉及亨利埃塔・拉克斯（Henrietta Lacks），她是非裔美国人，是五个孩子的母亲，1951 年死于宫颈癌。她的家人解释说："那天并不是亨利埃塔・拉克斯（Henrietta Lacks）彻底香消玉殒了。"（"The Lacks Family，" 2012，para. 1）拉克斯的癌细胞在实验室环境中具有前所未有的生存和繁殖能力。未经拉克斯同意，医学研究人员保留了她的一些细胞，进行了复制和克隆，与世界各地的同事共享。迄今为止，科学家已经培养了 5000 万吨的拉克斯细胞（代号 HeLa），并将其用作历史上一些最具变革性的医学突破的基础，包括脊髓灰质炎疫苗和癌症、疱疹、白血病、帕金森病、艾滋病等治疗方法（Margonelli，2010；Silver，2013）。拉克斯一家20多年来一直未被告知拉克斯细胞的使用情况，他们从未从出售她的有机材料中获得任何收益（价值数千万美元，而且还在不断增长）。结果是，这个家庭仍然无法"负担得起由母亲细胞所带来的医疗进步"（Henrietta Lacks Foundation，2015，para. 3）。

公众对塔斯基吉梅毒研究及类似研究的愤慨导致美国政府通过了知情同意的法律。知情同意意味着必须（1）让患者充分了解已知的治疗风险、益处和选择；（2）患者被视为有能力理解此类信息并作出负责任的判断；（3）患者意识到他们可以随时拒绝参与治疗或停止治疗（Ashley & O'Rourke，1997）。当患者是孩子或由于其他原因无法做出决定时，可以允许关系亲密的家人代表他们表示同意。

知情同意要求旨在让患者获得足够的信息，以便他们能够对自己的治疗方案做出明智的判断。一些理论家认为，医疗保健应更进一步，让患者参与治疗决策。早在1973年，医学分析师哈罗德·沃克（Harold Walker）曾预言，医生会变得不那么专制，而是更有说服力。这种区别很微妙但非常重要。从权威主义的角度来看，病人应该遵守医生的命令。然而从说服力的角度来看，患者在决策中发挥了积极的作用。他们在医治过程中以知情的、有影响力的参与者身份进行合作。

如果人们以患者身份参与决策，则有可能克服，也可能顾及许多阻碍其遵循医疗建议的因素。健康专业人士如果了解患者的经济负担和身体限制、文化层面的疑虑（cultural reservations）、拒绝或感到气馁的原因，就能更好地与其协商可接受的选项。至少，患者和医护人员可以清晰地确定每个人的意愿。相比于医护双方不言自明存在着的分歧，这不至于让人觉得太沮丧。

知情同意是赋权患者的胜利。但是，即使人们努力去践行，有时条款也难以应用。例如，简单的手术可能会导致一长串并发症（尽管许多并发症出现的可能性极低）。列出所有可能的并发症结果既不切实际也是不可能的。然而，尽管出现的概率很低但手术后的确出现了，事先医护人员未告知病人，则医生可能会被指控疏忽。语言差异也会带来挑战。有时人们很难理解医学和法律术语。在焦点小组中，在美国面临读写问题的讲西班牙语的人表示，译成西班牙语的知情同意书和隐私表格特别啰唆、冗长，他们对一些附属细则抱有疑虑，他们觉得自己是在没有完全读懂表格或与家人讨论的情况下就草草地同意了（Cortés，Drainoni，Henault & Paasche-Orlow，2010）（我们将在第六章中更详细地讨论健康素养面临的挑战）。

从好的方面来看，如果有医疗程序的多媒体演示，通常可以在知情同意书签署之前增进患者的理解。梅丽莎·温泽尔（Melissa Wanzer）及其同事邀请了经推荐进行内窥镜检查的孩子的父母和监护人，观看四分钟视频介绍医治程序以及有关知情同意的互动演示，观看者可以自选视频的解说语言，此外还有一个对错测试的小测验，他们可以按照自己的节奏进行任意次数的测试。与那些只看医生的知情同意书的父母和监护人相比，观看多媒体演示的人对手术程序了解更多，显著降低了他们对于手术程序的焦虑程度，对孩子得到的医护措施满意度也更高（Wanzer et al.，2010）。

由于很难清楚界定病情的完全披露标准，法院一直不愿让医生对违反知情同意的行为负责，除非是在责任明确的案例中。了解有关知情同意的伦理影响，请参见观点插文框4.4。

插文框4.4 伦理考量

患者知情同意权

在1932年开始的臭名昭著的塔斯基吉梅毒研究期间，在完全不知情的情况下，大约有600名非裔美国人参与了一项医学实验。他们是亚拉巴马州梅肯县公共卫生服务中心的患者，该实验是由美国政府通过亚拉巴马州的塔斯基吉研究所进行的。

尽管医学研究人员知道其中399名男性患有梅毒，但并未告知这些患者。医生轻描淡写地告诉所有人，他们患有"坏血病"并为其提供药品、食物和丧葬费用。但是给予这些患者的药物根本不是真正的药物，只是一种无害亦无效的安慰剂。

该研究旨在帮助医学研究人员更多地了解梅毒对非洲裔美国人的影响。梅毒是一种性传播疾病，会影响骨骼、肝脏、心脏和中枢神经系统。在梅毒晚期阶段，可能导致开放性溃疡、心脏损伤、肿瘤、失明、精神疾病和死亡。研究开始时尚无有效的梅毒治疗方法。到 1940 年，医疗人员认为青霉素可以有效地治疗甚至治愈这种疾病。

塔斯基吉实验中的梅毒患者没有得到青霉素治疗。相反，研究人员继续观察疾病的恶化，直到 40 年后的 1972 年这项实验才被取消。

当塔斯基吉研究的细节公开时，人们发出了愤怒的抗议声。一些人将其比作第二次世界大战期间纳粹对犹太囚犯进行的医学实验。法院最终命令联邦政府为这些人及其家人所遭受的伤害和侮辱支付总计 1000 万美元赔偿金。实验结束 25 年后，比尔·克林顿总统为政府的行为公开道歉。

现在，在对患者进行医疗（实验或其他方式）治疗之前，必须充分告知患者，征得他们同意，他们也知道可以随时停止治疗。人们希望知情同意可以防止类似塔斯基吉梅毒研究那样的暴行。但知情同意有时很难实施。裘哈尔描述了在某些情况下知情同意面临的伦理挑战：

> 今天，我一直在努力解决的一个问题是，如何在患者的自主权和医生尽最大努力为病人服务的义务之间取得平衡。作为一名医生，你什么时候会让患者做出错误的决定：如果出现这种情况，你什么时候会划清界限？如果一个决定会让你的病人付出生命代价呢？你怎样才能让他改变主意？同时，这也是他的生活。你是谁，凭什么告诉他该怎么生活？（Jauhar，2008，p. 233）

裘哈尔（Jauhar，2008）描述了一个特别棘手的病例，当时一名住院患者史密斯（Smith）先生开始咳血且呼吸困难。他的病情迅速恶化，医生们深知必须迅速采取措施挽救他的生命。他们寄希望于为史密斯插入一根临时呼吸管，但他坚决地拒绝了。在他看来，插管比死亡更可怕。史密斯先生的恐惧似乎是非理性的，但是他能够有条理地与医生沟通——因此他能够明确地接受（或拒绝）知情同意。裘哈尔作为负责史密斯先生救治工作的医生面临两难境地。他可以尊重患者意愿并允许其死亡，也可以不顾病人的意见，强行插入呼吸管。你会怎么做？

裘哈尔选择插入呼吸管，尽管工作人员不得不控制史密斯的身体才能完成插管。在手术过程中，裘哈尔担心患者会因为未尊重其意愿而怨恨他。"'如果你能挺过来'，我低声对史密斯先生说，'希望你能原谅我'"（Jauhar，2008，pp.236-237）。两周后，在史密斯先生快要康复时，裘哈尔来到他的病房告诉史密斯，他要为这个决定负责。患者沉思了一会儿终于说道："我经历了很多事情。插管两周后我的声音仍然嘶哑……但是谢谢你。"（p.237）这是一个极端病例，但恰也说明了知情同意所涉及的一些伦理困境。

你怎么看？

1. 你是否同意裘哈尔的决定？为什么同意或者为什么不同意？如果你是他，你会怎么做？

2. 有时，医学信息很难完全理解。我们应如何确定知情同意方是否得到了充分信息后而告知同意？

3. 有些人（例如那些患有绝症的人）愿意（甚至焦虑地）尝试未经检验的疗法。研究人员可能不知道预期会有什么结果，他们甚至可能会预测到负面结果。谁应该决定患者是否接受未经检验的疗法？在这些情况下应该使用公共资金吗？

4. 在医学研究中，欺骗病人（如给予安慰剂）以确保他们不仅仅是对暗示的力量做出反应，这是否有正当理由？如果可以，在什么条件下？

5. 有时，知道一个人是否患有传染性疾病（例如艾滋病）符合社会或医疗保健工作者的最大利益。如果患者不同意对该疾病进行检测，你认为是否应该允许在其不知情的情况进行该检测？（一小瓶血液可以在患者不知情的情况下用于各种测试）

6. 健康专业人士应基于什么理由（如果有的话）判断患者是否有能力做出生死攸关的紧急治疗的判断？

小　结

患者社会化

● 与公认的医护人员社会化的方式不同，人们主要通过生活经验和观察他人来学习如何成为患者。

●患者经常以犹豫不决和不自信的方式进行交流，因为他们不确定他人对自己的期望如何，也害怕显得粗鲁或无知。

生活世界的表达

●虽然医疗专业人员可能认为健康是一种生物学现象，可以通过身体临床表现来确定，但病人更可能根据疾病对日常活动的影响来解释疾病。

●生活世界的表达关注的是感受和事件。

健康和认同

●患者的沟通和自我辩护意愿受到多种因素的影响，包括疾病的性质、个性和沟通技巧。

●疾病会影响人们的认同。有证据表明，即使疾病改变了他们的行为模式，人们也会努力保持自己的身份。

病人满意度

●病人的满意度通常更多地取决于医护人员的倾听和同情心，而不是患者对其技术能力的看法。

●人们通常更喜欢那些看起来富有兴趣、关心和同情的医护人员。

●他们还喜欢有掌控感且受到有尊严的对待。

知情和同意

●人们对医疗建议的遵从程度低得令人吃惊，原因有很多，包括资金和资源有限、对诊断或治疗方案的不信任、认为疾病已经治愈，甚至认为治疗过程比疾病更糟糕。

●虽然患者可能有很好的理由不听从医疗建议，但结果可能对他们、对健康专业人士和公众来说是灾难性的。

●许多健康倡导者敦促患者要以明确的态度和专业人员协商切实可行的治疗方案。

●伦理原则和美国法律规定，患者应充分了解健康选择，可以自行决定他们将接受和不接受的治疗。

●知情同意法旨在保护人们免受类似塔斯克吉梅毒研究暴行的侵害，但有些病例属于灰色地带，很难确定何时患者无法冷静地做出明智的决策或因害怕不愿意做出选择。

术　　语

临时性个人身份（contingent personal identity）：身份管理的一个阶段，在这个阶段，重病患者承认其可能无法完成以前能做的一切，并开始面对身份改变的后果。

知情同意（informed consent）：要求（1）病人必须充分了解已知的治疗风险、益处和选择；（2）医护人员认为其有能力理解相关信息并做出负责任的判断；（3）病人知道他们可以拒绝参与或随时停止治疗。

具身经验管理意义（managing meanings of embodied experiences，缩写为MMEE）：该理论提出健康与存在（我们是谁）、行动（我们如何行为）、指向性变化（我们想成为什么人）多方面交织在一起。

个人身份（personal identity）：定义的是个体一组相对持久的特征。

恢复自我（restored self）：身份管理的一个阶段，患有严重疾病的人不如先前正常阶段那么乐观，但常常否认疾病改变了他们。

自我救赎（salvaged self）：身份管理的一个阶段，重病患者的身份发生了转变，将以前的自我形象与现在的限制结合起来。

社会身份（social identities）：与不同社会群体成员相关的特征，如"青少年""亚裔美国人"或"退休人员"。

超常身份（supernormal identity）：身份管理的一个阶段，在这个阶段中，患有严重疾病的人决心不让疾病阻止他们变得比以前更好。

第三种身份（tertiary identity）：一种自我意识，兼具个体治愈某种疾病以及对该疾病的态度（例如，乳腺癌幸存者）。

塔斯基吉梅毒研究（Tuskegee Syphilis Study）：一项臭名昭著的研究，非裔美国人在不知情的情况下参加了一项医学实验，实验人员让一些感染梅毒患者经历病情恶化的破坏性影响，甚至在发现梅毒的治疗方法之后也没有给予病人必要的治疗。

　　生活世界的表达（Voice of Lifeworld）：主要关注健康与疾病对于日常经验影响的一种交流方式（通常由病人进行）。

问题讨论

　　1. 写一段关于你或你认识的人经历过的就诊情况。你的描述主要反映的是生活世界的表达还是医疗人员的表达？何以如此？

　　2. 如果你是健康专业人士，患者认为你提出的治疗建议不太可能奏效，你是否想了解她的保留意见？为什么想或者为什么不想了解？患者表达异议的最佳方法是什么？

　　3. 设想一下这样一种场景，你所爱的人头一直剧痛，医生却无法找出病因。写下几种结合杰罗姆·格鲁普曼（Jerome Groopman，2007）给予患者的建议的沟通方式。

　　4. 回想一下你所经历过的最令人不满意的问诊经历。在一张纸上列出两栏，左侧栏内写下真实求诊经历。右侧栏内构想出令你满意的情况。你会改变左侧栏内什么内容？为什么？

　　5. 你是否曾经在医生建议的时间之前就停止服用处方药，有无服用过剂量不足的处方药？你是否有不健康的习惯，而你不愿意向医生承认？如果是这样，哪些因素影响你的决定？本章介绍的一些因素适用于你的情况吗？如果有，是哪些因素？

　　6. 想象一下，与你关系密切的某人被诊断出患有糖尿病，不仅必须从根本上改变其饮食习惯，每天还要注射胰岛素。这将如何影响他的个人身份？他的第三种身份是？如果他认为这是对他的身份严重威胁，他将经历卡麦兹（Charmaz，1987）提出的身份管理模型的哪些阶段？

第五章

医护人员视角

医疗保健主管弗雷德·李（Fred Lee）记得，某个护士的一番话语，让人片刻如坠地狱，片刻又让人如入天堂。他的母亲刚在一次车祸中受了重伤。李伫立在母亲床边，他担心重症监护小组可能会禁止他留在那里。相反，护士微笑着说："哎呀，天哪，看看你的抚触对你妈妈生命体征带来的积极影响。太奇妙了。我们需要你一直在这儿！"（Lee，2004，pp. 61 – 62）

这个故事说明了现代医学的诸多面向。医疗保健是挽救生命的技术、制度规则和指导方针的结合，最好是对同情、爱心和触摸所起作用的深刻理解。该案例还指出了交流的强大作用。李思索道："她（护士）能想出一个更合适的时机说这番话吗？她仿佛读懂了我的心思，一句亲切的评论让我觉得自己是受欢迎、被需要的，是治疗团队不可或缺的。"（p. 62）

李的经历使我想到了医护人员每天面对人类生命所拥有的一些特权以及面临的种种挑战。健康专业人士（无论是技术人员、理疗师、牙医、药剂师、医生，还是我们将在本章中讨论的其他专业人员），在与需要他们帮助的人交流时会遭遇许多相同的挑战，也会收获类似的回报（有关病人医护的职业选择请见插文框 5.1）。

插文框 5.1 职业机会

健康服务提供方

牙医、卫生员和助理

到 2028 年，牙科保健员和牙科助理的工作职位数量预计增加 11%（远高于平均水平）。预计牙医的需求增加 7%（高于平均水平）。

内科医生和骨科医生

内科医生、骨科医生和外科医生的就业预计增长 7%。低收入社区的需求尤其高。

急救人员

急诊医疗技术人员和医护人员的就业前景良好，预计到 2028 年需求增长 7%。

中层医护提供者

对医师助理和执业护士的需求尤其高，预计增长 26%。

心理健康专家

心理学家预计需求将增长 12%；社会工作者的需求预计增加 11%，滥用药物、行为障碍和精神健康顾问需求将增加 29%。

护士

预计注册护士（Rgistered nurses，缩写为 RNs）的职位将增长为 12%，这反映了预防、慢性病护理和老年患者的需求。注册护士要拥有护理学的副学士学位或学士学位，并获得州许可。持证执业护士（licensed practial nurses，缩写为 LPN）和持照职业护士（licensed vocational nurses，缩写为 LVN）的需求将增加 11%，他们通常在高中毕业后完成一年左右的专门培训。

身体康复专家

理疗、康乐、工伤康复、呼吸系统和语言治疗职位预计将增加 18%—27%。这些领域的助理和助手的职位将增加 26%。

体育健身和饮食专家

营养师和营养学家的工作岗位预计将增长至少 10%，运动教练和按摩治疗师将分别增长 19% 和 22%。

药剂师和药方技术员

预计药剂师的工作岗位将稳定在目前的水平，药方技术员的工作岗位将增加约 7%。

技术人员和技术专家

预计医疗记录和健康信息技术人员、精神科技术人员、外科技术人员、放射技术人员和临床实验室技术人员的就业增长在 9%—12%。

资料来源：美国劳工统计局（2019）医疗保健职业。华盛顿特区：作者，检索自：https：//www.bls.gov/ooh/healthcare/ home.htm。

在本章，我们将从不同专业医护人员的角度来研究医疗保健。我们从零起步，遵循医护人员的培训道路，比如他们是如何通过遴选、接受教育和社会化，通过最初的临床实践，最终得以踏入专业领域。在此过程中，我们关注沟通方式受到时间、成熟度、正念、信心和满意度的影响情况。然后，我们聚焦三个问题：压力和倦怠、医疗错误和专业团队合作。

医护服务提供者的职业准备

这是我在医学培训中经历的令人焦虑的时刻之一——我第一次真正地接待病人面诊。我曾经面诊过模拟的病人，还多次演练过需要问的问题和有必要做的体检。我曾为此进行过多次训练，但这次与之前都不一样，这次面对的是真正的病人。我走进检查室时，一位 65 岁的越战老兵回头看了我一眼。他会信任我吗？会让一个 23 岁的医科学生为他进行诊断和治疗吗？我能不辜负期望吗？

医生菲萨约·奥斯泰卢（Fisayo Ositelu, 2015）的这些思考唤起了学习成为一名专业医护人员的希望和不确定性。我们将在本节考察教育经历如何影响卫生专业人员的沟通方式。

历史回顾

要了解医护人员的教育体系，我们有必要先回顾一下历史。1900 年以前的美国，大多数医学院是作为私营企业经营的，以利润为导向，而非提供高质量的教育（Cassedy, 1991）。

20 世纪 90 年代初，情况发生了变化，当时改革者呼吁医护人员的教育应更严格地关注于生物学和其他科学，以及更多与患者接触的实践经验。由于无法达到改革标准，美国近三分之二的医学院被关闭了（Twaddle & Hessler, 1987）。大部分仍然运营的学校都被并入大学，课程开始侧重于关注疾病的器质性方面以及临床和实验室经验。

20 世纪初，以大学为基础的护理学校也开始广泛存在。在此之前，护士（主要是女性）只能在家里照顾亲人，或在工作中学习，并未受过多少正式培训（Judd & Sitzman, 2014）。专业知识为她们成为患者护理工作中更积极的合作伙伴铺平了道路。

医学院和护士学校特别重视的关键因素是科学能力，这一因素在其他护理教育项目中也得到了不同程度的重视。很少有人质疑这一做法的价值，但许多批评者认为，医学课程中对沟通技能，比如倾听、透露坏消息（Zakrzewski, Ho & Braga-Mele, 2008）、共同决策（D'Agostino et al., 2017; Rodriguez et al., 2008），以及文化敏感性（Joo, Jimenez, Xu & Park, 2019），未给予足够的重视。

沟通的作用

医学研究生教育认证委员会（ACGME, 2015, p. 20）的发言人说："有效的沟通技能是优质护理病人的核心，对建立关系、领导力和团队合作举足轻重。"你在第四章了解到，沟通技能对于建立信任、共享信息、诊断问题以及与患者合作进行预防和治疗至关重要。你还将在本章中知晓，沟通的重要性还有其他原因。相比于其他人员，对自己的沟通技能缺乏信心的健康专业人员更有可能遭遇挫折，产生职业倦怠甚至被起诉，被迫离开这个行业（Boodman，1997；Brett，Branstetter & Wagner，2014；Tourangeau & Cranley，2005）。

沟通未必能创造奇迹，却能带来实质性的改变。当医护人员参加沟通培训时，患者的满意度往往会上升，因为那些参加培训的人能够提供更清晰的信息，表现出更多的同理心，还能比其他人更多地关注患者的生活行为方式（Allenbaugh，Corbelli，Rack，Rubio & Spagnoletti，2019；Haskard et al.，2008；H. Wang et al.，2018）。同样，经过培训，医护人员对自己能与病人有效互动，通常信心更强，即使与患者的对话过程充满困难（Jin et al.，2019）。由于这些因素，有效的沟通可以帮助降低成本，提高患者满意度，减少错误和误解（Epstein，Fiscella，Lesser & Stange，2010）。

在本节的最后，我们将探讨比过去几年更强调沟通的课程改革和教学技巧。不过，我们首先考察的是专业医护人员成长道路上经历的社会化过程。

社会化

在牙科学院求学是何种体验？感觉就像驾驶战斗机，一般本科生则像骑自行车。每周我们不仅要面对诸多新材料，更要应对无数袭来的考试。每一步都不能掉队，否则出现滚雪球效应就太恐怖了。

——黄凯达（Kai Ta Huang 2017，para. 4）

要成为一名医护人员，必须经历刻苦求学的过程，与此同时还需经历社会化（socialization）的过程——学习如何在一个特定的共同体中举止得体。学校通常是人们开始学习专业医护人员言行举止的第一个地方。很少有其他行业的经历能如此广泛地影响并改变生活。强度、独特性和孤立性使高强度医护教育项目对于学习者的社会化效果特别突出。

医学表达

社会化对诸如医疗保健之类的专业共同体的影响是，成员一旦社会化，其期望和做法可能会与其他人大不相同。在第三章中，我们讨论了患者往往表达的是关乎生活世界的心声。相比之下，在美国，医护人员应该精通艾略特·米斯勒（Elliot Mishler，1984）所说的医学表达（Voice of Medicine）。作为传统生物医学的词汇，这种表达的特征在于精心控制的同情心，以及对准确性和权宜之策的关注。

医学表达旨在帮助人们。但是，它的一个局限性在于并非促进情感表达。相反，它主要关注医学术语和身体症状的细节。在大多数情况下，聚焦患者的身体表征而忽视其个性的情况屡见不鲜。无论听起来多么缺乏人情味，医学表达却符合健康专业人士对时间和情感的超乎寻常的要求，也符合社会对其坚忍客观和控制欲强的形象认知。

生活世界的表达和医学表达有时相辅相成。病人对疾病的看法可能与生物医学对症状和功能的关注相一致。在其他时候，这两种观点呈现出一些学者所说的二元论，即概念上不相容的思维或行为方式之间的紧张关系。医护人员可能会发现自己处于一种两难境地，即到底是关注病人的"故事"（例如，叙述的事实和生活的经历），还是他们的"数据"（例如，检测结果和生命体征）（Olufowote & Wang，2017，p. 679）。理想的情况是二者兼顾，这谈何容易。正如一位医学院的教育者告诉医学院的学生，"我们不'只是'希望你记录病史，我们希望你对他们患癌症的情况感到好奇"（p. 680）。

这种医学/生命世界的二元论有时被表述为医学的科学性和艺术性之间的差异。一些医护人员认为，同时尊重这两方面会产生令所有当事方最满意的结果。医生丹尼斯·科尔蒂斯（Denis Cortese）这样说：

> 作为艺术家，医生知道病人何时需要一抹暖心的微笑、一句宽慰之言或一个轻柔的拥抱。医生身上艺术家的一面让每一个病人感到受欢迎、舒适、安全、富有希望。他们看到了焦虑，并安慰新手妈妈说她的孩子发热没什么可担心的。他们知道什么时候专业技能不再有用武之地，同时帮助病人及其家属应对生命的最后时刻。艺术家的一面正是吸引我成为医生的原因。（转引自 Berry & Seltman，2008）

让我们暂别课堂情境，追溯一些进入临床实践期间影响社会化进程的一些因素。正如你将看到的，面对公众的这个阶段是赋予专业医护人员身份的重要一步。

隐性课程

社会化的成效部分得益于隐性课程（hidden curriculum）；也就是说，即使没有得到明确的教导，他们也会模仿专业人员的态度和做法。正如医学教授迈克尔·威尔克斯（Michael Wilkes）所说：

> 我们可以泛泛地强调要适当尊重不同文化、不同信仰和不同健康习惯，但是当学生们听到住院实习医生对患者关于疾病的错误观念嗤之以鼻，或者取笑患者的体貌特征时，这一课就构成了隐性的部分——这是医生"俱乐部"司空见惯的行为。（转引自 Lauer，2008，p. 50）

威尔克斯（Wilkes）等人警告说，在塑造新的专业人员时，往往行胜于言。学生们很可能会采用其导师的行为和思维方式。

隔离

高强度的医护教学项目通常涉及身体和经验上的隔离。长时间的接受培训意味着与家人和朋友相聚的时间减少。同时，学生体验的独特性会让他们觉得自己与众不同。

艾米丽·特兰斯（Emily Transue，2004）回忆起最初参与临床实践时的震惊。"此前我从未目睹死亡，但那天早上我醒来至午餐时间，便见证了一场生离死别。"她说："在医学院和寻常生活中，我并没有为那一刻做好准备……我感到非常痛苦和极度的孤独。"（Emily Transue，2004，p. 1）当她意识到自己被经历所改变时，特兰斯想知道她所爱之人是否还能与她产生共鸣。"他们能理解我刚刚的所言所行吗？我是否会因这段以及今后类似的经历与他们日益疏离？"（p. 1）。

与他人不同可能是一种特殊的感觉。这种感觉还会干扰人际关系和沟通，尤其是当人们仍在琢磨自己应该扮演什么角色的时候。

悬而未决的身份

在构建新身份的过程中，人们通常会有一段时间觉得身份不确定。正在接受培训的医护人员不再是外行，但也不是技能成熟的专业人员。

类似于军队，医疗保健通常遵循严格的等级制度，那些处于最底层的人会受到诸多方式提醒其地位低下。医疗实习生有时被称为"梯子上的尘埃"（Hirschmann，2008，p.59），也被称为"最先被踩踏、最先被责备、最后被感谢"的人（Jauhar，2008，p.201）。在加拿大的一项研究中，营养师的学生们描述了一种动态，在这种动态中，教师通过隐瞒信息和打击学生的士气，声称自己拥有优越的权力（MacLellan & Lordly，2008）。参与该研究中的一个学生说："有时候，我们感觉好像实习生，我们是最不被待见的，我有时会觉得自己的想法和意见被忽视了，得不到任何考虑。"（MacLellan & Lordly，2008，p.E87）

据大多数人报道，40%—60%的美国医学院学生说他们受到过虐待——通常表现为公开羞辱、种族主义或性别歧视言论（American Association of Medical Colleges，2018；Chung，Thang，Vermillion，Fried & Uijtdehaage，2018；Fried，Vermillion，Parker & Uijtdehaage，2012）。新手护士也面临许多类似的挑战。研究虐待模式的桑德拉·亨利及其同事（Sandra Henley，2018，para.8）写道，"'护士欺生'这一短语描述了资深护士欺凌新入职护士或实习护士"现象。

角色理论（Role theory）解释了这种行为，提出社会中的职位是由独特的权利、责任和特权定义的（Mead，1934）。通过维护其力量，训导者在传递这样的信息，即受训者还没有赢得真正从业者的特权和权利。通过公开测验来进一步提醒学生和实习生们所处的位置，地位较高的人员可以公开质疑他们作答的问题和做出的病情诊断；还可能要求他们做一些别人不愿意做的琐事。人们普遍认为，分配这些杂务主要是为了惩罚或羞辱新来者。

尽管学生承担着巨大的责任，但其经验弱于周围的专业人士。在这种情况下，学生通常没有什么时间掌握自己的方向。传统的临床战斗口号"观察一个，操作一个，教导一个"反映了人们期望受训者迅速从观察者变成参与者（Conrad，1988，p.326）。当人类的生命（包括自己的生命）受到威胁时，在工作中学习可能是一种可怕的经历。但逐渐地，即使他们在体制内仍被视为苦力，学生们也会开始认为自己与体制外的人不同，甚至比体制外的人具有优越性。

特权

在快速的节奏中边做边学是令人兴奋的。医学实习生有时会说，尽管他们渴望休息一天，但一到休息日，他们就会无所适从，甚至有被遗忘之感。当事情变得非常棘手时，特兰斯（Transue，2004）提醒自己："我此生中的任何一年所学所得，都不会如这一年中收获那么多。我可能永远都不会再有如此高强度的训练。我打算充分利用实习期。"（p.34）

能有幸接触到很少有人目睹的奇观也是一种令人兴奋的体验。佩里·克拉斯（Perri Klass，1987）回忆起解剖尸体的惊奇感，她在做"普通人从来不做"的事情（p.37）。克拉斯把这种感觉比作进入神职的开始。

通过这样或那样的方式，学生们不仅早早地承担起了责任，还获得了与职业地位相伴随的特权。有时，随着他们觉得自己更像专业人士而不是学生后，他们与病人之间的情感距离就会扩大，这是我们接下来要讨论的内容。

失去同理心

严格的临床经验可能导致社会化的黑暗面。面对压倒性的医护需求，学生们有时会把患者当作对立面，这并不奇怪。菲利普·赖利（Phillip Reilly，1987）记得他任住院实习医生期间已经筋疲力尽，这让他对一个濒临昏迷病人的需求感到不满："他是一个敌人，是阴谋剥夺我睡眠权利的一分子。如果他死了，我也许可以再睡一个小时。如果他活着，我将彻夜不眠。"（p.226）

医务人员有时会贬损患者，例如，叫他们"泡汤"（drain circlers）和"老白痴"（gomers）。第一个贬称指那些很快就会死去的患者。第二个则是"滚出我急诊室"英文首字母的缩写，通常是指康复机会很小并被视为浪费宝贵时间和空间的老年患者。

如果学生们被课程和导师说服，认为最好从身体角度理解疾病，那么他们就会感到剥夺患者的人格是可以接受的。专注于具体的、器质性的问题比关注患者的独特性更常见，也更不耗精劳神。

相比于医学生，护理和助产专业的学生的情况通常略好，没有那么失去同理心。分析人士推测，这是因为他们的培训通常与病人的关系更密切、更持久（Williams et al.，2014）。

启示

对于那些在专业上蛹化成蝶过程中所经历的种种，我们自然会感到敬畏和愤慨。医学表达的一个局限性是，没有为医护人员提供分享其情感或关注患者独特经历的工具。

沟通培训与整合方法

一些分析人士指出，医护教育培训将掀起新一轮的改革，更加强调以人为本的护理、团队合作和文化意识（Smith，2017）。以下一些案例，呈现了新兴项目和部分观点。

跨专业教育

跨专业教育越来越受欢迎（interprofessional education，缩写为 IPE），学生在两个或多个领域学习专业知识，如医学、药学、护理、物理治疗、社会工作、助产学等。其理念是，全面发展的从业人员将有能力更好地担任多种角色，解决复杂的健康需求，并与不同的同事合作（WHO，2013）。

在一个项目中，旨在成为运动训练师、护士和职业治疗师的学生，合作为一个遭受脊髓损伤的模拟病人提供护理。学生们想象自己在受伤现场（比如足球场）、乘坐救护车、急救过程中以及住院接受治疗时，全流程参与共同决策（Morrell et al.，2018）。学生们坦言，这段经历有助于他们深刻认识跨专业沟通和尊重的价值。

研究表明，在多学科团队协作中，IPE 毕业生通常比其他人发挥出更积极的作用，对具有不同背景的同事更加开放，也更加尊重（D. Morris & Matthews，2014）。他们在与病人交流时也往往更自信，具有更强的适应力（Defenbaugh & Chikotas，2015；Hagemeier，Hess，Hagen & Sorah，2014）。在本章最后，我们将更多地讨论跨专业团队合作的回报与面临的挑战。

基于问题的学习

另一种不断发展的方法是使用基于问题的学习（problem-based learning，缩写为 PBL），在这个过程中，学生将学以致用，而不是简单地记忆一些知识。例如，在展示一个病例后，学生们被要求分析病人的状况并确定与患者健康相关的因素。PBL 与药理学学生成绩表现和知识水平的提高呈正相关（Dube，Ghadlinge，Mungal，Saleem & Kulkarni，2014），也与卫生专业人员毕业后的能力呈正相关，特别是他们就复杂的健康问题进行沟通的能力方面（Li，Wang，Zhu，Zhu & Sun，2019）。

另一种 PBL 技术涉及与所谓的标准化病人的互动——这些人所扮演的患者接受过培训，具有真实的症状和情绪问题。这些互动通常会被摄像机录下来，以便学生稍后进行回看，教授和参与其中的模拟病人会给予其反馈。

聚焦身体与心灵的不可分离性

一些学院已经将个人和社会因素作为课程的一部分。美国波士顿的东北大学药学院实施了一项计划，该计划旨在让药学院学生学习营养和体重管理方面的课程，然后在一个星期内模拟他们向肥胖或糖尿病患者推荐的行为（Trujillo & Hardy，2009）。学生被要求在扣除医疗费用后，在有限的家庭预算中计算出可用于购买食物的部分，然后设计一份购物清单，推荐购买的食物。实行五个月后，学生们报告说，这种体验的效果仍然存在。他们对于饮食咨询更有信心，对体重有问题的人也更有同情心，尤其是那些试图以有限的经济手段购买健康食品的人。一位学生说："这个活动让我意识到，在建议改变生活方式之前，了解一个人的文化和收入水平是多么重要。"（Trujillo & Hardy，2009，p. 6）

哈佛医学院的一项计划要求学生参加为期三年的医患关系课程。该计划旨在培养"人文医生"，这类医生重视疾病的社会和心理方面，并在医治过程中体现出道德、热情和敏感性。该课程利用小组讨论帮助学生探索自己的感受和理念，并共同培养沟通技能。

加利福尼亚大学戴维斯分校的儿科住院医师接受培训的场所不只是医院和诊所。他们还作为社区的宣传者，与各个团体积极合作改善儿童的整体健康状况。开发该项目的加州大学内科医生理查德·潘（Richard Pan）说："医生对其病人负有更大的责任，而不仅仅是告诉他们怎样才能保持健康。""我们需要进入患者所在社区，并与社区、家庭开展合作。"（UC Davis Health，"Getting Doctors Out,"2002，para. 3）该项目获得了无数奖项，研究表明，医生在转入执业医疗实践后，他们往往会保持对社区的关注（Paterniti, Pan, Smith, Horan & West，2006）。

接下来，让我们从教育阶段转到专业实践阶段，研究影响医护人员沟通方式的其他因素。

系统层面对医护人员的影响

一旦加入健康专业人士行列，医护人员就会受到一系列因素的影响，包括组织规程和时间限制。这些因素既能使人成功，也能令人沮丧。从好的方面来看，大多数医护人员都说，他们的挫折感在与他人交流、知道自己正在发挥作用的难忘时刻得到了缓解。本章中的真实案例强调了健康专业人士对人们生活的影响。

让我们以一个实例对系统理论展开讨论。

组织文化

西雅图弗吉尼亚·梅森癌症中心的管理人员感到震惊无比。丰田公司的一位日籍教师给了他们一张医疗中心的地图，并请他们用蓝色纱线演示病人在该中心接受治疗期间通常会行经的路线。依照要求完成任务后，癌症中心的代表创造出的图形宛如一个网状迷宫，纱线在各个楼层来回穿梭、上下缠绕，图形清楚地表明，患者在得到工作人员治疗前，就已经不可思议地承受了情绪和身体的双重压力（Mars，2011）。

查尔斯·肯尼（Charles Kenny）著述的一本书披露在弗吉尼亚·梅森癌症中心的这一段故事，他观察到，当时该中心的医护人员惊恐不已，那时他们意识到"他们在夺走那些患者的生命。因为对于患者而言，时间绝对是最宝贵的东西，医疗中心却肆意地浪费了它"（转引自 Weinberg，2011，para. 6）。

系统理论让我们意识到组织程序（organizational processes）和组织文化（organizational culture）的存在，组织程序是指习惯性的或规定性的做事方式，组织文化是指对组织、其成员以及组织在更大环境中所处位置持有的基本信念和设想（Schein，1986）。只要这些行为和设想成为日常思维的一部分，它们就有助于一个组织的文化和组织内的人们建构社会身份。

熟悉的程序和结构通常具有想当然的特性，使人们对替代性方法视而不见。正如系统理论家彼得·森奇（Peter Senge，2006）所言，组织成员成为其自己创建的"系统囚徒"。在弗吉尼亚·梅森医院，没有人希望病人们在硕大无比的医院里奔波到精疲力竭,但他们可能也从未质疑过其设计却让患者不得不奔波。一旦意识到这个问题,他们认识到采取单一行动不足以解决根本问题。更有效的选择便是重新设计系统本身。

弗吉尼亚·梅森医院的工作人员正是这样做的。他们将大楼的周边改造成一条阳光明媚的小径,可以欣赏滨水景观,患者需要从一个区域搬到另一个区域时,可以按照合理的路线行进。他们还创建了一条中央走廊,医护人员可以轻松地从一个治疗室移至另一个治疗室,省却了患者的许多麻烦。这些改造以及其他优化措施使患者在医疗中心的平均停留时间降低了50%,甚至有可能取消候诊室。由于这些变化,弗吉尼亚·梅森医院在安全性和效率方面跃升至全美排名前1%,保险费减少了37%(Kenney,2010;Weinberg,2011)。弗吉尼亚·梅森医院的系统仍在不断优化,比以前更友好、更高效。现在,医护人员可以在更短的时间内治疗更多的患者,这不仅造福患者,也有益于医院的利润。该医院的团队成员表示,他们最大的满足是为患者做了正确的事,利润增加在其次。

尽管人们通常认为健康专业人士有权做决定,但实际上,他们受到其工作系统的多种限制。影响患者与医护人员沟通的诸多因素根源在系统层面而非个人层面。弗吉尼亚·梅森医院的案例证明了这一点,这也许可以带来一些启示:人们对系统不满意,他们也许可以改进系统。毕竟,正如森奇(Senge,2006)指出的那样,即使对系统进行很小的改造也可能产生强有力的影响。

接下来,我们考察的是影响医护人员沟通和满意度的一些系统级因素。

时间限制

沙龙·斯波尔丁(Sharon Spalding)酷爱跑步,也是一名自行车骑手。她觉得自己不太可能患上乳腺癌。她说:"我正处于人生的最佳状态,刚刚跑完马拉松比赛。"(Augusta Health,n. d.,para. 3)在确诊后几个月,化疗让斯波尔丁感到疲惫,但她仍然渴望体育锻炼。幸运的是,她的医护人员有时间了解她。

斯波尔丁的医护团队根据她的需求和生活方式,设计了一套治疗方案,方案还咨询了经过认证的癌症运动教练。这位教练帮助她制定了轻松的锻炼程序，在她病情最严重时可以缓解她的嗜睡，随着病情好转，她可以采取强度更大一些的锻炼方式，这样她可以像以前一样重新开始跑步和骑自行车。

在现实生活中，医护人员面临的一个关键因素是时间——需要时间去聆听，去有效地做出反应。如果时间紧迫，健康专业人士可能会显得急不可耐。人们很容易将这种不友善的行为归咎于医护人员，其实医护人员通常和患者一样不喜欢时间限制。与患者一样，医护人员有时间与患者建立信任并轻松地分享信息时，他们的满意度最高（Bell，Bringman，Bush & Phillips，2006；Kisa，Kawabata，Itou，Nishimoto & Maezawa，2011；Tellis-Nayak，2005）。

迫于时间限制的健康专业人士可能会将谈话局限在特定的身体指标上，也许是因为他们认为患者的朋友、家人、神职人员、顾问和其他人可以提供情感支持，但只有他们才有资格为患者诊断身体并开出治疗处方。医护人员还可能认为，加快节奏是避开那些希望了解更多信息之人的唯一选择。在一项研究中有护士解释说，虽然花时间陪个别病人是值得的，但这样做可能意味着花在其他病人身上的时间更少，也给同事留下了更多的工作（Chan，Jones & Wong，2013）。但是，急速忙活可能会适得其反，因为这常常导致本可以避免的后续探访、关系发展不佳、误解以及其他耗费时间的结果。

一种选择是充分利用每个级别的医护人员。例如，执业护士（NPs）和医师助理（PAs）等中级医护人员负责处理一些医疗办公室的日常事务和小问题，医生则将更多时间花在重病患者身上。患者通常对执业护士和医师助理感到满意，因为他们不如医生那么匆忙，并且除了生物医学问题外，他们还能关注患者的社会因素和个性化需求（Budzi，Lurie，Singh & Hooker，2010；Charl-ton，Dearing，Berry & Johnson，2008）。

研究人员兼心理学家杰弗里·鲁道夫（Jeffrey Rudolph，2008）针对如何在时间有限的情况下与患者建立联系，提出了以下沟通技巧。

• 开始要给病人留下深刻印象。热情打招呼，直视患者的目光，从一开始就激发信任。

• 不要打断患者，不要一心多用。要把全部注意力放在病人身上。

• 赋予患者权力。提供信息、网页链接、跟进电话以及其他鼓励患者在会诊期间以及后续的积极参与方法。

• 在询问患者是否还有其他问题或疑虑之前，不要结束访视。如果病人离开时不知道下一步该做什么，你实际上并没有节省时间。即使在患者下次就诊时，你会解决求诊者的一些疑虑，但是鼓励患者全面坦率披露心声最终要比对其要求和需求一无所知更有效。

我们已经探讨了影响医护人员的一些外部因素，现在让我们将重点转移到医护人员的情感健康上。

影响医护人员心理的因素

一位女病人曾试图刺伤护士。但是，当心理健康社会工作者佩布·乔哈尔（Peb Johal）遇到这位女士时，她"非常温柔"，不再处于她认为人们试图伤害她的妄想状态。乔哈尔赢得了该病患的信任，与其家人合作，并与护理团队的其他成员协作，敲定行之有效的药物。乔哈尔认为，社会工作"可能是一个充满挑战的艰难职业，但我相信它确实能够做出积极的改变"（Johal，2016，last paragraph）。

医疗保健在情感上是有益的，却也具有挑战性。医护人员负责帮助他人，可能会觉得很少有人关心他们。在本节，我们将讨论医护人员是如何受到情绪准备、正念、信心和满足感影响的。

情绪准备

患者不仅向健康专业人员寻求专业性建议，还寻求知识指点和病因解释。这么高的期望很难得到满足。但是，有时健康专业人员的日常生活经验要少于寻求指导的患者。正如韦斯顿和利普金所说，我们"可能知道精确的药物治疗，但在迫切需要咨询和支持的患者面前，我们两手空空、一言不发"（Weston & Lipkin，1989，p. 45）。

因此，医护人员可能会回避情绪化问题或言不由衷地说一些陈词滥调，比如"我相信一切都会好起来的"。患者可能会认为这不真诚，进而觉得他们的疑虑被忽视了。很少有患者意识到医护人员可能不知道如何应对。患者担心的问题数量之多、范围之广令人难以承受，医护人员可能觉得自己没有受过良好的培训，无法满足患者的情感需求。

一个复杂的因素是，我们都有情感热点。当触及其中一个痛处时，情绪反应可能会让护理人员和患者感到惊讶，尽管他们可能都不理解（Novack et al.，1997）。例如，医护人员可能会对患者感到不满、厌恶，或者认为患者充满性吸引力；医护人员可能变得保护欲过度，也可能希望与患者毫无关系。诺瓦克及其合著者指出（Novack et al.，1997），个人偏见是不可避免的，但是如果专业人士不花时间去承认和理解他们的感受，就很难正确地看待这些感受。我们将在本节结尾处介绍如何做到这一点。

正念

有个护理和助产士专业一年级的学生说，当负面情绪开始蔓延时，"我承认这一点，然后会说：哦，别这样，赶紧停止……同时试着保持积极的态度。我认为这一招对我帮助很大"（转引自 van der Riet, Rossiter, Kirby, Dluzewska & Harmon，2015，p. 46）。

学生在为期7周的培训中形成这种反应，以培养正念，正念是对自我和他人的意识以及对多样性的非评判性尊重（Epstein，1999）。

关于正念健康沟通效果的研究令人鼓舞。参与此前所述培训项目的护士报告说，他们学到的正念技巧帮助他们集中精力、控制压力、更好地入睡，能更充分地与他人相处（van der Riet et al.，2015）。同样地，那些参加小组互动以提高正念的医生，也体验到了一种更强的赋权感和参与感（West et al.，2014）。积极的影响是双向的。患者报告称他们对高度专注的健康专业人士满意度更高，并说与其他人相比，专心致志的医护人员似乎更愿意以患者为中心，更具有亲和力（Beach et al.，2013）。

玛利亚·迪恩和小理查德·斯特里特（Marleah Dean & Richard Street, Jr, 2014）提出了一个由三阶段组成的模型，可以指导健康专业人士关注处于困境中的人。

• 该模型包括，首先，用一句话来识别患者的感受，比如，"听起来你对所有的治疗方案感到不知所措"（Dean & Street, Table 1）。

• 第二阶段，通过积极倾听和鼓励处于困境的人描述其感受，与之共同探察诸种感受。

● 最后阶段，涉及治疗行动。在此阶段，相关人员合作确定最有帮助的行动方案。此阶段可能会问一些问题，例如，"我们将一起解决……"，"你是想……""我们是来帮助你的"（Dean & Street，Table 1）。

迪恩和斯特里特强调，这种模式不仅适用于专业人士与陷入困境中的人的交流，还可以促进人们对他人感受的真正理解和培养同情心。

自信

"为何我有权来这里？"这是一位心理学博士生在回忆自己第一次接访病人时的自问（Weir，2013，para. 3）。在扮演一个新角色时，有人觉得自己是个冒名顶替者是很自然的。健康专业人士说，他们有时会怀疑自己治愈和理解病人的能力，他们想知道是什么赋予了他们做决定以及了解他人最隐私秘密的权利。他们的信心可能会因错误而动摇，这是我们在本章后面讨论的话题。

在社会化过程中，护理人员逐渐变得自信和有控制能力，他们可能会以自保式的粗暴或傲慢来隐藏其自我怀疑。他们传达的信息是"不要靠得太近"，这不是因为他们不喜欢他人，而是因为他们不知所措，或者被他人的评价吓倒了。患者可能将这种行为误解为冷漠而拒人于千里之外。

随着患者越来越有见识和自信，医护人员的自我怀疑可能会成为一个不容忽视的问题。虽然人们一度认为患者无法了解自己病情的细节，但今天患者可能比其医护人员更了解特定的检测程序或最新研究。不能指望专业人员能立即知道每一种疾病的最新细节。尽管如此，当他们不尽力去了解每一种疾病的最新情况时，他们可能会感到处于防御态势，也会觉得自己准备不充分。

满意

大多数人似乎想当然地认为，医护人员的满意度要么是有保证的，要么是无关紧要的。但是，他们的不满与压力、倦怠和高员工流失率相关。由于这些原因，阿什莉·杜根（Ashley Duggan，2006）等学者敦促研究人员更多地关注医护人员的情绪健康。

当患者友好地、坦率地说出他们的需求时（J. Halbesleben，2006），当医护人员对他们的沟通技能充满信心时（McKinley & Perino，2013），当医护人员对自己所做的工作感到赞赏和自豪时，医护人员的满意度就会提高（Brett，

Branstetter & Wagner，2014）。健康专业人士对自主和尊重问题也相当敏感。例如，如果护士认为人们认可并尊重其努力并让他们参与决策，他们最有可能留在这个行业提供服务（Tourangeau & Cranley，2005）。

一种常见的挫折感事关医疗保健的非医疗方面。"管理手续的疲劳"一词描述的是医护人员对繁文缛节的文书工作、报销麻烦以及其他方面工作的不满，这些都会消耗其精力，分散他们本该用于医治病人的精力（"Frustrated by Bureaucracy，"2017；Olson 2017）。一种观点认为，如果医务人员看上去倦怠又匆匆忙忙，那可能更多是要应付官僚主义的要求，而非应对护理患者挑战的后果。在对 5000 名医生的调查中，近 9/10 的医生表示，他们与病人的关系是积极的，这是他们满意度的关键来源（Saley，2019）。

我们现在关注两个令医护人员痛苦的问题——压力和倦怠，以及一个有望改善这两个问题的对策：跨学科团队合作。

压力和倦怠

"人们认为倦怠意味着你工作不够努力，但我在这里郑重地讲，事实恰恰相反。"医生艾琳·魏斯曼说（n. d.，para. 4）。尽管她是同龄人中的佼佼者，也是医疗服务的积极倡导者，但魏斯曼还是觉得精疲力竭。她说："我觉得自己身处漆黑的山洞又丢失了手电筒，无法找到出路。"（para. 6）

魏斯曼（Weisman）并不是特例。精神病学家詹姆斯·吉尔（James Gill）断言，"帮助别人可能会对你的身心健康造成极大的危害"（转引自 Wicks，2008，p. 21）。与其他领域相比，医疗保健领域的倦怠程度更高，还可能以有害的方式表现出来，例如患有抑郁和滥用药物（医生滥用药物的真实故事参见观点框 5.2）。

倦怠（Burnout）是多种因素的综合，包括情绪衰竭、去人性化（depersonalization）和个人成就感降低（Maslach，1982）。情绪衰竭（Emotional exhaustion）是一种"被掏空、被消耗尽"的感觉（Maslach，p. 3）。经历情绪衰竭的人感觉他们不再能唤起动力或同情。去人性化（Depersonalization）是指倾向于以一种无情的、非人格化的方式对待他人。从这个角度来看，人们可能看起来可鄙又软弱，而经历倦怠的人可能会对别人的求助产生怨恨。个人成就感降低（reduced sense of personal accomplishment）会让人感觉自己是个失败者。有这种感觉的人可能会变得抑郁、自卑而离职或逃避某些任务。

经历倦怠的人患心脏病、抑郁症和遭遇事故的风险较高。他们也比其他人更有可能变得冷漠、误工、离开这个行业（Paris & Hoge，2010）。更重要的是，倦怠与患者的不良结果和医疗失误有关（Hall，Johnson，Watt，Tsipa & O'Connor，2016）。

插文框 5.2 观点

揭发一个有缺陷的医生

作为一家小型社区诊所的经理，我的待议事项中并不包括识别出有缺陷的医生。诊所运作顺利，患者似乎喜欢我们这个诊所以及医生哈弗德博士（并不是其真名）。我略知哈弗德医生二三事，例如他与前妻之间不稳定的关系以及持续存在的经济困难。但是，他似乎是一位贴心和敏感的医生。在他入职我们诊所几个月后，我开始注意到哈弗德医生奇怪的行为变化，比如，长期工作迟到以及他无法解释麻醉药品的丢失。

我认为哈弗德医生的行为可疑，但我并没有意识到这是问题迫在眉睫的一个迹象，直至我接到一个互联网制药公司代表的电话。电话另一端的女士向我解释说，我们诊所订购了大量的处方麻醉药。我向她解释说，医生不会在诊所存放麻醉品，因为可能会被盗窃。在多家公司打了数次类似电话后，我向哈弗德医生询问了有关信息。他说："都是我的错。我会处理的。"

我知道他不会解决这个问题，电话变得更加频繁，要求支付费用超过20000美元。我向诊所的行政主管报告了这个信息，他的办公室就在邻近城市。我最初报告此问题时，行政主管建议我"多观察多倾听"。一周后，我在办公室正忙于工作时，接到当地药剂师的电话，他向我解释说，哈弗德医生为诊所的一名病人开出了同一种麻醉剂处方，还获得了哈弗德医生的授权，可以补充三剂。她打电话是因为她知道哈弗德医生很少为如此大量的麻醉品开处方。我要求对方描述患者时，她将哈弗德医生指称为"T"。片刻震惊之后，我随即给行政主管去电并说明情况。第二天，行政主管与哈弗德医生面对面，问他是否开了处方。哈弗德坚决否认，还说他不知道患者是谁。我得到了主管的"许可"，可以将处方视为失窃，立即联系治安部门。

事件发生后不久，哈弗德医生接受药物测试并被停职，因为其麻醉品检测呈阳性，却无法出示合法处方。当警长的副手抓住他时，他承认为一个"亲戚"开了处方。哈弗德得益于该州的问题从业者项目的帮助。该项目提供保密性的咨询和帮助，以及恢复业务（resume practice）的机会。

我觉得告发哈弗德医生毁了他的事业。但是，为了保护其患者，伦理和道德义务迫使我必须告发他。

——丹尼斯（Denise）

你怎么看？

1. 如果你发现你的医生在吸毒，这会改变你对他们的看法吗？

2. 你想让医生接受咨询并有第二次行医的机会吗？为什么会或者为什么不会？

原因

健康专业人士中最常见的压力和倦怠原因包括冲突、情绪疲劳和过度的工作量。我们首先逐一讨论这些因素，然后重温一些沟通技巧，让你在工作充满挑战的情况下仍然保持热情和使命感。

冲突

所有类型的医护方式都可能与护士有关系，护士说，当他们面对相互矛盾的需求时会感到压力，例如同时响应多个请求，或不得不中断患者护理以接听电话，或填写日常文书（Happell et al., 2013；Rosenstein & O'Daniel, 2008）。护士们说，如果主管和同事们不赞赏他们的努力，他们尤感沮丧。

医护人员被要求实施其认为不合适或对病人有害的治疗方案时，就会出现另一个压力源（Catlin et al., 2008）。这些局面将他们置于两难境地，意味着无论他们作何选择，都会产生消极后果。他们可能觉得对所接到的命令质疑是不可接受的。与此同时，将病人置于危险之地更无法容忍。

情绪

强烈的情绪会引起压力并导致情绪衰竭。有时候患者情绪非常激动，但是要求医护人员必须情绪冷静地开展工作（Pincus，1995）（有关处理难缠患者的建议，请参见观点插文框5.3）。同样，医护人员被要求在给予患者满满的爱心和同情心时，仍能控制自己的情绪。为了应对这些挑战，医护人员往往培养出哈罗德·列夫和勒内·福克斯（Harold Lief & Renée Fox，1963）所说的超然关怀（detached concern），一种关心他人而又不在情感上深度介入的感觉。某种程度的超然有助于避免不知所措。然而，期望健康专业人员压制或防范其自身情绪可能会让他们变得冷酷无情、愤世嫉俗和令人费解。

插文框5.3 沟通技巧培养模式

应对难缠的患者

一些患者在医护人员面前展示了其最好的一面。其他人（虽然占少数但影响特别大）则唤起了医护人员的防御姿态和愤怒情绪。专家们提供了以下建议，帮助你与压力巨大、疲劳不堪、忧惧焦虑的人进行有效沟通，同时避免自己过于沮丧。

● 将抱怨视为机会。沮丧的患者及其家人可能想要或需要一些他们不敢直接言说出来的东西。他们的情绪可能是一个明显的线索，提醒你有所注意。卡尔文·马丁（Calvin Martin）医生回忆说，一位咄咄逼人的病人向医护人员扔东西，并对周围的人大喊大叫。"他说他知道自己命不久矣，但其他人都不说实话。"当医生知道了这个问题并对病人坦诚相待，他的整个态度都变了。马丁回忆说："那之后他真的表现特别好。"（转引自 Magee & D'Antonio，2003，p.163）他说："在医学院，人们告诉你，你将要见到的75%的人都没有任何真正的问题。这不是真的。我认为他们都真的有问题，

只是我们没有发现。"（p. 163）

•授权团队成员在问题变得严重之前处理问题。大多数非临床问题都是从一些小麻烦开始的——电话没回，预约安排混乱。快速而周到的回应（即使患者没有抱怨）也可以节省大量时间，还能降低工作压力。

•投资于与患者的关系。在《难处病人访谈现场指南》（*The Field Guide to the Difficult Patient Interview*）中，普莱特和戈登提出"让我们的病人与我们合作"和"让他们遵循我们的建议"是有效沟通的标志（Platt & Gordon，2004，p. 3）。他们鼓励医护人员花时间去了解患者，并与之建立相互信任和融洽的关系。他们坚持认为："从长远来看，花更多的时间与病人见面可以节省时间。"（p. 3）

•表现出同理心。通过语言和非语言暗示你理解患者的感受。认真倾听，转述病人所述内容以核实你理解的准确性，并要求患者澄清你理解存在的偏颇之处，直到患者确认你完全理解了其试图表达的意思（Platt & Gordon，2004）。

•表现出好奇心。如果患者暗示不愿分享其不满或担忧，请表现出你乐意了解更多一些信息的兴趣。普莱特和戈登举了一个例子，其患者拒绝透露吸了多少烟。他们鼓励性地建议："真有趣！当然你不必告诉我。但是我非常想知道你为什么不想告诉我。你能帮我搞清楚吗？"（Platt & Gordon，2004，p. 118）

•试试幽默。如果患者偏向于此，有时你可以使用无伤大雅的幽默来消除误会。特兰斯回忆起一名住院患者，他所有的精力都放在了抱怨上，抱怨食物，抱怨受到的服务，抱怨被打断。她回想起当时自己的想法："我很确定这位患者暴躁脾气下隐藏着幽默，但我永远也说不清楚。"（Transue，2004，p. 100）一天，这位患者宣布，除非医院的食物改善了，否则他不会离开医院。几天后，在检查了他的化验结果和生命体征后，特兰斯准备让他出院，但她先问："食物改善了吗？"她回忆说：他凝视着我很长一段时间。最后他突然大笑起来。"'你认为我会如何回答……食物变好了吗？快离开医院吧！'我挥手作别走开，听到他笑声在我身后回荡。"（p. 101）

工作负荷

繁重的工作量或过度单调的工作可能导致压力。由于支付资金的构成方式和资源有限，相比于过去，现在住院"病人流动更快，病情更严重"，这意味着现在允许在医院过夜的仅限于病重或受重伤的人。因此，医院工作人员大部分时间都可能处于困难、紧张的状态。

另外，一些医护人员必须应对单调、重复的任务。劳拉·艾林森（Laura Ellingson，2007）研究了透析护理中心的工作人员，要求他们一遍又一遍地执行相同的程序。许多医护人员说，他们通过关注每个患者的独特素质来打破单调。正如有人所说："我们的工作是重复性的，但患者不是。的确，他们都有同样的病，他们患有肾衰竭，但每个人都不一样，所以每天都不一样。"（Laura Ellingson，2007，p. 109）

健康策略

具有讽刺意味的是，正是那些吸引人们投身医疗行业的特质，让他们特别容易身心俱疲。倦怠的移情沟通模型（empathic communication model of burnout）表明，医疗保健吸引了那些关心他人、能够想象他人快乐和痛苦的人（Miller, Birkholt, Scott & Stage, 1995; Miller, Stiff & Ellis, 1988）。这些人通常是反应灵敏的沟通者（能够与处于困难中的人进行良好的沟通），但他们可能很容易因不断地接触患者强烈的情绪状况而感到不知所措。

令人遗憾的是，医护人员通常很少获得有关如何照料自己的指导，而且倦怠症状可能在他们意识到之前已经悄悄地蔓延到他们身上了。罗伯特·威克斯指出："导致倦怠的原因往往悄无声息地潜伏多日，直到造成了巨大的伤害，我们才会注意到它们。"（Robert Wicks，2008，p. 18）以下是一些避免倦怠的建议，大多摘自威克斯2008年所著的《临床医生活力保持法》（*The Resilient Clinician*）一书。

● 每天进行自我事务汇报。诚实地评估自己的情绪和敏感问题（hot buttons）。反思以下问题：什么让我悲伤？是什么让我不堪重负？什么令我有了性冲动？什么让我感到非常高兴，甚至使我困惑？（Wicks，2008，p. 31）。

● 抵制推迟"好享受"的冲动。威克斯（2008）建议腾出时间安静地散步、冥想、畅快欢笑、听听令人心情愉悦的音乐、与朋友一起享受晚餐、做做白日梦、亲近大自然、与挚爱共浴爱河、写写日记。

● 留意什么能让你快乐。经常考虑你对以下问题的回答：我内心的渴望是什么？对我来说真正重要的是什么？我最想过怎样的生活？（Wicks，2008）。

● 用心维系令人满意的关系。关系型健康沟通能力模型发现沟通、社会支持和情绪恢复力之间呈正相关（Kreps，1988；Query & Kreps，1996）。研究表明，当患者和同事相互支持时，医护人员的压力就会减轻（Fiabane，Giorgi，Sguazzin & Argentero，2013；Gelsema et al.，2006）。

● 设计自己的时间支出计划。你（或你愿意）将多少时间投入以下每一项工作中——与亲人在一起、工作、学习新事物、独处、发挥创造力？

● 寻求那些能让你充实的人做伴。一个不带偏见地倾听你的好朋友，或者在紧张的情况下帮助你找到幽默的朋友，可以让你免于倦怠。特兰斯记得与实习同事的一次有趣的对话，那个实习生问她："你余生真的想一辈子都做医生吗？"特兰斯开玩笑说："在本周余下的时间里，我都不想当医生了，特别不想当了。"（Transue，2004，p. 75）

本节开头提及的曾经灰心丧气的内科医生埃林·魏斯曼（Errin Weisman）说，在导师和辅导员的帮助下，她学会了重新找到健康的平衡。她说："我现在去诊所或医院时心情很好，想做这份工作。"她说："我轮班工作，与病人交流，我觉得我的工作很有意义。当我回到家时，我可以调换方向，与家人在一起。"（Weisman，n. d.，para. 7）她现在是其他医疗保健提供者的教导员，也是"医生我第一"（Doctor Me First）播客和"真相处方"（Truth Prescriptions）网站的创建者。

现在，让我们来谈谈对医护人员而言特别有压力的一个话题——这个话题通常归结为沟通问题。

医疗事故

"医生截错了腿"

头条新闻讲述了一个令人震惊的故事。坦帕市的一位外科医师罗兰多·桑切斯（Rolando Sanchez）错误地切除了威利·金（Willie King）的左腿而不是右腿。很容易想象到患者原来一条好腿和一条腿坏了，在他醒来发现那条好腿不见之时是何等的痛苦。患者的哥哥哀叹道："现在他根本没有腿了。"（"Florida Hospital," 1995, para. 4）

威利·金的案子很恐怖。但公众并没有听到整个故事。

为什么会发生错误

临床伦理学家约翰·巴尼亚（John Banja, 2005）在其著作《医疗错误和医疗虚荣》（*Medical Errors and Medical Narcism*）中讲述了威利·金案的幕后事实。首先，金不是一条腿好一条腿坏。他患有糖尿病和相关的血管疾病，以至于双腿上的开放性溃疡已发展成坏疽，皮肤触感发冷，几乎无法检测到任何一条腿上的脉搏。其左腿（被错误地截肢）实际上比右腿更糟糕，金知道不久他就会失去双腿。他选择先截去右腿，因为右腿更疼。因此，在好腿和坏腿之间做出选择并不容易。但是，一连串的沟通错误也导致了这个错误。

有人出差错了。是谁？巴尼亚（Banja, 2005）说，答案复杂得很。公众可能会把桑切斯医生想象成一个心不在焉、粗心大意或笨手笨脚的外科医生。然而，桑切斯医生绝非如此。他"正处于医学事业的巅峰"（Banja, 2005, p.9），在回到家乡坦帕行医之前，他曾在纽约大学医学院担任首席住院医师，也曾担任过阿尔伯特·爱因斯坦医学院教授。这一医疗事故在他身上结束，但错误却开始得更早。

由于桑切斯医生的办公室工作人员与医院外科部门之间的沟通不畅，外科工作人员错误地将手术列为左腿截肢。一位医院护士发现了错误，并告诉了另一位护士。那位护士在剪贴板上放了一张手术计划修正通知单，并把通知单交给了另一位护士。每个护士都开始了一系列的补救措施，但这一过程被打断了。这个更正从未出现在正式的手术日志上，也没有出现在外科手术室的黑板上。

然而，就在手术前，金告诉一名护士，他的右腿要截肢，这又提供了一次纠正错误的机会。那位护士在金的医疗记录上记下了这一点，但为他的左腿做了截肢准备。当外科医生进入病房时，金的身体已经被遮盖起来，除了左腿，左腿已经固定好，手术准备工作完全就绪。桑切斯看了看黑板，确认这就是需要他动手术的那条腿。在医疗团队意识到错误之前，他几乎完成了手术。

回过头来看，很容易看出，如果人们之间沟通得更清楚，或者如果手术团队咨询了金的同意书（他明确地告知的是右腿），而不是依赖黑板或手术时间表，这个错误可能就不会发生。但是当时，人们遵循的是标准程序，错误的发生是因为系统和沟通故障，结果超出了任何人的控制范围（Banja，2005）。

巴尼亚指出了这个错误以及其他类似错误的系统性原因。他说："训练有素，动机良好的人总是会犯错误。"（Banja，2005，p. 11）医疗事故往往是无效沟通的结果——潦草的笔迹、忘记或延迟的指示、匆忙的换班、没有时间谈论患者病历上的所有内容，等等（Pham et al.，2011；Ross et al.，2013）。小小的疏漏和误解很快就会导致难以承受的差错。

错误之后会发生什么？

因医疗事故受伤的人通常会说，他们只是想要一个道歉，让他们觉得自己已经了解了全部情况，并向他们保证，当事组织正在采取措施避免将来出现类似的错误。不知道究竟是什么导致了亲人的死亡或痛苦，这可能会令人越发痛苦。戴尔·安·米卡莉齐（Dale Ann Micalizzi，2008）回忆起她 11 岁的儿子死亡时的困惑以及挥之不去的悲伤，她的儿子在接受了一个相对较小的手术治疗脚踝上感染的伤口，却不幸因手术去世。

米卡莉齐说她的家人不想提起诉讼。她自己为保健维护组织（Health Maintenance Organization，缩写为 HMO）工作，深知医疗环境的复杂性。但除此之外，没人会告诉他们发生了什么事。她说："他们欠我们一个真相。""钱对我们来说不是问题。"（Dale Ann Micalizzi，2008，para. 12）米卡莉齐描述了三年后坐在法庭上的情景，当时她看到辩护团队查阅了大约 6 英寸厚的一个活页文件夹，里面有她儿子的医疗记录和医院调查报告。她说："这是我很久以来一直恳求看到的信息，但一直未获成功。""在这期间，我一直在寻找真相，但我次次四处碰壁，且没有任何回声。"（Dale Ann Micalizzi，2008，para. 8）

任何组织都可能发生错误，无论是在医疗保健机构内部还是外部。但是医疗事故特别难以处理，因为风险很高，而且一般认为医护人员不太可能犯错误。当医护专业人员的错误被曝光时，他们可能比其他职业的人更容易感到内疚和不称职，受到他人的指责和法律诉讼。即使其他人犯了医疗错误，通常也是医生被起诉。即使事件超出了他们的责任范围，他们可能依然会感到个人负有责任。

一方面，很难孤立地处理内疚和自责。道德准则和公平竞争的精神鼓励健康专业人士向患者及其亲人充分披露信息、道歉并采取纠正措施。同样，医院与保险公司的合同通常规定，发生医疗错误时医院应及时报告。但是，另一方面医护人员可能会因为自己的痛苦感、对自己名誉的担忧、自我需要而不愿承认错误，或不愿意去责怪别人，更不愿意为涉及众多人的系统性差错而承担责任（Banja，2005）。

巴尼亚（2005）提出，健康专业人士可以为缄默寻找借口，因为他们认为没有造成永久性伤害，所发生的错误对于结果没有实质性的改变（例如，"患者无论如何都会死亡"），知道错误只会让其家人感觉更糟，或者任何人都没有过错，错误就是发生了。

除了人们天生不愿意承认错误，还有一些更具体的考虑，比如谁应该承担责任？谁来买单？医疗事故保险政策通常包括一个条款，如果医生承认有罪，则撤销该保险。因此，尽管患者渴望得到道歉和解释，健康专业人士可能也愿意给予道歉和解释，但他们可能会想到，如果承认自己犯了错，如果随后发生诉讼，他们只能泥菩萨过河了。

问题不仅在于谁将为医疗事故的判决买单，还在于谁将为补救治疗买单。例如，如果由于医疗错误延长了住院时间或病人被转移到重症监护病房，谁来支付额外的护理费用？近年来，许多保险公司已经宣布，它们不会支付与其所说的"永不发生事件"（Never events）相关的费用。"永不发生事件"被宽泛地定义为清晰的、可预防的、会发生严重后果的错误。丹尼斯·默里（Dennis Murray，2007，p. 18）说，"想想截肢错误手术"。其理念是，拥有强烈经济动机以避免"永不发生事件"的医院，会竭尽全力地预防这些事件，万一确实发生了医疗事故，将找出其根源，并避免未来悲剧的发生。

但问题事件并非那么泾渭分明。类似感染这类问题，并非一定不可避免的，这个区间就是所谓的灰色地带。如果病人在医院里感染了，工作人员是否有过失？在许多情况下，很难说出护理措施明显存在差错，什么护理标准是合理但不完善的。大卫·伯达（David Burda，2008）担心保险公司可能变得过于严格，以至于医疗专业人员不敢尝试新的程序。即使护理标准这一选项不会引起质疑，专业人士也可能不愿意越雷池半步，他们或者是害怕被起诉，或者是担心保险公司撤保。伯达警告说，害怕犯错的医护人员不会学到很多东西，而且可能会要求进行大量的预防性检测，从而浪费宝贵的医疗资源。

医疗失误（和可察觉的错误）不仅代价高昂，还会令人沮丧和感到屈辱。家庭医生史蒂文·埃里克森（Steven Erickson，2008）记得，他曾因一位产妇难产导致婴儿大脑损伤而被起诉。在法庭上，他一方面经受原告律师咄咄逼人的质问，另一方面他一直担心自己的同事、家人和朋友会看不起他，怀疑他的判断。埃里克森赢了官司，但难堪之情和对未来诉讼的恐惧困扰了他一整年，直到他遇到了一个新病人罗杰（Roger）。罗杰刚搬到城里，他和妻子根据儿子的推荐，选择埃里克森做他们的医生。一年前，他们的儿子曾担任审理埃里克森医疗事故案件的陪审团成员。罗杰说，作为一个农民，他的儿子向陪审员团解释说，即使医生诚实、称职，尽了最大努力，也不能确保分娩过程万事大吉。埃里克森写道：

> 我诚挚地感谢他的坦率，结束此次访问后，我一直努力保持情绪平静。但当我走回办公室时，我的泪水喷涌而出，我放声哭泣。那次医疗事故案给我带来了无尽的难堪和自我怀疑之后，有一个陪审员不仅相信我的辩护，而且足够信任我，把他年迈的父母健康托付于我。（p. 33）

埃里克森的肺腑之言提醒我们，尽管我们应该捍卫公民在受到恶劣对待时拥有合理法律的追索权，但诉讼附带许多代价，无论是资金还是情感，都是如此。很多时候，患者和医疗专业人员一样希望避免诉讼，但各种人为因素和系统性限制可能会阻碍他们。归根结底，导致错误的因素以及确定错误出现后果的一系列因素主要涉及一件事：沟通。有效的沟通有可能挽救生命，并防止失去亲人的家庭和内疚的专业人士因错误而长久背负痛苦。

沟通技能培养：管理医疗错误

"我觉得正确的做法是去和他们谈谈，告诉他们，如果他们觉得需要起诉我，那么你知道的，我们将不得不处理这个问题"，一名医生在描述医疗失误时说（Plews-Ogan，Owens & May，2013，p. 238）。

在这种情况下，五味杂陈的情绪翻涌是很自然的。普莱斯－奥根及其同事确定了健康专业人士应对严重医疗事故经历的五个常见阶段。

- 第一阶段是接受，包括承认错误及其影响。

- 第二阶段是介入，包括为错误承担责任，通常是告诉同事、患者及其亲人，并为所发生的错误进行道歉。许多被研究的医护人员表示虽然困难重重，但这一阶段是个转折点，此后他们能更有效地应对（Plews-Ogan et al.，2013）。

- 第三阶段，整合，健康专业人士从错误中吸取教训，并勇于承认自己有可能犯下造成悲剧性后果的错误。普莱斯－奥根及其同事采访的一些医生在出现错误后暂时离开了医学界。

- 第四个阶段，出现一种新叙事，在这种叙事中，专业人士通常表现得比以前更加谦逊和谨慎。

- 最后一个阶段，智慧，包含了与慈悲和理解相结合的知识。正如一位医生所说："我绝对能够更加理解和宽容他人的弱点，无论是我的同事还是护士。"（Plews-Ogan et al.，p. 240）。

以下是专家关于如何避免误解、失望和诉讼，以及发生错误时如何应对的一些建议。

一开始就致力于

- 建立信任。从一开始就与患者建立起坦率和信任的关系。真诚、礼貌、友好、有魅力。病人不太可能起诉自己喜欢和信任的医生（Boodman，1997），人们也更容易与认识且信任的人分享决定和承认错误。

- 征求反馈。在决定治疗方案上发挥积极作用的患者更有可能认为这些方案是值得的，即使方案并不完美。

- 尽快回应投诉和要求。认为你对其不关心或关注不够的患者，更有可能认为你对其护理的投入不足。当你不得已无法及时到达时，请诚恳地道歉，解释原因，并表达你真诚的关心。

- 表现出你的关心。不要以为病人知道你关心他们。要明确地让他们知道，比如"我不知道是否能完全消除你的痛苦。但我认为，如果我们共同努力，我们可以做很多事情。我会很高兴看到你再次微笑和行走"。

- 营造更具现实性的期望。无视患者的担忧，比如说"没什么可担心的"，可能会让他们失望，甚至提起诉讼。S. 艾伦·阿德尔曼律师（S. Allan Adelman，2008）建议："你不能总是防止不良的结果，但你可以帮助建立切合实际的期望。"（p. 14）

- 以文字形式记录清楚。家庭医生拉尔夫·卡尔德罗尼（Ralph Caldroney，2008 年）建议说："文件记录清楚且归档，这个过程令人生厌。"但他在 30 年的执业生涯中从未被起诉过。

- 不要羞于推荐别人。如果另一位医生能提供帮助，或者病人需要另一种意见，请给予支持。不要把自己当作阻碍患者探索所有途径的障碍（Caldroney，2008）。

- 不要忘记家属。记住，病人的亲人通常也有自己的想法和恐惧。征求他们的意见，并培养这些关系。

- 承认小错误。表明你没有什么好隐瞒的可以获得信任。

如果确实发生了错误

约翰·巴尼亚和吉里·阿莫里（John Banja & Geri Amori，2005，p. 178）建议采纳以下五步指导，告诉病人及其亲人医疗错误。

- 演练你将如何披露信息。

- 尽可能简单、真实、清晰地传达。

- 停止说话并仔细倾听。

- 评估人们对消息的接受程度。

- 回应以同理心。

巴尼亚和阿莫里建议使用"错误"（error/mistake）一词，而不是用诸如"意外结果"（unintended outcome）或"意外发生（unexpected occurrence）"这样的术语来模糊问题。他们还指导健康专业人士告诉受影响的人：（1）错误发生的时间和地点；（2）造成了什么伤害；（3）已经采取了哪些措施来抵消损害；（4）为防止将来出现错误而采取的措施；（5）谁来照顾患者以及如何照顾；（6）描述导致错误的系统性因素；（7）应对错误的成本及其处理方式；（8）有关咨询和支持资源的信息。他们还建议消息传达者应"毫不吝啬道歉"并诚挚地表达歉意（p. 185）。

最后，不要让怀疑和悔恨削弱你的信心。人们很容易对可能发生的事情心神不宁——要是你能再来一次就好了，要求再做一次检测，将请求写在纸上而不是打个电话叫过来，等等。

本章最后提出了一种沟通策略，这些策略有可能减轻医疗保健专业人员面临的一些压力。

跨学科团队合作

65 岁的 S①先生已从汽车行业退休。虽然他独自一人生活，但他每周都会与亲密的朋友一起吃两次早餐，这是他们保持了 15 年的传统。然而，在过去的两个星期中，他的健康状况恶化到了几乎行不能步、说不能语的地步。他吸烟多年，过去曾因心脏病和肺气肿接受过治疗，但他从未感到如此恶心、疲惫或沮丧。他担心自己再也不能和朋友相聚言欢了。

改善 S 先生健康的最佳方法是什么？犹他大学的一个学生小组在一个计划中解决了这个问题，这项计划旨在为健康专业人员准备好跨学科团队合作（Barnett，Hollister & Hall，2011）。S 先生是医学院教授卡罗琳·米尔恩虚构的一个病人，他拥有生命体征、健康史、社会经济状况等。这些准备从事药理学、护理学、医学、听力学、营养学、物理治疗和职业治疗的学生组成了跨专业的团队，与一位训练有素的演员见面，这位演员扮演 S 先生，团队为他制订了护理计划。

参加的学生给予这一计划很高评价。大多数人说，这给他们留下了深刻的印象，在患者护理中涉及多种观点。他们还表示，这种经历让他们与其他医学学科的人互动更舒适。这一点很重要，因为团队合作的一个常见障碍是不同领域的人之间缺乏信任和沟通（Barnett，Hollister & Hall，2012）。

正如我们在本章开头提到的，医疗保健领域正朝着跨学科团队合作的方向发展，既要满足患者的多样化需求，又要充分利用医疗资源。团队可能包括社会工作者、康乐疗法、心理学家、营养师、疼痛专家和许多其他领域的人。

---

① 我给病人取这个名字只是为了方便讨论。研究报告中并没有提到他的名字。——原书注

简言之，团队（team）是"为实现共同目标而一齐努力的一群人"（Unsworth，1996，p. 483）。团队合作在医疗领域并不是什么新鲜事，但团队合作的规则和理由正在改变。用管理学大师彼得·德鲁克（Peter Drucker）的比喻来说，医疗团队过去的运作方式类似于棒球队，但现在他们必须像双打网球伙伴一样行事。德鲁克写道（从管理学角度来说）：双打网球比赛不同于棒球比赛。在棒球比赛中，每个球员都有指定位置，并执行一组特定的任务。投手投球，接球手接球，击球手击球等。这类比赛讲究术有专攻，且出手精确。双打网球则有所不同，讲究速度更快，精确性却不那么重要。球员有基本的位置，但必须时刻保持互相帮助状态，几乎没有时间站着不动。

健康专业人士过去担任职务很少相互重合（就像棒球运动员那样）。患者可能会去看理疗师、护士、医生和实验室技术员——但一次只能看一个人，不会同时看到所有人。从技术上讲，医护人员是朝着同一个目标工作的，但他们的贡献是专业化的、独立的。问题在于，团队成员缺乏沟通很可能会犯错，比如会导致工作重复、造成难以承受的延误（有时甚至危及生命）、无法退去的沮丧和无谓的时间浪费。团队良性合作并不那么容易实现。团队合作可以最大限度减少浪费与沮丧感。梅奥诊所是一家团队合作声名卓著的组织。梅奥诊所的格言是："团队合作不是一种选择，这是规则。"（Berry & Seltman，2008，p. 51）该医疗中心的独特之处在于，尽管它是世界上最大的医疗中心之一，但它是一个真正的综合系统。为了了解该中心的系统集成性，让我们设想一下其他地方的病人护理场景。通常，首先安排有严重健康问题的患者与初级保健医生的预约，后者将她转介到单独的检测诊断机构，然后工作人员将她送回医生那里查看结果，医生将她转到在其他地点的专家那里，专家可能会建议在另一个地方进行手术，等等。患者可能需要分别与每个地方的医护人员预约，在每个诊所出示其健康历史和保险信息，两次预约之间可能要等上几周甚至几个月。参与患者医治的医生可能不直接为医院工作，他们也不太可能有简单或快速的方式相互沟通或查看患者的完整病历（在许多情况下，没有完整的病历。相反，每个医生各自留有一份病历，详细说明其对患者采取的措施）。

相比之下，梅奥诊所是由医生、专家、治疗师、医院、实验室以及提供全面医疗服务所需的所有人以及一切设施完全集成的系统。参与其中的每个人——包括医生——都为诊所工作。该诊所采用复杂先进的通信技术，而且通

161

常距离足够近，可以面对面地就患者情况进行对话。梅奥团队实践其所谓的"目的地医疗"。当患者因严重的健康问题来到诊所时，他们应该准备在城里待几天。在这段时间里，他们可能会在同一个校园里接受几位专家的检查、诊断检测和治疗。甚至手术通常也安排在第二天。整个过程——从最初的会诊，到拜访专家，诊断检测，甚至手术和康复——可能需要 3—5 天，而其他地方则需要几周或几个月。

梅奥的高效率得益于重视和奖励团队合作的组织文化，以及精心设计的基础设施。所有预约都是通过一个中央系统。这样可以节省时间和精力，并使工作人员可以协调检测和治疗的时间和顺序。病理学家和放射科医生通常在病人离开办公室之前立即评估诊断检测数据，以防需要更多的数据。结果会立即发布在患者的电子病历中。每个医护人员都可以即时在线访问患者的完整病历，包括所有检查结果和其他医生的记录。这使得每个人都可以了解全局，避免延误或重复，并作为一个团队有效地工作。一直以来，医生们都可以自由合作，互相转诊，而不会有收入损失，因为他们都有工资，而且都是同一个团队的一部分。"这就像你在一个有机体中工作；你不是一个单独的细胞在那里练习"，梅奥的医生尼娜·施温克（Nina Schwenk）说。"我能接触到任何话题、任何疾病或问题的最优秀的专家，只需一个电话就能搞定。"（转引自 Berry & Seltman，2008，p. 53）

优势

团队合作的第一个优势是，成员可以从多个角度来解决问题，增强创新和创造力。这适用于总体问题，如新的成本削减措施和服务项目（service lines），以及日常难题。第二个优势是，跨专业的团队合作模糊了部门之间的界限，并为不同类型的员工提供了参与决策的新机会，这与工作满意度和员工留任率有关。

第三，团队合作可以减少在人们专注于高度专门化的任务时可能发生的代价高昂的错误和重复工作。医疗保健组织再也负担不起由于团队成员之间沟通不畅而导致的疏忽。询问任何一位医院员工有关"系统中消失"的患者，通常得到的故事是，病人被安排进行一系列的治疗或检测，但在这个过程中，每个人都认为病人和别人在一起——直到他们意识到这个可怜的人已经在走廊的

（医院用来转移病人的）轮床上躺了几个小时。

官僚机构特别容易受到此类疏忽的影响，因为许多任务并不完全属于任何岗位职责范围之内。团队合作鼓励人们放眼全局，全力以赴，即使任务不是专门分配给他们的。例如，护士发现化验室的检测结果没有按时到达，他们会主动查明是否进行了化验以及结果未能及时给出的原因。从长远来看，这种主动沟通可以节省时间和金钱。

第四，团队合作非常适合生物心理社会因素（biopsychosocial）的医护。一些组织的成员得出结论，保持患者健康的最佳方法是关注他们种种忧虑之事。正如医师艾伦·R. 兹沃纳（Alan R. Zwerner）所建议的：

> 狗咬坏了一位百岁患者的眼镜，难道要她等上一年才能戴上有保障的眼镜？给她一副眼镜。免费给。有了眼镜，可以防止她摔倒致臀部受伤。高质量的护理、患者的满意度以及在正确的时间做正确的事情都是值得的。（转引自 Azevedo，1996，para. 22）

团队可以帮助提供护理，同时解决各种问题，例如患者的个人资源、营养、锻炼、心理健康等。

第五，团队成员可能会从他们与同事的合作中受益。团队合作使专业人士能够分担医疗保健的巨大责任，相互支持，相互学习。

困难和缺点

团队合作不是容易的。尽管团队合作具有许多优点，其存在的缺点也不容忽视。

首先，团队合作需要时间。如果需要快速做出决定，个人可能更有资格做出决定。朱莉·阿普克（Julie Apker，2001）研究中的一些护士很感激有机会成为共享治理团队的一员。其他人则感到不知所措。一位护士说："我觉得如果有人已经忙得不可开交了，还把项目交给他们是不公平的。"（转引自 Apker，2001，p. 125）

其次，特别是当其匆忙或害怕时，团队成员可能会诉诸集体决策（groupthink）——接受他们通常不会支持的想法（Janis，1972）。

再次，忙碌的日程让会议很难安排，尤其是在组织不支持留出时间进行团队合作的情况下。

最后，团队合作也可能特别困难，因为来自不同学科的健康专业人士对健康有迥然有别的看法，这可能造成竞争和冲突。地位差异也会带来分歧和不宽容。医疗保健通常具有克雷普斯（Kreps，1990）所称的职业偏见（professional prejudice）。有些职业被认为比其他职业更有声望，这意味着没有显赫头衔者（包括患者）可能会被排除在讨论之外，即使他们有宝贵的信息和想法可以分享。

沟通技能培养：团队合作

以下是一些专家的建议，帮助你摆脱刚才提到的棘手的沟通困境。

• 尊重每个人的贡献。梅奥诊所对这一理想的重视胜过任何组织。丹尼斯·科尔塞斯（Denis Cortese）记得他早年在该诊所当医生的经历（相关内容见 Berry & Seltman，2008，p. 44）。科尔塞斯说，"我不习惯让前台服务员告诉我出诊时间，作为一位医生，我需要调整时间表立即给患者看病"。但是后来另一位医生把他拉到了一边。那位医生解释说，在梅奥诊所，重点要始终放在患者身上。科尔塞斯回忆说，无论哪个员工与患者互动，都应得到我们的全力支持。"我从未忘记这一刻。"

• 花时间建立信任和友爱。当需要快速决策或做出重要决策时，这一投资将获得回报。

• 举行团队会议，让所有人都参与其中。尽量减少干扰，尽可能坐在一起（面对面或通过视频会议），这样所有成员都能看到彼此。鼓励所有团队成员提出想法，并努力找到同时实现众多目标的创造性选择。大声地总结小组的讨论和决定，以阐明团队的观点和看法。

• 制定基本规则。规则明确对出席、讨论和决策的期望。

• 了解每个团队成员都能提供什么。人们能带来的独特的才能和观点以及专业背景。

• 请注意，冲突是团队合作的自然组成部分。那些一直致力于完成任务的团队成员通常会在冲突中工作，以获得一种共同的成就感。

• 监控团队的健康状况。爱德华多·萨拉斯和同事（Eduardo Salas，2008，

p. 333）建议说："像诊断任何疾病一样诊断沟通错误。"并补充说："检查团队并寻找症状，然后通过团队学习和自我纠正来进行改善。"

小　结

医护人员的准备

● 20 世纪 90 年代初，医学院开始注重科学和临床经验，其他许多培训项目也是如此。

● 沟通技能至关重要，它可以帮助医护人员建立信任，分享信息，诊断问题，并与患者合作进行预防和治疗。

● 许多医护人员学会了"医学表达"，它强调生物医学和科学方法。

● 对学生的特殊要求可能会导致社会孤立、优越感和同情心的丧失，至少短期会是如此。

● 新兴的趋势涉及跨专业团队工作的课程和实践，以及基于问题的以生物—心理—社会为重点的学习。

系统层面的影响

● 习惯性和预先设定的做事方式影响着护理人员的行为举止。

● 精心设计的系统可以节省时间，改善每个参与人员的医疗体验。

● 虽然病人可能很快就会认为护理人员不愿意花时间和他们在一起，但时间的限制通常会让专业人士和病人一样感到沮丧。

心理影响

● 医护人员可能会避免讨论高度情绪化的话题，因为他们不知道如何回应，或者他们自己感到不堪重负。

● 正念是一种帮助病人感到被重视和欣赏的方法，同时，也帮助健康专业人士管理压力。

● 健康专业人员说，他们有时会怀疑自己治愈及了解他们所治疗之人的能力，他们想知道是什么赋予了他们做出决定和了解他人最私密信息的权利。

压力和倦怠

• 医护人员被期望快速又缜密，坚强又平易近人，随时待命永不疲倦，直率又一贯正确。这就难怪压力和倦怠经常成为一个问题。

• 医务人员的工作量大大超负荷，同一时间要应付很多事情，或执行他们认为对病人不利的命令时，往往会产生压力。

• 在处理难缠的病人时，医疗服务人员会寻找导致病人不满的根本原因，授权团队成员在问题变严重之前加以处理，建立牢固的关系，表现出同情心和好奇心，并在适当的时候使用幽默感，医疗服务者可以从这些方面受益。

• 以下是一些可能对管理压力有用的策略：要意识到自己的情绪，做一些使你快乐且放松的事情，与那些能让你恢复活力的人建立牢固的关系。

医疗事故

• 错误通常是由沟通不畅造成的。

• 当确实发生了错误时，富有同情心地充分披露信息可以防止诉讼，为受影响的人提供安慰，并减轻医护人员的一些内疚感。

跨学科团队合作

• 跨学科团队合作并不总是那么容易，但是跨学科合作在高质量决策、分担责任和从生物心理社会角度看待人类健康方面提供了非凡的回报。

• 建议团队成员花时间相互了解，尊重每个人的贡献，制定明确的基本规则，并监控团队的健康。

术　语

倦怠（burnout）：是一系列因素的综合作用，包括情绪衰竭、去人性化和个人成就感降低。

去人性化（depersonalization）：以冷酷无情的方式对待他人的倾向，通常是因为感觉自己精疲力竭。

超然关注（detached concern）：一种关心他人而不在情感上介入的感觉。

两难境地（double bind）：无论一个人做出何种选择都会产生消极后果的一种情况。

情绪衰竭（emotional exhaustion）：一种被掏空耗尽的感觉。

倦怠的共情沟通模型（empathic communication model of burnout）：主张医疗保健对关心他人并能想象他人的快乐和痛苦的人有吸引力，但这种敏感性也可能导致他们因不断接触强烈的情绪而感到不堪重负。

集体决策（groupthink）：成员倾向于附和其作为个人不会支持的观点。

隐性课程（hidden curriculum）：没有得到明确的教学，一般是模仿专业人员的态度和做法。

跨专业教育（interprofessional education）：学生在医学、药理学、护理学、物理治疗、社会工作、助产学等两个或多个领域培养专业知识的模式。

正念（mindfulness）：对自我和他人的意识以及对多样性的非评判性尊重。

永不发生事件（never events）：保险公司用来描述具有严重后果的可预防错误（通常不在保险范围内）。

组织文化（organizational culture）：对组织、其成员以及组织在更大环境中所处位置持有的基本信念和设想。

组织程序（organizational processes）：指习惯性的或规定的做事方式（例如，人们通常谈论什么，什么时候谈论，与谁谈论）。

基于问题式学习（problem-based learning）：学生将学以致用，而不是简单地记忆一些知识。

职业偏见（professional prejudice）：一些职业被认为比其他职业更有声望或更重要。

个人成就感降低（reduced sense of personal accomplishment）：感到自己辜负了他人，职业倦怠的一个常见组成部分。

关系健康沟通能力模型（relational health communication competence Model）：一种认为沟通、社会支持和情绪恢复力相互正相关的理论。

角色理论（role theory）：社会中的职位（例如，治疗师、患者）由一组独特的权利、责任和特权定义的观点。

社会化（socialization）：学习在特定社区内行为得体的过程。

团队（team）：为实现共同目标而一起努力的一群人。

医学表达（Voice of Medicine）：一种关于健康的沟通方式，其特点是精心控制的同情心以及对准确性和权宜性的关注。

问题讨论

1. 如果你要设计一门所有护理人员都要学习的沟通课程，你最想强调哪五种沟通技巧？为什么？

2. 鉴于弗吉尼亚·梅森癌症中心的转型，你会如何改善环境，减少患者在医生或牙医办公室的等待时间？要有创造力。

3. 有些医护人员认为他们必须限制病人提出意见，以便将检查控制在特定的时间范围内，对此你如何回应？组织领导应该如何对此提供帮助？患者如何提供帮助？

4. 请列出一些避免医护人员职业倦怠的策略。无论你是否是医护人员，你会或可能会将其中哪一项融入自己的生活中？

5. 在威利·金的案例中，你认为谁应该为截肢的错误负责？为什么？如果有人应该被起诉，那么是谁？谁应该支付额外的医疗费用？

6. 对于那些因一个错误而崩溃、想要出面道歉，但又担心这样做会使其医疗事故保险无效，还可能毁掉他们职业生涯的医疗专业人员，你会说些什么呢？

7. 假设你的祖父是本章案例中提及的虚构患者，即 S 先生。你会选择什么样的专业人员担任其护理团队？你希望他们主要关注哪些因素？为什么？

第三部分

社会文化议题

如果你观察大自然如何应对逆境，不断自我更新，你便会热衷学习。

——医学博士 伯尔尼·希格尔（Bernie Seigel）

我们对健康和治疗的看法可能陷入了一叶障目不见泰山的局面，全然忘记了观念在很大程度上是文化建构的结果。在某些文化中，认为科学和技术是治疗的第一力量，在另一些文化中，大自然母亲和冥想之力才是康复的关键。伯尼·希格尔告诉我们，其实爱与欢笑同样有贡献。可悲的是，差异有时成为歧视和排斥的根源，我们的肤色可能是寿命长短的一个影响因素，但这不是因为我们生来就有不同的基因蓝图，而是因为不公平的资源和歧视影响了健康。

这部分我们将探讨关于健康和治疗的丰富多样的文化观念。我们还研究了健康与种族、社会经济地位、识字率和其他因素之间的联系。如你所见，有效的沟通是我们学习、颂扬和整合各种观念最有前途的方式。

第六章

医疗保健的多元化

　　她坐在电动轮椅上，用唯一能动的手指控制轮椅。我听不懂她喉咙发声传达的信息，也无法明白她扭曲面部所表达的意思。她做不到持续地抬起头，也无法控制口水不断地流出。片刻绝望之后，我问她会不会用打字机。她设法让我明白了"会"这一答案，我跑出房间，找到一台打字机放在一个可移动架子上。我很佩服自己的聪明与机智，站在她旁边，期待她以寥寥数词提出某个请求。她用左手无名指一个字母一个字母地使劲敲出了一个问题："我吃避孕药有什么风险？"这时我唯有敬畏之情，沾沾自喜早已荡然无存。

　　在这段叙述中，露西·坎迪（Lucy Candib，1994，p. 139）回忆起一位年轻女子，因为该女子重新教会了她尊重每个患者。我们往往将人们划分为客观的类别。然而，寻求医疗保健的人之间存在着天壤之别。

　　由于健康专业群体的多样性仍然不能反映总体人口的多样性，患者和医护人员彼此的经历可能截然不同。这可能是拓宽视野和增加联系的机缘，也可能是滋生误会的契机。区别大都出自彼此沟通时的质量。

　　在这一章，我们从社会经济地位和识字率、性取向、种族和民族、语言、残障和年龄等方面探讨了患者和医护人员的多元性。正如你将看到的，这些因素以独特的方式相互联系，影响健康以及我们沟通健康的方式。

交叉性理论

理论家奥琳娜·汉基夫斯基（Olena Hankivsky，2012，p. 1713）写道：

"人的生命不能简化为单一的特征。"人与人不止有性别、贫富、性取向等层面的不同。个人还会受到这些身份（以及其他诸多身份）在更大环境中如何交叉的影响。这些观点是交叉理论的核心，该理论认为一个人的社会地位，受到微观个人身份和宏观社会文化范式的相互影响（Bauer，2014）。每个层次都是动态的和复杂的。个人身份可能反映年龄、种族、性取向、身体能力和受教育程度，仅举几例。社会文化变量包括性别歧视、种族主义、权力、资源、公共政策等（Crenshaw，1989，1991）。

交叉性理论的一个含义是，社会地位不仅仅是不同身份的总和。丽莎·鲍利格举例"黑人 + 女同性恋 + 女人 ≠ 黑人女同性恋"（Lisa Bowleg，2008，p. 312）。事实上，这一理论出现在 20 世纪 80 年代末，当时金伯利·克伦肖（Kimberlé Crenshaw，1989）也发表了类似的观点，即黑人妇女面临的问题在民权运动（主要关注黑人男性）和妇女运动（主要关注白人女性）中都没有得到很好的体现。

交叉性理论的另一个含义是，对影响社会地位的变量进行分类是不可行的。如果尝试回答"哪个对您的生活影响更大——您的性别还是您的种族？"这个问题，这一点就显而易见了。你可能会说，"我无法对这二者进行比较"，或"这取决于具体情况"。正如鲍利格所指出的，"从交叉性的角度来看，没有哪个社会类别或形式的社会不平等比另一个更为突出"（Bowleg，2012，p. 1271）。最后，微观和宏观层面的复杂因素交汇是不同的，比任何单一因素都更有影响力。

在应用于健康传播时，交叉性理论提醒我们，老年人、残疾人和穷人等分类本身意义不大。该理论还提醒人们注意那些因多种因素影响而处于极端不利地位的人。例如，在新墨西哥社区的拉美裔移民说，他们知道糖尿病有一天可能会夺去其生命，但他们中的许多人每天都在为养家糊口而挣扎，没有医疗保险，还认为健康专业人员反感他们到社区诊所就诊。在所有这些因素综合作用下，许多移民相信或至少希望他们能够通过民间疗法自行治疗糖尿病（Page-Reeves et al.，2013）。仅针对其中一个问题的健康运动不太可能大幅度地改变其处境。

交叉性理论还强调猜测和简单化约法通常会产生有害的后果。在定义生活的交叉身份和社会结构方面，任何大而化之的方式都不能替代对人们的了解

（无论他们是同事、患者、危险社区的成员还是其他任何人）。取得本地化知识似乎是一项艰巨的挑战，但有证据表明，在开展研究、发起具有重大影响的卫生运动和制定有效的卫生政策方面，在本地化知识方面投入精力既有益又有效（Hankivsky，2012；Hankivksy et al.，2014；Turpin，2013）。

本章的其余部分探讨了交叉理论中最常提及的诸方面的个人身份（第八章扩展探讨了更宏观层面的因素）。阅读的时候，请记住，虽然谈论这些身份的某一维度是最容易处理的，但是人们并非仅受身份单一维度的影响，更何况各个维度对每个人的影响也不尽相同。

社会经济地位

查基·特纳（Chaquita Turner）住在仅离社区公园两个街区的地方，但由于帮派暴力、皮肉生意、公开吸毒、破碎的玻璃和被抢劫的威胁，她很少带孩子去公园。除了日常生活在那种环境中的压力，她及家人还很少有机会锻炼或享受户外活动。

特纳说街区的这种状况必须改变，但因为她所在的社区处于"图腾柱的最底部"（at the bottom of the totem pole），政府官员大多认为改变的努力注定走向失败（转引自 Seervai，2018a，para. 10）。她的故事反映了社会经济地位（socieconomis status，缩写为 SES）的要素，这是一个涵盖教育、收入、就业水平和类似变量的总体术语。

健康和社会经济地位之间的联系非常紧密。在美国，最高收入阶层的 40 岁女性可能比最低收入阶层的女性多活 10 年，男性寿命的差异甚至更大，达到 14.6 年（Chetty，Stepner & Abraham，2016）。

许多因素影响着健康和社会经济地位之间的联系。理论家们用健康不平等（health inequities）这个术语来描述结构性和系统性因素，这些因素使一些群体与其他群体相比处于劣势（Braveman，2006）。低社会地位的人往往生活在受污染、犯罪、暴力、经济压力、歧视、公共交通不足以及教育机会和卫生服务短缺的社区（WHO，2017）。这些区域往往是食品荒漠（food deserts）之地，要么是买不到，要么是买不起新鲜、健康的食物（"USDA

Defines，" 2011）。在很大程度上，社会经济地位低的人比其他人更有可能存在抑郁、注意力缺陷或多动障碍、肥胖、吸烟、口腔健康不良等问题或患有各种癌症等（Cruz，2014；National Center for Health Statistics，2012；Peretti-Watel et al.，2014）。

截至本书成文之时，65 岁以下美国人中，约有十分之一既没有私人保险也没有政府资助的保险（Garfield & Orgera，2019）。正如一位经济能力有限的人所反映的那样，这迫使你做出艰难的决定，例如"是想要你牙齿呢，还是想要心脏继续跳动？你必须弄清楚要保哪一样"（转引自 Lewis，Abrams & Seervia，2017，para. 1）。由于生存依赖于非常紧张的预算平衡，人们可能会放弃免疫接种和健康检查，特别是其不清楚应支付多少费用时。研究人员建议，只要有可能，健康宣传人员就应该提前告知患者将为公共卫生服务支付多少费用（Chen，Moran，Frank，Ball-Rokeach & Murphy，2018；Maertens，Jimenez-Zambrano，Albright & Dempsey，2017）。

即使可以获得医疗保健，协商治疗决定也可能很棘手。接受苏珊娜·伯恩海姆（Susannah Bernheim，2008）及其同事调查的医生表示，理想情况下，社会经济地位不应该是做出治疗决定的一个因素，但实际上通常是这样。这是因为社会经济地位低的患者可能缺乏可靠的交通工具，工作时间缺乏灵活性或不可预测，无力支付药物费用，或者很难找到将其作为客户的专家或治疗师。一位接受调查的医生说：

> 他（一个患者）是个卡车司机……我们需要为其量身定制药物。他连吃饭的时间都没有，你也知道，他没有时间来问诊。我们必须根据他的出行时间表来调整他的会诊。这不是最佳选择，我们只能尽力而为。（p. 56）

接受调查的医生说，通过这样或那样的方式，他们尽己所能，但依然经常受到无法控制之因素的限制（Bernheim，Ross，Krumholz & Bradley，200）。

其他困难主要存在于沟通过程之中。社会经济地位低的人比其他人更有可能认为医护人员不尊重、不关心、不理解他们的处境（Arpey，Gaglioti & Rosenbaum，2017；Horowitz et al.，2012；Singh，Evans，Williams，Sezginis & Baryeh，2018）。部分问题源于期望和措辞差异。例如，患有糖尿病的西班牙裔患者可能会听从医生的建议，严格不吃"吐司面包"（white bread），但他们可能不知道玉米面做出的饼对其也有害（Vardeman-Winter，2017）。

先入为主的观念也可能成为绊脚石。一项对 10 年研究的汇总分析表明，像大多数人口一样，健康专业人员往往会根据种族、民族、性别和社会经济地位对某些人表现出隐性偏见（基于无意识刻板印象的行为）。例如，医护人员可能认为经济困难是软弱或懒惰造成的。接受莎拉·威廉斯（Sara Willems，2005）及其同事采访的很多全科医生认为，人们之所以贫困，主要是因为他们没有足够努力去改善他们的处境。一位医生说："低收入者对他们的健康不感兴趣。他们看不到健康食品的好处。"（p. 180）难怪患者不能接受这种态度并感到被医护人员评判乃至误解。

当参与者对保健提供方抱有不同期望时，也会产生沟通上的障碍。美国的医生通常认为，如果病人很自信，会问问题，并积极参与对话，那么他们就是积极主动的（Verlinde, De Laender, De Maesschalck, Deveugele & Willems, 2012）。然而，社会经济地位低的人通常比其他病人更缺乏自信。他们往往很少提出问题，也很少透露自己的健康问题（Fleming et al., 2017；Fowler, 2006）。这可能是因为他们对健康问题知之甚少，他们害怕健康专业人员，也许是他们认为向健康专业人员提问或质疑是对其不尊重（Bao, Fox & Escarce, 2007）。不管什么原因，这种期望悬殊往往会导致恶性循环。健康专业人士可能会认为低社会经济地位患者缺乏交流兴趣或对交流无动于衷。结果，健康专业人士自己可能会表现得比平时更不专注、更不直接，这会进一步加剧患者的焦虑和沉默，等等。

考虑到与其他人相比，社会经济地位低的患者不太可能有信心阅读健康信息和理解健康统计数据，有效医护存在的障碍尤其令人遗憾（Smith, Wolf & Wagner, 2010）。他们也不太可能在网上搜寻健康信息（Hovick, Liang & Kahlor, 2014；Lee, Ramírez, Lewis, Gray & Hornik, 2012）。因此，他们往往主要依靠电视和他们认识的人来获取健康信息，这造成了知识差距，因为这些渠道提供的信息远不如网络那么丰富（Seo & Matsaganis, 2013）。好的一面是，一些健康宣传者正在使用移动设备向可能无法从电脑上获得信息的人传递信息。正如你将在第九章中看到的，移动技术现在很流行，甚至在没有电脑的人中也是如此。

尽管我们一直在泛泛地讨论，但请记住，在社会经济地位低下的人群中，存在着巨大的差异。例如，有些人从事低收入工作，但受过高等教育。有证据表明，这些人在医疗保健期间感到被医护人员轻视或医护人员太匆忙，其不满意程度比其他人更高（Jensen，King，Guntzviller & Davis，2010）。

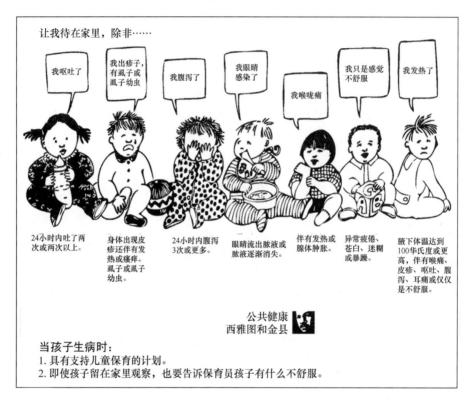

图 6-1

这一页来自小册子《孩子生病时该怎么做》，这本书就孩子的轻微健康问题为父母提供了简单易懂的建议。

你可曾想过，是待在家里不去上学或上班，是否应该为健康问题寻求专业治疗？如果有过，你是如何解决你的犹豫的？

医护人员之间也存在着多样性。有些人积极尝试帮助贫困病人改善健康、社区和生活条件（Willems，Swinnen & De Maeseneer，2005）。致力于帮助低社会阶层人士的医护人员经常说，他们很高兴能成为社区的一部分，即使在资源和待遇有限的情况下，自己的努力也会得到社区的认可。一位医生说："当你生活在这样一个小镇上，有人在棒球比赛中或在杂货店里跑过来，因为你为他

们做的事情而给你一个拥抱，我想这就是你有时期待得到的报酬。"（转引自 Seervai，2018b，para. 19）

社会经济地位问题指出了刻板印象和群体分类的危险。正如你接下来将看到的，在卫生知识普及方面面临挑战的人也在努力避免感觉被评判和被疏远。

健康素养

医院工作人员用一个橙子教病人如何每天给自己注射胰岛素治疗糖尿病。后来，当病人的血糖比以前更糟时，工作人员意识到沟通失效了：病人在家里一直是先给橙子注射胰岛素，然后再吃掉橙子（Boodman，2011）。

…………

一位疲惫的母亲误解了止咳糖浆瓶上服药"3 茶匙"说明。她喂孩子用的是汤匙而不是茶匙，因此她给孩子服用的止咳糖浆相当于 9 茶匙。

…………

当有个人看到其前列腺癌活检结果是"阳性"时，他松了一口气。他没有意识到"阳性"意味着他患有癌症。

…………

健康素养（Health literacy）是指个人获取、理解健康信息并以促进健康的方式应用健康信息的能力（WHO，1998）。传统观念认为读写能力就是阅读能力，二者是相等的。其实健康素养涉及的远不止这些。要具备健康知识，人们还必须：

- 了解传达信息的语言（无论是英语、西班牙语、统计术语、法律术语还是其他一些语言变体）。
- 能接触到可靠的、相关的信息。
- 对相关健康的信息感兴趣。
- 具备与他人讨论健康问题的社交技能。
- 具有足够的听力或视力来获取信息。
- 了解如何应用信息，以及愿意并能够有效利用健康信息。

从这个角度看，很显然具备健康素养并不是一件容易之事。医疗信息常常令人费解，即使受过良好教育的人感受也是如此。认为"阳性"意味着他没有得癌症的人是一名律师，他曾是纽约市长（Boodman，2011）。这样的误会可能发生在任何人身上。

对于美国 3200 万名面临严重健康素养挑战的成年人来说，误解可能会产生悲剧性后果（U. S. Department of Education，2015）。与其他人相比，他们不太可能接种流感疫苗和接受癌症筛查，而且他们更有可能错过预约、滥用药物、为住院和手术所做的准备不当、过早死亡（Berkman et al.，2011）。

部分问题在于，医疗领域往往有其自身语言，而健康专业人士可能忘记了这种语言对大多数人来说是多么陌生。例如，"为什么医院要有'肾病科'的标志，而需要该科服务的肾病患者不太可能知道肾病这个词到底是什么意思"，哈佛大学公共卫生学院的一位代表问道（"Improving Americans'，health literacy" 2011，para. 1）（表 6.1 列出了容易让人们感到困惑一些词语，以及更清楚地表达相同意思的建议）。

当然，那些不擅长阅读的人明显处于劣势。在美国，大约五分之一的成年人阅读水平低于五年级（"National Assessment of Adult Literacy，" 2014）。但是，大多数书面健康信息都高于这个级别（Ryan et al.，2014），包括有关处方药瓶和医疗同意书的说明。

在美国，对于英语说得不好的人来说，读写能力是一个特别的挑战。加州的研究人员发现，英语水平有限的居民面临健康素养不足和健康状况不佳的可能性，是其他人的三倍以上（Sentell & Braun，2012）（我们将在本章稍后详细讨论语言障碍）。

情绪发挥的作用也不容易忽视。那些在其他方面受过良好教育的人可能会因医疗信息的晦涩而感到不知所措，以至于无法静心研读。例如，患者权益倡导者戴安娜·迪尔格（Diana Dilger，2013）说，想象一下，一位健康专业人士正在教你在家里用心室辅助装置为所爱的人提供护理，这个装置包括一根电线，你需要将这根电线从所爱之人的胸部连接到一堆复杂的电子设备：

> 你必须确保电线清洁。如果没有，就意味着亲人会被感染甚至可能导致其死亡……每次她告诉你该怎么做的时候，你可能都聚精会神地聆听。

然而，因为责任过于沉重，反而妨碍了你对每个步骤的清晰记忆。
（para. 2 and 4）

迪尔格建议，健康专业人士应认识到此类面对面教导会产生的情感强度，所以有必要先提供书面或在线指导，再安排后续对话，确保人们在思路更清晰时能够提出一些问题。

表 6.1 　　　　　　　　　　　　　可能令人困惑的措辞

以下是美国医学会（American Medical Association）的免费健康素养工具包"问我 3 个问题"（Ask Me 3）中的一些"值得关注的措辞"，还给出了一些让人更容易理解的措辞建议。

可能导致困惑的词语	表意更清晰的词汇
有害的（反应）	坏的
病痛	恶心，病了，健康问题
良性的	不会造成伤害；不是癌症
认知	学习；思维
过度的	太多
摄取量	你吃的或喝的东西；进入你身体的东西
机能障碍	伤口；疼痛；皮肤感染斑
非癌	不是癌症
入口服	口服
渐进的	变糟糕了
转诊	请你去看另一位医生；再看看其他医生意见

读写困难可能会被尴尬之情掩盖。人们常常羞于承认自己不能阅读或理解医疗信息（Mackert，Donovan，Mabry，Guadagno & Stout，2014）。甚至朋友和家人可能都没有意识到这一点。在美国医学协会（AMA）新健康知识普及计划的发布会上，医生大卫·W.贝克说：

　　我们发现，很多人终其一生，听听广播，看看电视，偶尔读一下报纸，仅有最低限度的阅读技能，他们也可以过得很好……但进入医疗保健机构，突然面对药物和种种说明，所有这些信息措辞水平都高得令他们难

以理解。(AMA，2003，para. 7)

在这种情况下，人们可能会羞于承认他们不理解。结果，他们比其他人更有可能逃避医疗保健、错误地服药、忽视健康风险因素以及错过重要信息。据估计，在美国，得益于健康知识普及而节约的医疗保健费用据统计每年为1060亿—2380亿美元，足以为4000多万人提供保险（Vernon, Trujillo, Rosenbaum & DeBuono，2007）。

与地位和文化相关的沟通障碍将导致，最需要帮助的人往往得到的信息和关注最少。为了克服这个问题，专家为公共健康专业人员、医护人员和病人提供了以下建议。

公共卫生保健专业人员技能提升的建议

● 注意你的措辞。大流行、流行性感冒和患病率之类的词汇可能会令人恐惧和困惑，而不是起到告知信息作用。改用日常用语（USDHHS, n. d. -a）。

● 使用多种格式。综合利用文字、图表和视频有助于吸引具有不同学习风格和文化素养的人。

● 评估信息的有效性和文化适宜性。受众反应是衡量信息有效性的终极标准。在传播健康信息之前先在目标受众成员之中进行试点，然后评估其影响。

● 专注于行动。就健康行为给出具体建议可能比冗长的解释更有价值。

给医疗保健者沟通技能提升的建议

● 营造不会产生羞耻感的氛围。让不了解信息的患者能够轻松获得帮助且不会感到尴尬。例如，经常主动帮助病人填写入院表格，而不是简单地将表格交给他们。"这些表格可能会让人困惑。如果你愿意，护士会帮助你。"这样的声明可以让对方感受到护士给予帮助是正常的。

● 判断识字水平。尽管大多数人很难明确承认自己读写能力存在问题，但约90%的患者表示，如果医生知道他们的水平实在有限，会有所帮助（Wolf et al.，2007）。大多数人乐意填写简单的调查问卷，让他们以一种保全面子的方式披露阅读和数学方面存在的挑战（Ferguson, Lowman & DeWalt，2011；Vangeest, Welch & Weiner，2010）。

• 保持专注和尊重。努力确定患者的需求并尊重他们的贡献。如果他们静默无言，不要认为他们不感兴趣。

• 让患者知道你期望他们做些什么。患者可能会因为害怕而结结巴巴，或者根本不知道对他们的期望是什么。向他们解释日常活动，并鼓励他们参与讨论。

• 使用比喻和图片帮助解释复杂的想法。请记住，你认为熟悉的词语和概念可能会让非专业人员感到困惑。将肺炎比作吸满水的海绵，将关节炎比作吱吱作响的铰链，有助于缩小人们业已了解的健康信息和真正健康概念之间的差距。

• 使用反馈教学法（teach-back）确保患者明白。内科医生霍华德·蔡茨（Howard J. Zeitz）这样描述了他的沟通方法："我会问，'今晚回家时，你的丈夫或妻子可能想知道发生了什么事。关于今天你和我在办公室达成的协议，你打算如何告诉他或她？'"（转引自 O'Reilly，2012，section 3）。出了名的无效问题是，"你明白吗？"或"你有什么问题吗？"对于如此问法，大多数人会简单地说"是"和"不是"，以避免听起来愚蠢。除非患者能够大声解释你告诉他们的内容，否则你无法确定他们是否理解了。

给患者沟通技能提升的建议

• 明确表达你的感受。不要以为健康专业人士理解你担忧。诸如"我不好意思说，但……"这样的说法或"我感到害怕……"有助于他们了解你的感受。

• 提出三个关键问题。美国医学会和"问我 3 个问题"计划的共同赞助者鼓励患者提出以下问题：我的主要问题是什么？我需要做什么？为什么这样做对我很重要？（Ask Me 3，n. d.）。

• 不明白就承认吧。"如果有时觉得信息令你困惑，有这样感受的人不止你一个"，"问我 3 个问题"的发言人说。你可以这么说："这对我来说是新东西。请你再解释一遍，好吗？"（Ask Me 3，n. d.）。

性别认同和性取向

"在与医生的谈话中，你总是会遇到他们问你避孕问题的那一刻。'你性生活频次高吗？''是。''你有使用避孕措施吗？''没有。'然后他们就自顾自地盯着你看。"

这是在同性关系中常见的一种尴尬。上文引述的这位女士这样总结让她为难的地方：简单地说"不"，给人一种你不负责任的印象；或者泄露自己的性取向，即使你并不愿意这样做（Venetis et al.，2017，p. 582）。

有同性恋身份的人在填写医疗保健表格时经常面临一个相关的困境。酷儿理论（Queer theory）挑战了静态身份（static identities）和僵化的社会类别的概念（Butler，1999）。酷儿理论代表了这样一种观点，即男性和女性等二元标签不足以体现人们实际经历的性别身份的多样性和复杂性。遗憾的是，医疗表格往往只提供两个选项——男性或女性（Redfern & Sinclair，2014）。言下之意是，其他任何身份都是无效的或不正常的，如果在纸张的边缘处写出不同的身份，这些人就获得一种实实在在地被"边缘化"了的身份。

这不仅仅是语义上的问题。尽管泄露一个人的性别认同或性取向会让人觉得有风险，但如果医护人员不了解，患者可能会得到不合标准的医疗（Potter，2002）。例如，具有男性生殖器的变性女性可能存在前列腺问题和其他不明显的问题的风险。再比如，如果女同性恋者说她没有"性交"，医护人员可能会忽视她对性传播感染信息的需求（Goins & Pye，2013）。

此外，患者沉默寡言可能会使其失去宝贵的健康信息和指导。当研究人员调查与男性发生性关系的非洲裔美国男性时，他们发现那些与医护人员公开交流的人比其他人更容易意识到自己患有肝炎的风险，并为此接种了疫苗。然而，这类人数很少：研究中只有34%的男性接种了疫苗（Rhodes，Yee & Hergenrather，2003）。

尽管互联网可能是同性恋者、双性恋者、跨性别者、酷儿等群体及个人查找其不愿意亲自向健康人士询问信息的一种方式，但准确的在线资源仍然相当匮乏（Rose & Friedman，2013）。一项对女同性恋性健康网站的研究显示，这些网站通常很难让普通人理解，而且它们主要关注艾滋病病毒和艾滋病，很少关注乳房 X 光检查和妇科护理等预防措施（Lindley，Friedman & Struble，2012）。

患者沉默寡言存在的另一个风险是，会丧失自己被医护人员重视的机会。珍妮弗·波特是一名内科医生，也是一名同性恋者，她说自己有时被当作异性恋者。"表面上看，沉默寡言好像让每个人都很开心"，她反思道（Jennifer Potter，2002，p. 342）。在让人们相信她是异性恋的那段时间里，波特说觉得自己是在撒谎。假装是异性恋有损她的自尊，让她与那些想要忽视和否定多重性别身份的人沆瀣一气。这也使她在社交上与世隔绝。她不能向朋友介绍自己的长期伴侣，也不能邀请她参加职业领域和社交场合的聚会。尽管波特对她的亲密朋友和同事很坦诚，但有些人仍然认为她是异性恋。她说："出柜是一个永无止境的过程。""每次我遇到新朋友时，我都必须决定是否、如何以及何时透露自己的性取向。"（p. 342）

第三个危险是，如果伴侣未获公开承认或他们没有结婚，当他们中的一个生病或受伤时，他们可能会被剥夺探视的特权以及获得相应信息的权利。内科医生苏珊娜·科文在接受肩部手术时，她对这一点深有体会。她回忆说："和我结婚 30 年的丈夫做了一位充满爱心的配偶应该做的所有事情：他将我的枕头整理得松软舒服，把牙膏挤在我的牙刷上（试试用一只手做到!），他还忽略了我的坏脾气。"她说，一想到"像我和丈夫一样彼此忠诚的男女同性恋伴侣"，在健康危机期间，却不被允许有同样的机会为所爱之人提供支持，她就感到难过（Koven，2012，para. 1 – 3）。

总而言之，当一个人觉得自己无法与医疗保健人员敞开心扉时，他们会受到不利影响。从医护人员的角度来说，避免谈论性问题的医护人员并不一定是有偏见的。他们可能会对此主题感到尴尬或不舒服，或者觉得这超出了他们的专业范围，特别是因为他们接受的培训可能没有涉及不同身份的问题（Levine，2013）。

专家给健康专业人员提供了以下建议。

●大声练习。与朋友和同事就性取向和性别（sex and gender）交流有过排练的人，在与病人谈论这些话题时可能会感到更自在。对此话题感到自如的医护人员也更有可能帮助患者感到轻松（Gamlin，1999）。

● 丰富你所问问题的选项。在书面表格上，病人可以选择（如果他们愿意）填写自己的性别；性取向；姓名与指称；以及他们是否与男性、女性存在性关系或者两种性别都有（Goins & Pye，2013）（让人们描述自己比提供固定数量的选项更有用）。你在当面问问题时，也要考虑类似的情况。

● 使用对方的姓名和代词指称。当发现一个人以别样代词指代自己时，你以先生、女士、他或她来称呼他们，会使其感到不被认可和不舒服（Ross & Bell，2017）。同样，用他们不使用的名字或称呼从候诊室召唤病人，可能会产生在别人面前"暴露"他们的尴尬效果。

● 不要忽略这个问题。研究表明，大多数人希望健康专业人士知道他们的性取向，但他们倾向于等待健康专业人士直接向他们询问。

● 不要"多管闲事"。持不同性别身份的人表示，医疗服务人员可以问这样的问题："你认同什么性别？"和"你希望用什么代词指称你？"除此之外，他们敦促医疗服务人员只在与其健康有关时才关注他们的性取向和性别。仅仅为了满足说话人的好奇心而提出过于私隐问题，会让人觉得是在多管闲事，也会令人尴尬（Ross & Bell，2017）。

● 避免评判。跨性别者报告说，医疗服务人员有时会做出判断性的陈述，比如"作为一个基督徒，我的工作就是拯救你"和"这是什么鬼东西？"（Ross & Bell，2017，p. 736）。避免判断，即便细微近乎难以察觉的不赞成迹象也会阻止患者分享与其医疗密不可分的信息和担忧所在（Redfern & Sinclair，2014）。

正如你将在下一节中看到的，对歧视的恐惧也影响着不同种族和族裔的人。

民族和种族

作为一名医学生，在临床轮换期间，詹妮弗·阿达埃兹·奥克韦克武（Jennifer Adaeze Okwerekwu）经常觉得自己受到了不同的对待，因为她是黑人。有一次"一个病人在主治医生面前叫了我三次'有色人种女孩'"，她回忆说，"医生当时没有纠正病人，也没有私下跟我说起这件事……在这种情况下，医生的沉默削弱了我的存在感。我想知道她是否也认为我是一个'有色人种女孩'"（Okwerekwu，2016，para. 14）。

奥克韦克武现在是一名医生和在线出版物 STAT 的专栏作家。她对社会观念和医疗保健的交叉领域问题感兴趣，曾与 CNN、《奥兹博士秀》（*The Dr. Oz Show*）、迪士尼电台和凯撒家庭基金会健康报道项目（Kaiser Family Foundation Health Reporting Program）合作。她拥有哈佛大学、哥伦比亚大学和弗吉尼亚大学的学位（"Columnist, Off the Charts," n. d.）。她对"种族主义会令人生病"的观点并不陌生。

种族主义（Racism）是基于一个人的种族的歧视。种族是一个不严密的术语，在社会身份和世袭背景方面定义很不明确。实际上，人们通常通过肤色等可见特征来判断种族，尽管外表不是种族的可靠指示。民族反映了文化认同，如共同的语言、宗教和习俗。种族和族裔这两个词经常一起使用，但它们并不是同义词。例如，如果你是移民的孩子，你可能与你的父母属于同一种族，但认同不同的信仰和习俗。或者，你可能像许多人一样，民族认同不止一种。

在很大程度上，不同种和民族的人在生活中应该有不同的表现，这并不是因为生物学上的原因导致的（Kaufman, Dolman, Rushani & Cooper, 2015）。然而，美国许多少数族群成员的健康状况低于总体的人口平均水平。美国黑人死于可预防的心脏病和中风的可能性是美国白人的两倍（CDC，2014），西班牙裔美国人死于糖尿病的可能性高出 50%（CDC，2015），这样的例子不胜枚举。与其他同性相比，黑人男性寿命通常比全国平均水平低 4 年，黑人女性则低 3 年（CDC，2014）。我们将在本节探讨为什么存在这些差异以及对健康传播的影响。

不同种族和民族的人可能接受不同的医疗服务，并对其作出不同的反应，这有几个原因。总体而言，这些差异主要源于不信任、高风险、缺乏知识、就医机会受限以及无效的医患沟通。

不信任

有些人对医疗服务敬而远之，因为历史上存在歧视的案例令他们不信任医疗机构，比如第四章描述的塔斯基吉梅毒研究（Meredith, Eisenman, Rhodes, Ryan & Long，2007）。在美国，少数种族和少数民族成员比其他人更有可能感到他们的医生没有倾听、没有表现出尊重，或者没有把事情解释清楚（Commonwealth Fund，2008；Hwang et al.，2017；Singh，Evans，Williams，Sezginis & Baryeh，2018）。

不信任可能导致人们未充分利用卫生服务并怀疑医疗建议的有效性（Armstrong et al.，2013）。这可能导致非裔美国人和西班牙裔美国人的医疗干预数量相对较少。他们可能会获准拿到了处方却从不配药；如果他们不信任医疗专业人员，还可能拒绝接受医疗程序。或者他们可能根本就不寻求治疗。

高风险，低知识

一些非主流种族和族裔群体的成员往往不了解健康问题，尽管他们面临高风险。侵蚀健康的一个因素是社会歧视带来的日常压力。医学研究表明，那些日常受到歧视的人，如接受服务较差、受到侮辱、被视为低人一等或愚蠢的人，高血压和心脏病的发病率高于平均水平（Szanton et al.，2012）。

有色人种也可能是高危人群，因为他们中有很大一部分人社会经济地位低下。由于资源有限，他们可能生活条件差、压力大、饮食不健康以及无法充分获得健康信息和健康服务（Dinwiddie，Zambrana & Garza，2014）。

尽管有色人种处于高风险状态，但他们可能相对不了解健康问题，因为平均而言，他们不像白人受众那样使用主流媒体或信任主流媒体，而且许多健康信息不是为了吸引他们而设计的。例如，与吸烟有关的疾病是导致西班牙裔或拉丁裔人死亡的主要原因（CDC，2018），但很少有戒烟项目是为他们设计的（Piñeiro et al.，2018）。

对医疗保健和疾病警告信号不甚了解的人比其他人更有可能在寻求医疗救助之前患上重病（Ginossar，2014）。如果人们在就医时病情比其他人更严重，这可能在定义程度上解释了为什么他们对治疗没有反应，以及为什么他们没有像其他患者那样进行相同的治疗。

就医机会受限

第三种解释是，一些少数群体成员获得先进医疗设施的机会相对较低。在美国65岁以下（医保覆盖开始时）的人中，约有三分之一的西班牙裔美国人、印第安人以及五分之一的黑人没有保险，而非西班牙裔白人（nonhispanic

White Amecicans）没有保险的约为十分之一（Artiga & Orgera，2019）。在美国，没有健康保险的人接受癌症筛查的可能性约为其他人的一半（Collins，Rasmussen，Doty & Beutel，2015）。他们也不太可能有资格在拥有高科技和先进护理治疗的医疗中心接受治疗（Venkatesh et al.，2019），他们更有可能得不到所需的医疗，还会因医疗账单而陷入财务困境（Henry J. Kaiser Family Foundation，2018）。

"你的医疗保健取决于你是谁"，罗伯特·伍德·约翰逊基金会（Robert Wood Johnson Foundation）的研究人员得出这样的结论。他们研究了美国少数种族成员所接受的不同医疗服务（"Reducing Disparities，"2014，para.1）。过去14年的数据一致表明，少数族裔成员，尤其是低收入的少数族裔，比其他人得到的医护更少、质量更低（USDHHS，2016）。医生们也同意。约有55%的受访者表示，他们认为白人患者得到的医护水准要好于少数族裔患者，近三分之二的人目睹了此类事件的发生（American Medical Association，2005）。克拉拉·曼弗雷迪（Clara Manfredi）及其同事（2010）研究了近500名美国癌症患者，他们发现，在其他条件相同的情况下，相比于白人患者，黑人患者被转诊到癌症专家那里的更少（Manfredi，Kaiser，Matthews & Johnson，2010）。

这话题太熟悉了。十年前，舒尔曼（Schulman，1999）及其同事拍摄了由不同肤色演员扮演的病人及真正的病人，他们在相同的环境中使用相同的语言和手势，穿着相同的衣服（医院病号服），描述胸痛。患者的差异仅体现在年龄、性别和种族上。看过病人症状表现录像的医生明显更倾向于推荐白人男性病人进行心导管插入术，没有建议女性或黑人病人这么做（有关分配医疗资源时的伦理原则的讨论，请参见插文框6.1）。

插文框 6.1 伦理考量

谁会得到什么医治？

医生，尽你所能！

　　医生所做的远不及其可以做的，这合理吗？传统的美国观点认为答案是否定的。美国人已经开始期望医生能够尽可能提供好的治疗，不管花费多少。但是，对每个人都不计成本地救治，那代价实在太高了。

与此同时，许多人认为，如果美国医疗系统要生存下去，就必须对谁得到什么样的医疗做出判断。人们呼吁医疗保健领导人取消过度和不必要的手术。问题是：必要和不必要之间的界限在哪里？

一种选择是为那些负担得起的人提供医疗服务。这种选择将弱势群体置于不利地位，并可能在社会经济地位高低的人之间造成更深层次的分裂。总之，很少有人愿意让低收入的公民遭受健康不佳的痛苦。

另一个选择是优先考虑那些已知成功率高的手术。例如，给患者30%生存机会的手术可能会优先于只有20%生存机会的手术。这似乎是合乎逻辑的，但正如诺曼·列文斯基（Norman Levinsky, 1995）指出的那样，统计数据只是概括，每个患者都是独一无二的。没有人能保证一个有风险的手术就会失败，也没有人能保证经过考验的手术就一定成功。此外，统计数据各不相同，并且坚持使用既定的手术会减少开发新的更好手术的机会。

还有一种选择是为可能因此享受最高生活质量的人提供医治。从这个角度来看，资助昂贵的治疗以帮助幼儿走路，可能比帮助85岁老人中风之后再次用其双腿走路更具价值。列文斯基（1995）警告说，这样的判断可能会导致不公平的歧视。他想知道如何判断人们的生活质量，并警告说，无根据的判断很可能会对那些持有不同于医疗决策者价值观的人产生偏见。

就如你看到的，决定如何分配医疗资源绝非易事。要了解其中的诸多困难，请试着回答以下问题。

你怎么看？

1. 如果一个人可以负担得起昂贵的治疗，而另一个人负担不起，是否可以拒绝治疗不太富裕之人？

2. 如果一种昂贵的实验性药物有一点点可能性延长一个垂死之人的生命，保险公司或医疗组织是否应该支付使用这种药物的费用？为什么应该或为什么不应该？

3. 如果两个患者患有相同的疾病，是否应该区别对待？如果一个是小孩另一个是老人怎么办？如果一个是名人另一个人不知名怎么办？如果一个人无家可归而另一个人是社区领袖，该怎么办？

4. 如果你只能资助以下两个手术，你会选择哪个？你将基于什么标准进行选择？

（1）帮助不孕夫妇怀孕的手术；

（2）通过整容手术改善先天面部畸形之人的外貌；

（3）癌症患者的化疗；

（4）可能会预防艾滋病的药物疗法。

5. 由谁来决定哪一项治疗将得到资助？医生？资助机构？社区成员？患者？立法者？请解释你的回答。

6. 如果研究能够开发出更好的治疗方案，但研究成本大大提高了医疗保健成本，那么医疗系统是否应该继续资助研究？如果更高的成本意味着一些人将失去保险怎么办？

7. 医生说，他们过度治疗患者的一个原因是，如果他们不尽一切可能，他们可能会因玩忽职守而被起诉。你如何破解这个困境？

刻板印象

正如我们在第二章中提到的，医护人员的多样性低于整体人口的多样性。虽然黑人和拉美人约占美国人口的31%，但全国只有约16%的牙医、14%的药剂师、15%的医生和20%的注册护士来自这些群体（U. S. Bureau of Labor Statistics，2014，2019；U. S. Census Bureau，2014；U. S. Census Bureau News，2018）。这些差异可能导致刻板印象和沟通差距。

在美国，有一段因偏见而区别对待病人的历史。梅雷迪思·格雷迪和蒂姆·埃德加（Meredith Grady & Tim Edgar，2003）研究的一名非裔美国人参与者记得自己被诊断出患有糖尿病以及诊断医生的反应：

> 他说："我需要给你开一些处方药，但你永远不会吃这些药，你回来后肯定还会告诉我你还在吃猪蹄之类的东西……那为什么我还需要开这个处方呢？"我说："我不吃猪蹄。"（p. 393）

患者无从知道医生的偏见会如何影响其他医疗决策的。

当然，这种影响是双向的。本节开头提及的医生詹妮弗·阿达泽·奥克韦克武说，她及其同事都感受到了"日常种族主义"带来的痛苦（Okwerekwu，2017）。其他医护人员描述说，有些病人只看了一眼他们戴的穆斯林头巾，就发表侮辱性的评论，或者坚持要求由其他医护人员诊治（Saadi，2016）。医护人员对歧视很敏感，病人同样如此。医生杰罗姆·格罗普曼（Jerome Groopman，2007）敦促人们思量，病人及其亲人有责任向医护人员表明他们希望得到同等的尊重。

跨文化健康交流

种族和谐（Ethnic concordance）是对自己与他人之间文化相似性的感知。当病人和医护人员的种族相似时，病人往往会说得更多，更信任医护人员，并记住更多的交流信息（Alegría et al.，2013；Arendt & Karadas，2019）。在一般难以理解健康信息的患者中，这种影响尤其强烈（Arendt & Karadas，2019）。

当病人和医生有不同的沟通方式时，很容易误解对方，忽视重要的提示。例如，研究人员指出，当病人（尤其是那些刚接触某种文化的患者）对自己的医疗保健感到高兴和满意，表现出礼貌和尊重时，就会出现所谓的快乐移民效应，即使其对疾病很担忧（Garret，Dickson，Young & Klinken Whelan，2008）。熟悉他们文化的人可能会注意到疼痛或痛苦的迹象，但来自不同文化的人可能会低估病人症状、焦虑的严重性，或对医疗选择的保留意见。

类似模式也存在于向广大受众传达健康信息中。例如，鼓励西班牙裔父母让青少年接种人乳头瘤病毒（HPV）疫苗的健康宣传，如果没有考虑到西班牙文化对热情语言（而不是临床）的偏好，如果没有解决该文化中普遍存在的担心，即让青少年接种疫苗就被等同于鼓励他们去做爱，那么宣传很可能是无效的（Maertens，Jimenez-Zambrano，Albright & Dempsey，2017）。

来自服务欠缺群体的专业医护人员比其同龄人更愿意为贫困患者提供诊治。约49%的非白人少数族裔医学生表示，他们计划为服务欠缺的人提供医疗服务，相比之下，白人学生的比例为19%，亚裔美国人和来自印度、巴基斯坦和太平洋岛屿的美国人的比例为16%（Saha，Guiton，Wimmers & Wilkerson，2008）。然而，个人生活经历并不是唯一的因素。医科学生的背景非常多样化，他们比其他人更有可能对自己照顾少数族裔病人的能力感到自信，也更有可能倡导公平对待所有人（Saha et al.，2008）。基于这样的证据，一些人认为招募更多的少数族裔医护专业人员应该是一个优先事项。

在本节，我们对种族和民族身份进行了很多讨论。其实，人们之间还存在深层次差异。一种基于健康状况的新型歧视甚至尚未浮出水面——可能即将出现在我们眼前。关于基因分析利弊的信息，请参见插文框6.2。

插文框6.2

基因分析：对你未来健康的展望

"水晶球说你会健康长寿。"

很难相信水晶球的预测，但是科学家在预测方面提出了更好的办法。他们通过解锁构成个人基因蓝图的密码来实现这一目标（Human Genome Project Information Archive，2008）。

如今，你可能需要做基因测试，以查明你是否容易患上各种癌症、肝病、阿尔茨海默病或其他已知与基因有关的疾病。易患这些疾病并不意味着你一定会得这些病。实际上，基因测试的一个好处是你可以及时发现并降低患病的概率。例如，如果你知道自己患某些疾病的风险很高，你可能会采取更多的预防行为，还会比平时更定期地接受筛查。

关于基因检测的一项保留意见是，人们担心结果会被用来对付他们或他们的家人。2008年的《基因信息非歧视法》（*The Genetic Information Non-discrimination Act*，缩写为GINA）规定，医疗保险公司不能基于基因检测结果拒绝医疗保险，也不能要求人们接受基因检测。进一步来说，GINA排除了非正式的基因分析，比如以一个人的家族心脏病史作为保险费率的基础。在过去，健康保险公司可以将你的家族史计入你的保险费用中。GINA现在禁止这种做法。

GINA还规定，雇主不能根据基因分析来评判求职者或现有员工。也就是说，他们不能因为基因倾向而雇用、解雇、提拔或拒绝提拔任何人。雇主也不能请求、要求或购买任何员工的基因检测结果（这并不适用于旨在监测工作场所接触危险材料对基因影响的测试。这些仍然是得到允许的）。

但是，重要的是要注意 GINA 没有涵盖的内容。该规定不适用于人寿保险、长期医疗保险或伤残保险。GINA 不适用于美国军方、退伍军人管理局或印第安卫生局（Indian Health Service），因为它们受不同的法律管辖。

你怎么看？

1. 如果负担得起，你会接受基因检测吗？为什么会或者为什么不会？

2. 你是否担心基因检测结果可能被用来不公正地歧视个人或人群？为什么会或者为什么不会？

3. 假设你的检测结果显示了一种疾病的遗传倾向，但到目前为止，我们还不知道如何预防。你想知道结果吗？为什么想或者为什么不想？

4. 你认为基因检测结果会增强你从事健康行为的决心吗？为什么会或者为什么不会？

语言差异

内科医生哈罗德·詹金斯（Harold Jenkins）给自己定了一个目标，至少学一点点西班牙语。他开始每天在索引卡上写下几个新的西班牙语单词并刻苦学习。开车上班的路上，他用西班牙语大声朗读交通标志和车牌号码。他回忆说："我甚至都放弃了收听无线电台。"（Jenkins，2008，p.42）

与詹金斯合作、讲西班牙语的护士鼓励了他。无论是时态不对还是发音不妥，他们都不会让詹金斯觉得不好意思。当他要求患者"深度吸空"（vacuum deeply）而不是吸气时，一位护士被逗乐了。他们赞赏詹金斯勇于尝试，患者则对詹金斯的付出感激不尽。詹金斯说，如果他能听懂并说出少许患者所讲的语言，他就会觉得自己更像个体贴的医生。他是对的。医患之间存在的语言差异有可能导致医疗服务质量打折扣，这种差距是显著的。

美国大约有五分之一的居民在家里讲的是其他语言而非英语（Batalova & Alperin，2018）。即使其英语水平足以应付日常大多数事务，求医问诊时语言依然会存在不少障碍。虽然《民权法案》第六章要求接受联邦援助的医疗机构"采取合理措施"，使不懂英语的人能够理解医疗保健信息，但谁应该为医疗保健翻译付费却不甚明确（USDHHS，n. d. -b，para. 1）。在许多情况下，即使患者家属和掌握多种语言的雇员本身英语说得很差，对医学术语也知之甚少，也只能由他们充当未经培训的口译员（Juckett & Unger，2014）。

医学词汇的口译难度很大。即使是精通两种语言的人也很难完全传达说话者的语气和意图。有时，直接翻译并不容易甚至不可能。例如，苗族文化中没有表示癌症的词汇。在中文中，"声音"一词也有"噪声"的意思，所以一个正在接受精神疾病评估的病人可能表示他们听到"声音"，而实际上他们只是说他们能够听到声音（Fisher，n. d）。

即使是诸如"同意"（okey dokey）、"身体不适"（under the weather）和"接受手术"（going under the knife）这样的俗语也会引起混淆（Vickers & Goble，2011）。正如一位努力掌握新语言的人所说："你认为你明白短语中每一个单词的意思，但是这些词语组合在一起，所表达的意思大意迥然。"（Moffatt，n. d.，para. 2）例如，如果你的母语不是日语，想象一下理解诸如"八分之一饱，医生远离我"和"如果你说明天，天花板上的老鼠会笑"这样的谚语，该是何等困难［前者表明适度是健康的，后者表明试图预测未来是愚蠢的（Moffatt，n. d.）］。

语言障碍会影响人们接受的医护质量。如果医护人员不能完全理解病人的感受，就很难做出准确的诊断。即使诊断是正确的，也很难确保患者充分了解他们的医疗方案（插文框 6. 3 描述了一位讲西班牙语的妇女在美国一家医院的经历）。

插文框 6. 3 观点

紧急医疗中心的语言障碍

想象一下，你在墨西哥国家的一家医院里，试图找个人，任何人都行，只要能帮助你缓解胃部剧痛。你会听到"Tú no hablas español, y nadie te puede entender"，即"你不会说西班牙语，没有人能理解你"。最后，你找到一个一年级学习英语的学生，一个男孩，他尝试为你翻译。接下来，你发现自己在一个房间里，近乎半裸地穿着病号服，心里寻思：那孩子能听懂我的话吗？医生明白他讲的吗？我是怎么了？发生了什么？

也许这能让你体会到讲西班牙语的患者身处美国医疗保健系统中的感受。这是一个真实的故事，讲的是我的母亲玛丽（Maria）和她的母亲康塞洛（Consuelo），她们是古巴裔美国人，试图解决与讲另一种语言的医学专业人士交流时遇到的挫折、焦虑和恐惧。

故事

康塞洛出现症状已经有一段时间了，最终她同意去看医生。现在她搬到了一个几乎没有西班牙文化的新城市，她担心自己是否能与医生交流。但这一次，疼痛非常剧烈，至少她还有女儿玛丽，可以帮助她与医生沟通。康塞洛非常希望医生能明白她的感受，也许这一次她能实现这个愿望。这个想法终于使她有勇气去看医生。

在医生的办公室里，康塞洛能看出有什么不对劲。她现在60岁出头，知道自己的糖尿病并没有好转。她完全理解了医生和女儿之间的对话，知道自己需要进行心脏导管插入术。玛丽没有告诉她所有细节，但康塞洛从其肢体语言中可以感觉到手术很严重。她是对的。片刻之后，她发现自己被推到手术室进行紧急心导管插入术——玛丽不在身边。现在，她感到更加害怕和恐惧，因为她知道自己无法与周围的人交流，也不清楚他们在做什么以及为什么这么做。

手术之前，外科医生需要康塞洛理解手术过程并回答一些问题。这不是一件容易的事。再次如康塞洛担心的那样，她无法与医护人员沟通。这时，她开始感到极度焦虑和沮丧，因为医生及其助手都听不懂她在说什么。

最终，仿佛经历了几十年的漫长等待后，外科医生发现没有其他人能翻译，于是把玛丽叫进了手术室。

对玛丽来说，这段经历让她百感交集。她曾多次陪同母亲去医院，但从未被允许进入手术室。现在她在手术室，比以往任何时候都更加焦虑。首先，她想把事情做好，因为她觉得母亲生命有赖于此。其次，由于手术室环境的陌生，她也是倍感不安。因此，玛丽不知道她应该怎么做，应该说什么，或者医生对她有什么期望。当看到在手术台上的母亲时，她还必须努力克制自己的情绪反应。不过，能够和母亲在一起，让玛丽稍感欣慰，她决定把注意力集中在积极的情绪上，与母亲并肩共克这段难关。

手术结束后回到医院病房时，医生告诉康塞洛她还需要做心脏直视（open-heart）手术，很快就会将她转到一家更大的医院。又一次，康塞洛感觉到他们传达了负面信息，但她知道，她必须等到谈话结束后才能从玛丽那里得到完整的消息。等待更是加剧了她的焦虑。有几次，康塞洛试图插话，但都被玛丽训斥了一顿，因为她妨碍了女儿理解医生所讲话语的含义。

不幸的是，尽管较大的医院位于西班牙裔社区内，但很少有医生和护士会讲西班牙语。这意味着玛丽及其丈夫赫苏斯（Jesús）必须轮流待在医院为康塞洛翻译。但是康塞洛的感觉却截然不同。在新医院只住了几个小时，她就开始感觉好多了，也不那么沮丧了。这是因为新来的医生，不管他们西班牙语讲得如何，他们都试图用西班牙语与她交流并理解她在说什么。康塞洛回忆起一位年轻的医生，她走到她的房间里微笑着对她说"您好（Buenosdías）"，离开时又说"晚安（Buenas noches）"，这让她开心地笑了。这些小细节对康塞洛产生了巨大的影响。

玛丽注意到，每当医生进入房间时，她的母亲就会高兴起来。她还指出，医生不再将注意力放在玛丽这边，而是直接与其母亲交谈。玛丽仍在翻译，但她不再是他们谈话的焦点。她注意到母亲似乎更专心，也更愿意听从医生的建议。有几次，当明白他们在说什么时，康塞洛甚至用英语回答医生，比如"是"。这反过来让医生也很开心，抚摸她的手以示接受和鼓励。似乎这还不够，医院还将一位会说西班牙语的护士介绍给康塞洛，这位护士偶尔会来看望她，这让她更有宾至如归感。

手术进行得很顺利，手术结束后，医院安排给康塞洛的是一位不会说西班牙语的治疗师，这位治疗师也没有努力与康塞洛交流。她又开始感到沮丧和压抑。但是在与家人谈论自己的感受后，她学会了迅速克服这一新障碍。他们找到了一种方法，使她意识到她在新医院里的良好经历远远超过了不愉快的一面，很快康塞洛就能够忽略治疗师的行为，继续进行治疗。

康塞洛在医院住了大约一个月。在那段时间里，她了解到很多自己好恶之处。因此，她让玛丽帮她物色会像医院里的医生那样对她照顾周到的医生。现在，康塞洛至少有一位她非常喜欢的医生，这位医生会讲西班牙语。

——玛丽（Marie）

你怎么看?

1. 如果你是康塞洛，你可能会怎么做？如果你是玛丽呢？

2. 你是否认为医院应该做更多工作来接待非英语使用者？为什么或者为什么不？

3. 康塞洛如何做可以缓解焦虑感？

4. 第一位外科医生可以做些什么来帮助玛丽和康塞洛更加放心？

5. 研究人员发现，如果人们感到与社会疏远和与周围环境脱节，他们会更害怕就医。我们该怎么做才能缓解这些情绪？

6. 你是否曾经遇到过这种情况，即不得不与你说不同语言的人进行交流？你是如何处理这一情况的？

纽约迈蒙尼德医疗中心（Maimonides Medical Center）的一位医生断言，语言差异会使患者的风险因素增加约 25%。"当你走向一个说着另一种语言的外国人时，这是一个风险时期。这和糖尿病或其他疾病一样是一个风险因素"，医生说（转引自 Salamon，2008，para. 5）。

迈蒙尼德医疗中心认识到这种风险，雇用了 30 多名患者沟通代表，他们可以帮助家人并在需要时进行口译。该医疗中心的总裁兼首席执行官帕梅拉·布里尔（Pamela Brier）实施了"相互尊重准则"，并为员工提供了有关交流和多元性欣赏的培训课程。布里尔说，付出额外的努力是值得的：

> 沟通问题会导致可能伤害患者的事故。我指的是医生和护士之间的交流，护士和职员之间的交流，内务服务人员和护士或医生之间的交流，每个人之间的交流。于我而言，"相互尊重准则"是为了让这个地方更安全，医疗服务更好。（转引自 Salamon，para. 9）

她坚信，良好的沟通是良药，也有价值。

其他努力尝试也在进行中。维克森林大学医学院已经成功地帮助医生助理与口译员和讲西班牙语的病人有效合作。经过 4 小时的培训，97% 的学生能够在涉及口译员和非英语患者的角色扮演中表现出熟练程度（Marion, Hilde-brandt, Davis, Marin & Crandall, 2008）。其他组织的成员报告使用训练有素的口译员取得成功，这些口译员要么出现在诊断室，要么通过电话或视频会议技术联系（Jones, Gill, Harrison, Meakin & Wallace, 2003）（有关医疗保健中语言多样性相关职业的更多信息，请参见插文框 6.4）。

在语言差异成为障碍时，专家们就健康沟通给出了以下这些策略（Fisher, n. d.；"6 Tips," 2017；Squires, 2018）。

- 至少学习其他语言的几个关键词。

- 尽量避免使用成语和俚语，或至少解释其含义。

- 使用口译员时，要说完整的句子。如果中途停下来，让口译员"跟上"，可能会改变他们对信息的理解。

- 如果他们对你所说的内容感到困惑或不确定，不要犹豫，多和口译员交谈，以阐明你的意思。

插文框 6.4　职业机会

多元化意识

负责多元化事务的官员
平等就业机会（Equal Employment Opportunity，缩写为 EEO）官员
医疗保健口译员

职业资源和工作清单
美国医院协会健康管理多元化研究所：www. diversityconnection. org
全国保健口译委员会：www. ncihc. org
聋人口译员注册处：www. rid. org
美国平等就业机会委员会：www. eeoc. gov
美国劳工统计局职业前景手册：www. bls. gov/oco

残　疾

当患有唐氏综合征的安娜因肺炎住院时，她的护理团队与其一起填写了一份"健康护照"，这有助于医护人员了解安娜的身体状况，意识到她害怕黑暗，喜欢猫王。此后，他们总是在她的房间里留下一盏灯，并经常发起关于猫王的对话，旨在吸引和安抚她。安娜离开医院时，医护人员允许她保留这份健康护照，以便将来与医护人员分享（Blair, Glaysher & Cooper, 2010）。

健康专业人员通常没有接受过多少关于如何与身心存在障碍的人沟通方面的培训。在此，我们探讨能力差异与健康沟通之间的衔接问题。

残疾意味着什么

世界卫生组织（WHO，2002）要求我们摒弃有两种人的观念——有残障和无残障——而是认识到我们都有某种形式和程度的残障。这种观点将焦点从形形色色的称谓转移到帮助每个人在生活中发挥最佳功能的目标上。

你可能还记得第一章的内容，WHO 的国际功能分类（ICF）代表了一种生物—心理—社会方法。为了说明这一点，假设你不能爬楼梯。诸如手术或物理治疗等医疗方法，在帮助你恢复爬楼梯的体力方面，可能具有效果，也可能不起作用。另外，社会方法更关注环境和人们的态度。例如，你的学校、工作场所或你最喜欢的杂货店的决策者可能会提供栏杆扶手、坡道、电梯或其他设施，使你能够像其他人一样使用这个空间。此外，还涉及许多其他个人和社会因素，如资源、应对能力、公共政策和社会支持。

在本节开头的例子中，护理团队和安娜采取了一种方法，尽最大努力减少沟通障碍。健康护照（health passport）提供一组信息，使人们能够以易于分享的形式表达生物、心理和社会需求和偏好（Blair et al., 2010）。有一系列可定制的模板供选择。任何人都可以在网上下载健康护照模板，对任何希望做出回应的提示做出反馈，还可以打印副本与他人分享。信息可能包括生物医学方面的细节（如药物、过敏和免疫接种）以及社会心理偏好（如当事人喜欢的沟通方式、其宗教信仰和文化背景、什么能帮助他们感觉更好、什么让他们感到焦虑或恐惧）。健康护照对身体或智力有障碍的人特别有帮助。其实任何人都可以从中受益，特别是在紧急情况和困难情况下。在玛丽娜·海费茨和尤娜·伦斯基（Marina Heifetz & Yona Lunsky，2018）的一项研究中，一位急诊室医护人员说，健康护照对"任何可能紧张或健忘的人去求医问诊"都很有帮助（p.27）。

沟通困境

残障人常常面临令人沮丧的天壤之别的态度。一方面，有的人往往极其重视残障问题；另一方面，有的人则会完全避开这一问题。例如，医护人员经常关注残障，而忽略了与之没有直接关系的其他问题（Braithwaite & Thompson，2000）。可是，在其他情况下，人们又会认为谈论残障是一种禁忌。道恩·布雷斯韦特和林恩·哈特（Dawn Braithwaite & Lynn Harter，2000）描述的一位女性说，她很感激其未来的丈夫在初次面对她时，没有对其残障大惊小怪，她很感激这一点。但是，在彼此了解了几个月之后，她恼羞成怒，因为他甚至从未提起过残障话题。最后她主动提起，结束了令彼此都尴尬的沉默期。

另一个分歧来自社会对待残障人士的方式。萨利·内梅特（Sally Nemeth）是健康传播学者，也是一位盲人。她认为残障人士经常被视为"英雄般的超级瘸子或悲惨的、通常是不幸的痛苦和愤怒之人，只值得同情和施舍"（Nemeth，2000，p.40）。现实情况是，残障人士与其他人一样。

被视为无助或不谙世故是令人沮丧的。健康专业人士（和其他人）有时对待残障人士就像对待孩子一样——即使在没有必要的情况下，对他们说话也是缓慢而大声，并直接给出指示，而不是征求他们的意见。人们可能会避免与残障人士谈论诸如性之类的敏感话题。

从外观看不出来残障的一些人，可能会遇到独特困难。有些人不愿承认自己有残障，他们认为这会使他们显得依赖他人或被可怜（Moore & Miller，2003）。对患有心脏病的人的研究表明，他们通常认为自己比同龄人显得年龄大，主要因为他们一是身体上的限制，二是因为他们更多地关注老年人的临终问题（Kundrat & Nussbaum，2003）（有关隐性残疾带来的挫折感方面的更多信息，请参见插文框6.5）。

插文框6.5 观点

我的残障看不出来

亲爱的编辑：

自从两年前我被视为残障人士之后，我被粗鲁对待的经历，我都数不清了。

我是一名44岁的女性，又高又瘦，出行不需要轮椅，也无须拐杖辅助。我的残障是内隐的，因为我的背部做了两次重要手术，虽然我走路时有疼痛，但我依然能够保持自信地走路。仅仅看我一眼，人们不会知道我有残障。

自从我透露了我的残障身份后，我就被粗鲁地对待，不仅仅校外的人，校内很多学生亦是如此。我什么说法都听过，比如"你看起来确实是个残障人""开那样的车（1992年的火鸟），你一定是个残障人""我怎么才能弄到那种车牌（一个残障人士专用牌)?"这些话语不仅伤害了我的感情，而且是真正的侮辱，特别是我在军队服役时背部受了伤，背上的伤疤从脖子一直延伸到臀部。

我想教育校园里以及校外的每一个人，不是所有的残障都是你亲眼可见的；并不是所有的残障人士都超过60岁，有些残障人士无须拐杖支持，也不是非要坐轮椅才能行路。

获得残障车牌的资格是，机动车辆部门要求申请人必须有因为关节炎、神经或骨科疾病（我有）而行走受限的情况，而且残障评定必须达50%或以上。我的残障评级是80%，且是永久性的。

近期的一条评论出现在1月28日，一个学生开的是蓝色卡车，这辆车就停在我的车旁边的校园派出所前。这位年轻人对我的评论是，我看起来不像残障人士。通常情况下，如果人们对我有质疑，我就告诉他们记下我的车牌号码举报我，但这次，我把车牌号码弄丢了，我便告诉这个家伙管好自己分内事，还特意说了几句强调性的话。

我希望看到人们不再基于长相便对别人保留刻板印象，别再无意地发表侮辱性评论，因为这真的让被评论者感觉很糟糕，而且我有权利使用我的残障人士车牌。

——贝弗利·戴维斯（Beverly Davis）

资料来源：Copyright 2003 by The Voyager，西佛罗里达大学学生报。承蒙作者贝弗利和该报允许转载。

从好的方面来说，即便简短的培训课程也可以帮助医护人员更自信、更具敏感意识地互动。由阿什利·达根（Ashley Duggan）及其同事试行的培训项目中，医科学生与训练有素的残障标准化患者（standardized-patient）类培训人员进行了互动，然后参加了有关体验的互动反馈会议。医学院的学生承认，患者的残障和使用的设备有时让他们感到尴尬和不舒服，他们不确定是谈论残障还是忽略它。他们的建议有时不合时宜，比如一位医科学生建议使用轮椅的患者，肌腱炎症状的缓解需要肩膀制动。后来，这名学生懊恼地对模拟病人说："你的手臂决定了你的灵活性和独立性，我告诉你不要再用双臂了。"（Duggan, Bradshaw, Carroll, Rattigan & Altman, 2009, p. 804）。

以下是专家给出的一些沟通建议。

沟通传播技能培养：与残障人士的互动
- 直接与残障人士交谈，而不是与口译员或其同伴交谈。
- 记得向视障人士表明身份。
- 像对待成年人一样对待有残障的成年人。
- 当难以理解某个残障人士所表达意思的时候，请仔细地听，然后转述以确保你听到的是正确的。
- 与坐在轮椅上的人交谈时，只要有可能，请坐下来，这样你就可以与之平视，展开交流。
- 放松！例如，如果你不小心对盲人说了"再见"，不要感到尴尬。
- 不要坚持帮助残障人士。如果他们不寻求帮助或拒绝你的帮助，请尊重其意愿（Soule & Roloff, 2000）（你可以像对身体健全的朋友一样，礼貌地帮他们开门）。

● 听听翠芳·朵和帕特里夏·盖斯特智慧言语的吧，他们提醒我们："某种程度上，我们都有残疾，只不过有的可见，有的无形。"（Thuy-Phuong Do & Patricia Geist，2000，p.60）

正如你也正在被集群化，在日常生活中，尤其是在医疗保健互动中，被视为"他者"或被当作不属于自己的人对待时，会令人沮丧。恰如以下内容所述，年龄也可能是"他者"化的一个根源。

年　龄

鲜有人积极地看待衰老，因此将衰老视为巨大损失和衰退时期者众。

——乔·努斯鲍姆（Jon Nussbaum，2007，p.1）

在国际传播协会主席致辞环节，努斯鲍姆（Nussbaum，2007）启发学者重新思考关于衰老的社会观念。他说："独自衰老曾是伟大的诗人、剧作家和小说家的最钟情的主题，他们喜欢让我们感受到人类孤独存在的'恐怖'。"（p.1）但他认为，这种想法更多的是文化神话，而非客观现实："我的任务是传播这样的消息：我们不仅仅是纯粹的有机体，甚至远远不是只存在于我们自己皮囊内的有机体。"（p.1）努斯鲍姆提出，人们有可能快乐地老去，有效的沟通则是维持生活质量的关键，这可以从人们处理人际冲突、发展关系、管理不确定性、分享思想和想法等方面的能力得到证明。

在这部分，我们将探讨影响人们一生的交流实践。我们首先关注儿童，然后再拓展到老年人。如你所见，这两个群体在医疗保健服务方面需求量很大，他们的交流能力深刻地受到周围人设想的影响。

儿童

4岁的索菲特在解释其母亲患有乳腺癌时说："她肚子里有邪恶的怪兽，想把她吃掉。"

这句话，摘自珍妮弗·科夫曼和艾琳·柏林·雷的案例研究"与儿童谈论疾病"（Jenifer Kopfman & Eileen Berlin Ray，2005，p.113），有助于说明儿童理解疾病的方式。虽然他们对疾病的理解看起来很幼稚，但孩子们往往非常适应疾病经历的后果。当索菲特（原文为索菲亚，根据前后语境看，这里可能是作者的笔误，所以我们将其前后统一译为索菲特——译者注）的年幼朋友伊桑（Ethan）问她怪兽是什么颜色时，她说："我认为它们是橙色的，因为橙色是一种恶心的颜色。"（p. 113）她继续解释了母亲接受化疗后发生的情况：

> 从医生那里拿药之前，她总是给我很多很多拥抱和亲吻，因为她说吃了药之后她会呕吐，会很累，我必须安静地让她睡觉，在她感觉好一点之前不可以要求太多的拥抱和亲吻（p. 113）。

此后，伊桑向索菲特展示了他的"可怕的怪兽脸"，然后他们就跑去玩了。

与孩子交流是一件很有挑战性的事情，因为其认知往往与成年人不同。例如，儿童可能会认为医疗伴随的痛苦是一种惩罚手段（Ryan-Wenger & Gardner，2012）。此外，孩子们可能不确定如何表达自己的感受，或者可能害怕在不认识的人面前畅所欲言。

布莱恩·威利和蒂姆·埃德加（Bryan Whaley & Tim Edgar，2008）概述了儿童对疾病概念的发展阶段，在这些阶段中，疾病的复杂程度不断增加。

- 在前逻辑概念化（prelogical conceptualization）阶段（2—6岁），孩子们把疾病定义为由有形的、外在因素引起的东西，比如怪物或太阳。
- 在具体逻辑概念化（concrete-logical conceptualization）阶段（7—10岁），儿童开始区分外部原因，如刮风和感冒，以及内部表现，如打喷嚏和说搞笑的话。
- 在形式逻辑概念化（formal-logical conceptualization）阶段（11岁及以上），儿童非常擅长于构想他们轻易看不见之因素的复杂影响。

与"肚子里有怪兽"的解释相反，年龄较大的孩子也许能够理解并清楚地解释导致疾病的复杂原因。我们看看比贝斯和沃尔什（Bibace & Walsh，1981）研究中的这个例子，他们要求11岁以上的儿童解释各种疾病：

> 你生过病吗？"是的。"哪里生病了呢？"我的血小板数量下降了。"血小板是什么？"在血液中，它们就像白细胞。它们有助于杀死细菌。"你

为什么会生病呢？"细菌比血小板还多。它们杀死了血小板。"（Bibace & Walsh，1981，p. 37）

这是一个很好的提醒，孩子们的看法通常会随着时间的推移而演变。

父母在儿童医护中的作用

父母在照顾幼小患者方面既有帮助，也有障碍。很多时候，父母掌握着有关孩子状况的宝贵信息，还能很好地安慰他们。如果父母的担忧没有得到重视，或者对孩子的健康需求没有充分了解，他们可能会变得特别沮丧（Haskell，Mannix，James & Mayer，2012）。没错。父母是孩子的主要照顾者，其责任并不局限于医生的办公室或医院。但是，医护人员很难照顾幼儿，也很难管理父母的复杂情绪。涉及孩子的健康问题时，父母往往会特别焦虑、内疚和无所适从。

当孩子住院时，父母和专业医护人员可能会对各自应该提供什么样的护理产生矛盾。不清楚是谁来喂养孩子、更换绷带以及执行其他任务。在护士的建议下，丽贝卡·亚当斯和罗克珊·帕罗特（Rebecca Adams & Roxanne Parrott，1994），起草了一份清单，列出了父母应该为住院孩子完成的一些任务。通过与父母共享清单（口头和书面形式），护士们既可以减少父母的无所适从感，也可以减少自己的不确定性。结果，护士对他们的工作更加满意，父母对孩子得到的照顾也更有信心。

沟通技能培养：与孩子谈论疾病

布莱恩·威利（Bryan Whaley）在儿童健康状况研究方面颇有建树，他和同事为向儿童解释疾病提供了以下建议。

- 让孩子设定基调。在向孩子解释其可能会觉得难以理解、痛苦或与其关心之事无甚联系之前，先确定孩子想要知道什么以及需要知道什么（Nussbaum，Ragan & Whaley，2003；Whaley，1999；Whaley & Edgar，2008）。
- 重视。注意孩子是如何构思疾病和医疗保健的。提出问题并邀请孩子描述（也可以画出）哪里出了问题（Whaley，2000）。
- 不要太在意医学术语。通常，孩子们更感兴趣的是一种疾病如何影响他们的生活和活动，而不是具体的细菌、检查和科学名称。正如威利所言，"疾病和病因对儿童来说似乎无关紧要或可以忽略不计"，至少在他们还小的时候是这样（Whaley，1999，p. 190）。

• 把疾病当作正常的事情来谈论。孩子们知道其疾病是正常的，可以控制的，则他们会很心安。将疾病说成是危机或不可思议的，反而会干扰孩子的应对能力（Whaley，1999）。

巴克霍尔兹（Buchholz，1992）补充说，坦率交流会让孩子更受益。和成年人一样，如果孩子们对医疗保健经验的预期有一个现实的想法，他们通常会应对得更好。成人还应该记住，以前的医疗程序体验可能不会减轻孩子的恐惧和焦虑（Buchholz，1992）。有经验的小孩可能非常清楚手术是多么的可怕和痛苦。

老年人

当医生告诉詹姆斯·麦考格（James McCague）85岁的姨妈，说她不适合做心脏搭桥手术，因为如此高龄，她的身体机能"都还不错"，她表示反对。她说："我是我90岁姐姐的唯一看护人。""我不能只是'机能都还不错'，我希望尽可能地保持健康。"（McCague，2001，p. 104）医生明白了她的需求并为之做了手术。

作为一名医生，麦考格反思了老年患者的变化：

老年患者没有听从医生对于症状诊断的建议；这些问题需要一个解决方案。老年患者不希望以其年龄为前提再给出健康诊断报告，更重要的是，当医生这样做时，他们会很生气。（p. 104）

麦考格建议其他健康专业人士重视这个问题，尽管有时有必要塑造和调节预期，但无论年龄多大，人们对健康的渴望之情都是真切且值得称赞的。他说："我们绝不能忽略或嘲笑他们的期望。""至于我的姨妈呢？她几年前做了血管重建手术。我上周打电话向她问好，但她不在家。她去城里拍摄她的护照照片了。"（p. 104）

专家预测，到2050年，五分之一的美国人将年满65岁或更年长（Ortman，Velkoff & Hogan，2014）。人口变化可能会改变医疗需求，也改变我们对老龄化过程的理解。就像所有的刻板印象一样，认为一个群体中的所有成员在某些方面都是相似的（例如，悲伤、有趣、脆弱、快乐）的想法永远都站不住脚。年龄歧视（ageism）是基于一个人的年龄的歧视。当人们根据对年龄段的先入之见来评判他人时，就会发生这种情况，例如管理者拒绝雇用65岁以上的员工，因为他们认为该年龄段的人工作效率不高。

年龄歧视很大程度上源于对老年人的负面刻板印象。医疗保健人员有时会用"避棺者"和"挖洞求虫"（digging for worms，黑猩猩会用工具挖白蚁吃求生存——译者注）等贬义词来指代老年患者，从而强化这些刻板印象（Fowler & Nussbaum，2008）。媒体经常将老年人描绘为身体羸弱、踽踽独行、郁郁寡欢和动辄火冒三丈之人（Robinson，Callister，Magoffin & Moore，2006）。在脸书上讨论老年人的84个群组中，只有一个以积极的态度介绍了他们。大多数人将老年人描述为啰唆烦人、脾气暴躁和老朽无能（Levy，Chung，Bedford & Navrazhina，2014）。

具有年龄歧视观念的人不太可能把老年人视为能够做出改变、学习新事物、做出反应、身体变得更强壮的独特个体。相反，他们往往以屈尊俯就姿态面对老年人，以婴儿般的语言、语速非常慢地与老年人交流，还会有意将谈话局限于快乐的话题（Cavallaro，Seilhamer，Chee & Ng，2016；Hummert & Shaner，1994）。他们甚至会回避与老年人交流（Giles，Ballard & McCann，2002）。

关于变老的社会观念往往对人们的身份产生深刻影响。劳拉·赫德·克拉克和梅瑞迪斯·格里芬（Laura Hurd Clarke & Meredith Griffin，2008）采访50—70岁年龄段的女性时，许多人表示热衷美容，以保持外貌年轻，因为她们相信，如果舍此，她们将成为社会中的"隐形人"。正如其中一位女性研究对象所言："要么年轻，要么你就什么都不是。"（p. 660）另一位女性的解释更有意思：

> 如果女人不可爱，我们不会爱她们的……随着年岁渐长人老色衰，人们越来越看不起你……有人便无奈地感叹："嗯，你老了。反正你也不好看。"所以，不难理解的是，为何有些人试图让自己看起来年轻、有活力、有朝气，并装出一副"看，我很可爱，你可以爱我"的样子。

（pp. 660－661）

参与研究的女性表示，她们感到了巨大的压力，这既来自认为女性的价值在于外表，也源于女性美的本质是年轻的观念。

基于"变老是逐渐衰朽的过程"这一观念，人们通常认为衰老的自然迹象（听力下降，声音改变）是认知能力缺陷的表征。尽管年轻人在才智和视觉记忆方面给予老年人很高的评价，但他们往往会低估老年人的认知能力（Ryan，Anas & Vuckovich，2007）。

尽管西方社会对衰老持冷嘲热讽态度，但许多老年人仍然身体健康、人际关系良好，并且对生活保持积极的态度（Nussbaum，Ragan & Whaley，2003）。当劳瑞·舒尔和丽莎·汤普森在纪录片《享受生活》（*Greedy for Life*）（Laurie Schur & Lisa Thompson，2008）和《优雅老去》（*The Beauty of Aging*，2012）中采访80岁及以上的女性时，她们发现，一些女性对衰老的影响感到沮丧，但大多数人说她们过得很开心。纪录片中的一位97岁女性说："几年前有人问我，我最喜欢生命中的什么时候，我说'现在'。"另一位女性说："我看到50岁和60岁的女性决定放弃生活，行尸走肉一般地活着，对未来毫无期待。即使在82岁的时候，我仍然有自己想做的事情。"

婴儿潮一代（在美国，指出生于1946—1964年）可能会改变关于衰老的普遍看法。例如，女演员海伦·米伦（Helen Mirren）挑战了"超过一定年龄的女性就不能性感或冒险"的说法。如今米伦已经70多岁了，她继续参演动作片角色，还大胆地以裸体或半裸姿态出镜。更难能可贵的是，她坚持自己影像的写实效果，而不是通过电脑增强软件让她看起来比实际年轻（Overton，du Pré & Pecchioni，2015）。

沟通适应理论

适应（accommodate）是指适应另一个人的风格或（感知到的）需求。无论对错，当人们相信老年人的能力下降时，他们对老年人的行为往往会改变。例如，人们可能会提高说话音量或更靠近老年人，为的是适应老年人的听力损失，或走得更近以适应老年人的近视。尽管趋势不断变化，但要调和西方社会对老龄化的负面看法与关于衰落的新观念，仍然是一项具有挑战性的工作，这对健康传播存在诸多影响。

在某些情况下，适应是有益且值得赞赏的。根据沟通适应理论，人们倾向于模仿对方的沟通风格来表现喜爱和尊重（Coupland, Coupland & Giles, 1991）。当谈话伙伴使用相似的手势、语调、词汇等时，就会出现趋同（Convergence）现象。另外，差异（divergence）指的是行为举止不同于另一个人，比如当他人大声喊叫时，你是低声耳语。差异意味着交流双方之间社交距离较远。他们可能主张独特性，追求不同的目标，或者表现出他们不理解或不喜欢对方。

举例来说，那些对医生的快速解释感到困惑的患者，他们也会快速表达意见或保持沉默以适应医生讲话的风格。但是，患者可能会放慢语速转述医生的解释，以确保自己理解了医生的意思，差异由此产生。从社交角度而言，差异存在风险，因为它表明参与者在某种程度上不同步。极端有别则显得不尊重或粗鲁。

人们经常不经思考就模仿谈话对象的行为，尤其是在他们喜欢对方的时候。但是，适应可能会螺旋上升，因此反馈会鼓励人们强化模仿对方行为。例如，当一位关系亲密的朋友对一位老人高声且语速缓慢地说话时，这位老人可能会以同样的方式回应，这可能会增强这个朋友的信念，即老人有点迟钝和听力困难。反过来，朋友可能会更适应，等等。因此，原本的"适应"已变成"过度适应"，即对一种感知到的需求的夸张反应。

特别是如果过度适应现象普遍存在（每个人似乎都这样做），老人可能会开始相信自己的能力确实下降了，他们可能会按照这种预期行事（Ryan & Butler, 1996）。简言之，正如社会所定义的那样，他们开始"表现老"了。

老年人通常无法控制自己让他人感知其衰老的信号。听到的声音苍老便是一例。在一项研究中，那些声音听起来苍老之人会被他人认为比同代人更老，甚至他们自己也承认更老（Moyse, 2014；Mulac & Giles, 1996）。"苍老"的声音是颤抖的，伴有呼吸声的，语词之间的停顿更长。当然，这些特征并不是说话者智力下降或身体有任何明显缺陷的迹象，但它们可能足以促使人们采取适应行为和过度适应行为。

具有讽刺意味的是，大量的适应行为是不必要的。老年人往往会通过在其他方面变得更强来弥补某些方面的沟通不足。例如，如果听力下降，很多老年人会变得特别擅长阅读非语言暗示（Fowler & Nussbaum，2008）。"对于 65 岁以上的人，重要的是要记住，尽管许多人开始经历一些身体上的不便，但他们学会了与之相处，过上快乐而富有成效的生活"，美国心理协会的一位发言人说（"Older Adults，" n. d.，p. 1）。现今的老年人比他们之前的任何一代人都更加多元化、受教育程度更高、更健康、更富裕（Howe，2018；U. S. Census Bureau，2011）。他们也参与社交活动。确实，他们比年轻人更有投票权。75 岁至 84 岁的人中只有 3% 住在养老院（USDHHS，2017）。现实情况是，适应沟通的行为往往是不必要的。

年龄歧视和过度适应对健康沟通有几方面的影响。首先，为老年人提供医治的，大多是比他们年轻很多的医护人员。如果年轻人不熟悉老一辈人的多元化，他们往往会依赖刻板印象。他们可能会把老年人归为简单的一类，比如身体虚弱、举止温和的祖父母，或者更糟的是，脾气暴躁的牢骚鬼。

其次，人们可能不太努力去维持或恢复老年人的健康。研究表明，人们预期老年人会生病和糊涂。因此，他们倾向于将疾病和情绪困扰视为不可避免且无法治疗。简言之，如果他们不相信老年人可以改变，人们就不会尽力帮助他们。

再次，研究认为将人们视为无助者会促使老年人相信这一点。玛格丽特·巴尔特斯和汉斯·沃纳·沃尔（Margaret Baltes & Hans-Werner Wahl，1996）发现，在一家养老院中，看护人员鼓励老年人依赖他人，他们在老年人需要帮助时给予关注和支持，但在老年人显得独立时，看护者会劝阻或忽视他们。相比之下，另一家养老院的研究人员指导住院老人在健康方面发挥积极作用，并鼓励工作人员支持这些努力。在这种情况下，老年人的自我效能感和保健作用明显更高（Yeon-Hwan & HeeKyung，2014）。

最后，医护人员往往低估了老年人对信息的渴望。医护人员可能会认为老年人对医疗细节不感兴趣，无法理解细节，或者会过度害怕风险因素。但是，研究表明，大多数老年人对风险感兴趣，也有能力理解和评估风险。事实是，由于久病成医，老年人往往比年轻人掌握的医学词汇更丰富。反映这一点的是，老年人对医疗服务的满意度与健康专业人士聆听的程度、他们的关心和专注程度以及他们在决策过程中让患者参与的积极程度密切相关（Atherly，Kane & Smith，2004；Finkelstein，Carmel & Bachner，2015）。

沟通形态

尽管老年人和年轻人之间的差异并不像人们想象的那样大，但值得注意的是，几种沟通形态可以区分老年人在医学环境中的行为。例如，因为他们可能被教导要尊重权威人物，不要插嘴，所以有些老年人不愿意向健康专业人员提问并表明自己的立场，尽管他们希望参与其中并充分了解情况（Nussbaum，Ragan & Whaley，2003）。

另外，一些老年人变成了福勒和努斯鲍姆所说的"极端健谈者"，不停地谈论与其健康问题无关的话题。鉴于医疗机构的时间限制，"很容易想象，对于医生和其他人来说，与有偏离正题倾向的患者交流是非常令人沮丧的"（Fowler & Nussbaum，2008，p. 165）。

此外，医护人员可能会因为经常陪伴老年人就医亲属的存在而感到厌烦。根据努斯鲍姆等人的研究，"很多时候，陪同者会问更多的问题，会使医疗交流持续更长的时间，相比于老年患者通常寻求的信息，陪同者会期望得到更多老年患者健康方面的信息"（Nussbaum，Ragan & Whaley，2003，p. 192）。

最后，医疗环境的快速发展可能与老年人的健康需求不符，老年人就医需求（尽管不一定使人衰弱）可能远多于年轻患者，而且他们的疾病有不少是慢性的，因此快速就诊节奏难以顾及他们的期待（Nussbaum，Pecchioni，Grant & Folwell，2000）。

好消息是，即使是简短的培训课程也能有效消除医科学生和健康专业人员的年龄歧视设想（Christmas，Park，Schmaltz，Gozu & Durso，2008）。这样的教育项目可能有助于改变老年人在现有医疗情况下的治疗方式。

技术提供了另一种资源。下一节将讨论通信技术对老年人的影响。

通信技术和老年人

先进的技术对老年人既可以是一种利好，也可以是一种负担。一方面，获得在线健康信息和互动为行动不便的成年人扩大了机会。另一方面，跟不上科技发展的老年人可能很难找到和保住工作，也很难融入精通科技的社会主流。有证据表明，有些老年人正在迎接挑战。

唐纳德·林德伯格（Donald Lindberg，2002，p. 13）写道，"很显然，老年人和年轻人一样，不想被抛弃在信息高速公路上"。现在，约有三分之二的

65岁及以上的人使用互联网（Anderson & Perrin，2017）。

有证据表明，许多擅长使用网络资源的老年人得益于他们对环境和个人命运的掌控感。与其他方式相比，他们也会感到不那么孤立，对各种选择和方案也会有更多的了解。基于这些理想，道格拉斯·麦科纳塔提出了他所谓的老龄化电子品质理论（e-quality theory of aging）。该理论认为，老年人在电子环境中"使用、贡献、影响和表达自己"时，既可以作为教师又可以作为学习者受益（Douglas McConatha，2002，p. 38）。

戴维·兰斯代尔（David Lansdale，2002）根据在辅助生活机构中与老年人合作的经验指出，当老年人在网上学习新的生活方式时，他们通常会体验到一种新的自由感。兰斯代尔运用了"开车"和"重返校园"的隐喻。他写道：

> 开车是消除无助感的良方。青春期最激动人心之事是获得汽车钥匙以及随之而来的自由。在生命连续体的另一端，长者经常被迫放弃钥匙，这通常是一生中艰难的转折之一。（p. 135）

兰斯代尔说，熟练使用电脑的老年人可以自由地"去"他们想去的地方，他们自己选择心仪的道路和经历。同时，他们可以缓解无聊感，感觉他们正在参与所处环境边界之外的生活。同样，通过互联网"重返校园"，许多老年人在扩展知识和技能提升中找到了乐趣。这与认为衰老意味着智力和能力的持续下降的观点形成了鲜明的对比。

互联网甚至可以作为现代的上门服务手段。温迪·马西亚斯和萨莉·麦克米伦在他们对63—83岁人群使用互联网的研究中指出，许多老年人"通过互联网将医生和健康信息带进家中"（Wendy Macias & Sally McMillan，2008，p.38）。网络让他们可以自由支配自己的时间，在不受其他人时间安排限制的情况下，尽自己所愿地了解健康问题。研究中的一位女性说：

> 我丈夫需要做肩关节置换手术时，他无法立即接受治疗，我便进入网站打印出实际的图表和需要准备的相关信息……所以当我们最终接受治疗并回到医生那里时，医生说这种做法非常好（p.38）。

尽管参与这项研究的人有时会被大量的在线信息搞得不知所措，不确定哪些信息值得信任，但他们通常很感激有机会研究自己的担忧和影响其亲朋好友的问题。

小　结

交叉性理论

- 一个人的社会地位反映了许多因素之间动态的、多层面的相互作用。
- 决策者和健康专业人士了解人们比根据模糊或孤立的类别做出的假设更有效。

社会经济地位

- 社会经济地位低下的患者通常比其他人更害怕，也更缺乏见识。
- 此外，实际因素，如经济限制、工作时间不灵活和缺乏交通工具，可能会限制人们能够获得的医疗服务。

健康素养

- 健康知识普及不足的负面影响包括不必要的痛苦、误解、生产率降低、羞耻感、过早死亡，以及在可避免的健康需求上花费数十亿美元。
- 如果人们之间建立信任，承认存在刻板印象并重新树立观念，充分利用面对面的交流，鼓励提问和公开对话，就可以最有效地弥合文化差距。

性别认同和性取向

- 健康专业人士在讨论性问题时可能会感到不自在，尽管忽视这些问题可能会有损医护质量，因为一些健康风险与性有关，而且亲密关系在应对性关系问题上至关重要。
- 病人可能不愿意提起性别认同和性取向，因为他们害怕受到负面评价。

种族和民族

- 少数族裔的健康可能受到损害，因为他们不信任医生，而且他们获得保健设施和健康信息的机会有限。

• 美国多年来还没有完全摆脱种族主义和种族隔离思想，其影响体现在少数族裔成员的健康恶化和寿命缩短。

语言差异

• 因语言差异而感到困惑的患者可能会同意他们并不理解的手术，或者感到沮丧，以至于他们不愿再接受进一步的治疗。如果出现不良后果，医护人员可能要承担责任。

• 口译员可能会有帮助，但到底谁该为口译员付费并不总是很清楚。

残障

• 许多人对待残障人士就像对待孩子一样，或者认为他们无法参与对话和做出决定。这些假设可能会严重限制他们与其医护人员之间的沟通。

• 虽然人们的本义是好的，但他们的行为可能会使残障人士蒙羞和受到孤立。

年龄

• 孩子们可能会被陌生的气氛、陌生人和医疗保健带来的痛苦威胁所吓倒。父母可以提供帮助，但是他们的角色有些模棱两可。医护人员可能会觉得父母要求太高或帮助不够。

• 年龄歧视者的假设是，老年人的健康和智力不如其他人，这可能会使人们把合理的健康问题视为不可避免的衰老迹象而不予重视。沟通适应行为通常是不必要的，可能会给人以耻辱感，尤其是在极端情况下。

术　语

适应（accommodate）：适应另一个人的风格或（感知到的）需求。

年龄歧视（ageism）：基于一个人的年龄而产生的歧视。

沟通适应理论（communication accommodation theory）：人们倾向于模仿彼此的沟通方式来表示喜欢和尊重。

具体逻辑概念化（concrete-logical conceptualization）：儿童的一个发展阶段（7—10 岁），他们开始区分外部原因，如寒风和感冒，以及内部表现，如打喷嚏和说搞笑的话。

趋同（convergence）：使用与自己的交流伙伴相似的手势、语气和词汇等。

差异（divergence）：表现得与他人不同，如他人大喊大叫时你低声耳语。

老龄化电子品质理论（e-quality theory of aging）：老年人在使用通信技术时，作为教师和学习者都能受益。

种族一致性（ethnic concordance）：对自己和另一个人之间文化相似性的感知。

形式逻辑概念化（formal-logical conceptualization）：儿童的一个发展阶段（大约 11 岁以上），他们善于构想他们不容易看到的因素的复杂影响。

健康不平等（health inequities）：使一些群体与其他群体相比处于不利地位的结构性和系统性因素。

健康素养（health literacy）：获取健康信息、理解信息和应用信息的能力。

健康护照（health passport）：一种信息集合，使人们能够以一种易于分享的形式表达生物心理社会需求和偏好。

交叉性理论（intersectionality theory）：一个人的社会地位受到微观层面的个人身份（如年龄、种族、性取向、身体能力、教育水平）和宏观社会文化范式（如性别歧视、种族主义、权力、资源、公共政策）的相互影响。

过度适应（overaccommodation）：对感知到的需求做出的夸张反应，如当某人对老年人大声而缓慢地说话时，其实采用正常的语速和音量，老年人可以听得很好。

前逻辑概念化（prelogical conceptualization）：儿童的一个发展阶段（2—6岁），他们将疾病定义为由有形的外部因素引起的东西，如怪物或太阳。

酷儿理论（queer theory）：一种挑战静态身份和僵化社会类别概念的观点。

种族主义（racism）：基于一个人的种族的歧视。

问题讨论

1. 请考虑本章开头的露西·坎迪布所描述的简短场景。交叉性理论的哪些要素可应用于她描述的患者？哪些微观和宏观因素相互影响定义了你自己的社会地位？

2. 如何将与社会经济地位相关的因素应用到自己身上？你在哪些方面享有特权？你在哪些方面处于不利地位？这些因素如何影响你的健康以及你的沟通方式？

3. 在某些方面，我们都比其他人更有文化素养。你觉得哪些类型的信息容易理解？哪种类型信息对你来说很难理解？某人如何最好地帮助你了解你认为具有挑战性的信息？

4. 列出至少10个描述你性别身份的词语。你的性别认同会影响你的健康以及你的健康交流方式吗？如果是这样，怎么影响的？

5. 如何解释不同种族的人似乎得到了不同的健康结果？你是否曾经目睹或经历过这种情况？如果是，你认为是哪些因素导致的？

6. 你有兴趣了解你的基因图谱吗？为什么有或者为什么没有？如果你有基因图谱，你是否担心，这些信息可能会被用来对付你？为什么会或为什么不会担心？

7. 你从"医疗急救中的语言障碍"个案研究中学到了什么（见插文框6.3）？你是否曾经面临无法理解所得到的信息或难以传达重要信息的情况？如果是，发生了什么？

8. 研究人员指出，我们所有人都拥有能力，也存在不少身心残障。你认为自己的最大能力是什么？你面临的最大挑战是什么？这些会影响你的身份和人们对待你的方式吗？如果是这样，是如何影响的？

9. 想象一下，你必须向孩子解释患癌症意味着什么。你可能使用什么语言策略和隐喻？你会如何根据孩子的年龄和对疾病概念化的能力来改变你的沟通方式？

10. 仔细考虑一下你与老年人交流的方式。你的沟通方式是否体现出适应对方现象？如果是这样，怎么适应的？你认为适应是必要的，还是你表现出了过度适应现象？

第七章

健康与疾病的文化观念

艾拉是一名助产士，当一位刚生完孩子的妇女拒绝用冰袋来消肿时，她感到困惑，即使那位女士极度口渴，也没有去喝一口近在咫尺杯里的冷水，甚至连杯子都没有触碰一下。

临终关怀志愿者洛根（Logan）到达客户的家中，发现那里挤满了病人的家人和朋友。他们热情好客，彬彬有礼，但他们坚决要求洛根不要与病人讲话。

德沃拉（Devorah）对其乳腺癌确诊信息一直保密，甚至对她的亲密朋友也是如此。然而，她怀疑有些人已经发现了，因为他们在街上经过时避免和她说话或眼神交流。

上述每个事件都体现了一种关于健康和治疗的文化观点。在第一个例子中，新妈妈是一名加勒比移民。基于传统观念，她认为刚分娩后触摸任何冷的东西都是不健康的。不过，如果护士提供了热茶，她会感激地接受并用来缓解口渴（Winkelman，2009）。

洛根来到了一个西班牙裔家庭，这个家庭的成员都为能亲自照顾自己所爱的人而感到自豪。他们害怕临终关怀志愿者的出现会让他们所爱的人觉得他们对他的照顾是一种负担（Evans & Ume，2012）。

德沃拉是一个犹太教超正统派社区的成员，在这个社区中，谈论乳房是不庄重的，即使对亲密的朋友也是如此。这个社区的成员也可能认为她作为妻子或母亲没有吸引力，因为他们认为其孩子在基因上也有患癌症的倾向（Coleman，

2009）。

在本章，我们将探讨文化对健康和康复的影响。我们探索与亚裔、西班牙裔、阿拉伯裔、美洲原住民、非裔美国人、柬埔寨人（cambodian）和加拿大人等相关的文化。这个清单似乎很长，但只触及了表面，其实整本书都在讨论健康和多元文化视角的主题。你在阅读时，请记住，这里的述评只能让你对文化习俗有一种宽泛的了解，实质而言，即使在同一文化中，人们之间也存在很大差异。

这一章的讨论从文化和适应性开始。然后，描述了性别角色和家庭参与对于健康的影响，接着是有关健康、生病和帮助他人的文化观点。本章结尾部分聚焦全方位的健康调理方式。

文化与健康传播

文化（Culture）是指一群人共享的一套信念、规则和实践。文化假设表明成员应该如何表现，他们应该扮演什么样的角色，以及应该如何解释各种事件和行动（Samovar & Porter，2007）。正如开篇的例子所说明的那样，文化假设会影响人们在健康方面所认为的可接受的、令人钦佩的和令人蒙羞的东西。从更深的意义上说，文化甚至可以定义什么是健康，本章后面会涉及这些内容。文化并不限于特定的民族或地区，但可能反映了年龄、教育水平、家庭背景、性别认同、职业和许多其他因素方面的共同期望。

文化信仰通常有一种被认为是理所当然的特质，这使得人们很难想象或接受其他的信仰。民族中心主义（Ethnocentrism）是一种认为自己的文化优于他人文化的态度。即使人们本义是好的，也很容易因他人持有不同观点的影响而感到被轻视。加拿大一家医院的管理员建议员工不要对患者说"圣诞快乐"，一名护士愤怒地说："我们为什么要担心这会冒犯非基督教文化的人呢？那真的太糟糕了。我认为管理员是希望政治正确，但碰巧又冒犯了很多人。"（Kirkham，2003，p. 768）这位护士认为加拿大是一个"基督教国家"，人们应该尊重这一观点。

相比之下，一个柬埔寨家庭在美国一家医院遭受了难以忍受的痛苦——医护人员坚持剪断缠绕在患者手腕上的丝线。这些丝线是由一位圣人在传统的巴奇（Baci）仪式中系上的，作为"束缚灵魂"的一种方式。于此家庭而言，剪断这些丝线会使一个人变得脆弱还会招致厄运（Galanti，2014）。尽管这种观点在美国并不是主流，但对那个家庭而言却极为重要。

对文化多样性的欣赏可以体现在诸多层面。健康传播理论家莫汉·杜塔（Mohan Dutta，2009）呼吁注意文化敏感和文化中心之间的区别。正如他所使用的术语，那些采取文化敏感方法（culturally sensitive approach）的人会基于对文化特征的认识来构思和制作信息。例如，意识到目标受众重视集体身份的健康宣传员，可能会制作突出健康行为对于社会影响的信息。相比之下，以文化为中心的方法（culture-centered approach）是在一个特定社区内采取更多协作。社区成员被视为在文化、社会经济结构和其他影响他们的因素背景下定义、理解和解决健康相关问题的积极推动者（Dutta，2009）。从这个角度来看，学者、健康专业人员和其他人员的作用主要是帮助创造合作和能力建设的空间，并在需要时协助进行信息设计（Dutta et al.，2016）。例如，以高海娟为首的研究人员对在美国中西部餐馆工作的中国移民进行深入访谈时，他们了解到，由于对医疗保健系统、所涉及的费用不清楚以及他们不确定是否有资格接受医疗保健，许多人便放弃了寻求医疗诊治（Gao，Dutta & Okoror，2016）。这表示交流可能是提高他们了解保健系统能力的一种手段。

多元文化主义的挑战

要想负责任地讨论多元化和健康问题，其中的难度无法尽述。一方面，文化不是固定的结构，而是一个不断发展的复杂结构。另一方面，即使在同一文化中，在某种情况下对一个人来说是合适的，对另一个人来说可能是不可接受的。再多的文化知识也无法让我们准确预测一个人会如何思考或行动。此外，谈论人们的差异会掩盖其相似之处，而且会无意中疏远被谈论的人。正如大卫·纳皮尔（David Napier，2014）及其同事观察到的那样，谈论多样性可能会造成分裂而不是包容。同时，忽略文化的影响是一种疏忽和麻木不仁的表现。文化适应性原则可以帮助我们驾驭这一棘手的局面。

医疗保健中的文化适应性

作为澳大利亚社区卫生中心的经理，杰弗里·富勒（Jeffery Fuller）困惑于如何与各种各样的客户进行有礼貌的互动。他既担心工作人员对病人的愿望漠不关心，又担心他们为了避免冒犯他人，面对来自不同文化背景的患者要么闭口不言，要么干脆放弃重要的救治目标。在研读有关该问题的研究并尝试了不同的方法之后，富勒及其团队决定尽可能避免臆断，而是与患者就他们的文化和个人观点进行坦率交流。随后，他发表了反映这种观点的医疗保健文化适应性模型。

富勒这一反思性协商模型（reflective negotiation model）包括两个既定承诺和一个最终目标（Fuller，2003）。这些承诺涉及对文化差异和自我意识的敏感性。目标是共同努力营造一个"协商空间"，使患者和医护专业人员可以相互尊重地交流想法，而不会受到地位或文化差异的限制。

对文化差异的敏感性涉及知识，当人们寻求信息和与来自不同文化的人互动时，知识会在不同程度上显现。知识有其助益效果，但是由于三个主要原因，知识不足以衡量文化适应性（Fuller，2003）。首先，健康专业人士无法了解其接触的每种文化的来龙去脉。其次，人们在具有重要文化意义的复杂网络中开展业务，因此不可能知道在特定情况下哪种因素最突出：患者是更重视其女性身份还是族群身份？她更在意目前首席执行官这一头衔，还是她成长于低收入群体安居工程房这一经历？当然，这不可能了解得清清楚楚。最后，正如我们已经再三强调的，即使在同一文化中，人们也会彼此不同。

这给出了一个相当令人气馁的前景：如果知识是不够的，那还有什么？富勒（Fuller，2003）提出，文化适应性涉及好奇心。换句话说，文化适应具有模糊性。健康专业人士会认真观察和询问，而不是凭空臆测。为了达到这个目的，格里安·加兰蒂（Geri-Ann Galanti，2014）建议医护人员问病人三个关键问题：你认为哪里出问题了？你认为是什么导致了你的问题？你如何应对自己的病情？她说，这些答案揭示了患者如何定义他们的病情以及这些病情对他们生活的影响。

与此同时，具有文化适应能力的个人会向内看，意识到自己的情绪热点和自我威胁。例如，接受富勒（2003）研究中的一名护士说：

> 我是一个白人男性，这个社会越来越看重多元化、女权主义和对无家可归者的尊重。我不是这些人中的一员，我认为在这个领域，如果要我成

为其中的一员，想想都让我感到恐惧。（p. 788）

　　这位护士说，他会倾听自己内心的声音，这样当他感到威胁或烦恼时，他就能够意识到。他发现这种意识允许他刻意做出选择，而不是孤立自己或评判自己。因此，就像对他人敏感需要发出询问一样，自我意识也涉及诚实的内省：我的感觉是什么？我在害怕什么？我的感觉合理吗？我的选择是什么？

　　需要注意的是，有效的文化适应并不会出现一种观点优于另一种观点的现象。考虑一下健康专业人士为锡克教徒的孩子做手术准备的经验。一方面，宗教法令禁止修剪或剃去头发，因为头发被认为是上帝赋予的礼物。另一方面，医学专家建议剃掉手术部位的毛发以降低感染风险。医护人员对孩子父母的苦恼很敏感，她告诉孩子父母她理解不剪头发的规矩。如果得到他们的许可，她将只剃掉手术部位一小部分毛发，以保护孩子的健康。那对父母同意了，双方都愿意向前迈进（Geri-Ann Galanti，2014）。

　　富勒（2003）认为，文化适应性包括尊重彼此的观点。不过，在风险特别高的时候，有必要开展反思性协商。例如，患者看起来抑郁有一段时间了，但患者又觉得承认抑郁是可耻的，医生就会发现自己处于一个困难之境。选择之一是争取双方都能接受的解释，就像一位医生对患者说："如果你患有糖尿病，你会对我说，'请帮助我解决这个问题。'抑郁只是大脑中的化学物质而不是肝脏或肾脏中的化学物质出现问题了，所以抑郁疾病没有什么可耻之处。"（Patel，Schnall，Little，Lewis-Fernández & Pincus，2014，p. 1265）

　　总而言之，富勒（2003）的反思性协商模型认识到，医疗保健是在错综复杂的信念体系中开展工作。该模型将文化适应性视为一个持续的过程，在这个过程中，我们必须内省，并对他人抱有了解的兴趣。富勒认识到多元化可以激发强烈的情感，但她认为协商的互惠互利值得付出努力。

　　考虑到这些承诺，我们接下来研究有助于塑造我们的身份并影响健康传播性质的两个社会文化因素：性别和家庭。

健康的文化观念

　　一位患者描述了一系列令人困惑的症状，包括身体沉重和失眠。身体检查没有发现哪里有问题。患者将自己的疾病归咎于"屁太多"（too much wind）和"气血不足"，这是他过去不道德行为的结果。一位民间治疗师一直在通过冥想和草药疗法为他治疗（Kleinman，Eisenberg & Good，1978）。

健康专家可能会得出结论，认为这个人有妄想症或没有受过教育。然而，如果她熟悉中医，她可能会发现"屁太多"和"气血不足"指的是一种疲倦无力、无精打采和心绪不佳的感觉（Dharmananda，2010）。考虑到这名男子提到"身体沉重"和"失眠"，他的说法可能是以委婉的方式暗示他患有抑郁症。

诸如此类的例子突出表明，善意的人可能会跨越文化差异，然而有时也会造成有害的后果。本节介绍了健康的两种文化观点，一种主要从有机的角度来构想健康，另一种是将健康解释为多种因素之间的和谐。

有机健康观

19 世纪中期，法国的一位化学教授发明了一种新方法，可以在消费者享用葡萄酒之前防止葡萄酒变酸。几年后，这位教授发现了导致蚕死亡的原因，从而帮助维持了丝绸产业的发展（Swazey & Reeds，1978）。但他当时还不知道，他的这些努力将路易斯·巴斯德（Louis Pasteur）教授引向了医学革命。

巴斯德意识到，酒变酸、蚕死去，都是名为细菌的微生物导致的。他没有发现细菌。一位荷兰生物学家早在 200 年前就发现了细菌。但是巴斯德是第一个认识到细菌是可以被杀死的，而且通过努力，还可以把细菌排除在无菌环境之外（这一发现将促使他对牛奶进行巴氏杀菌等研究）。在巴斯德发现之前，科学家们认为细菌是自发产生的，无法被控制或避免（Zimmerman & Zimmerman，2002）。

简言之，微生物理论（germ theory）认为疾病是由微生物引起的，如细菌和病毒（Twaddle & Hessler，1987）。巴斯德的突破使得医院和医疗中心比过去更安全。健康专业人士开始对医疗器械和环境进行消毒，并将患有传染病的人与其他人隔离开（Marwick，1997）。

巴斯德的想法也渗透进大众文化。健康的有机模型（organic model）扎根于这样一个假设，即健康可以通过身体指标的存在（或缺乏）来理解。医护人员和研究人员开始严重依赖科学检测来诊断患者并进行医学研究（Raffel & Raffel，1989）。有机方法的核心是坚信，如果健康专业人士足够警惕，他们可以减少或根除大多数疾病。事实上，对微生物剂的认识使社区能够消除众多传染病的威胁，减少感染的发生率，并研制出针对天花、麻疹、脊髓灰质炎和许多其他有害疾病的疫苗。

如果你在一个崇尚生物医学的环境中长大，那么将有机观点视为文化问题可能会显得有些奇怪。文化假设的一种特点是，随着时间的推移，它们倾向于假定普遍真理的权威。这并不是说生物医学是错误的或者全无根据。但生物医学观肯定不是关于健康的唯一观点，而且和所有观点一样，它也有局限性。

第一个局限性是，该模型解释不了身体无法证实的情况。患有慢性疲劳综合征等检测不到症状的人有时会说，最令人沮丧的是，很多人认为他们的症状"不是真的"（Komaroff & Fagioli，1996）。类似的现象也会影响精神疾病患者。在美国，精神疾病长期以来被认为不如身体疾病真实——只有当研究人员确定某些精神疾病的化学基础时，这一假设才发生了改变（至少在某种程度上）（Byck，1986）。客观地说，那时精神疾病并没有变得更加真实，只是文化上变得更加容易接受罢了。

第二个局限性是，有机方法在很大程度上排除了可能与健康和疾病相关的社会、精神和心理因素。自工业革命以来，美国的许多医生都不愿意患者在就诊时提出精神方面的问题，也许是因为他们对这些问题感到不舒服，也许是他们认为精神问题无关紧要。这对持生物医学观的人来说是可以理解的，但对于那些习惯于不同诊疗方式的人来说，此种态度过于冷酷无情。例如，一些非裔美国人和拉丁裔社区的成员往往对医疗保健不满意，因为他们认为，与他们所看重的亲密社区意识相比，医护人员是冷漠的、不友好的（Mead et al.，2013）。

第三个局限性是，虽然将人分为健康和患病两种类型是合乎逻辑的，但这是一种过于简单化的做法。正如查尔斯·罗西特（Charles Rossiter，1975）所指出的那样，患病和健康两种类型不足以涵盖人类状况的各个方面。疾病程度有异，健康水平亦有别。此外，有些人尽管没有明确诊断出疾病，但他们并不健康。

健康即和谐平衡

你可能还记得，世界卫生组织将健康定义为"身体、精神和社交方面的完全健康状态，而不仅仅是没有疾病或健康欠佳"（WHO，1948，p.1）。从这个角度来看，健康与众多因素息息相关，包括个人信仰、与他人接触、所处环境、体力等。从和谐平衡观（harmonic balance perspective）来看，健康不仅仅是身体没有疾病的征象。相反，健康是一种整体幸福感和平衡感。这种观点与第一章介绍的生物心理学和社会文化观点一致。以下是一些例子，说明了健康即为一种和谐平衡的文化观点。

身体的、情感的和精神的

许多文化的成员并不理解西方思想中流行的身心二元论。相反，他们将思想和身体视为紧密结合的整体，并认为两者相互影响。

西班牙语的 susto（惊讶，虚惊）和 coraje（愤怒，气愤）概念就是例子。两者均指情绪紧张且令人不快的事件。这种观点认为，精神创伤的经历会削弱一个人的精神活力，破坏身体和灵魂之间的联系（Durà-Vilà & Hodes，2012）。在大多数墨西哥文化中，susto（SOO-sto）表示恐惧，coraje（core-AH-hey）表示愤怒。在一项对墨西哥裔美国移民的研究中，大多数人认为他们的糖尿病至少在一定程度上是由于经历了极端 susto 或 coraje 引起的（Mendenhall，Fernandez，Adler & Jacobs，2012）。

一些传统纳瓦霍文化的成员也尊重思想、身体和灵魂之间的联系，他们认为保持健康的最佳方法是平衡体力、社会交往和精神信仰（"Native American Religions，" 2010）。只关注一个因素会破坏三者之间的微妙平衡。例如，只追求体力强壮而不追求灵性成长是不健康的，一个人可能会因为身心失衡而生病。这并不是说纳瓦霍人否认细菌的存在。他们承认细菌会引起某些疾病。但是他们还观察到，有些人比其他人更不容易受到细菌伤害。如果几个人患有传染性疾病，其中一些人可能会生病，其他人则可能没有。根据纳瓦霍人的信仰，即使面临身体威胁，但生活平衡的人更有可能保持健康。

与自然和谐相处

如果你愿意，"地球母亲"能够治愈你。你并非总能感受到，但你得有这个意识。你别指望出去走走就可以了，你必须在灵性层面与之建立起联系才能感受到。（Wilson，2003，third section，para. 8）

这一声明由加拿大小达瓦原住民社区的一名成员提出，强调了与自然和谐相处的治疗价值。类似的信仰在加勒比社区和许多其他社区很普遍。

著名生物学家爱德华·O.威尔逊（Edward O. Wilson）提出了"热爱生命假说"（biophilia hypothesis）来说明这一观点，即人们对大自然有一种固有的亲和感，往往会从与大自然的接触中获得一种幸福感。大量研究表明，人们通常会从园艺、遛狗和徒步旅行等活动中感受到压力减轻、情绪高涨和其他积极的益处（Chen，Tu & Ho，2013；McCune，Beck & Johnson，2011）。基于这一证据，诸如生态经济倡导者等城市规划联盟，要求公园、公共花园和其他绿色空间至少增加20%，以促进社区健康（Hall，2014）。

冷与热

在本章开篇的一个例子中，一位新妈妈拒绝冰袋和冷水，因为她刚生完孩子。在加勒比海、中国和拉丁美洲的许多传统文化中，健康被视为与"冷热"相关（Sobo & Loustaunau，2010；Winkelman，2009）。身体状况与不同的温度有关，同样与食物、饮料和其他环境因素相关。例如，认为分娩是热，用冷的东西来与之抗衡可能会干扰人体的自然愈合过程。在其他情况下，比如当一个人感觉昏昏欲睡（寒冷状态）时，咖啡和巧克力等热物质可以对抗这种情况，并帮助恢复健康的平衡。

"热"和"冷"并不总是指实际温度（咖啡是热性的，但巧克力、肉桂和烟草也是热性的）。真正的决定因素是物质对人体的影响，也可以是一种隐喻式表达。热性食物使人精力充沛。相反，诸如水果和蔬菜等低热量食品是凉性的。对这一观点敏感的健康专业人士可以向患者推荐既有帮助又符合其文化的治疗方法。例如，"冷饮"不适合抵御流感，"热茶"可能是有用且有吸引力的替代选择（Winkelman，2009）。

热和冷与中国人相信的"气"概念交织在一起，我们将在后面讨论。但在继续探讨之前，值得注意的是，即使不是在这里提到的文化中长大的人也可能热衷于热隐喻。例如，美国人可能会把一个和蔼可亲的医护人员描述为热情友好，也会抱怨"受寒而致"感冒的痛苦，向往"热"鸡汤的食疗价值。

能量

在世界各地，许多文化的成员主要从能量方面来构想健康。例如，来自亚洲印度的传统印度教徒会认为事故是由过去的善行或恶行产生的业力（业力一词来自婆罗门教术语，后佛教引用，指会产生苦乐果报的行为力量——译者注）能量造成的。从这个角度来看，伤残可以被视为恶业的必然结果。康复不仅包括身体的康复，还包括将来更加无私的决心（Gupta，2010）。

根据中国的"道"，阴阳是极性能量，其周期性的力量可以解释所有生物（Uba，1992）。阴代表凉爽和黑暗，阳代表温暖和光明。阴阳循环和组合定义了人类的生命，"大道"包容天地万物。

在这种信念中，一个人的核心生命能量被称为"气"。气虚或阴阳失衡，则可能导致疾病甚至死亡。生命能量是通过意识、有节奏的呼吸、身体锻炼和冥想来维持和平衡的。

"气"通常很难从实证的角度来把握和研究，因为它是无形的。气可以感觉到但无法被测量或直接观察到（Ho，2006）。在有机医学观中，医生和病人被视为截然不同的个体，而气是一种流经双方的力量。正如一位执业医生所描述的，针灸师是"天地之气流经的管道，气通过他及他的双手，进入针尖通达穴位"（Ho，2006，p. 426）。据说，一些经验丰富的人可以通过眼观或切脉（即脉诊，医生用手指切按患者的脉搏，感知脉动应指的形象，以了解病情、判断病症的诊察方法，是中医诊断学中独具特色的一种诊断方法——译者注）来感知一个人的气，从而知道他哪里出了问题。

在传统方法和生物医学之间有时会存在一种紧张感，即技术和传统之间存在张力。一位传统中医反映，习惯于生物医学的人往往看重"最新的、最前沿的东西"，因此"对他们来说，旧的东西被认为是过时的"（Chang & Lim，2019，p. 241）。同时，有机平衡与和谐平衡方法相互重叠、共存。身体健康是这两种医学观的重要组成部分。此外，每种模型可能各有不同适应的情况，有时两种模式共同发挥作用。明尼苏达大学医院的儿科医生阿莫斯·迪纳德（Amos Deinard）说："我们的态度是，你带上你的萨满神，我们带上我们的外科医生，看看我们能否一起解决这个问题。"（转引自 Goode，1993，para. 7）

对健康的理解

> 两个朋友，一为牙买加人，另一为美国人，共同注视着过马路的一位
> 女性。美国人想："看她腰细如柳。她的饮食肯定很健康。"牙买加人忖
> 度："我想知道什么压力导致她如此弱不禁风。她必定有毛病。"（adapted
> from Sobo & Loustaunau，2010，p. 86）

如前所述，文化的功能之一是理解世界。在这个例子中，苗条的体形对一个朋友来说是健康的，在另一个朋友眼里则是不健康的。同样地，根据一个人的文化和环境，可能将死亡解释为是来世的荣升，也可能解释为是悲惨的、令人遗憾的事情；可能将疾病被视为不公平的、非同寻常的折磨，也可以视为重新认识的宝贵机会（有关该观念的更多信息，请参见插文框7.1）。

本节探讨了不同文化成员如何理解健康状况。

插文框7.1 理论基础

作为扩展意识的健康理论

我们大多数人一生都在努力保持健康，当我们生病时，我们渴望的就是恢复健康。我们可能错过了重点。根据玛格丽特·纽曼（Margaret Newman）的作为扩展意识的健康理论（theory of health as expanded consciousness），健康危机不一定是有害的或令人讨厌的（Newman，2000）。相反，健康问题是生活中不可或缺的一部分，为成长和改变提供机会。

纽曼的灵感来自大卫·鲍姆（David Bohm，1980）的观念，即我们的日常生活受潜在模式的影响，这些模式塑造了我们是谁以及我们经历了什么。鲍姆构想了两种类型的秩序：由我们实体的有形元素组成的显明秩序以及由存于表面模式之下组成的隐性秩序。尽管我们生活中的有形元素看起来像"真实的事物"，因为我们可以看到、听到、品尝和感觉到，但我们所做事情的意义通常存在于潜在的、隐性秩序中。鲍姆将生命的双重性比

作海洋上的波浪。我们可以看到海浪，但是除非我们探索引起海浪的水下洋流，否则我们无法真正了解海浪的成因。

在这个比喻中，健康问题引发波动，破坏了原本看似平静、平凡的生活。正如护士兼护理教育者纽曼（Newman，2000）观察到的：

> 如果人们不知如何处理自己的情况，他们便会引起护士的注意。他们处于选择性时刻。我们每个人在生活中的某个时候都会遇到这样的情况，即"旧规则"不再有效，我们所认为的进步也根本没有成效。我们做了所有"正确"之事情，但情况仍然没有正常。（p. 99）

你可能会问：这是件好事吗？据纽曼说，是的。在她看来，生活是一个理解更为深刻、意识更加敏锐的过程。当事情停止正常运转时，我们会有一种混乱感。但是，她说，如果我们"坚持下去"，健康危机的不确定性和模糊性可能会成为了解潜在模式和超越先前限制的一种手段。这可能是一个非常有益和解放的经历（Newman，2000）。

想象一下，一个人终其一生都在帮助别人。她把自己的精力和时间都花在了做好工作、照顾家人、供人差遣、服务于委员会、打扫房间、院落等方面。她受到了感谢，也获得了奖励。与此同时，她的身体状况似乎不如以前健康了。她发型凌乱衣着普通。但这与她内心所起的波澜相比，根本不值一提。在履行太多的外在"义务"时，她忽略了自己的精神和情感成长。尽管经常与人交往，但她不怎么分享自己，也没有欣赏周围人的独特之处。

突然（或似乎是突然出现），这位女士患了流感，必须取消几天的事务安排。面对这样的前景，她可能倾其全部精力投入与疾病的斗争中，她着实因为疾病打断日常生活而感到沮丧。她也可能会潜心思考疾病更深层次的意义。这种疾病（一种外在表现）暗示她体内发生了什么？在更深的层面上，这种破坏对她潜在的生活模式意味着什么？也许这是一个重新评估生活模式的机会，这种模式表面上看起来是善良的，但从长远来看却对她和其他人有害。也许理解这个模式会让她以一种更实用、更适应的方式重新构建其生活，她可以主动发展内在的自我，并在有形的世界中执行有益的任务。她也可能会忽略潜在的波澜，直到产生更大、更难以忽视的"波浪"，比如中风或心脏病发作。

从这个角度来看，健康问题是提高理解水平并与环境进行更有效互动的机会。生存的内在与外在层次之间更加和谐，提供了超越自我、超越旧习惯和假设的手段。正如纽曼从其导师玛莎·罗杰斯（Martha Rogers）那里学习到的那样，"健康和疾病应该被平等地视为整个生命过程的表现"（Newman，2000，p. 7）。

纽曼（Newman，2000）指导护士帮助人们发现他们的健康经历所揭示的意义和模式，无论疾病是否被根除。她写道：

> 超越疾病的局限并不一定意味着更多地摆脱疾病。它确实意味着更富有意义的关系以及精神上的更大自由。这些因素被认为是意识的扩展。（p. 65）

此外，健康危机不仅仅是毫无意义或令人遗憾的情况。纽曼（1986）写道：

> （自从她开始将健康视为意识的扩展），疾病就失去了它们使人士气低落的力量……意识的扩展永无止境。如此，衰老就失去了影响力。死亡业已失去了影响力。苦难中也有平和与意义。我们从一切恐惧中解脱——损失、死亡、依赖。我们可以放下忧虑。（p. 3）

你怎么看？

1. 你是否曾经因为一场健康危机而对自己有所了解？

2. 疾病发生时，医护人员和亲人能做些什么来帮助患者评估其生活环境？

3. 你的健康和外在的日常生活（显性秩序）在哪些方面受到潜在因素（隐性秩序）的影响？

健康是社会资产

到目前为止，人们应该清楚，对疾病和健康的解释并不是绝对的。一种文化成员视为悲剧的，其他文化成员可能视为敬畏之事。例如，美洲原住民的民间传说中有很多关于精神领袖的例子，他们会像入眠一样持续几天的恍惚状态（Neihardt，1932）。生物医学执业医师可能将这些症状视为昏迷，但在某些美洲原住民文化中，这种现象被视为人的灵魂离开身体并体验精神境界的神圣机会。这种状态下的人的梦境经常被仔细记录下来，并被用作礼仪舞蹈和仪式的基础。

另一个著名的例子是《神灵抓住你，你便跌倒了》（*The Spirit Catches You and You Fall Down*）一书，书中描述了加利福尼亚州一个经常癫痫发作的苗族女孩莉亚的生活（Fadiman，1997）。她的家人认为莉亚很特别，因为她的这些状态使她能够与神接触。然而，生物医学医生诊断她患有癫痫，并指控她的父母疏忽大意，没有让莉亚服用抗癫痫药物。这本书记载了跨文化的斗争，对于什么是健康的，什么是神圣的，以及什么对莉亚是最好的，不同文化各有解释。

疾病或健康困境不太极端的例子包括那些因"畸形"和"疾病"使他们特别擅长于其工作的人。例如，医生认为，传奇的小提琴家尼科罗·帕格尼尼（Niccolò Paganini）可能患有遗传性疾病，影响了他体内的胶原蛋白（S. Kean，2012）。结果，他的健康一直很虚弱，但是帕格尼尼能够以其他小提琴手无法做到的方式过度伸展其拇指。同样，一些职业篮球运动员可能患有巨人症，这种情况会导致生长激素分泌过剩（Caba，2016）。证据还表明，许多时装模特患有饮食失调症，这可能使她们在职业上受益，但有损她们的健康（Murgatroyd，2015；National Eating Disorders Association，2015）。

另有一些健康状况是社会所恐惧或反感的。我们接下来加以讨论。

健康是社会责任

在历史上的不同时期，人们看待癫痫病、癌症、肺结核、精神疾病、艾滋病和其他疾病太过消极，以至于患有这些疾病的人被排斥甚至被监禁（H. Friedman & DiMatteo，1979）。

病人可能被视为对道德秩序的威胁，因为与看其病情相关的行为被认为是不道德的，或者因为他们的病情似乎具有传染性或令人恐惧。很多时候，公众的反应不是基于事实，而是基于恐惧或文化假设。在1950年之前，人们非常害怕癌症，如果亲人被诊断出患有癌症，他们通常会避免告诉家人以外的任何人（Holland & Zittoun，1990）。他们大都也不告诉患者。随着有关癌症更准确的信息浮出水面，即癌症不具有传染性，关于该疾病的舆论和传播也就发生了变化。

正如你在这里看到的，健康状况不佳通常具有负面的社会内涵，因为受影响的人可能会被视为受诅咒的、不受欢迎的、失职的或受害的。

被诅咒的疾病

当其他模型无法合理解释时，人们可能会认为疾病是由上帝或女巫引起的。在中世纪的英国，精神病患者被当作罪犯监禁，此后被剥夺结婚或拥有财产的权利（MacDonald，1981）。直到今天，在世界许多地区，精神疾病被认为是上帝的惩罚，人们努力否认和隐瞒患有该病（Purnell，2008）。恰如怀特（White，1896/1925）所说，"在那些人们到处都能看到奇迹而法律不见踪迹的时期……很自然地将其疾病归咎于善人的愤怒或恶人的恶意"（p. 1）。

在14世纪的黑死病期间，超过三分之一的欧洲人口死亡（Slack，1991）。为了弄清这场毁灭性瘟疫的原因，成千上万名的女性遭受灭顶之灾，剥夺她们生命的人指责她们使用巫术使邻居生病了（Nelkin & Gilman，1991）。其他人则将瘟疫归因于上帝对女性的时尚、亵渎、酗酒、不正当的宗教仪式和其他行为的愤怒（Slack，1991）。

如果人们认为疾病是一种诅咒，他们可能会试图对自己的健康状况保密，从而使预防和治疗工作效果化为乌有。在18世纪末的欧洲，一些人拒绝接种天花疫苗，因为他们认为这是对上帝旨意的干涉（Nelkin & Gilman，1991）。出于类似的原因，印度的一些克什米尔男子虽然患上糖尿病的风险很高，但他们经常拒绝接受治疗或改变生活方式，因为他们觉得疾病是真主的意愿，他们应该享受生活（包括想吃什么就吃什么），直到命运终点——死亡（Naeem，2003）。

污名化

妮莎（Nisha）是印度人，她19岁时奉父母之命嫁给一男子并由此感染了艾滋病病毒（de Souza，2009）。当其丈夫病情相当严重时，她遭到夫家人毒打，还与她断绝关系，他们责怪她招来了不幸。妮莎返回家与父母和妹妹住在一起，在家人发现妮莎艾滋病病毒呈阳性时，同样抛弃了她。妮莎现在为一个非营利组织工作，该组织为感染艾滋病病毒和艾滋病患者提供护理，并向公众宣传这些疾病。

对于因那些健康处境引起社会恐惧和偏见的人来说，疾病显然不仅仅是一种身体现象。根据与健康相关的因素，患者可能会被视为恐怖、堕落的或不道德的人。欧文·高夫曼（Erving Goffman，1963）对此使用的术语是污名化（stigma），指的是社会排斥，即一个人被视为不光彩的人或被完全忽视了。精神疾病便是这方面一个显著例子。对这一主题的研究进行的综合分析显示，在芬兰、非洲、日本、美国和爱沙尼亚等地区精神病患者受到污名化（Boyd，Adler，Otilingam & Peters，2014）。这种污名化影响是如此之大，以至于许多患有精神疾病的人将外在严酷的判断内化，从而导致自尊心受损并遭受无助感的折磨（Boyd et al.）。

社会污名化的一个影响是，人们的个性，甚至他们的人性，被某一特定特征所掩盖。维权人士和教育家史黛西·拜厄斯（Stacy Bias，2015）记述了她在一列公共火车上遭受羞辱的事件（只是众多事件中的一件），有一名乘客大声斥责她就像"肥胖笨蛋""懒鬼""不负责任""像酒鬼一样"，以此来刺激她。拜厄斯想了一下到对他说："嘿！我是一个活生生的胖子……此刻站在你面前的我，是一个真正的人。"（para. 7）拜厄斯试图激发男人的理解和同情，结果却导致他更加咄咄逼人地对她的欺负。她认为"污名化会杀人。污名化使我们感到不适、沉默且害怕为自己辩护；使我们遭受孤立，自我背叛，损害我们的心理健康"（para. 26）。因为体重问题在社会上是非常敏感的，那些被认为肥胖的人可能会发现健康专家要么过度关注其体重，要么回避这个问题，要么局促不安地谈及这一话题（Knight-Agarwal，Kaur，Williams，Davey & Davis，2014）。这尤其令人遗憾，因为被嘲笑的人常常觉得很少有值得信赖的知己进行坦率交流（Puhl & Heuer，2010）。然而，史黛西·拜厄斯努力通过博客文章、演讲活动以及参加旨在摆脱污名化的种种活动向美丽和健康等同于"苗条、漂亮、白人和异性恋"等观念发起挑战（Bias，2014）（希望了解其更多努力信息的，请登录 stacybias. net/blog）。

污名化可以通过人们讲述的故事得到强化或淡化。一名男子记得，当他的叔叔们在家庭聚会上变得好斗时，他的母亲会说："你的叔叔们在战争中，他们看到了一些场景，总也无法忘记。而现在，他们唯一应对的方式就是毒品和酒精。"（Flood-Grady & Koenig Kellas，2019，p. 611）研究人员反映，一方面，母亲的叙述使叔叔们免于直接"受到责备"；另一方面，这也支持了一种对精神病患者失控且不愿寻求治疗的污名化现象。

患有炎症性肠病等社会敏感疾病的人也面临两难境地。当知道诊断结果时，患者社交圈成员比不知道时反应更漠然（Rohde et al.，2018），但是披露病情的风险与脆弱性，在其他人看来，存在污名化患者的可能性。

疾病防治的道德

有一段时间，用科学术语重新定义疾病似乎可以保护患者免受道德判断。具有讽刺意味的是，西方社会将道德品质归因于科学，其结果是生病的人通常要么被认为是懒惰的，要么被视为是愚昧的。

新闻报道中充斥着健康预警和种种风险因素。这些信息使人们能够做出健康的选择，增进自己的福祉，确保自己健康长寿。至少新闻报道是一个暗示：照顾好自己，你没有理由生病。过犹不及，此类信息太多可能会导致对患者产生偏见。

疾病预防运动的一个反对意见是，如果疾病可以避免，则病人就没有尽全力保持健康。"为什么生病就不能不是你的错呢？"医生、散文家保罗·马兰士提出了这个问题（Paul Marantz，1990，p. 1186）。马兰士描述了围绕一个年轻朋友因心脏衰竭意外死亡引发的一些自以为是的评论。一名住院医生称他为"一个十足的电视迷"，以此来贬低患者的死亡（Marantz，1990，p. 1186）。马兰士很生气，因为旁观者会对其朋友评头论足，认为他的英年早逝是理所当然的，甚至认为是活该的。

只有懒惰或冷漠之人才会生病的谬论加重了患者的痛苦。人们生病的原因很难解释，尽管他们一直在努力保持健康。马兰士（Marantz，1990）等人提出，患者自己制造灾难的假设往往会使其痛苦加剧。

一种不责怪病人的方法是，将他们看作其无法控制的环境之受害者。然而，正如你将看到的，扮演受害者角色也有社会影响。

受害者角色

随着平均寿命的延长，慢性病的病程也随之延长。如今，许多患有严重疾病的人得以幸存下来，过着相对正常的生活。这造成了语义上的困境，不应该将这些人准确地称为"患者"。

那么，艾滋病、癌症或肺气肿患者该怎么称呼呢？一种常见的做法是称他们为受害者，如"艾滋病受害者"或"癌症受害者"。然而，许多人对这种描述性含义表示不满。亚利桑那州的生活导师劳拉·巴恩斯（Laura Barnes）在网上发布了其原创诗歌《我不是乳腺癌的受难者》，这首诗歌迅速传播开来，显然引起了很多人的共鸣。以下几句摘自这首诗歌：

> 我不是乳腺癌的受难者，
> 我正在经历一段特殊的体验，
> 我不是濒死之人，
> 我的生活有滋有味……
> 我不虚弱，也未形销骨立，
> 我强壮，我健康，我安好……
> 我不是无能为力，
> 我的力量无边无际。

可以在网上搜索"劳拉·巴恩斯"和"我不是受害者"品读这首诗（Barnes，n. d.）。

最后，本节强烈地提醒人们，严重的健康问题具有社会和文化影响。在某些情况下，一个人会由于健康问题得享社会福利。然而，更常见的情况是，严重的健康问题——尤其是令人恐惧或困惑的问题——被解释为一种惩罚、堕落的标志或厄运。正如下一节阐明的，文化不仅有助于健康和疾病意义的概念化，而且有助于塑造我们在社会结构背景下的行为表现。

社会角色与健康

> 他极度不合作，拒绝为自己做任何事情。他会按铃吆喝护士"你们立刻过来，把这事儿做了"。只要不是他明确要求的东西，他概不接受，包括午餐托盘和服药。他在门上贴了一则公告，上面写着："未敲门者勿入，护士亦不例外。"

这是一位护士描述其护理的一位 25 岁男性患者（Sobo & Loustaunau，2010，p. 32）。最后，一位护士的亲属给出了解释。该患者是来自伊朗的富有男子，习惯有仆人伺候，不习惯让女性（如女护士）告诉他该做什么。大多数医务工作者来自不同的文化背景。他们认为女性应被平等对待，病人应该接受他们所知道的医疗诊治的固定程序和产品。有些护士可能因为该年轻男子"颐指气使"的行为举止而倍感受到轻视。医务工作者员工感觉被患者恶劣对待，但是该患者亦感觉如此，他认为工作人员对待他的举止缺乏尊重甚至是贬损的。

正如这段故事说明的，健康交流在更大的意义上受到人们所扮演的社会角色的影响，其中性别和家庭对社会身份进而对健康传播具有极强有力的影响。

性、性别和健康

把男性和女性看作非此即彼的二分法未免过于简单化了。正如我们在第六章中讨论的那样，阴阳人（intersex）就体现了男女两性的身体特征，我们大多数人在文化上既认同女性特质，又认同男性特质。当你阅读以下部分时，请记住，真正重要的不是一个人的生理性别，而是关于男性、女性或两者兼而有之的文化建构。

女性身份与健康

在许多文化中，女性在经济上依赖于男性，也被认为从属于男性。部分由于这一原因，相比于男性，世界各地的女性更不可能定期获得保健服务。如果女性经济上处于贫困状态，这种差距会更大（Gustavo et al.，2013）。女性不如男性强大的观念有时会助长父权制模式，在这种模式下，在做出与健康相关的决定时，女性被认为不如男性积极主动。例如，加拿大的一项研究表明，当患者是男性时，医生讨论患者对膝关节手术选择权的概率为57%，当患者是女性时，这一比例仅为15%（Borkhoff et al.，2013）。

在某些文化中，还倾向于认为女性的主要角色是生育和抚育孩子。在美国，乳腺癌比其他女性健康话题更受关注，尽管心脏病实际上是女性死亡的头号原因，在男性中，心脏病同样是头号死因（CDC，2015）。

注重母性的文化在某些方面让女性处于劣势，但在另一些方面却给予她们特权。在一些穆斯林信徒中，对女性生育能力的尊崇程度如此之高，以至于女性无法生育，甚至更年期的到来都被视为可耻（Douki，Zineb，Nacef & Halbreich，2007）。另外，一名约旦男子在采访中谈到他妻子的健康状况时说："男人负责在外面忙碌，而她担负养育年青一代人的责任……她的健康比我的健康更重要。"（Taha，Al-Qutob，Nyström，Wahlström & Berggren，2013，p. 9）

具有讽刺意味的是，尽管人们通常看重女性的生殖能力，但对女性端庄和贞洁的期望可能会妨碍她们了解妇科健康信息。女性可能会回避或惧怕"可耻的"和"令人难堪"的体检。在某些非裔美国人和阿巴拉契亚文化中，谈论生殖健康和性传播疾病被认为是一种禁忌，以至于女孩无法从父母那里获知这方面的知识（Studts，Tarasenko & Schoenberg，2013；Warren-Jeanpiere，Miller & Warren，2010）。

妇女还遭受了不成比例的家庭暴力。美国每年约有1200万名女性，全世界每3名女性中就有1名遭受亲密伴侣的身体侵犯、跟踪或强奸（CDC，2014；WHO，2014）。因此，美国女性经历创伤后应激障碍（posttraccmatic stress disordes，缩写为PTSD）反复出现的噩梦、恐惧和情绪激动的可能性是男性的两倍到三倍（Vogt，2013）。

由于亲密伴侣暴力是一个很难谈论的问题，健康专业人士可能不会询问，甚至可能没有意识到女性希望他们询问。一项针对黎巴嫩女性的研究显示，如果健康专业人士不带偏见且对信息保密，她们宁愿与健康专业人士谈论虐待问题，而不是与朋友或邻居谈论。这些女性建议医生和社会工作者直接询问她们是否在家中遭遇暴力。研究中的一位女士说："我更信任我的医生，而不是我的邻居。我和他交谈时，他通常会给予我一些对我最好的行为建议。"（Usta，

Antoun，Ambuel & Khawaja，2012，p. 216）。

男性身份与健康

在许多文化中，人们都期望男人强壮、坚忍、有男子气概。在他们被认为能够积极地做出健康决定时，便可以赋予男性权力。然而，这也会让那些认为健康问题是虚弱迹象的男性感到羞耻。期望男性"强壮"和"具有保护"作用也会让他们受到伤害。

在一些传统的拉丁美洲和阿拉伯社区中，男性的身价主要取决于其职业成就以及他们对家庭的供养有多好（Kumar，Warnke & Karabenick，2014；Rubenstein & Macías-González，2012）。当男人觉得自己达不到这些期望时，他们的情绪就会持续恶化。遗憾的是，很少有人知道这一点。向他人承认自己的羞耻或沮丧，会令人男人感到自己更加软弱和不堪一击。里科（Rico）是一位墨西哥裔中年男子，他在咨询中承认，他经常受到批评和贬低，他会想到父亲说他应该"更加努力地工作"，老板说他"做事太慢"，他还自我批评说："我很蠢笨，如果我不自我掩饰，每个人都能发现的。"（Shepard & Rabinowitz，2013，p. 456）里科回忆说，即使在与其他男性一起接受集体治疗中，他也很难将这些感受大胆地表达出来。

对那些认为自己的状况有损男性气概的患者来说，健康不佳的社会影响尤其严重。例如，患有勃起功能障碍、尿失禁、性传播疾病和饮食失调的男性可能很难向所爱之人承认病况或寻求治疗（分别引自 Peate，2012；Hrisanfow & Hägglund，2013；Morris et al.，2014；Dalgliesh & Nutt，2013）。

女性比男性更有可能在家里遭受暴力，而男人更常在社会环境和战斗中遭遇暴力。在美国，男性遭枪杀的可能性几乎是女性的 4 倍（CDC，2013），大多数是枪杀。这在一定程度上是因为在某些文化中，人们认为男性应该勇猛好斗。例如，在美国南部和西部的部分地区，如果男人认为某人侮辱了他个人名誉、他家族名誉或亵渎了其宗教信仰，他们有义务做出积极的甚至暴力的回应（Crowder & Kemmelmeier，2014）。在这些社区，他杀率往往高于正常水平，但自杀率也高于正常水平，尤其是那些觉得自己被公开羞辱的男性（Crowder & Kemmelmeier）。在美国，男性自杀的可能性是女性的 4 倍（CDC，2012）。

总而言之，健康传播的重要性经由一些模式得到强调，这些模式将女性和男性限定在严密的角色中，并阻止他们谈论一些健康问题。问题不在于某些文化期望是错误的，而在于它们可能具有很大的限制性。在世界一些地区，性别角色已不再那么刻板，证据是越来越多的妇女成为受过教育的专业人员，而成为全职父亲的男子人数虽然相对较少，但却在不断增加（Krajewski & Beach Slatten，2013；Rampell，2014）。

接下来，我们讨论几乎影响每个人的社会身份的因素：我们作为家庭成员所扮演的角色。

家庭角色与健康交流

家庭成员经常在日常生活中互相照顾。但有时人们还不清楚，在健康专业人士参与医疗固定程序和抉择治疗方案时，亲人应该如何参与以及在多大程度上参与。

许多西班牙裔和拉丁裔社区特别重视家庭，因此当患者亲属的存在与健康专业人士的救治效率追求和尊重隐私观念发生冲突时，就会产生误解。在一项研究中，一名医院护士对一些家属坚持要一直陪在患者身边表示失望，她说，"患者完全没问题，他们过夜无须让任何人作陪，但这些患者的家属往往会大吵一场，固执地要求陪护患者"（Kirkham，2003，p. 771）。

家庭概念本身有多种解释。传统的阿拉伯家庭通常包括几代人以及叔伯、表兄弟和其他人。男性基本上需要养家糊口，女性则需要抚养孩子和做家务。在这种集体主义文化中，一个成员不光彩的行为可能会令整个家族蒙羞。这意味着某些健康状况，例如精神疾病和婚外怀孕，可能会对整个家庭产生重大影响。健康专业人员需要谨慎处理这些问题。即使问题并不可耻，许多传统的阿拉伯人还是希望医生不要直接告诉病人严重的绝症，而是把这个消息告诉他/她最近的亲属或男性户主，然后由他们与其他人分享（Ahmad，2004）。

对于像移民这样可能附近没有大家庭的个人来说，在健康危机中，有素昧平生的人在场表现出关心之意，也能让患者感到安慰。伊斯兰教教义的一部分包括关心需要帮助的人（Padela, Killawi, Forman, DeMonner & Heisler, 2012）。因此，即使患者与伊斯兰教信仰者以前互不相识，同一信仰使他们还是希望有穆斯林社区成员陪伴在床边。

总而言之，专家们鼓励健康专业人士尽可能地尊重患者对家庭成员参与陪护的愿望，因为亲人可能对康复、应对和决策至关重要（Zoucha & Broome, 2008）。我们将在第八章中更多地讨论家庭医护人员（有关泰国家庭照顾亲人的更多信息，请参见插文框7.2）。

插文框7.2 观点

泰国习俗与儿子的义务

在泰国文化中，儿子照顾年迈父母的责任重于一切。我15岁时，奶奶搬来和我家人一起生活。奶奶原先生活在泰国东部小城春武里市，爷爷因心脏病去世后，她便搬来曼谷市。金（Kim）奶奶因为一次摔倒很严重，瘫痪了20年，所以我父亲坚持让她来和我们住在一起，这样我们就能好好照顾她，她就不会孤单了。

金奶奶当时已经91岁了，但她的记忆力仍然很好，尤其是在金钱方面。尽管她自己不用支出任何花费，她还是坚持要我爸爸每月给她零用钱。她将她的收支状况精确地记在心里，这样她就可以随心所欲地分配了。比如我每天上学前，奶奶都会给我一些钱，让我把钱转交给她每天在电视上看到的那个和尚。她要为自己的来世积累足够的功德，以便将来可以荣升天堂。奶奶每天早上给我一份零用钱，她同样也给其他人一些钱。

虽然奶奶需很多照顾和帮助，但她并不沮丧。相反，她似乎对自己的财务项目和为我们家提供建议深感高兴和满足。尽管如此，妈妈和我一直在照顾她，我们还另雇了一名私人护士协助照顾她。我的母亲是一位业务熟练、能力出众的护理员，因为她在医院进修过护理课程，为照顾奶奶做了充分准备。

高中毕业后，我在离家很远的一所大学攻读学士学位。不过，每个周末我都会回家。奶奶95岁时身体开始变得虚弱。医生说她可能得了肺癌。我认为她没有任何疾病；相反，我相信是她上天堂的时候快了。我父亲也不认为奶奶得了肺癌。他确信她的肺是没问题的，因为她没有任何肺部问题的症状。不管爸爸多强烈地反对医生的意见，医生还是坚持要尽快做肺活检。我们都同意不向奶奶透露任何有关癌症的怀疑，我们认为她自己很难获知这方面信息。我们只同意告诉她是中风了。在等待手术的过程中，父亲对我说，他不确定听从医生做活组织切片检查的决定是对还是错。

检测结果明确奶奶没有得癌症。她回家后，每个人都认为她会感觉好些。不幸的是，奶奶的身体状况越发糟糕。我们带她去看了另一位医生，这位医生说活检可能会使老年患者身体更加虚弱，所以不适合做活检这个手术。父亲咨询医生，奶奶还能活多久。医生坦率地说，奶奶活不过一年。几周后，奶奶就去世了。

奶奶去世时我还在外地上大学，但我迅速回到家中。泰国的习俗是，亲属和家人必须在逝者入棺前与之见最后一面。因此，我有机会在太平间见奶奶最后一次。我和妈妈为奶奶穿好衣服、剪好头发时，我注意到奶奶的身体是那么瘦小、那么冰冷。我告诉妈妈，上次我见到奶奶时，奶奶吻了我，还嘱咐我要做一个好女孩。直到今天，我仍然清晰记得她对我说的每一个词、每一句话。我认为她知道自己大限快到了。然而，她并没有表现出任何害怕死亡的迹象。

父亲将奶奶的离世归咎于第一位医生，他最责怪的还是他自己。他认为，如果他坚持不让医生进行活检，奶奶肯定会和我们一起生活得更长久一点。我和妈妈都试图安慰父亲。我认为减轻父亲悲伤的最好办法是告诉他，是奶奶离开我们的时间到了。她寿命比大多数人都长；她还曾经中风，瘫痪了那么长一段时间。不过，我确乎理解父亲的感受，因为他是儿子，他的责任是尽一切努力让母亲健康地活着。

——芃

疾病与应对隐喻

2014 年，罗宾·威廉姆斯（Robin Williams）自杀身亡时，美国有线电视新闻网（CNN）解释说，这位明星"持续与抑郁症作斗争"，《人物》（*People*）杂志称他"与毒瘾和抑郁症作了斗争，但以失败告终"（分别引自 Duke，2014；Tauber，2014，新闻头条）。在许多文化中，诸如此类的军事隐喻很常见。这些隐喻暗示"战斗"是应对疾病最有效、最令人钦佩的方式。然而,在其他文化中,应对疾病更类似于一项和平倡议。现在我们分别探讨这两种观点。

"为生存而战"

疾病应对的战斗隐喻得到了有机的、科学观点的支持。人体,尤其是生病的人体,被认为是一个复杂且难以预测的空间,容易受到敌军(细菌、病毒、过敏源)的入侵,这超出了大多数人的理解。胡安·南卡洛·克拉克和珍妮·宾斯(Juanne Nancarrow Clarke & Jeannine Binns, 2006)对媒体报道的分析有助于说明这一观点。

从心脏病发作、哮喘发作和危险因素等方面来看,人体处于战争或灾难边缘的征象很明显(Clarke & Binns, 2006)。从这一角度来看,建议人们保持警惕(注意预警信号),并做好战斗准备(抗击疾病)。身体出现健康问题时,人们经常将健康问题叙述为入侵者攻击作为堡垒的身体(Clarke & Binns, 2006)。人们鼓励病人坚强起来,为生存而战。在这个隐喻性的场景中,医疗救治被描述为拯救生命的、尖端水平的、经过检验的、准确的。一些药物(例如伟哥)甚至被誉为"神药"(Baglia, 2005, p. 28)。

如果人们康复了,就说他们战胜了疾病。否则,他们将在与心脏病、癌症或其他许多疾病的斗争中败北。意思很明确:死亡代表失败。

"努力实现安宁与灵活性"

与军事隐喻相反,韩国和中国的一些文化成员,倡导与身体和平相处,特别是出现严重的健康问题的时候。

他们可能会进行冥想和利用瑜伽,使身心和谐,唤起平静的感觉(Woodyard, 2011)。这些活动与其他文化习俗相一致,例如参加太极、气功、空手道和跆拳道等活动,这一切都旨在提高精神和身体的意识、灵活性和流动力量。

这种观点将身体描绘成一个自然和谐的地方,而不是战场。因此,保持身体健康的最佳方法就是尊重身体并遵循其节奏。

例如,在传统中医中,干预措施通常较为温和,旨在增强人体的自然功能。强干预措施,如手术和强效药物,可能会被视为对人体自然节律的干扰。

有些人将传统东方医学描述为对身体内在的调理，将西方医学描述为外部的治疗。

当然，斗争隐喻与和平隐喻之间的二分法不是绝对的。这两种观点都有证据支持，也各有忠实的拥趸。尽管如此，强调这些观点之间的本质区别还是有益的，这样我们就可以更好地理解二者之间存在的一些细微差别。

病人角色和治疗者角色

从文化上来说，生病和提供帮助的方式有正确和错误之分。例如，一些阿拉伯文化成员希望女性在分娩时痛苦地、大声地哭出来（Ahmad，2004），一些西班牙裔文化的成员则认为，女性应该忍受痛苦，因为这是上帝的愿望（Duggleby，2003）。同样地，人们可能被期望在求诊过程中保持安静以示"尊重"，也可能要求积极表达自己的心声，表明自己是个"负责任"的人。成为一个好的患者与做一个优秀的医护人员，二者所遵循的规则可能存在矛盾甚至会引起混乱。然而，由于人们的健康悬于一线，医患双方可能都热切希望行为举止正确。

角色是一套社会期望，适用于在文化中执行各种职能的人。例如，人们可能扮演患者、医生、姐妹、朋友、员工和父母的角色。每个角色都由一套文化认可的规则指导。通常，一个角色与另一个角色相关：患者—医护人员，学生—老师，孩子—父母，等等。一个角色在没有对应角色的情况下可能会失去意义（例如，没有学生的老师就不是老师）。因此，角色扮演是一种协作性努力，人们通常会调整自己的表演以形成有意义的组合。这是如此引人注目，以至于人们有时会被迫扮演其不愿意扮演的角色。例如，如果与你交流的对方扮演的是父母的角色，你可能会觉得自己像个孩子，即使你不愿意，你也可能表现得像个孩子。否则便会显得不合作甚至是粗鲁。

正如你将在本节中看到的，患者和医护人员通常扮演互补的角色——如机械师和机器、供应商和消费者、父母和儿童，诸如此类。请记住，这些角色是协作的成果，由参与方的共同努力支持。这并不意味着参与者总是乐意所担任的角色。他们的动机可能源于文化上的得体感，也可能是在对方表演的时候自己感到有必要"逢场作戏"。

机械师与机械

从一个角度看，医护人员类似于机械师，患者则像机器。这意味着患者相对被动，人们期望医护人员具有分析能力并能够解决所提出的问题。

这种观点不鼓励患者与健康专业人士之间进行情感交流。医护人员的责任重点在于识别身体异常并加以修复。医护人员扮演的是机械师角色时，他们通常更关心自己能观察到什么，改变什么，而不是患者的感觉。

有人认为科学医学是相对机械论的，也就是说，当健康专业人士扮演科学家的角色时，他们更像是机械师——关注人体的有序生理机能。作为机械师或科学家，医护人员应该是客观的、价值中立的，能够收集信息、诊断问题并解决问题。对他们来说，表达情感或利用信仰和灵性等无形的概念似乎是不合适的。埃里克·卡塞尔这样说，"像暖和的、高大的、肿胀的、疼痛的这些形容词只存在于人身上，但是，在理想的情况下，科学只能处理诸如温度、垂直距离、直径"等可测量的数据（Eric Cassell，1991，p. 18）。

机械科学家角色的一个优点是其减少了健康专业人士的情感消耗。如果病人就像机器一样，只是需要治疗，那么情感交流就不需要成为治疗过程的一部分（Bonsteel，1997）。与此同时，相信人可以被治愈的信心会令人感到欣慰和愉快。

当然，患者大都不太乐意被当作机器来对待。一些人认为，忽略患者的描述，并认为他们在自己的医治过程中处于被动状态，只会把患者仅仅看作一组部件。理查德·希维德尔斯基（Richard Swiderski，1976）在对历代医学进行分析后得出的结论是，医生通常认为病人的脉搏、血液和尿液比病人本身更重要。这也是公众所接受的一种形象，当医生不对患者进行检查或开药时，患者表现出的失望之情便证明了这一点。过度使用抗生素的一个原因是，即使药理学表明这是没有效果的，患者还是坚持要求某种形式的物理治疗（Fisher，1994）。此外，人们不切实际地认为医生可以治愈任何疾病这种想法，可能会让患者失望甚至令他们发起诉讼。

父母和孩子

"医嘱"这一常见的表达意味着一种关系，在这种关系中，医生提出病人应该遵守的指示。这种做法与家长式作风（paternalism）是一致的，即患者就像孩子，医护人员宛如父母。

日本、印度和委内瑞拉崇尚高权力差距（paver distance），即这些国家尊重更有权力或社会地位高的人，在"卫生保健者最了解情况"的动态中，得到了体现（Hofstede，2001）。这些文化的成员可能认为，否定或质疑权威人士（如医疗专业人士）是不礼貌的。在这类文化中，患者习惯于拒绝参与治疗决策，宁愿由专业人士代表他们做出决策（"Reducing Health Disparities，" 2005）。不过，如果认为患者意愿都是相同的，则非常有必要警惕其中存在的风险。达娜·拉坦·奥尔登（Dana Lathan Alden，2010）和同事采访越南的城市女性时，大多数受访者表示，她们希望在避孕措施的选择上有发言权，尽管在越南文化中，尊重医生的判断毫无疑问是很常见的（Alden，Merz & Thi，2010）。

家长式作风模式的一个挑战是，专业人士可能会误解患者对他们的理解和同意程度。例如，日本人可能会用"是的"这个词礼貌地表示他们理解了言说者的意思，而不是表示他们同意讲话人的判断。如果他们有疑问，他们可能也不会发问，因为这可能被视为批评。

另一个挑战是，人们会期待医疗专业人员知道什么对其病人最有利。一些理论家认为这种假设存在可疑之处，因为患者可能有许多医疗服务者并不知道的情感和欲望（Bealieu-Volk，2014）。期望医务人员预测到患者的意愿并采取行动，可能会给医务人员带来不切实际的负担，不公平地剥夺患者自己做决定的机会（详情请参阅插文框7.3）。

插文框7.3 伦理考量

医生像家长还是伙伴？

医学伦理学家罗伯特·韦奇（Robert Veatch，1983）认为，人们对医生的评论通常是"冷淡而漠不关心"，不是像人们希望的那样和蔼可亲又贴心。简言之，患者希望医生像朋友或家人一样时，他们往往表现得像个陌生人。

家长式作风（即医生就像父辈一样）是一种由来已久的传统。《希波克拉底誓言》大约写就于 2500 年前，它祈请医生为每位患者的利益尽最大的"能力和判断力"。这意味着医生要熟知药物和每位患者的特殊需要及偏好。家长式作风还基于这样一种信念，即医生比患者更有能力做出医疗决定。

有些人觉得家长式作风已经不合时宜。韦奇（Veatch，1983）指出，在当前这个患者众多、极其专业化，并且开展急诊和门诊治疗的时代，很难深入地了解患者。这些因素使得医生不太可能了解每位患者的独特需求和偏好。家长式作风模式也被批评为与患者赋权不一致，患者赋权假定病人在其医疗诊治方面是知识丰富而又积极的行为主体（Emanuel & Emanuel，1995）。

你怎么看？

1. 你认为医护人员了解患者的感受和价值观是现实可行的还是更可取的？如果是这样，他们该如何实现这一目标？如果不是，你有什么建议？

2. 你能想到在什么情况下，你希望你的医生知道你的感受和生活状况？

3. 你能想到在什么情况下，你宁愿医生不了解你？

4. 你觉得病人有能力决定自己的治疗方案吗？

唯心主义者和信徒

医护人员可能被塑造成唯心主义者，他们用自己的能力来为忠实的病人服务。医护人员作为灵性人物（甚至是神）的形象是数千年前建立的。耶稣一直被称为"伟大的医生"，并因治愈病人的传奇行为而备受尊崇（Moore，Van Arsdale，Glittenberg & Aldrich，1987）。纵观历史，医生被尊称为"小神"，这是一种天国隐喻且延伸到了护士群体，通常称他们为"仁慈的天使"（Moore et al.，1987，p. 232）。

人类学家把医生比作牧师，强大而又有些神秘的权威人物。这种令人敬畏的形象可能因患者的崇敬和医生展示的力量而得到强化。彭德尔顿及其同事指出，医生们穿的实验室大衣、言说的专业词汇和令人尊敬的头衔支撑起了这样的形象。他们还认为，信息不平衡进一步固化了这一形象，信息不平衡使得医生的知识显得更为神奇："在缺乏充分解释的情况下，检查和开处方等强有力的仪式更具魅力。"（Pendleton，1984，p. 9）

相比之下，民间治疗面向生活世界所关注的问题（第四章）。通常，民间治疗师的角色是将社会支持、精神信仰和身体治疗结合起来。最著名的治疗师和招魂师是印第安文化中的萨满巫师和颤手灵媒（hand-tremblers），以及美国墨西哥文化中的巫医（coo-ran-DARE-ohs）。这些民间治疗师一般是社区中的知名人物。因此，他们熟悉且容易接近，没有体制界限，也没有技术术语。

据信，萨满巫师能把病人的疾病哄骗到自己的身体里，然后通过意志力将其排出体外（Hutch，2013）。人们认为疾病是魔法或超自然力量的入侵。信徒们相信萨满能够与物质世界之外的生物交流，这种能力赋予了他们魔法能力和治疗能力。

民间治疗的重点是利用意义构建和社会支持来阐述治疗和治愈之间的区别。麦克温尼（McWhinney，1989，p. 29）称治愈是一种"完全的恢复"，其中包括精神和道德的考虑，而不是纯粹的身体治疗，他说，身体治疗可能会在疾病相关的原因、影响和恐惧方面让患者仍处于"精神上的痛苦"中。

另一个唯心主义团体是基督教科学教会。这个宗教的一些成员认为，传统医学是反基督教的，疾病是一种幻觉，只有通过祈祷才能治愈（Christian Science Board of Directors，n. d.）。因此，他们可能会拒绝接受包括手术在内的生物医学治疗。这在全国范围内引起了争议，尤其是涉及儿童的生命问题。目前，教会的网站上列举了一些通过祈祷和精神控制获得治愈的人，但表示健康相关决定取决于个人。

对超自然现象的信仰也是阿巴拉契亚南部一些人健康信仰的特点。在这一文化中，使用（靠祈祷等治病的）信仰疗法（faith healing）和咒语（speaking in tongues）的宗教仪式被认为可以恢复健康。人们认为信仰治疗师可以引导圣灵的治愈能力，信仰治疗师（Faith healers）通过诸如按手之类的仪式将这种能力传递给信徒。咒语（glossolalia）与一种恍惚状态有关，在这一过程中，礼拜者仿佛言说的是一种外语。人们认为，这种语言只有上帝能够理解，又或者礼拜者通过神明的启示能够理解的一种语言，其他人是无法知晓其意义的。

人们常说，灵修仪式的成功取决于病人对治疗者的信心，以及接受治疗者相信灵媒（medium）具有更强大的精神力量。这种假设的一个结果是，患者未能康复可能会被解释为患者信念不够坚定（Kearney，1978）。因此，患者可能特别信任他人，并可能受益于积极思考的力量。然而，如果患者的情况没能得到改善，他们可能不愿意承认这一点。

尽管科学家不太可能把信念作为其工作的中心，但他们也承认信仰的力量。有证据表明，那些希望被治愈的人有时候的确康复了，即使"治疗"使用的是无药效的安慰剂（placebo），比如调味水或糖。安慰剂效应极为常见，因此医学研究人员经常会为一组研究参与者进行实际治疗，给其他组成员发放安慰剂。如果治疗组的效果没有比安慰剂组更为明显，研究人员就无法确定其测量的治疗方法比暗示的力量更为有效。反过来也是一样。对治疗没有信心的人可能不会受到影响。这些例子并不能证明所有疾病都可以归结为受到信念和情感的影响。然而，这些例子证明了疾病远比肉眼观察到的要复杂得多。

对医护人员抱持宗教信仰般的信念会服务于多个目标，比如会激发病人和医护人员的信心，这可能是患者康复的重要组成部分；在赞誉医疗专业人员为管理生命与健康方面所发挥的非凡作用。不过，它也有其不利的一面，那就是患者希望破灭和过度的医疗事故索赔。人们期望，如果治疗得当，药物就能产生奇迹。当治疗效果进展不顺时，人们可能会特别生气，他们可能会正确或错误地指责其医护人员不称职（Kreps，1990）。

供应商和消费者

将医疗诊治置入消费主义视野已成为一种时尚。视患者为购买方或客户，他们付钱给医护人员，医护人员为之提供信息并实现其愿望。消费主义在一定程度上是由互联网资源推动的。人们现在可以自行查阅大量的医疗信息。诸如 ConsumerReportsHealth.org、DoctorScorecard.com 和 AngiesList.com 等网站提供对医院、治疗、产品和专业人士的评论——包括消费者就医生对病人的态度所做的评论，感受到的医疗质量、价格、办公室清洁程度、员工的礼貌程度等。

竞争使许多医护人员特别注意患者的满意度。然而，一些认为服务比利润更重要的人发现，市场隐喻令人不安。分析师警告称，消费者网站可能会遭到强烈反对。首先，尽管任何人都可以在网上发表评论，但大多数人可能不会去发言。因此，出现的评论可能不能代表大多数病人的意见。

几年前，霍华德·弗里德曼和 M. 罗宾·迪马特奥（Howard Friedman & M. Robin DiMatteo，1979）警告说，消费主义对于所有相关人员来说都可能是一个危险的概念。他们想知道，如果顾客总是正确的，那么如果出现了不良后果，尊重病人治疗决定的医疗中心是否要承担责任？弗里德曼和迪马特奥还担心，取悦患者有时与帮助患者是相互矛盾的。鉴于最有效的医疗选择有时是最令人不快的，那么医护人员应该在多大程度上避免让患者不安？

同样，消费主义似乎最看重的是成本。理查德·格拉斯担心，如果医生被迫更注重成本而不是救治，他们可能会选择不那么积极的治疗方案。作为一名内科医生，格拉斯坚持认为，病人"理所当然地希望从其医生那里得到不同于从消费品销售人员那里得到的东西"（Richard Glass，1996，p. 148）。他认为，市场心态可能会对医疗诊治产生"不利影响"，他恳求医疗诊治管理人员不要过度干预医疗决策。

一些证据表明，掌握了健康信息的人们对医生的看法与之前不太一样。与过去几代人不同，人们不太相信医生能给出全部答案（Lowrey & Anderson，2006）。这可能会降低医生的职业地位，或者可能只是简单地促进了一种不同的关系，也就是我们接下来要讨论的这种。

合作伙伴

只有作为合作伙伴，患者和医护人员才会扮演大致平等的角色。当然，双方在经验和专业知识方面各有不同，但作为合作伙伴，彼此皆谋求找到双方都满意的解决方案，在这个过程中扮演伙伴角色。合作伙伴的角色与协作性医疗谈话是一致的（第五章）。

以这种方式管理的医疗诊治的成功，在很大程度上取决于患者和医护人员之间关系的质量。1996 年，《美国医学协会杂志》（*Journal of the American Medical Association*）推出了一个名为"医患关系"的专栏。在新专栏的首发文章中，理查德·格拉斯（Richard Glass，1996）宣称医患关系是"医学的中心"，这是一项不会因为对技术客观依赖或利润导向决定而受到损害的契约。这种观点强调了患者和医护人员之间对沟通持信任态度的重要性。

有些人觉得这种合作模式很有吸引力，因为这一模式使患者和医疗专家都能够对医疗决策施加影响，而不是严格地以患者为中心或以医护人员为中心。赫福德证实，患者会对自己的健康做出重要而有意义的表述："事实证明，病人往往确切地知道自己发生了什么，感觉如何，什么时候发生，不存在什么虚

构的内容。"(Hufford，1997，p. 118)（案例见插文框 7.4）

插文框 7.4 观点

医护期间的合作伙伴

蒂娜（Tina）是一位有两个孩子的中年母亲，她转诊到血液透析中心接受治疗。当她第一次就诊时，一位高级护士发现她很沮丧，便抽时间和她交谈。蒂娜说她长期患有糖尿病，她不明白为什么医生要她接受透析。她感觉很好，全家生活都依赖她那一份全职工作维持。

意识到蒂娜在其治疗方案选择中有意成为积极的行动主体，该护士细心地听取了蒂娜关注的问题，并帮助其更好地了解身体状况，包括如果不进行透析可能会导致死亡的肾脏疾病。他们共同设计了一套方案，根据这一方案，蒂娜（Tina）可以接受一年左右的透析，直到她得到捐赠的肾脏。

黛布拉·海恩和戴恩·桑迪（Debra Hain& Dainne Sandy，2013）在一篇文章中提到了蒂娜这个病例的价值，在这个案例中，医护人员扮演的显然是合作伙伴而非家长。他们反映，家长式模式可能无法帮助蒂娜了解透析的必要性或根据她的其他职责协调她的治疗方案。

作者写道："蒂娜（Tina）永远感激她在迫切需要帮助时所得到的帮助。"能体现这一点的是，当执业护士问蒂娜是什么让她开始透析时，她热情地回答："是你和我说话的方式。"（Hain & Sandy，2013. p. 156)

你怎么看？

1. 如果有的话，在什么情况下，你会毫无异议地听从医生的建议？

2. 如果有的话，在什么情况下，你更愿意被当作一个伙伴来决定你的医护方案？

鼓励患者积极参与的一个方法是效仿迈拉·斯克卢斯，创建患者待办事项清单。她会和患者协商待办事项清单的条目，然后每人保留一份。她说，"这种方法非常有效"（Myra Skluth，2007，p. 16）。因为待办事项清单在病人的病历里，"如果他们打电话来咨询，护士就能准确地知道我已经告诉过患者的一些信息。我还可以在下次就诊开始时与他们一起回顾清单任务——他们完成了什么，未完成什么以及为什么没有完成。我发现我的患者真的很欣赏这一点"（Myra Skluth, 2007, p. 16）。

很少有人批评患者和医疗专业人士作为合作伙伴这一理念。然而，这可能是一个艰难的过渡期。就传统而言，双方都希望专业人士能够指导医疗方案的讨论，患者在医护人员面前会相对安静和被动。虽然有难度，但这种转变是可能的，我们确乎看到了一些证据，但这需要双方保持持续性的变革与合作。

在本节的最后，这些交互模型表征了医学话语的诸多方面，但是现实并不像此处展示的那么简单。治疗事务往往（也许总是如此）会涉及多个模型元素，有可能其中之一会占据主导地位。下面关于全方位健康调理的讨论涉及一种治疗模型，该模型借鉴了我们已经讨论过的种种将健康视为和谐平衡的观点，有时该模型还可能涉及这一节描述的所有关系类型（Ho & Bylund, 2008）。

全方位健康调理

丽莎（Lisa）立刻注意到这里与自己医生办公室的不同之处。耳畔萦绕着轻柔的音乐声，灯光和色彩亦让人心旷神怡。她躺在按摩床上，针灸师景（Jing）鼓励她放松下来。她一直害怕打针，但丽莎发现针灸师的扎针技法几乎没有给她带来任何疼痛。"我几乎没有感觉到扎针"，她说。"只有极其轻微的感觉，然后感受到是能量的流动。"

这个故事改编自丽莎·罗森塔尔（Lisa Rosenthal）的博客（"Fertility Acupuncture," 2012），此文叙述了全方位调理的最初体验。在美国，针灸、冥想和脊椎按摩等一度被嘲笑为庸医的疗法正日益获得人们的接受。这有很多原因，包括他们强调坦率的沟通。以下部分描述了全方位调理医学的形式、促使人们对其产生兴趣的因素，以及它们的优点和缺点。

专门用语

传统上，"替代疗法"这一术语是指那些没有经过科学研究从而得到专业协会（如美国医学协会）认可的治疗方法。然而，用"替代"一词来描述这些疗法并不是特别准确。正如丽莎·施莱伯（Lisa Schreiber，2005）指出的，这不是一个非此即彼的命题。许多人使用"替代"疗法结合其他疗法。例如，冥想、祈祷和瑜伽并不是治疗癌症的生物医学手段，但大多数肿瘤学家认为，如果它们有助于促进情绪健康，这些调理方法就是治疗方案中有价值的组成部分。

有些人采用"补充疗法"或"补充替代疗法"（Complementary and alternative medicine，缩写为 CAM）这样的专门用语。这样的指称也有些问题，因为对这些疗法的定义不是根据它们本身，而是仅仅根据其与生物医学（隐含着边缘性）的关系。另一种对其替代式指称是"传统医学"，在非洲、亚洲和拉丁美洲部分地区使用这一称呼。不过，这个称呼似乎排除了最近的创新成分。由于没有更好的术语，本节遵循施莱伯（Schreiber）的建议，使用"全方位调理疗法"这个术语。有些人提出了一个很好的观点，即并非所有属于这一范畴的方法都是全方位调理。不过，在大多数情况下，这些方法与生物医学疗法相比更具整体性，生物医学疗法很大程度上基于确定疾病的具体原因和治疗方法。插文框 7.5 中有一个简短的术语表，对各种各样的全方位调理疗法进行了解释。

插文框 7.5

全方位调理疗法用语一览

针灸是使用细针扎入皮肤，被认为能够刺激和平衡身体的能量流（气）。

阿育吠陀是基于古印度的实践，包括瑜伽、饮食和冥想。

生物反馈包括学习识别身体的生理状态（如紧张）并控制这些状态。

脊椎按摩疗法重点在于脊柱、肌肉和神经的外在校准。

草药疗法使用植物提取物，如甘菊、甘草和圣约翰草来治疗皮肤病、哮喘和抑郁症等疾病。

全方位调理强调整体健康（身体和情感），同时还强调保持健康，而不仅仅是治疗疾病。

顺势疗法使用非常小的剂量来强化症状，旨在刺激身体的免疫系统（相比之下，大多数主流医疗诊治是对抗疗法，依靠对抗症状的药物）。顺势疗法（Homeopathic）中的 Homeo 来源于希腊词语，意思是"相同的"，对抗疗法（allopathic）中的 allo 同样来源于希腊词语，意为"相反的"。

综合医疗结合了生物医学疗法和自然疗法。

自然疗法侧重于饮食和使用草药疗法来帮助人们保持健康。

整骨疗法，传统医学院开设的课程。这一疗法专注于肌肉和骨骼系统，将身体视为一个整体进行治疗。

灵气疗法（Reiki）基于日本的传统，即通过治疗师的双手传递能量，以增加患者的精神力量。

传统亚洲疗法包括草药、针灸和按摩等，其基础是在身体中建立健康的能量流动，并实现思想、身体、精神和环境之间的和谐。

流行

全方位调理疗法近年来流行的原因有如下几个。首先，越来越多的人接受了这一理念。在美国，约有 38% 的成年人和 12% 的儿童使用过全方位调理疗法，如针灸、脊椎按摩、阿育吠陀（Ayurveda，印度传统医术——译者注）、冥想、推拿、瑜伽和催眠（National Center for Complementary，2012）。世界上还有一些地区对这些疗法的接受程度甚至更高。根据最新的统计数据，在亚洲和非洲的一些地区，80% 的公民主要依靠全方位调理疗法（WHO，2008）。

其次，这些疗法中训练有素的医护人员越来越多。在美国，脊椎按摩是发展最为迅速的职业之一。美国目前约有 47400 名脊椎按摩医生，预计在 2018—2028 年，这一数字将增长 7%（U. S. Bureau of Labor Statistics，2019）。

再次，比过去更容易获得研究经费。1997 年，美国国会投票决定资助一个新的替代医学办公室，作为国家卫生研究院（NIH）的一部分。该办公室为有兴趣测试不同疗法疗效的研究人员提供资金。例如，临床试验表明，针灸可以帮助一些人减肥、缓解慢性抑郁症、减轻某些形式的疼痛，并达到一系列其他治疗目标，尤其是与其他形式的疗法相结合时（Cho, Lee, Thabane & Lee, 2009；Tough & White, 2011；Zhang, Chen, Yip, Ng & Wong, 2010）。

最后，许多保险公司和医生现在开始允许进行非生物医学治疗，脊椎按摩已经被纳入了 50 个州的医疗保险和工人补偿计划（关于全方位调理疗法的更多信息，请参见插文框 7.6）。

优点

全方位调理疗法越来越受欢迎有几个原因。第一，这种疗法通常采用的是低成本和低技术含量的方法。如果这些措施有效的话，人们愿意并结合这些疗法，则可以降低医疗诊治成本，这对保险公司和管理式医疗来说是个好消息。世界卫生组织正在支持一项研究，调查低成本的草药疗法是否能有效地治疗世界贫困地区的疟疾、艾滋病、糖尿病和其他疾病。

第二，全方位调理疗法通常基于简单的原则，比传统疗法更容易理解，对病人来说也不那么可怕。使用全方位调理疗法的人通常是为了日常保持健康（National Institute of Medicine, 2005）。在大多数情况下，这些人也会去生物医学执业医生那里就诊，尽管他们往往不会告诉医生他们也在使用全方位调理疗法。

第三，与生物医学执业医生相比，全方位调理疗法医师通常会在患者身上花更多的时间，与患者建立更紧密的关系。这可能适合那些认为大部分医疗环境缺乏人性化的人。正如盖斯特－马丁和贝尔研究中的一位全方位调理疗法医师表示，"最重要的是倾听。如果我倾听患者的倾诉，我就会知道他担心什么、他需要什么、他烦恼什么，这样我就能更好地控制疗程"（Geist-Martin & Bell, 2009, p. 636）。

第四，与生物医学侧重于治疗相比，全方位调理疗法通常更侧重于健康维护。节约医疗资源和资金的新要求使得预防性调理更具有吸引力。

第五，如果其他疗法只能略有效果或根本没有效果，人们可能会转向全方位调理疗法。例如，药物无法缓解的焦虑症状有时可以通过放松和生物反馈来控制。

插文框 7.6 就业机会

全方位调理疗法

针灸师

脊椎按摩治疗师

全方位调理疗法护士

按摩师

助产士

自然疗法医师

营养专家/营养师

灵气师

瑜伽教练

职业资源和工作列表

- 美国营养与饮食学会：http：// www. eatright. org
- 健康教育学校认证局：http：//www. abhes. org
- 美国自然疗法医师协会：https：//naturopathic. org/page/AboutUs
- 美国脊椎按摩疗法协会：http：// www. acatoday. org
- 美国护士—助产士学院：http：//www. midwife. org
- 美国运动理协会：http：// www. acefitness. org
- 美国按摩治疗协会：http：// www. amtamassage. org/index. html
- 相关身体和按摩专业人员：http：//www. abmp. com/home
- 脊骨疗法学院协会：http：// www. chirocolleges. org
- 饮食注册委员会：http：//www. cdrnet. org
- 国际灵气专业人员协会：http：//www. iarp. org
- 美国劳工统计局职业前景手册：http：//www. bls. gov/ooh

缺点

许多全方位调理疗法大都是无害的。能量治疗、放松和微量的自然物质

（如顺势疗法）不太可能伤害到任何人。然而，有些疗法涉及使用草药和其他天然产品。由于认为这类物品是膳食补充物而不是药物，美国食品和药物管理局（FDA）并未要求制造商在上市前注册或证明其安全性。因此，许多补充物并没有得到充分研究。这颇令人担忧，首先，因为一些自然疗法会带来巨大的健康风险。如果被不宜服用的人摄入或是摄入错误的剂量，有可能带来致命危险。一些自然疗法会导致铅中毒、肝炎和肾衰竭。草药茶和草药片中常见的石蚕属植物（germander），已被证实与急性非病毒性肝炎有关。在麻黄被禁止之前，以增强体质的名义出售的草药麻黄与至少 17 例死亡有关（Capriotti，1999；WHO，2003，Update 83）。

其次，另一个让人担心的问题是人们可能会被骗去购买无用的产品。例如，癌症患者很容易受到那些声称能够提供最新救命血清广告商的影响。美国食品和药物管理局（FDA）提醒消费者注意诸如"治疗各种癌症""皮肤癌消失"和"缩小恶性肿瘤"之类的措辞（U.S. FDA，2008）。这些话语意味着骗局，而不是真正的产品。消费者也应该意识到，"真正的病人"和看似医生的代言人实际上可能是被雇来销售产品的演员。

再次，濒危植物物种可能会因能提供与高需求草药疗法相关的健康价值（并获得经济利益）而灭绝。在马来西亚、非洲和亚马孙，收割者已经危及热带雨林。环保主义者敦促世界公民考虑制定关于草药种植和海洋养殖的规定，以保护地球上的野生动植物。

最后一个缺点是缺乏沟通。在使用全方位调理疗法的美国人中，只有三分之一会把这种情况告诉其医生（Kennedy，Chi-Chuan & Wu，2007）。一位英国妇女描述了她的医生对针灸的反应："他们并没有嘲笑针灸，但是他们皱着眉头回应了一声'嗯'。我觉得医生们真的不想谈论这个话题。"（Tovey & Broom，2007，p. 2556）。当医生不知道患者采用了其他治疗方法时，他们可能会开一些药物，这些药物会与其他疗法相互作用而产生危险。

综上所述，鉴于全方位调理疗法的潜在优势和缺点，让人们乐于谈论该疗法很重要。在这一节开头，丽莎的经历是积极正面的。当扎好针之后，针灸师景用一条温暖的毯子帮她盖好，说她应该闭上眼睛放松。"对我来说，叙述这种经历的最好方式就是将其和闪烁的灯光联系起来"，丽莎回忆说。"那是一种令人愉快、微妙的感觉……在那天余下的时间里，我感到放松、宁静，就像上了一堂恢复性瑜伽课后一样平静。"（"Fertility Acupuncture，"2012）

小　结

文化与健康沟通

- 民族中心主义感破坏了文化的适应性。

- 正如杜塔（Dutta）使用的术语，文化敏感的方法涉及对文化信仰和实践的认识，而以文化为中心的方法是一种合作性努力，健康倡导者积极地与文化成员合作。

- 富勒（Fuller）关于医疗保健文化竞争力的反思性协商模型提醒我们，文化适应性是一个不断询问和倾听的过程——无论对别人还是对自己，皆如此。

健康的文化观念

- 从一个角度来看，疾病是一种有机现象，显微镜下所显示的可能比患者的主观经历更能切中要害。

- 从另一个角度来看，健康会受到人际关系、精神力量、环境、行为和身体能量场等因素之间的和谐平衡的影响。

理解健康的意义

- 作为扩展意识的健康理论提出，健康受损可能是一个进行反思和改变的宝贵机会。

- 特别是当某种疾病具有威胁性或难以理解时，人们通常会把问题归咎于患者，或者认为他们受到了诅咒或他们因懒惰而致病。

社会角色和健康

- 在许多文化中，人们鼓励女性依赖他人并主要关注母性。

- 女性比男性更容易遭受亲密伴侣的暴力袭击，男性则更容易死于战争或打斗。

- 在一定程度上，人们通常认为男性具有攻击性，要避免表现出情绪上的痛苦，因此他们比女性更容易因情绪上的困扰而感到羞耻，并避免与他人交流。

疾病和应对隐喻

• 在某些文化中，健康的军事隐喻将"战斗"描述为应对疾病最有效、最令人钦佩的方式。

• 在其他文化中，鼓励人们追求安宁和灵活性，以此作为获得健康的手段。

病患角色和治疗者角色

• 如果把疾病看作一种物理现象，那么患者就像被动的机器，医护人员则像是机械师或科学家。

• 如果患者被看作那种寻求如父母般的医护人员（他们知道什么是最好的方式）指导的孩子，那么患者就可能被认为是无能的。

• 古往今来，医护人员因其了解病因和治疗疾病的能力而被不同程度地神化。

• 在某些文化中，治疗师是精神领袖，期望其引导超自然力量造福患者。

• 有一些人担心，如果被迫遵守市场规则，医疗保健品质可能会受到影响。

• 作为合作伙伴，患者和医护人员致力于建立相互满意的关系和医疗方案。

全方位调理疗法

• 全方位调理专家主要关注生活方式的改变和自然疗法。

• 有些人在对生物医学的结果或性质不满意时寻求全方位调理疗法。然而，在大多数情况下，人们仍然会到医生和其他执业医师那里就诊。

• 在尝试草药和补品之前，最好对其有较为充分的了解。

术 语

亲生命假说（biophilia hypothesis）：人们对自然有着与生俱来的亲和力，并且经常从与自然的接触中获得幸福感。

文化敏感方法（culturally sensitive approach）：涉及对文化特征的认识（请参考与文化中心方法的比较）。

文化（culture）：一套由一群人共享的信仰、规则和实践。

以文化为中心的方法（culture-centered approach）：在特定社区范围内的合作努力（请参考与文化敏感方法的比较）。

民族中心主义（ethnocentrism）：认为本民族文化优于其他文化。

信仰治疗师（faith healers）：人们相信，通过诸如按手等仪式，信仰治疗师可以将圣灵的治疗力量传递给信徒。

细菌致病理论（germ theory）：微生物学认为疾病是由微生物引起的科学原理，如细菌和病毒。

咒语（glossolalia）：信徒似乎在说外语的一种恍惚状态；一些人认为这些咒语具有治疗功效。

和谐平衡观点（harmonic balance perspective）：认为健康不仅是身体没有疾病的症状，而是一种整体的幸福感和平衡感。

因果报应（karma）：能量被认为是过去善行或恶行的结果。

有机模型（organic model）：认为健康可以通过身体指标的存在（或缺失）来理解的观点。

家长式作风（paternalism）：这种观点认为医疗保健关系中的病人就像孩子，医护人员就像家长。

安慰剂（placebo）：无害但无效的"治疗"，如调味水或糖；医学试验中常用作比较之用。

权力差距（power distance）：人们对更大权力或地位的人的顺从程度。

气（Qi）：人生命中的核心能量；中国传统医学的一个组成部分。

反思性协商模型（reflective negotiation model）：这一观点包含两方面的投入（对文化差异的敏感度和自我意识），目标是培养彼此尊重的合作互动。

角色（role）：适用于在文化中履行各种职能的不同人员的一组期望。

污名化（stigma）：社会排斥，指某人被视为不光彩或被回避。

作为扩展意识的健康理论（theory of health as expanded consciousness）：认为健康问题是生活的组成部分，为成长和变化提供机会。

阴阳（yin and yang）：阴阳是极性能量，其周期性的力量可以解释所有生物；是传统中医的组成部分。

问题讨论

1. 思考一下本章提及的那个护士，她反感于院方管理人员建议别对患者说"圣诞快乐"。如果她遵循富勒（Fuller）反思性协商模式的原则，她会问其他人什么问题呢？她会问自己什么问题呢？在这种情况下，如何能够取得好的结果？

2. 你健康的哪些方面可以从有机健康观取得合理的解释？可以用和谐观进行解释吗？如果你列出了一张你想采取的健康行为清单（如有），你会列出哪些有机健康观中的因素？如果有的话，什么行动能反映出对平衡的渴望？为什么？

3. 如果为你安排了一天的活动让你体验阴阳能量的平衡，这一天会包括什么内容？你认为这种生活方式持续下去会影响你的健康吗？为什么会或为什么不会？

4. 想一想你或者你认识的人经历过的健康问题。显性层面因素以何种方式发挥作用？隐性层面因素以何种方式对健康问题发挥了影响？你认为这些因素对整体健康有重大影响吗？

5. 重读《我不是乳腺癌受害者》这首诗，或者上网阅读整首诗。作者运用什么方式来处理疾病引发的污名化？关于癌症患者是"受害者"这一概念，她的表达意味着什么？

6. 你的性别认同在哪些方面影响了你的生活？通过你承担的家庭成员的角色？这些因素有影响你的健康或你与人沟通健康的方式吗？如果影响了，是如何影响的？

7. 你对疾病的反应是更倾向于作为一个"战士"还是"维和人员"，或者两者兼而有之？哪些行为反映了你的应对方法？你认为这些行为有效吗？为什么有效或为什么无效？

8. 患者和医护人员的角色哪一种最能体现你的医疗体验？你更喜欢哪种角色？为什么？

9. 你是否曾以患者或医师的身份参与过全方位调理？如果参与过，请描述一下沟通在这种经历中所起到的作用。在你看来，全方位调理疗法的潜在优势和缺点分别有哪些？

第四部分

疾病应对和健康资源

我们休戚与共。

——利奥·布斯卡利亚（Leo Buscaglia）

从表面来看，我们保持健康与快乐的最有效的两种方法几乎毫无共同之处。

其一源自周围人给予的爱和支持。研究压倒性地证实，与他人拥有亲密与相互支持关系的人认为自己更健康，能更好地应对逆境，而且往往寿命比其他人更长。沟通是我们培养和维持这些关系的手段。在第八章中，我们将讨论社会支持的作用，包括我们如何成为有效的倾听者和好朋友，以及共同应对健康危机和临终之旅的意义。我们也会探讨一些社会支持导致的不可承受之结果，那些出于善意的努力却变成了伤害。这些经验教训可以帮助我们避免同样的结果。

其二则是通信技术。甫一看，科技与温情的友谊和社会支持相距甚远。其实，我们发现科技可以帮助我们建立并维持支持性社会关系，让我们获得充足的信息，还可以令我们感受到自己拥有应对健康问题的种种资源。正如你将在第九章中看到的那样，科技发展带来的积极效果远远超出了我们的想象。

这种罕见的健康资源组合提醒我们，通过多种形式进行交流是我们在美好时光和生活面临巨大挑战时，依然感到幸福的强大源泉。

第八章

社会支持、家庭护理与生命终了

　　与幼女生死两隔后，阿隆索（Alonzo）努力让自己坚强起来，然而每每朋友们开口即问"你太太怎么样了"，他便觉得痛苦又深一层，也觉得困惑无解。

　　玛吉（Margie）很怀念昔日人们与她谈论天气、男孩和学校的寻常时光。现在他们只会为她留一扇打开的门，还努力回避注视她的轮椅。

　　人人都知道德鲁（Drew）病入膏肓，却没有人和他谈论此事。德鲁则琢磨该如何在令人窒息的沉默中开启这一情绪化的话题。

　　露西（Lucy）每天早上要花两个小时，晚上要花三个小时照顾自己三个孩子和年迈的母亲。白天她在外面有一份全职工作。露西很高兴自己有能力养家糊口，但她更想知道还要多少年她才能独自去度度假或享受哪怕是一天的宁静，想到这一点她便伤感与内疚不能自已。

　　虽然生活依然不易，但马里奥（Mario）怡然自得于自己当前的状态及生活；他越发懂得欣赏生活中的点点乐趣，他觉得从来都不如现在幸福。挚爱亲朋之间的关系越来越亲密，他可以心绪安宁地面对生命的最后光景。令他惊奇的是，即将远赴天国这段日子是他生命中最美好的时光。

　　上述展示的一系列场景向我们表明，大多数的健康交流并不是出现在医生办公室或医院里，而是在家里、在杂货店、在电话中，在日常生活的各种场合中。配偶、孩子、朋友和同事的影响力往往与医生、护士的相差无几。

　　社会支持的形式多种多样：朋友失恋后给予安慰，耐心地倾听父亲悲伤地一遍遍地讲述他的过往；进行互联网数据搜索，承认身体或智力上面临诸多挑战的人是正常人；等等。

　　大多数人表现出的支持性行为比他们意识到的更丰富，这对人们的健康和情绪有积极的影响。研究表明，支持性沟通有助于加速康复、减少孤独感、减轻症状和压力、降低痛苦，还可以让患者建立自尊（参见 e. g.，Chia，2009；Segrin & Domschke，2011；Thomtén，Soares & Sundin，2011）。而且这种益处是双向的。那些提供社会支持的人往往感到自己的幸福感得到了增强（Robinson & Tian，2009）。

　　本章从疾病应对和社会支持的概念综述开始，包括我们表现出关心他人、努力获得控制感和就不确定性展开协商时，沟通在其中发挥的种种作用。我们先探讨社会支持的好处，还会讨论出于善意助人但结果适得其反时，对患者构成伤害会发生什么。然后简要探讨动物伙伴的作用，以及健康危机作为经历变革的理念，最后在两种情况下考察社会支持，即家庭照拂和临终体验。

概念综述

　　在最简单的意义上而言，支持就是人们互相帮助。梅兰妮·巴恩斯和史蒂夫·杜克将社会支持（social support）定义为"人们直接或间接地向个体传达其受到重视和关心的行为"（Melanie Barnes & Steve Duck，1994，p. 176）。一些理论家（e. g.，Albrecht & Adelman，1987）认为，社会支持的核心功能是增加一个人的控制感。他们的观点得到了研究的证实（本章涵盖了这部分内容），即人们自认为消息灵通并积极参与时，他们应对疾病的效果最好。本节介绍不同的应对机制以及社会支持在帮助人们度过危机局面时所发挥的作用。

理论视角

　　缓冲假说（buffering hypothesis）认为，当我们有可能遇到压力时，社会支持最重要，在这种情况下，知道有其他人在我们身边，可以缓解（缓冲）我们的手足无措感与无助感（Cohen & Wills，1985）。例如，坚信你所爱之人无论如何都会支持你，会善解人意地倾听你细诉衷肠，还会助力你收集信息并给予你援助，等等，这一信念会增强你应对坏消息的能力。如果提供的支持于需求者而言，仿佛是雪中送炭，那么缓冲过程可能会特别有意义。一个大学生说，他在度假时膝盖前交叉韧带（anterior cruciate ligament，缩写为 ACL）撕裂，因为女朋友（一位理疗助理）就在他身边，告诉他关于疼痛、治疗和康复会出现的情况，他对此事相当镇定。他说，有女朋友陪伴在侧，再加上她拥有的那些知识让他觉得韧带拉伤"没什么大不了的"。

从另一种意义上来说，社会支持就像存在银行里的钱，即使我们不去花，也会很高兴钱在那里。直接效应（direct-effect）模型或主效应模型（main-effect model）认为，即使我们没有遇到明显的压力，社会支持也是有益的。我们拥有的强大社交网络使得我们每天都觉得自己很有价值，也让我们意识到亲朋好友的支持永远在身边（Barnes & Duck，1994）。乔安·莱因哈特及其同事们发现，65 岁及以上视力丧失者，如果认为自己拥有他人热切的情感支持，他们患抑郁症的可能性微乎其微，且能很顺利地适应生活方式的改变。对他们而言，当需要的时候，他们真正得到支持比知道支持在哪里更重要（Reinhardt，Boerner & Horowitz，2006）。

事实上，主效应模型表明，如果我们拥有强大的社交网络，我们遇到压力事件的可能性更低，且整体健康情况也会更好（Cohen & Wills，1985）。那些不满足于朋友和家人给予的情感支持的老年人，认为自己健康状况"一般"或"差"的可能性，是那些满足于所得情感支持的同龄人的两倍（White，Philogene，Fine & Sinha，2009）。在情感支持方面得到满足的老年人甚至可能活得更久。在澳大利亚一项针对 70 岁及以上人群的研究中，社交网络最活跃的群体（与同龄人相比处于前三分之一）比社交网络最不活跃群体多活 10 年的可能性高出 22%（Giles，Glonek，Luszcz & Andrews，2005）。对于那些经历过配偶死亡的老年人来说，这并不奇怪。他们常常说，应对挚爱离世的最好策略是让自己保持忙碌并与他人交往，最坏的应对策略则是离群索居（Bergstrom & Holmes，2000）。

社会关系和身体健康之间存在联系有这几方面原因。第一，是我们会学习他人经验，还能通过交往建立信心。如果青少年来自倾向于合作解决问题而不是倾向于疏远或回避冲突的家庭，那么他们最有可能与其伴侣探讨选择更安全的性行为（Troth & Peterson，2000），并避免饮食失调（Botta & Dumlao，2002；Miller-Day & Marks，2006）。其他人的行动可以作为自己行为的参考，特别是在紧张和不确定的时候。例如，当帕特里克·斯韦兹（Patrick Swayze）罹患胰腺癌消息传出去的同时，健康传播学者芭芭拉·沙夫（Barbara Sharf）得知她儿时的朋友丽塔（Rita）也诊断出患有这种疾病，沙夫说斯韦兹的故事也成了她们经历的一部分。沙夫（Sharf，2010）写道，她遍览报摊上大大小小的新闻，深深折服于斯韦兹坚持工作的决心、他对这种疾病的容忍度、对这种疾病"令人毛骨悚然"一面的直言不讳的描述。丽塔去世四个月后，听闻斯韦兹去世的消息时，沙夫说这令她再次陷入悲痛之中。

第二，牢固的社会关系与身体好处有关。与不太表达情感的人相比，充分表达情感之人的静息血压和血糖水平都要更低一些（更加健康）（Floyd，Hesse & Haynes，2007），分享幽默会减少紧张、鼓舞情绪，提高免疫力（Alston，2007；Lockwood & Yoshimura，2014；Wanzer，Sparks & Frymier，2009）。相比之下，孤独的人更容易睡眠不好，感到焦虑，健康状况不佳（Hawkley，Masi，Berry & Cacioppo，2006；Segrin & Passalacqua，2010）。

第三，亲人可能会支持我们做出健康的决定。如果双方都认为彼此是好朋友并且所关心的问题是合理的，那么在面对酗酒问题时，青少年朋辈之间的支持是最有效的（Malis & Roloff，2007）。同样，与我们有高度亲密感的浪漫伴侣比其他人更有可能说服我们改善饮食，并参与其他健康行动（Dennis，2006）。

值得注意的是，我们拥有的关系质量要比数量更重要。拥有几个至亲与好友的人，通常会比社交生活虽然活跃却没有什么太多亲密关系的人更加健康（Segrin & Passalacqua，2010）。人们支持我们的原因也很重要。朋友的关注让人高兴，部分原因是这是一种无偿的关注，家庭成员的关心是义务使然。当接受梅茨和曼斯（Metts & Manns，1996）研究的人员告诉亲人他们感染了艾滋病病毒或者艾滋病时，从朋友那里获得的支持比家人更多，这也许是因为家人更难以承受如此沉重打击而出现情绪崩溃。

在晚年生活中，友谊的质量尤为重要。在70岁之后，我们可能会把希望寄托在少数非常亲密的朋友和家人身上（Nussbaum，Baringer，Fisher & Kundrat，2008）。亲密朋友之间充分依赖，在我们行动不便、沟通能力深受听觉和视觉变化影响的时候，这些更小、更亲密的人际网络非常适合给予高质量的支持（Nussbaum et al.，2008）（有关沟通障碍的影响，请参阅插文框 8.1）。

插文框 8.1

当沟通能力受损时

不幸的是，健康问题会影响社会交往和友谊，尤其是当一个人的沟通能力受到影响时。

当詹妮弗·布特（Jennifer Bute，2007）带领研究人员对沟通能力受损人群的朋友和亲人访谈时，他们发现，尽管沟通受到限制，他们中的一些人仍能感受到轻松甚至觉得友情更加牢固了。但是许多人将沟通情况不畅视为巨大损失，特别是涉及痴呆症的时候（Bute，Donovan-Kicken & Martins，2007）。研究中的一位女性说，"这是一种不同的关系……我失去了曾经拥有的朋友"（p. 239）。

你怎么看？

1. 你是否曾经因为残障而与他人沟通困难？如果曾有过，你是如何处理这种情况的？

2. 你的沟通能力是否曾经受到损害，哪怕是暂时的？人们对你的反应是否有所不同？如果是，有何不同？

3. 如果你所爱之人再也不能和你轻松地交流，你会怎么做？你觉得这会改变你们的关系吗？如果会，会怎样改变？

简言之，缓冲假说和主效应模型表明，社会支持在重大生活事件和日常生活挑战中都是有益的。由于许多原因，我们一生中难免会遭遇种种变化，拥有牢固的社会关系对我们的健康是有益的。在本章的后面，我们将讨论其他的理论视角，包括辩证法和问题整合理论。为了给讨论这些问题奠定基础，让我们首先转向应对技能这一更具体的主题。

应对

要理解社会支持，需要思考它对于应对来说意味着什么。正如桑·梅茨和曼斯所定义的，应对（coping）是"处理压力情况的过程"（Metts & Manns，1996，p. 356），既包括日常烦恼的消化，也包括危及生命事件的解决之策。

应对通常涉及两方面的努力：改变可以改变的（解决问题）和适应无法改变的（情绪调整）（Tardy，1994）。当然，知道什么时候解决问题和什么时候适应问题并非容易之事。根据所涉人员和情况的不同，选择应对的方式也有所不同。通常，应对策略取决于人们认为他们对自己的处境有多大的控制力。

有时候，获得一种控制力需要重新评估自己身体的状况。加拿大研究人员詹妮弗·英格利希（Jennifer English，2008）及其同事采访了一些女性，了解她们从乳腺癌的影响中恢复身心健康所使用的策略。根据受访者的故事，研究人员将身体概念化为"治疗景观"。他们说，"景观"一词通常用于描述促进安宁与幸福感的场所和物理环境，例如水疗中心、花园和大自然。在这次研究中，英格利希和同事们把相同的理念应用到身体上，认为身体既是疾病生发的场所，同时也是治愈和康复的场所。

当然，乳腺癌与景观图像特别相关，因为切除乳房代表了对身体的重新定义。尽管受访女性不了解景观概念，但她们的故事自然地说明了这一点。例如，一位女性将自己的身体描述为受损的物体：

> 感觉就像我被破坏了……我的身体被切开，我服用了所有这些化学药品，我还接受了辐射，你能明白我的意思。我脑海里有一种感觉，自己来自一个身体状况不太好的地方。（p. 71）

在另一位女性的描述中，她意识到辐射正渗透到她身体的每一个细胞。她觉得这次经历同时把她带到其无意识的深处。这些女性还谈到了她们身体上的变化——脱发、体重增加，以及她们对食物、空气和周围其他元素的新认识。从治疗的角度来说，他们谈到了与朋友相处、锻炼和享受大自然的疗效。许多人表示，这种快乐之所以更加强烈，是因为失去了部分曾经被视为理所当然的生活质量。作者总结道：

身体是最小、最具个人色彩的景观，代表着乳腺癌患者疾病的化身。换句话说，身体既是一个日常疾病生发的场所，也是一个每日痊愈的景观。（English，Wilson & Keller-Olaman，2008，p. 76）

经由形形色色的方式，疾病、应对和治疗在人类经验中占据了相同的空间。

控制感

当人们相信他们能够成功地管理自己的健康时，他们就被称为具有健康自我效能感（health self-efficacy）（Bandura，1986）。"效能"这个词来源于拉丁语，意思是"产生变化"。相比于其他人，具有高自我效能感的人更有可能保持健康的生活方式，因为他们相信自己有能力做出具有积极影响的改变。自我效能可以通过过去的积极经历、他人的鼓励和内在心理控制源（internal locus of control，即掌握自身命运的信念）来培养。心理控制源比健康自我效能感更普遍，尽管二者通常是相关的。许多北美人都有自己的内在心理控制源。因此，他们倾向于以改变为导向，努力工作，但他们可能会因失败而沮丧，当事情没有按计划进行时，他们可能会感到困惑甚至有被出卖感。那些相信自己可以掌控自己命运的人可能不愿意寻求帮助，而且会认为自己应该对所发生之事承担责任——无论是好还是坏。面对健康状况不佳，他们可能会问："我做了什么导致了这一结果？"即使确信没有人应该受到指责，这些人也会感到内疚和无能。

有时候，要理解健康事件需要将其与熟悉的事物进行比较。在一项针对中风康复的美国和波多黎各男性退伍军人的研究中，许多男性将中风比作车祸或飓风，因为它出乎意料且具有破坏性（Boylstein，Rittman & Hinojosa，2007）。不过，男性在描述康复时通常会选择一个不同的比喻——战争。他们说，就像战争一样，恢复需要巨大的勇气、决心和积极参与。其中一个人说，"我始终是一名战士"（p. 284）。另一个人说："你退缩，它们就会胜利。那你还有什么斗志？"（p. 284）研究人员指出，在男性的故事中，"敌人"通常是身体的一部分（胳膊、腿或手），这些部位不再像从前一样行动自如，需要勤勉的治疗和锻炼。这些男性的解释显示，虽然中风似乎是突然发生的，但他们认为自己是恢复健康的积极因素。

　　相比之下，不相信自己可以改善健康的人健康自我效能感较低。这在人们拥有外部控制源（external locus of control）的文化中很常见：他们相信事件主要由外部力量控制。由于他们相信命运，这些人有时被定性为宿命论者（fatalistic）。他们很可能把所发生事件看作上帝的意志或事物的自然秩序。

　　健康自我效能低下的人在健康问题上可能缺乏动力去采取个人行动。例如，即使他们知道健康的饮食建议，但他们未必会改变饮食方式，因为他们觉得自己无法控制自己的健康（Rimal，2000）。在宿命论文化中，人们可能会认为，"改变我的生活方式毫无意义。生死有命，阎王爷叫到了自然也就去了"，或是"我生病乃是上帝旨意。因此，寻求药物治疗是不对的"。

　　与其他人相比，持宿命论世界观的人更有可能认为癌症是无法预防的，还会回避有关这一话题的信息（Ramanadhan & Viswanath，2006）。而且，正如你所料，有外部控制源的青少年更倾向于"随大溜"，如果其朋友吸烟，他们就会随着吸烟（Booth-Butterfield，Anderson & Booth-Butterfield，2000）。

　　我们的心理控制源也可能影响我们如何理解他人的行为和健康。例如，人们超重是因为行为选择，还是他们无法控制的因素导致？当信息表明有些人有肥胖遗传倾向时，公众可能会对超重的人更加同情（Jeong，2007）。但与此同时，人们可能放松践行健康行为，还会得出这样的结论，肥胖要么是遗传造成的，要么不是，他们对此无能为力（Jeong，2007）。

　　和大多数事件一样，极端情况通常都是不正常的。处于内部或外部控制源量表两端的人都可能出现应对困难现象。至少对宿命论者来说，信心对健康具有适度的调节作用。一些研究人员发现，如果人们对预防方法有充分的了解和信心，就不太可能回避健康凶险类信息（Fry & Prentice-Dunn，2005）。

　　具有高自我效能的人是典型的问题解决者，他们非常积极地保护自己的健康。然而，当疾病降低了其控制感时，他们可能会茫然不知所措。在某些情况下，人们无力改变自己的健康状况，也无力回报照顾者的善意。一个中风后适应生理缺陷的男人这样描述他的挫败感："很难依靠其他人带你到达目的地。因为你知道，他们有他们必须要做、必须完成的事，你并不想打乱他们的日程安排。"（Egbert，Koch，Coeling & Ayers，2006，p. 49）对于那些一直相信自己可以控制健康的人来说，被迫依赖他人可能尤其令人沮丧。在这种情况下，相信命运可以帮助他们接受其无法改变的事实。总而言之，有效的应对似乎将解决问题和接受问题融合在一起。

辩证法

当然，没有人能够感觉到完全由内部或外部控制源所影响。我们的观点介于两者之间，随着时间的推移，我们可能会改变看法。辩证法可以很好地解释这一现象，它描述了相互共存但彼此矛盾的构念（constructs）之间意义持续存在的紧张关系，比如"绝望的"和"有希望的"（Baxter，1988；Rawlins，1989）。

基于我们所处的环境、信仰和与他人的交流，我们不断地在辩证的连续性中有效地处理（navigate）意义。例如，家庭看护人经常谈及他们在平衡满足自己的需求和牺牲自己照顾亲人之间的辩证关系方面所做的努力（Brann，Himes，Dillow & Weber，2010）。临终关怀护士也以类似的方式表示，她们努力在对家人诚实和至少暂时不让他们知道那些令他们不堪重负的信息之间取得平衡（Gilstrap & White，2015）。

人们还处理希望与现实之间的辩证关系。许多人认为乐观是适应性的，有时的确如此。但是这种辩证的观点挑战了只有一种正确的或静态的思考方式的观念。相反，意义的得出是适应性的，也是不断变化的。例如，一位照顾中风妻子的男人说，在坚持了几年的乐观主义之后，他们开始接受妻子再也无法使唤其胳膊和腿这一事实了。正如他所说，"我们放弃努力了……我们不再期待奇迹了"（Brann et al.，2010，p.327）。这种被迫接受现实的感觉有时能带来宁静，还可能导致更有效、更现实的应对策略。

传播学学者布列塔尼·彼得森（Brittany Peterson，2019）描述了其两岁女儿在接受一场大手术后，在儿科重症监护室（PICU）接受护理时她亲身经历的多种辩证观点的"拉扯"。彼得森说，她觉得必须日夜陪伴在女儿身旁。与此同时，总是待在病房的疲惫不堪和情绪困扰，降低了她作为家长或照顾者的效率。这种情况反映了一种常见的困境：辩证观念之间的张力关系既可以是截然对立的，也可以是相互依存的（Baxter & Montgomery，1996）。"非此即彼"的决策通常不足以管理置身其中的动态复杂性。有一次，一位充满关切之意的医生强烈敦促彼得森离开医院去睡一会儿，她很不情愿地做了。她发现短暂离开女儿后的休息，增强了她应对事务和照顾女儿的能力。彼得森反省地说，"这次事件之后，我对辩证性处理手段的看法发生了变化。当我在 PICU 的时候，我更愿意接受必要的暂别片刻，以便后续陪伴能更真切地投入护理"（Baxter & Montgomery，1996，p. 3）。

我们每天都要应对一定程度的压力，危机考验的则是我们的极限。接下来，我们仔细考察危机发生时所涉及的内容。

危机

> 在人生的每一个危急关头，拥有一个情投意合的朋友，让你能够毫无拘束、毫无顾忌地畅所欲言，绝对是一种救赎。
>
> ——伍德罗·威尔逊（Woodrow Wilson）

危机（crisis）是超出一个人正常应对能力的事件。危机的第一个迹象通常是事态失控感。这可能会引起人们的恐慌或否认。例如，一位身患重病的孩子的父母回忆道："我不想谈论这件事，因为我只想将它深藏于脑海，最好再也想不起来。"（Chesler & Barbarin，1984，p. 123）

处于危机中的人们可能会觉得事情已经改变，也许是永远地改变了。在艰难时期，人们往往渴望日常生活的简单常规。情况已然变化，往昔再也不复得。例如，在逝者离去后，处于悲伤之中的亲人希望知道，他们如此痛苦地与过去看似正常的状态脱离后，如何才能恢复日常活动。人们在极度悲伤的时候常常会短暂地忘记如何完成简单的日常事务或是驾车行经熟悉的路线。

危机中令人痛苦的方面之一可能是一种无助且无法控制的感觉。健康专业人员可以通过积极地让患者参与决策和表达他们的喜好来提供帮助。相比于自认为意见不受重视的患者，那些自信且认为自己能够提出问题的患者焦虑感会更低，也更加乐观（Venetis，Robinson & Kearney，2015）。

重大危机可以成为一个转折点或分界线。患有严重疾病的人经常觉得其生活分为截然不同的两个部分，诊断前和诊断后（Tiedtke, de Rijk, Donceel, Christiaens & Dierckx de Casterl，2012）。处境发生翻天覆地的变化，似乎一切都变了。改变并非总是消极的。那些学会应对绝症或濒死体验的人们有时会说，懂得欣赏过去屡屡忽视的快乐反而令他们比以前更幸福了。詹妮弗·安德森和帕特里夏·

盖斯特·马丁（Jennifer Anderson & Patricia Geist Martin，2003）采访了一位癌症幸存者，她反思了自己在接受手术和放射治疗时所发现的力量和勇气：

> 我将身上术后疤痕当作勇气的象征，我曾经从未想到自己是一个勇士。其实我是，我现在是一个坚不可摧的人。人们注意到我身上的疤痕，你知道我压根不介意这一点。几年前，我决定改名换姓，选择自己想成为的人时，常春藤浮现在我眼前，我特别喜欢它。这是一种生命力极其强大的藤蔓植物，经历刀砍斧凿后依然会重新生长。常春藤生机勃勃。（p. 138）

我们将在本章后面进一步讨论有关健康改变方面的内容。

常态

在生活似乎恢复正常之前，危机感通常不会减弱。常态（normalcy）本质是指一切都是舒适的、可预测的、熟悉的。保持正常并非像听起来那么容易。它需要其他人的合作，甚至是陌生人的合作（Barnes & Duck，1994）。想想身体残障群体的困境。通常，他们最大的挑战不是学会使用轮椅或其他设备，而是恢复正常生活的感觉。如果做不到这一点，他们就会陷入类似危机的状态，被排除在日常事务交流以及与他人平等往来的舒适圈之外了（Braithwaite，1996）。残障人士可能招架不住太多希望帮助他们的好意，但很少有人与他们就政治或体育进行随意的交谈或友好的辩论。当人们表现得好像残障人士与其他人有所不同时（即使常人对他们表现得异常友善或乐于出手帮助），他们就会产生一种危机感和疏离感（Braithwaite，1996）。

即使疾病被认为是"过去的事"，也不能保证恢复正常。"治疗中最困难的事情之一就是不知道接下来会发生什么"，美国国家癌症研究所的一位发言人说（NCI，2019，para. 3）。即使健康恢复良好，患者的身体、对生活的看法、饮食、生活习惯、恐惧和希望都可能与先前迥然有别。"与其说是'恢复正常'，不如说是发现现在对你来说什么是正常的"，NCI 代表说，他提出了以下管理"新常态"的策略。

- 感到害怕是正常的。你在患病前可能会以轻蔑态度对待疼痛，但是患病后你对病痛感到惊慌很正常，但请不要沮丧。

- 向医疗人员阐明你的担忧。他们可以为你提供信息、监测和安慰。

- 自己照顾好自己。致力于规律性的放松、锻炼、良好的饮食和有益身心的社交活动。

- 注重身心健康。咨询师、治疗师、亲人和有过类似健康问题的人可能会帮助你处理你的感受。

建立"新常态"可能会有压力，但有时也会有好处。托尼·伯恩哈德（Toni Bernhard）患有长期的慢性疲劳综合征，她说她的病很难控制，不过疾病提升了她对身体、朋友、爱犬以及散步能力的欣赏水平（Bernhard，2019）。

我们已经讨论了社会支持和个人应对策略的价值。这两者是如何产生交集的呢？以下是一些相关的沟通策略。

应对和沟通

应对策略和社会支持往往看起来大同小异，因为通常会将其分为两大类：促进行动、执行任务和收集信息；培养和建立自尊、承认和表达情感以及提供陪伴（Cutrona & Suhr，1994）。下面是基于这些类别概述的一些交流策略。

促进行动支持

两种促进行动的支持类型是执行任务和给予帮助及提供信息。例如，人们可能会通过分享健身信息、购买健康食品、充当运动伙伴来支持某人减肥。

执行任务和提供帮助被称为工具性支持（instrumental support）（Cutrona & Suhr，1994）。当被照顾者感到他们是过程中的积极参与者并且参与决策时，工具性支持往往是最受欢迎的（Forsythe et al.，2014）。信息支持（Informational support）可能包括进行互联网数据搜索、分享个人经验、传递新闻片段等。在某些情况下，信息可以帮助人们增进理解并做出明智的决定。在一项研究中，一位癌症幸存者说，她对自己身体的每一个变化都感到担心，所以她很感激医生愿意为她做检查，确保一切正常。"否则，我就会一直坐在这里不知所措"，这位女士说（Miller，2014，p. 236）。

即使当人们不能改变处境时，那些对所发生之事有所了解的人通常更有控制感，经历的痛楚会更少些，恢复得也比其他人更快。马戈·查丘克（Margo Charchuk）描述了她作为新生儿重症监护病房中重病儿童（Connor）的母亲时所感受到的绝望和无能为力。她用白纸黑字坦诚了心声，"我觉得自己是个局外人，在照顾孩子的问题上没有发言权"（Charchuk & Simpson，2005，p. 198）。当她觉得自己一无所知时，越发感到无助和绝望。查丘克呼吁医护人员给予（foster）希望，即使结果尚不确定：

> 根据我的经历，医护人员可以帮助父母欣赏他们的孩子，并在那一刻设法寄予希望，即使孩子最终无法幸存……我希望他能活下来，我也希望自己是一个慈母，尽我所能确保他的健康和安全。我投入护理孩子的过程中时，我的希望增加了，因为这使我觉得我是一个好家长。我不会因出现坏消息便失去希望；不让知晓情况时我才会失去希望。（pp. 194 - 195）

查丘克描述了许多人在健康状况下面临的两难困境。她意识到，如果她流露出情绪，医疗专业人士会认为她无法承受噩耗，也无力做出重要的决定，倘若克制情绪，医护人员可能会忽视她心急如焚与渴望了解更多信息的心绪。在查丘克的叙述中最鼓舞人心的事件之一发生在 NICU 护士邀请她触摸婴儿背部安抚他的时候。她回忆道："这微不足道的参与非常重要，让我重拾了希望。"（p. 199）

尽管像查丘克这样的大多数人认为知晓情况会让人感觉更好，但有时太多的信息也会让人感到不知所措，会削弱人们的应对能力（L. Miller，2014）。问题整合理论（参见插文框 8.2）描述了我们为什么要处理以及如何处理模糊的、矛盾的、复杂的信息。

培养支持

培养支持通常包括三种类型：尊重支持、情感支持和社会网络支持。这些支持并不是直接面向任务目标，而是帮助人们对自己及处境感觉好一些。

尊重支持（Esteem support）包括努力让另一个人感到有价值和有能力。以下是玛丽亚·卡帕克－克拉弗和莱内·利维－斯托姆斯（Maria Carpiac-Claver & lené Levy-Storms，2007）在长期护理机构内开展研究中的一个例子：

> 一名护士助理在为病人送完餐盘后站在病人旁边，用柔和而温暖的声音说：嗨（病人的名字）。可以吗？要勺子吗？住院病人笑意盈盈地说谢谢你。病人表情很灿烂。护士助理随即递给病人一个勺子，说：给你。病人点点头表示感谢，还把助理护士拉了过来，在她的脸颊上轻吻了一下。（p. 61）

研究人员观察到其他助理护士和住院病人一起欢笑和歌唱，帮助那些有认知障碍的人保持记忆活跃。卡帕克－克拉弗和莱内·利维－斯托姆斯识别出助理护士们情感交流的四个主题：充满人情味的对话、开玩笑以及不针对任何特定任务的对话；使用住院病人的名字或亲昵称呼与其交谈；登记入住、询问并观察住院病人是否感觉良好或需要什么；情感支持或赞美，比如说"你今天真漂亮！"或是"恭喜你！"

鼓励性言辞可以减轻无助和绝望的感觉。人们经常会说，无条件的认可是最有帮助的支持形式。诸如"无论你做何决定，我们都会支持你"这样的语句极具安慰性，如果情况特别棘手，亲人是不会弃你而去的。倾听也很重要。研究表明，大多数忧虑之人并不是在寻求建议；他们只是希望交谈和有人愿意倾听（Lehman, Ellard & Wortman, 1986）。下面是一些专家就倾听方式提出的一些建议。

沟通技能培养：支持性倾听

社会支持研究权威人士布兰特·伯利森（Brant Burleson）提出以下技巧，帮助你成为一个支持性的倾听者（改编自 Burleson, 1990, 1994）。

• 把注意力放在对方身上。给对方一个畅所欲言的机会。把注意力集中在他或她所说的意义层面，而非你自己的感受和经历上。

• 保持中立。不要给人和经历贴上好或坏的标签。同样地，鼓励言说者描述经历而不是忙着对其进行定性。

• 专注于感受。关注感受而不是事件。通常，探究他人为什么会有某种感觉比关注事件本身更有帮助。

• 让他人的情绪合理化。诸如"我理解你的感受"这样的言语效果往往好于告诉对方该怎么想或不该怎么想。

• 总结一下你听到的。冷静地总结言说者的意思可以帮助澄清情况，帮助痛苦的人明白他的种种感受。正如伯利森所解释的，"由于他们的情绪强烈而又直接，痛苦的人可能缺乏对这些感受的理解"（Burleson，1994，p. 13）。

情感支持（Emotional support）包括努力承认和理解他人的感受。当人们必须适应他们无法改变的情况时，这种支持尤其有价值。在健康危机中，患者感到愤怒、困惑、害怕、沮丧，甚至出乎意料地放松或者草率，都很常见。

插文框 8.2

问题整合理论

想象一下，你经历的一生中，相对肯定地知道会发生什么以及感受如何。也许你会毕业，投身非常有意义的职业领域，保持健康和曼妙身姿直到退休，并用你明智地节省下来的钱安享晚年。至少这是你所期待的，你希望一切如愿。

问题整合理论（theory of problematic integration）的基础是，我们根据期望（我们认为可能会发生的事情）和评估（发生的事是好是坏）来对待生活（Babrow，2001）。然而，我们的期望和价值观总是会受到大大小小的挑战（尽管这听起来令人遗憾，但挑战实际上是更大的发展机遇，这是一个值得讨论的问题）。

正如奥斯汀·巴布罗及其同事认为的，问题整合理论描述了一个过程，在这个过程中，沟通有助于建立一个相对稳定的世界取向，但也会挑战和转变这种取向（Babrow，1992；Brashers & Babrow，1996；Ford，Babrow & Stohl，1996；Russell & Babrow，2011）。当期望与评估不一致、不确定、不断变化或不可能实现时，就会发生问题整合（problematic integration，缩写为 PI）。干扰可能相对较小（比如延迟毕业这样的挫折），也可能相对较大（身边的人被诊断出患有将彻底改变生活的疾病）。无论是什么情况，沟通在你经历的每一个阶段都会发挥关键作用。正如巴布罗所说：

> 沟通塑造了我们的世界观——包括世界的构成和意义，尤其是价值观。"问题整合理论"还表明，沟通塑造并反映了种种概念和经验取向的问题表述。（Babrow，2001，p. 556）

认识到沟通有助于定义、挑战和改变我们的体验，巴布罗指出，不确定性在本质上并非或好或坏，我们也并非总是能够通过信息便可消除不确定性。有时不确定性的存在，是因为我们知晓的信息要么太多要么太少，或者是因为我们不确定该如何理解我们所面对的种种信息。

我们对世界的理解，部分是通过我们讲述的故事，部分是通过我们竭力使自己的叙述与其他叙述保持连贯性，也就是拉塞尔和巴布罗所说的"预先存在的叙述框架"，比如媒体对环境危害和恐怖主义的叙述。我们在构建和面对叙事主题时，会将多个来源信息进行选择性评估、分类、整合和比较，从而评估其风险，哲学家们称这些信息为众声喧哗，显得聒噪还令人感到混乱（Russell & Babrow，2011）。

我们接收到的有关健康与威胁健康的信息中，存在着不确定性，心理感受也颇具矛盾之处。科学发现的结论是会变化的，每一项减轻痛苦或威胁的允诺都伴随着一定程度的风险和副作用（Gill & Babrow，2007；Russell & Babrow，2011）。此外，解决一种不确定性可能会产生其他的不确定性。巴布罗（Babrow）写道，"问题整合（PI）渗透到人类经验的方方面面"（p. 564），尽管很难预测不确定性何时出现以及如何出现。回到巴布罗的第一点，不确定性的概念并不一定是不可取的。事实上，他认为不确定性提供了一个"自我探索的机会"（p. 563）。

以斯蒂芬·海恩斯（Stephen Hines，2001）提供的预先护理指示计划为例。如果患者病得太重无法表达自己的意愿，医疗专业人员通常会因患者不愿具体说明他们希望接受（或放弃）的治疗而感到失望。海恩斯观察发现，人们可能会回避这个问题，因为那些希望减少在临终状况下不确定性的医疗护理专业人员，对于潜在的患者及其亲人所经历的不确定性并不十分敏感。简言之，人们可能会忽略提交预先护理指示，并不是因为他们漠不关心或固执己见，是因为他们周遭的不确定性让其感觉难以处理。

> 这篇简短的综述并没有涵盖问题整合理论的全部，但希望它确实阐明了人们建构、挑战和改变自身看法的方式，特别是在与健康相关的危机中。

情绪是应对健康危机的自然组成部分，然而许多人会对自己或他人的情绪表现感到不舒服。他们可能害怕表现出软弱，或者不愿意让别人难过。结果是，即使事情不顺利，人们也往往表现出事情进展顺利的样子。在采访仍处于悲痛之中的父母时，相比于母亲，父亲更倾向于用工作作为分散注意力的应对机制，女性则大多选择倾诉自己的感受并与家人保持紧密联系。部分结果是，在失去孩子 6 个月后，女性比男性更能控制自己的悲伤之情（Alam，Barrera，D'Agostino，Nicholas & Schneiderman，2012）。虽然这对其他人来说可能并不明显，但是男人可能与他们的妻子一样需要支持。

当人们发现自己在不快乐时假装快乐，或者回避他们实际上想讨论的话题时，问题就会出现。压抑情绪往往会导致抑郁，男性群体尤其如此（Flynn，Hollenstein & Mackey，2010）。当被问及这个问题时，人们（患者、医护人员和其他人）通常会说他们回避敏感话题，因为他们不想让周围的人感到痛苦（Bevan，Rogers，Andrews & Sparks，2012）。然而，当单独接受访谈时，人们便表示希望将诸如死亡之类的话题公开。从长远来看，当人们可以毫无畏惧地表达和讨论各类话题时，会更容易处理情绪问题。下面是一些实现这一目标的技巧。

沟通技巧培养：容许情感表达

●寻找"情感时刻"。弗雷德里克·普拉特医生（Frederic Platt，1995）鼓励医护人员留意强烈情感的迹象，如愤怒、悲伤、恐惧和无助。他说，这些都是了解他人及其应对状况的重要机会。

●必要时，给自己一点时间。情绪往往会淹没其他想法，使人难以有效地做出反应。有一条有用的交流策略是，可以说，"稍停一下，让我好好想想你刚才说的事情"（Platt，1995，p. 25）。

●请记住，人们通常会从开诚布公的谈话机会中获益。相比于那些视死亡为禁忌话题的人，认为可以和自己的亲人谈论死亡和痛苦的晚期癌症患者，往往能够更好地应对情绪问题（Thomsen，Rydahl-Hansen & Wagner，2010）。

●当其他人试图减少悲痛者的损失或者让他们振作起来时，处于悲痛中的人们往往会认为这是麻木不仁、无济于事的举措。一位癌症幸存者是这样说的："情绪忽上忽下，起起落落。我和杰克交谈，他的确听我诉说了。杰克的乐观情绪一度打动了我。但我的感受是算了吧，你根本没在听我说话。我可能会死，算了。"（Anderson & Geist-Martin，2003，p. 137）

● 承认并尊重情绪。布兰奇、莱文森和普拉特（Branch & Levinson & Platt，1996，para. 15）建议使用以下交流工具来回应情绪流露：（1）承认情绪（"我能理解你有多难过"）；（2）表示尊重（"你一直在尽力应对"）；（3）三思后再说（"听起来好像你真的感到不知所措"）；（4）支持并成为其合作伙伴（"也许我们可以在这些事情上一起努力"）。

总而言之，重要的是要记住，情绪是应对过程中很自然的一部分，表现出强烈甚至矛盾情绪的人，可能比不苟言笑的人应对的效果更好。

社会网络

常见的社会网络支持来源包括家庭成员、朋友、专业人士、支持团体、虚拟社区和自助类文献获得（self-help literature）。每种来源都可能提供不同形式的帮助。既然我们已经谈论了很多关于社会网络的价值，我们将在这里集中讨论支持团体。

支持团体（Support groups）由关注类似问题的人组成，他们定期会面讨论感受和经历。支持团体的形式多种多样，有的是自助类团体，有的是由训练有素的专业人员协助的治疗小组，有的支持团体会定期会面，还有的是完全存在于网络中的虚拟团体。

无论采取何种形式，支持团体在世界各地都很受欢迎。130 个国家用 30 种语言举行了 24000 多次戒酒互助会或父母嗜酒青少年互助会（Al-Anon. org）。还有一些支持团体帮助人们处理悲伤、相互依赖、各种各样的疾病和成瘾以及其他问题。这种努力也许是有道理的。支持团体成员往往会经历较少的症状和较小的压力，相比于未参加支持团体的同类人员，参加支持团体患者的寿命会更长一些（"Living With Cancer，" 1997；Wright，2002）。

支持团体有多种优势。与相似的人交流可能会让人觉得他们并不孤单或不正常。有过类似经历的人也可以提供第一手信息，告诉其他人应该做什么以及如何行动。与此同时，支持团体成员可能会自我感觉更好，因为他们既能向他人表达同理心，自己也能收到共情性信息（Han et al.，2011）。支持团体的另一个优点是方便且成本低。因为他们主要由非专业人士组成，所以收取费用很少或不收取费用，而且大多数情况下，成员可以在他们希望的时间和地点安排会议，甚至采取在线会议。在线支持团体的一个优势是可以选择在弱联系的基础上与人互动——也就是说，参与这种关系不需要投入大量的时间或情感（Han，Hou，Kim & Gustafson，2014）。以电脑为媒介的支持社区的成员通常认为，他们不那么害怕在网上被评判，而且从别人那里收集到的信息往往比亲人提供的信息更客观（Wright & Rains，2014）。

最大的危险是，支持团体可能会变成抱怨集聚会，或者成员会形成"我们对他们"的观点，如果是这样，效果则适得其反。他们可能会开始觉得，在这个群体之外，没有人能像他们彼此这般心有灵犀，这是一种过度支持的形式，我们将在下面讨论。

当社会支持出现问题时

露辛达（Lucinda）心情郁闷了好几个星期。她的一些朋友很细心，非常同情她。也有些朋友不以为然，因为他们认为露辛达没有竭尽全力改善她的观点，而是夸大痛苦博取关注。

诸如此类的解释是个人的，也可能是文化导致的。在一项研究中，当要求人们考虑这样一种假设情况，即与他们关系密切的人患有抑郁症时，如果西班牙裔受访者觉得这个人是无助的并且试图获得关注，他们很可能会同情这个人，而其他受访者认为一些人存在夸大症状以获得关注的心态，因而对这些人反应消极（Siegel et al.，2012）。

虽然通常很难知道社会支持什么时候有所帮助，什么时候使问题变得更糟，但在以下这些情况中，无效的社会支持带来的弊大于利。

朋友不见踪影

当苏蕾卡·雅乌德（Suleika Jaouad）在 22 岁被诊断出患有白血病时，她的生活随即发生了翻天覆地的变化。她被迫放弃在巴黎刚刚获得的一份新工作，返回美国与父母同住，且必须在医院里度过数月，接受痛苦及令人恐惧的治疗，这些治疗使她在未来难以怀孕。

雅乌德说，在这期间，她震惊地发现，她的许多朋友突然从她的生活中消失了。她解释道：

> 我认为患有癌症的年轻人需要面对的另一个问题是，你的大多数朋友从来没有经历过威胁生命的疾病，我希望是如此……所以很多朋友都不知道该如何回应，他们发现不仅很难找到合适的语言，有时甚至根本觉得无一词可以表达其真正的感受。（"Life Interrupted," 2012, para. 1）

有嘴无心的伤人笑话

这里还有谢里安·舒勒（Sherianne Shuler）分享的另一个例子，在她女儿莉莉（Lily）15个月大的时候，因为一种罕见的感染而危及生命住院治疗时，她学到了很多关于有效和无效的社会支持措施的知识。例如，一个去医院探望她的熟人漫不经心地开玩笑说："秀发真漂亮，舒勒！……谢里安·舒勒让人喜欢的地方就是这头秀发，你自己还不在乎这些！要是我啊，我肯定会担心我的头发。但你就是不在乎！"舒勒很受伤，她回答道："我认为，如果你女儿戴着呼吸机处在昏迷中时，你就不会在乎了。"她说，她内心深处有个声音在默默地尖叫，"她还在说我看起来有多糟糕吗？"（Shuler, 2011, p. 200）。在她已经焦头烂额不知所措时，这些话语真的让她感到很不自在。

舒勒还记得她收到的数量巨大的电话和电子邮件令她无法招架，她很感激自己可以在博客上发布信息，因为这个过程对于她具有缓解压力的作用，而且比单独与每个人交谈耗费的精力要少。诸如"如有需要请打电话……"之类的电话留言毫无帮助。尽管人们的本义是好的，但是向已经处于困顿时期的人提出这类需要精力才能完成的要求，如此轻率之意实在是让人望而却步。舒勒观察到，"正如我们所学到的，有许多方法提供了善意但实属无效的支持"（p. 199）。

另外，舒勒说，朋友们未经请求且不计回报地送来卡片、信件、零食和健康的饭菜时，是一种极大的安慰。她很感激那些轮流在医院候诊室里陪伴她的人们，他们并不指望她说些什么或要她像女主人一样。舒勒表示："朋友们这种体贴入微的支持让我很感激。在陪伴的同时又保持了距离。"（p. 199）幸运的是，莉莉完全康复了。

过度支持

如果所提供的"支持性"努力不恰当或是过多，则会削弱人们的应对能力。过度支持（Oversupport）被定义为过度和不必要的帮助（Edwards & Noller，1998）。下面讨论的是三种过度支持的类型：过度帮助、过度告知和过度共情。

过度帮助（Overhelping）就是提供太多工具性援助。这会让人们觉得自己像个孩子，或给予保护使他们免受生活压力。受到过度帮助的人可能会感到失去控制，尤其是在其他人未经其同意就承担他们的任务时（Morgan & Brazda，2013）。

当人们心烦意乱无法理解信息或接收信息时，强迫他们接收信息［过度告知（overinforming）］只会徒增他们压力。菲利普·穆斯金（Philip Muskin，1998）将其称为"真相倾倒"，并警告人们不要这样做。与健康相关的信息可能令人感到困惑与恐惧。事实会变，观点同样会变。人们可能会回避真相，更愿意保留希望或减少困惑。

过度共情（overempathizing）实际上有些用词不当，因为它只适用于一种特殊类型的共情，即情绪感染（emotional contagion）。一般来说，同理心是一种表明你理解别人感受的能力。凯瑟琳·米勒（Katherine Miller）及其同事（1995）确定了共情的两个组成部分：共情关注（即对他人感受的理智性地理解）和情绪感染（指的是与他人的情绪相似）。研究表明，第二种情绪感染可能会过度。

极端情况下，情绪感染对提供支持者和接受者都是有害的。例如，支持团体成员之间太过共情，以至于使他们与别人产生了疏离（Vilhauer，2011）。另一种危险是，人们可能会犹豫不决，不愿向动辄表现出不安的听众倾诉心声。在埃里克·祖克（Eric Zook，1993）的案例研究中，一个在家照顾临终伴侣的男人回忆道："只要我对这件事保持超然与合情合理的态度，他就会很好地接受（他每况愈下的健康状况）"（p. 117）。

最后，一些人发现情绪共鸣（emotional empathy）会令人无法应付或者感觉被贬低了。有些人可能会回避其他人表现出同情他们的场景。韦恩·比奇

（Wayne Beach，2002）描述了一对父子在讨论母亲诊断出癌症时采取的"坚忍态度"。儿子平静地接受了这个消息。他没有情绪化地回应这一消息，他最初的反应先是"哦"，然后是一系列偏向技术的讨论问题，比如，"是她肾脏上的那个毛病吗?"（p. 279）。比奇推测，这种实事求是的、坚忍的态度使父子两人避免了情绪的"泛滥"。这样一来，他们既能保持镇静，又能表现出他们的知识渊博，有能力应对噩耗。

鼓励性话语方面的提示

面对他人所需的社会支持，建议你在自觉行动之前三思，以下例子中的一些行为明显对受助人是有害的，此类行为背后的教训相当简单。

- 不要用索要信息的方式压倒已经处于痛苦境地的人。如果你认为让对方明白你愿意提供支持很重要，那么请指定一个人向受助方传达这些信息。
- 慎用幽默，避免开别人的玩笑。在紧张的情况下，不想笑是人之常情，当人们已经感到脆弱时，开玩笑式的奚落可能具有雪上加霜的效果。
- "有需要你就给我打电话"通常无济于事。因为这是将行动的责任交给了本已处于受苦受难境地的人，而此时他们可能无法做出努力。
- 如果你不知道该说什么也没关系。说些温柔的话或者愿意倾听他或她的诉说就很好。
- 采取不附加任何条件的方式给予支持。你希望提供支持又清楚该做什么时，那就默默地给予他们帮助，比如修剪草坪，做一砂锅汤菜端过去，或者只是安静地陪伴在侧，无须痛苦之人做任何事情。

以下是苏蕾卡·雅乌德的后续故事，她最初因朋友们的沉默受到了伤害。雅乌德说，当一位朋友打电话告诉她，说他得了睾丸癌，她立刻回忆起几年前自己的感受，她开始明白他们的困境。她表示：

> 我记得他给我打电话并告诉我他的诊断结果时，我感到非常害怕。在那通电话之后，我……你知道，我坐下来试着写一封邮件，我竟然无法找到一句合适的语句。无一词可以准确表达我的心情，所以我未落一词。在他接受癌症治疗期间，我根本没有陪在他身边。我试图记住这一点，这能帮助我原谅及理解生活中我的某些朋友的反应，我还意识到，一般来说朋

友们并不是漠不关心。他们只是害怕或者不知道说些什么。（para. 3）

对于那些想要提供安慰但又不确定该说什么的人，雅乌德的建议是，不要试图找到"完美的话语"，诚挚地说些什么就好。她说，她这一年最重要的事情是向几年前她未能给予患癌朋友安慰而道歉。"他明白了，他说，'我知道你现在明白了'"，她说（para. 4）。

在这一点上，我们介绍一种给予爱和安慰的形式，这些形式可以传达很多信息，根本不需要言语。

动物伙伴

在内华达州拉斯维加斯的日出医院，医护员工有时会让毛茸茸的小动物为患者提供陪伴。每隔几天，就会有12只左右的狗儿通过"宠物伙伴"（Pet Partners）组织来到这家医院。"宠物伙伴"是一家非营利组织，为世界各地1万多支经过精心训练的动物志愿者团队提供培训和协调服务。这些动物会作为伙伴，陪伴在因健康问题接受治疗的患者身边。

"宠物伙伴"的负责人说，这些动物（大部分是狗和猫，也有几匹马）可以让人缓解压力、摆脱无聊、鼓舞人心，从而有益于健康。众所周知，这些毛茸茸的朋友能激励人们在艰难的理疗程序中坚持下来，分散正在接受医疗救治的儿童的注意力，让他们心绪平静下来。日出医院的工作人员说，有些患者仅有的探视者就是这些动物，对于那些选择参加这一项目的人而言，动物伙伴是一种有趣的提神手段。医院的志愿者协调员特蕾西·内瑟顿（Tracy Netherton）说："常常出现这种情况，我们看到的患者原本情绪非常低落，当狗狗们出现在病房时，患者的眼睛就会发出光彩。"（转引自DeLucia，2011，para. 4）

有证据表明，动物陪伴通常对人的焦虑水平（Barker & Dawson，1998）、血压（Allen，Blascovich & Mendes，2002）、恢复时间（Allen et al.，2002）和心脏病发作后的存活率（Friedmann & Thomas，1995）都有积极的影响；有些训练有素的狗甚至能够帮助诊断和治疗糖尿病、癌症和癫痫等疾病（Wells，2009）。

梅奥（Mayo）诊所的肿瘤学家爱德华·克里根（Edward Creagan）坚信这一点。他把问诊者的宠物名字记录在其病历中。根据他的经验，宠物可以成为人们热爱生活的理由，无论是诊所的员工还是患者，谈论宠物时往往都很安宁。克里根证实说，"我们每个人说起自己的爱宠时都会面带微笑"（Pet Partners video，n. d. ）。

我们现在来谈谈一种经历，这种经历可能会在你最意想不到的时候发生，还可能对你的困境应对产生深远的影响。

颠覆性转变经历

卡罗尔·毕晓普·米尔斯（Carol Bishop Mills）永生难忘女儿玛伦（Maren）出生的那天：

> 大约 15 分钟后，新生儿重症监护室的雅各布斯（Jacobs）医生来到我的床边，将一个漂亮的女婴递到我面前。他和蔼可亲，面带微笑地告诉我们关于她的一切。"米尔斯先生和米尔斯太太，你们的宝贝非常健康。她的心脏非常强大，肾脏情况也会好起来的，目前她的肾脏中有点儿积液，这种现象完全可以自然消除。宝贝的 APGAR 评分（衡量新生儿的健康状况的指标）为 8—9 分（满分为 10 分）。她真是个漂亮的小女孩。有一些初步迹象表明她可能患有 21 染色体综合征，也就是唐氏综合征，我们还需要做一些血液检验才能确认这一判断。"（Mills，2005，p. 198）

米尔斯夫妇并没有感到意外。他们察觉到他们的宝宝可能有特殊需求。他们非常感激——感谢医生没有说"很遗憾"，也没有给他们的女儿贴上"不正常"的标签。相反，医生看到的是一个独特的、完美的小女孩，身体非常健康，而这一点不是所有的孩子都能具备的。

健康良好通常被定义为"正常"或"符合期望"。有所偏差会让人觉得是一场毫无意义且不公平的悲剧。然而，在现实中，表面上看起来像是"糟糕的结果"，却可能成为生命中最有价值、最重要的礼物之一。米尔斯（Mills，2005）证明，虽然没有人希望自己的孩子患有唐氏综合征，但他仍认为"这是上天赐给我们的礼物，在我们的魔力小宝贝迷住了我们的心之前，我们从未想过拥有这样的礼物，也可能永远不会理解这份情感"（p. 196）。

在这一节中，我们探讨的一些例子是这样的：在看似难以承受的困难中，人们出乎意料地发现了回报。从社会建构主义的角度来看（例如 Berger & Luckmann，1966），生活在很大程度上是由对意义的追求所定义的，这种意义由我们自身的经历以及我们与他人的互动所塑造。为了说明社交互动的强大影响，让我们回到米尔斯（Mills，2005）的案例研究，但是这一次我们将通过另一位母亲凯特（Kate）的视角来看，她刚刚生下乔舒亚（Joshua）：

> 我们听到了哭声，我们看到了自己的孩子，然后听到了李（Lee）医生的话，"我很遗憾地告诉你。婴儿看起来像患有唐氏综合征。我很遗憾……20 年来，我从来没有接生过唐氏宝宝。你孕期没有做检查吗？我非常肯定孩子患有唐氏综合征。我感到非常非常遗憾。"（转引自 Mills，p. 199）

你可以想象，凯特的心情与米尔斯夫妇的感受可谓是云泥之别。"在我心里，我觉得唐氏综合征是我的错，很明显医生很生气。"凯特回忆道，"我没有得到个男孩，在我的脑海了，我得到了一个'它'，一个唐氏综合征，一个在杂货店工作的矮小、滑稽、智力迟钝的孩子。我的脑海里充满了无数形象：流着口水、发育迟缓、乘坐的黄色小巴、被人嘲笑，以及种种需要解决的问题"（转引自 Mills，p. 199）

据米尔斯（Mills，2005）的报告，凯特及其丈夫克里斯（Chris）已经意识到，唐氏综合征只是他们儿子乔舒亚众多优秀品质中的一个另类特征——一个相对微不足道的特征。但在治疗过程中，他们常常不得不克服医疗专业人员的伤害性评论。考虑到人们可以从她的经历中学到什么，米尔斯说，"我真的希望学生们意识到，通常情况下，可怕的不是诊断结果，而是我们用来谈论诊断结果的言语……根植于文化上的蔑视玷污了我们的观点。"

就像凯特和克里斯夫妇的医生所做的那样，我们有时都会落入一个有害的陷阱，相信有一种常态——正常的外表、正常的寿命、正常的反应等，"正常"就是"好的"或"正确"的方式。大多数经历过危机的人最初都有同样的感觉，他们想知道：这是我的错吗？我做了什么落得这样的下场？为什么会这样呢？我能让这个局面恢复正常吗？简言之，如果标准是正确的，那么偏差就意味着出了问题，这是一个常见的假设，因为未知的事物往往令人恐惧。而且，作为人类，我们不断地参与到意义的建构中，而一件意想不到的事情可能会剥夺我们的安全感和对意义的感受。因此，了解不同的存在方式（换句话说，减少我们对未知事物的不信任），并不断提醒自己，尽管接受它们需要勇气，但生活中最丰富的一些礼物存在于常态之外，这一点尤为重要。

你可能会感到惊讶，那些经历过健康危机的人（甚至在知道自己活不了多久的情况下）最终会对自己的经历心存感激。雅典娜·杜普雷和艾琳·伯林·雷在一项关于超然体验（transcendent experiences）的研究中探讨了这类事件，他们将超然体验定义为人们在体验中感知到一种总体意义（overarching meaning）或超意义（supra-meaning）的事件，而这种意义在其他情况下可能看起来毫无意义或不可想象（Athena du Pré & Eileen Berlin Ray，2008，p. 103）。"超意义"一词来自心理学家维克多·弗兰克尔（Victor Frankl，1959）对"二战"期间纳粹集中营生活的反思。在遭受我们大多数所能想象的更可怕的痛苦中，弗兰克尔观察到，他的一些狱友仍然会找到珍惜生命和对未来保持乐观的理由，主要是因为他们感受到了一种生活的意义，这种意义消解了铁丝网对他们的限制。弗兰克尔开始相信，对意义的追求是人性的主要动机。杜普雷和雷写道，从他的角度来看，"超越不是否定一个人的境遇，而是意识到这些境遇存在于某种比人们以前想象的更有意义的框架内"（p. 103）。

同样，那些时日无多的人有时会说，生命有了崭新的、更大的意义，使日常的担忧显得微不足道。正如一位癌症幸存者所言：

> 我不再担心别人会看到我穿了同样的衣服，也不再购买同款毛衣的每一种颜色。如果我不喜欢一本书，我翻翻就将其束之高阁。每天都是猜谜游戏（意指从不同角度去观察去认识——译者注）。不过，没有关系的。我还可以在这里谈论生活呢。（Brett，2003，p. B1）

还有一些人说，他们已经能够平息旧怨，对大自然和亲人也有了更多的感激之情。许多面临人生境遇跌宕的人说，他们在精神追求中找到了更大的意义，这种精神追求包括帮助他人，致力于比自身更伟大的事业，让自己富有创造力和风趣感，寻求充分发挥自己的意识和潜力（Egbert，Sparks，Kreps & du Pré，2008）。有些人说，失去亲人的痛苦得以缓解，部分原因是知道他们的器官有助于挽救生命（关于这一话题的更多信息请参阅插文框8.3）。

插文框8.3

器官捐献：尼古拉斯效应

前不久，我和23岁的意大利人安德烈·蒙贾尔多（Andrea Mongiardo）在罗马的一个公园散步。他的心脏曾经属于我的儿子。

读了这段话，雷哲·格林（Reg green，2003）第一次接触了尼古拉斯·格林（Nicholas Green）基金会的网站，这个网站以尼古拉斯命名就是为了纪念7岁的尼古拉斯。尼古拉斯在那不勒斯附近遭抢劫被杀害，抢劫犯误认为格林家的车是他们的，随即向车内开了枪。雷哲·格林回忆说，虽然他们仍处于突遭袭击的震惊和痛失幼子的悲痛之中，他们夫妇依然同意将尼古拉斯的器官捐献给其他人。自那以后，这个家庭与7个人成了朋友，这些人的生命都是因尼古拉斯而得以改变。雷哲·格林深刻记得他和妻子第一次见到这些器官接受者时的情景：

我们的悲痛无法言表。但是那次会面极易引起争议，我们夫妻二人都不得不鼓起勇气参加这次会面。门打开了，一群人走了进来，有的人满面含春，有的人泪流满面，有的人热情洋溢，还有的人忸怩不安，这是一次令人震惊的展示，展示了每一笔捐赠都能带来的重大影响。我们现在认为他们是一个大家庭。我们看着孩子们长大，离开学校，拿到驾照，成年人则重回工作岗位。在尼古拉斯去世当天，19岁的玛利亚·皮亚·佩达拉（Maria Pia Pedala）因肝功能衰竭陷入昏迷，后来她恢复了健康，结婚并生下了一个男孩。是的，他们叫他尼古拉斯。（para. 11）

格林（Reg green，1999）的书《尼古拉斯效应：一个男孩赠予世界的礼物》（*The Nicholas Effect：A Boy's Gift to the World*）和同名视频讲述了这个家庭的故事。

在美国，平均每天有 20 人在等待器官移植期间死亡（American Transplant Foundation，2019）。等待移植的患者超过 10 万人，其中需求量最大的是肾脏（占所有移植的 76%）。

器官捐赠的问题是个情感问题。根据电视和电影中耸人听闻的报道，人们可能担心医疗专业人员会让他们死去，以获得他们的器官，或者他们的器官会在地下市场上出售（Frates，Bohrer & Thomas，2006；Morgan，Harrison，Afifi，Long & Stephenson，2008）。

事实上，医治患者的医生并不参与人们的器官捐赠决定。这些都是由一个完全不同的工作人员和医疗团队处理的。此外，美国法律严格禁止出售或购买器官，以及为获取所需器官而行贿（"Organ Donation，" 2008，para. 3）。另一个常见的误解是，器官捐赠会损害逝者的外貌，以至于家人无法在葬礼上打开棺材。这都不是真的。医生能够保持捐赠者的外貌，这样人们就无法分辨出其中的差别（"Organ Donation，" 2008）。

你怎么看？

1. 哪些因素使你更倾向（或不倾向）登记成为器官捐赠者？

2. 捐赠器官的前景最可怕的是什么？最吸引人的是什么？

3. 与生活在意大利的格林一家不同，在美国，人们通常没有机会见到接受亲人器官的人。你想见一见他们吗？为什么想见或为什么不想见？

4. 你有没有在电视节目或电影中看到人们的器官被滥用？在你看来，这些描绘真实吗？你认为这些描绘会影响人们对器官捐赠的态度吗？

这并不是一个容易的或必然发生的过程。超然往往发生在人们最意想不到的时候。意识到表面上看起来悲惨的事情最终可能会产生美好的事物，这是应对至暗时刻的一个良好的开端。

接下来，我们将讨论两种对社会支持和应对具有强大影响力的情境：家庭照顾和生命终了。

家人和朋友作为看护人

卡罗尔·格林冲进了看护者支持团体，头发上还缠着几个卷发夹，毛衣扣子七扭八歪，脸上有一块污渍，脚上穿了两只不同的鞋子，脸上一副惊慌失措的表情。"我找不到钥匙了！我们有个预约，我们迟到了，我找不到钥匙了！"她大声惊叫着，疯狂地从满是乱糟糟的手提包里往外扔出东西。

"观众咆哮起来"，格林（Green）说。"他们认出了这种情况。他们是家庭看护人。"这是滑稽短剧中的一个场景，略略显现了其中的讽刺意味。她说，处于混乱状态的感觉是真实的，看护者必须竭力处理不断变化的情况，包括药物、预约、财务、陪伴、保险索赔、洗澡、穿衣、准备食物、交通安排、情感支持、筹办事务和通知他人，等等。

格林通过她所在的地方老龄委员会为一个家庭护理支持小组提供帮助。在全国各地类似的小组会议上，任何有兴趣的人都可以学习技能、分享担忧、参与社交，并从日常的家庭照顾需求中抽身歇息片刻。

"在会议上，我们讨论完重要信息后，我总是对人们说，'如果这是你这周唯一离开的机会，那现在就走！去看场电影，读本书，给自己留点时间'"，格林说，"有时候，我们需要得到允许才能离开一段时间。我的梦想是，我想回馈这些付出那么多的人"。

格林利用了她多年担任护士的经验和照顾患有痴呆症的父母的个人经验。随着对家庭看护人需求的增加，对综合支持的需求也在增加。增加的原因是多方面的。举例来说，在 2009—2050 年，全球 65 岁及以上人口的数量预计增加 2 倍，届时将有五分之一的美国人年满 65 岁或以上（分别引自 U. S. Census Bureau，2009；Ortman，Velkoff & Hogan，2014）。

另一个因素是住院时间比过去缩短了。正如唐娜·拉弗朗布瓦兹说的那样，"好消息！你明天就可以出院回家了。坏消息！你必须自己做所有的事情，即使你仍然挂着拐杖或者缝了很多针"（Donna Laframboise，1998，p. 26）。

在美国，大约有 4000 万人为亲人提供家庭看护（Stepler，2015）。家庭看护者的平均年龄为 49 岁，其中约四分之三是女性（Family Caregiver Alliance，2019）。

当我们回顾家庭看护的回报和挑战时，请记住，亲人是社会支持的重要来源，但他们自己也需要支持。虽然护理他人的回报可能是非常令人满意的，但家庭看护人会经历悲伤、不确定性和精疲力竭，因为他们担心病人，导致自己的需求经常被忽视。本节的重点是讨论那些在家为所爱之人提供持续照顾的人。在我们开始之前，请注意，我们经常会谈到家庭看护人，他们中的绝大多数（86%）的确是家庭成员，但其余的实际上是名义上的家庭成员——朋友和邻居也会参与其中（"Caregiving in the U. S.，" 2009）。

压力和倦怠

看护任务绝不简单。据估计，当今的成年人照顾父辈时间要比抚养子代的时间还要多。除了提供医疗护理和帮助，家庭看护人经常还要负责维持家庭和预算，在家庭以外从事一份工作，并向其他人提供信息和支持。

20 世纪 90 年代通过的立法帮助职业人士为有需要的家庭成员提供护理。1993 年的《家庭和医疗休假法》（*Family and Medical Leave Act of 1993*）保证，人们最多可以请 12 周的假期来照顾生病的家庭成员，可以自行寻求医疗护理，或是抚养新进入家庭的孩子（通过分娩、收养或寄养）。然而，这一法案并没有要求雇主在雇员休假期间支付工资，也不适用于所有公司或所有雇员。要获得这一资格，雇员必须在公司至少工作一年，平均每周工作 25 小时或以上。只有至少有 50 名雇员的公司才有义务提供医疗和探亲假。

尽管大多数同时兼顾工作和护理的人说他们对所做的一切总体感觉良好，但有时也很容易感到压力、疲惫和不满。一位照顾 94 岁祖母的女性说："我自己很难出去打理头发，或是去看医生，所以我就不去了。但是，如果我寻求帮助，我会感到非常内疚。"（Potter，n. d.，para. 2）

部分压力来自情绪。看护者可能会为将来看起来无法实现的计划而悲伤。一位 76 岁的女性在照顾她生病的丈夫，她哀叹道："这不是我们计划过的退休生活……为什么这种事会发生在我们身上？"（转引自 Ruppert，1996，p. 40）

看到亲人遭受痛苦或改变也是痛苦的。阿尔茨海默病（老年痴呆症）的发展尤其令人揪心。当病人的个性和意识逐渐改变时，看护人员可能会感到悲伤。有时，阿尔茨海默病患者会变得好斗或认不出周围的人（参见插文框8.4）。更糟糕的是，看护者可能会因为自己遭受的挫折和生发的怨恨而感到内疚。对患病又需要帮助的人生气似乎是不对的。

家庭看护人也可能会对委派给他们的任务措手不及。虽然他们现在执行了许多曾由健康专业人员提供的服务，但他们对于要做什么以及预期效果方面，所得到的指导往往极其有限。因此，他们可能会感到无所适从，担心自己会做错事或错过重要的警示信号。当亲人的生命危在旦夕时，这种压力可能会像照顾家人的体力需求一样令人疲惫不堪。

家庭看护人如果过度劳累，可能会危及自己的健康。多伦多"看护者支持项目"（Caregiver Support Project in Toronto）的盖拉·巴尔–戴维（Geila Bar-David，1998）说，人与弹簧一样，如果被拉得太薄太长，将会失去力量，甚至可能断裂。需要提醒那些不愿意离开工作岗位的看护者，除非他们保持身心健康，否则固守岗位有害无益。

关爱看护者

我们将以看护者支持团体的信息开始这部分内容。家庭看护人不仅需要帮助和教育，他们更需要属于自己的时间，也需要从家庭看护带来的社会隔离中抽离出来。朋友和其他家庭成员是可指望的支持来源。在对50项关于家庭看护研究的综合性分析中，最突出的主题是看护者错过了与他人交往的机会（Al-Janabi，Coast & Flynn，2008）。

看护者常常会说，他们得到的最大回报是一句鼓励或感谢的话。一个在家照顾妻子的男人说：

> 有时候她会抬起头看着我，给我一个宝贵的甜美的微笑，这说明了一切，然后有一天早上她躺下稍稍休息一下，仰望着我说："你真可爱呀。我爱你。"这一点非常明确。这样的回报，你不能用金钱来衡量的，不是吗？（Al-Janabi et al.，2008，pp. 116－117）

总而言之，支持性的沟通能让护理的回报更甜蜜，并减少需求。

插文框8.4 观点

与外婆的漫长告别

几年前，阿尔茨海默病带走了我的外婆。在她去世之前，我每周都会见到外婆。我们的关系非常亲密。

阿尔茨海默病并不是那种一旦出现就会立即要人命的疾病，它会导致一个人的记忆力和存在意识逐渐退化。数十分钟、数天、好几年似乎都是一样的，就是时间观念根本不存在。外婆的病情大约始于其去世前一年。

在外婆患上阿尔茨海默病之前，我们大家庭的关系相当密切。没人想把外婆送进养老院，但照顾她确乎不是一件容易之事。外婆的三个女儿（包括我母亲）决定她们仨每人轮流照顾外婆一个星期。

外婆和我一直都很喜欢玩拼字游戏和填字游戏。她总是尽力让我运用我自己的思维技能。我最快乐的时光是她给我讲她小时候或者青少年时期的故事。虽然她作为老年人，态度显得比较拘谨，但据她所讲，女孩时期的她在调情方面很有一套呢。

随着外婆健忘程度越来越严重，她常常忘记今夕是何年。她也会忘记吃东西。瞬间就记不起我们刚刚说过的话。我回答一个问题，五分钟后，她会再问一次。我每周都要告诉她我为什么要去学校，在哪里上学。我们会把现在的世界和她那个时代的世界进行比较。有时她会大声地对她的父母说话，其实他们已经去世五六十年了。

夜深人静之时，她的症状更加糟糕。她几乎会通宵不眠地对着空气说话，仿佛有人就在她旁边。虽然我很爱外婆，但是她没完没了地连夜长谈，我还是会生她的气。每天晚上我们都要去她房间安慰她好几次。她会像孩子一样哀号哭泣。这对我来说实在太过棘手。我开始在白天有意疏远她，因为我还在为她晚上的所作所为生气。

尽管我知道她不知道自己在做些什么，但还是让我很恼火。

这种压力也开始影响我姨母的家庭关系。外婆的女儿们开始互相挑毛病。虽然没有人大声说出来，但内心深处的挫败感无所遁形。看到原本亲密的关系开始破裂让我很难过。我请求外婆原谅我，即使她不太明白为什么。

几个月过去了，外婆的病情每况愈下。她完全沉浸在自己的世界里，对家人失去了信任。有一天，她和我单独在家，我给她倒了一杯水。当我把水给她的时候，她闻了闻，然后看着我说："我从没想过你会这么做。"我问她是什么意思，她说："我没有想到你会下毒毒死我。我想到过其他人，独独没有想过你。"这伤我太深了。我将那杯水倒进水槽里，然后让她看着我为她重新倒了一杯水。但她还是认为我想杀了她。

外婆去世时，体重还不到 95 磅。我可以和她交谈的时代已经结束了。在她生命的最后一个月里，她一直和我们在一起。她的情况很糟糕，我们不愿意她挪动了。她去世的那天晚上，我父母去了教堂，我陪伴在她身边。我为她读《圣经》，一边弹吉他一边给她唱歌。我做这几样活动期间，她开始哭了起来。我没想到她会有此回应，但那是一个特别的时刻。大约五个小时后，在家人的陪伴下，她躺在自己的床上安然去世了。

——尼古拉斯（Nicholas）

临终经历

这不是我第一次来克利夫兰诊所——我之前曾来这里看望过我的嫂子安妮（Annie）。但当我这次走进来时，我知道情况会有所不同。我知道安妮将死于卵巢癌，她已经与之抗争了两年半，这一次我们将面临一大堆新问题。（Teresa Thompson，2011，p. 177）

通过这一陈述，汤普森（Thompson）开始审视她所说的生命终结时希望和信息之间的"微妙平衡"，她描述了安妮在处理他人给予其希望和坦诚不利信息时的经历。汤普森说，当两者看起来相互矛盾时，看护者的温和态度往往会影响安妮有效应对信息的能力。汤普森总结说，"最好的希望出自坦诚和同理心的很好的结合"，这包括信仰、尊严、平和、幽默和意义，以及治疗目标（p. 185）。在本节，我们探讨的是沟通和社会支持在生命终结期的作用。

在西方诸多文化中，死亡对人们来说都不是一个令人愉快的话题。癌症晚期患者赫伯特·克莱默写道，"死亡是反美式文化的（un-American）。它不符合我们乐观、进步的哲学"（Kramer & Kramer，1993，para. 21）。然而，死亡是人的宿命，它代表生命中的一个阶段，在这个阶段，社会支持至关重要。临终经历也可能比许多人意识到的更有意义、更加美好。

对一些人来说，"好好死去"这种说法似乎是矛盾的。他们不相信有这样的事情。然而，许多人认为死亡可能是一种特殊的（尽管是情感上的）经历，具有许多积极的方面。本节探讨了两种截然相反的观点："不惜一切代价地活着"和"有尊严地死去"。本节还解释了预先护理指示的意思，还提供了专家就死亡应对问题给出的建议。

不惜一切代价地活着

你可曾路过医院的太平间？可能不会。大多数医院会把太平间设在不会让人们轻易发现的偏僻之处。由于职业选择，在太平间工作的人员可能会被认为有点奇怪和古怪。如果你生长在将死亡视为恶心和残忍的社会，这显然是完全可以理解的。

今天的死神是桑纳托斯（Thanatos）的现代化身，他是一位无情又恶毒的希腊神，出生于"黑暗"和"睡眠"之中。在希腊神话中，桑纳托斯常常被描述为比奥斯（Bios）（希腊语 Bios 的意思是"生命"）的对手。这些故事的内容很容易让人联想到：死亡是生命的敌人。活着就是胜利，死亡则是无情和永久的失败。在现代意义上，医学与生命（Bios）有关。从字面上看，健康专业人员被认为是与敌人——死亡——进行殊死搏斗（mortal）的人。因此，我们有"与癌症作斗争"和"为生命而战"这样的观念。在这样一种文化氛围中，死亡被视为禁忌和未知，而医学则是最终的救世主。

如果你是一个致力于维持生命的看护人员，死亡可能不仅令人毛骨悚然，还可能代表着工作失败。医护人员有多种激励措施来防止病人死亡。首先，他们接受的培训是保护生命，而不是让生命结束。大多数医生会把医学当作侦查和解决问题的手段——只有在他们解开谜团并解决问题的时候，这些努力才会成功（Ragan & Goldsmith，2008）。此外，死亡是可怕的，甚至对于曾遭遇过它的专业人士来说也是如此（Hegedus，Zana & Szabó，2008）。挽救生命通常是一种有意义的行为，患者的死亡则可能带来内疚和悲痛。最后，如果患者死亡，看护者（尤其是医生）可能会受到严厉的批评甚至是起诉。医生的决定往往受到患者家属、律师、保险公司、品质保证（quality assurance）和风险管理人员、行政管理人员和其他人的严格审查。杰克·麦丘证实了这一点："即使医生、患者和家人都清楚地认识到，快速、安详的死亡是最好的结果，医生还是会不恰当地与死亡作英勇的斗争，这一点不足为奇。"（Jack McCue, 1995, para. 2）

医学致力于保护生命有很多好处。自1900年以来，医护人员通过他们的奉献精神和才华，以及他们掌握的医疗技术，帮助美国人把平均预期寿命从47.3岁提高到了78.3岁（World Population Review, 2019）。但是"不惜一切代价活着"的追求会剥夺人们安详离世的机会。苏珊·布洛克（Susan Block, 2001）把安详的死亡称为"可能的艺术"。她说，实现这种可能性的方法在于让人们身体舒适，帮助他们培养想要的关系、保持自我意识、发现意义、感受控制感，并为死亡做好准备。一位临终前的男子宣称，"去年给我提供了一个机会，让我有意识地接受他人的爱护和关怀……当这一切发生时，我很高兴"（转引自 Block, p. 2902）。

许多可以从容面对死亡的看护者说，在人们生命的最后时刻与他们在一起是一种荣幸。接受访谈的内科医生布洛克（Block, 2001）在谈到一位临终的病人时说：

我真的很喜欢见到他，无论那天我是多么心烦意乱还是感觉到不堪重负……每次跟他见面后我都会感觉好多了。对我来说，他就像个医生。（p. 2903）

亲人常常有同样的感觉，他们在一个珍爱之人生命即将结束之时看到了一些宝贵的东西。

传统观点认为，当我们亲近的人去世时，我们很可能会失去信仰或迁怒于上帝。然而，这种情况通常发生在死亡降临太过突然或是人们还没有接受死亡的不可避免之时。在莫林·基利（Maureen Keeley, 2004）的"最终对话"研究中，参与者表示，他们的失落经由一种新的舒适感、意义和精神性有所缓

297

和。其中一人说:"目睹了死亡后……若还不对生命充满敬畏,你将无法释然。从哪里来,到哪里去,这是一个终极问题。"(转引自 Keeley,2004,p. 95)。在另一个故事中,一位生者记得曾经问过自己的亲人,"你去天堂的时候,请记得保佑我的女儿们啊",她那即将往生的亲人的回答是,"你知道我会的。我将是女孩们的守护天使"(p. 97)。在这些故事中,濒临死亡的人能够帮助其他人找到安宁和慰藉。

善终的支持者提醒我们,安详死亡可能并不意味着尽可能地延长生命。正如麦丘(McCue,1995)建议的那样,"迅速、安详地死亡"有时比漫长又痛苦的离世更可取。延长生命有时意味着延长死亡。

看护者和其他将死亡视为可怕敌人的人并没有很好地帮助提供临终关怀。濒死的人有时会感到被遗忘和忽视了,因为他们的看护者对死亡感到不舒服,不愿与他们有感情上的联系,并且不确定如何对待濒死之人。

不幸的是,在一堆导管、电线、监视器和医院限制的混乱局面中,有时人们会无法享有在亲人陪伴下平静离世的机会。有专业人员在场也许会让临终之人感到稍许安慰,但在医院这样的机构环境中,让亲人在场就很难了,也很难保持亲密感和个性感。传播学者桑德拉·雷根(Sandra Ragan)反思了她父亲和姐姐死亡的不同之处:

> 父亲离世是一个充满矛盾的过程:他在医院里去世,身体上连着各种机器,他始终处于恐惧之中,在生命的最后48小时里,他一直担心医生不会给他足够的药物,直到他进入了吗啡诱发的半意识状态。(Ragan,Wittenberg & Hall,2003,p. 219)

与之形成对比的是,她的姐姐接受了临终关怀在家中去世:

> 雪莉(Sherry)在自己家里平静地去世了,除了氧气、导尿管、吗啡和安定,没有任何医疗干预。她的家人和挚爱陪伴在她周围,整个晚上,她的宝贝女儿和她心爱的西班牙猎犬都依偎在她身边。(Ragan et al.,2003,pp. 219 – 220)

有尊严地死去

在日本，理想的死亡被比喻为 "pokkuri shinu"，可以将其理解为 "像泡沫一样破灭"。在许多文化中，人们都有一个共同的愿望，那就是充实地活着，然后死去，而不是慢慢地衰朽至死。在美国，安详的离世通常被描述为人们保持尊严并在亲人的陪伴下，在熟悉的、舒适的环境中死去。

"有尊严地死去" 这一警句主要是指临终关怀（hospice），这是一个为临终者及其家人提供支持和照顾的组织。临终关怀提供安宁疗护（palliative care），其目的是一旦确定医疗手段已经无力回天，则尽量让患者在临终时感到舒适和满足，而不是为了治疗主要疾病。在美国，现在有超过十分之四的临终病人接受临终关怀护理，大部分人是在家中度过生命的最后三周，其中有86.6%的人认为他们的护理 "非常好"（"Hospice Care，" 2012）。

临终关怀理念的核心是相信死亡是生命中的自然部分，因此死亡是个人的和独特的。人们被鼓励在其最爱的人和事物的包围下，死去时宛如活着一样。临终关怀志愿者和专业医护人员会探访身患绝症的患者及其亲人，与他们谈论死亡（如果他们愿意的话），确保临终之人没有痛苦，鼓励他们进行精神探索（如果他们愿意的话），并提供多种形式的帮助。在这方面，临终关怀比传统的西方医学更注重个人表达、情感、灵性和社会关注。亲人被看作死亡过程中的重要参与者。

临终关怀护士贝丝·佩里（Beth Perry）回忆起她一次特别有意义的经历，那是帮助一位临终病人。"罗曼（Roman）是一个50多岁的英俊男人，他看上去非常健康，不像是需要接受安宁疗护的患者"，她回忆道（Perry，2002，para. 5）。但是罗曼快要死了，他厌倦了这个过程——准备结束这种单调乏味的生活。尽管看护罗曼的人知道他的大限将至，但他们还是想办法重新点燃他的使命感。有人记得，就在他生病之前，他和他的妻子买了一套新房子，庭院还没有得到美化。他们建议这对夫妇一起规划花园和庭院。"结果令人惊讶"，佩里写道：

> 我们再次去拜访这对夫妇时，气氛与先前那次大为不同，不再有令人压抑的寂静，不再是痛苦地看着时间一点一滴地流逝。相反，我们发现他

们夫妇亲密地头挨着头，共同阅读一本杂志，热切地讨论郁金香和飞燕草是一年生植物还是多年生植物。（para. 7）

虽然罗曼没能活到在花园里种花育草，但他最后的日子充满了热情而不是无聊。另一位照顾罗曼的护士朱莉（Julie）说："人们几乎可以接受任何东西，但他们无法接受被遗忘。他们想知道他们所做的事情在他们死后会继续下去，有时候帮助他们是我职责的一部分。"（转引自 Perry，2002，para. 8）

有时在患者临终之时，我们很难知道该说些什么。《慰藉性沟通：安宁疗护中的多种声音》（*Communication as Comfort：Multiple Voices in Palliative Care*）一书的合著者、医学博士桑德拉·桑切斯－赖利（Sandra Sanchez-Reilly）对她治疗的一位临终病人说："我告诉我的患者在他们生命的最后一天要对每个人说五件事。请原谅我；我原谅了你；我爱你；我会想念你的；再见。"当一位患者告诉她，他并不害怕并擦去了眼泪时，桑切斯－赖利对他说："你今天教会了这个团队很多东西，先生。这个团队是来学习的。你还有什么想教给他们的？"（Ragan，Wittenberg-Lyles，Goldsmith & Sanchez-Reilly，2008，p. 80）

在同一本书的另一个例子中，一位丈夫说服了他的妻子接受临终关怀。作为目睹了这一过程的研究人员，伊莱恩·维滕伯格－莱尔斯（Elaine Wittenberg-Lyles）描述了病房中的交流。患者向提出临终关怀医院这一想法的护士表达了她对于此事的担忧，直到该病人的丈夫握住了她的手，眼含热泪动情地对她说："我和你结婚快满 25 年了。我从来没有背叛过你。我从来没有欺骗过你。我现在也没有欺骗你。你需要临终关怀。我需要临终关怀。我们都需要临终关怀。"（Ragan et al.，2008，p. 146）然后夫妇二人依靠在一起哭了起来。

临终关怀志愿者在临终交流中也扮演着重要角色。关于这一点，艾丽莎·福斯特（Elissa Foster）在 2007 年出版的《生命尽头的交流：在世俗中寻找魔力》（*Communicating at the End of Life：Finding Magic in the Mundane*）一书给出了很好的解释。在这本书中，福斯特记录了她作为一名临终关怀志愿者的一年的经历，并分享了其他志愿者的故事，以及他们在这一旅程中遇到的病人的故事。福斯特与多萝西（Dorothy）的关系贯穿了整书，多萝西是一个身材娇小，精力充沛的女性，有一双"活泼的蓝绿色"眼睛和一头白色的短发。多萝西当时正在接受临终关怀，因为医生认识到她已经进入了慢性阻塞性肺病（chronic obstructive pulmonary disease，缩写为 COPD）的最后阶段。她的病情时而恶化，时而好转，福斯特捕捉到了多萝西承受的困惑和忧虑。福斯特还揭示了她们之间关系的相互依存性。多萝西不仅仅是接受福斯特护理的人，她们的关怀是双向的。多萝西去世后，福斯特去看望了她的家人，与他们相拥、哭泣，并感谢他们与她"分享"他们母亲最后的时光。她后来回忆道："我和多萝西的关系教会我，我可以和一个我几乎不认识的人建立联系，只要我在那里，愿意建立联系并持续下去。"（p. 210）

沟通技巧培养：应对死亡

死亡的一个积极面是它把人们聚集在一起。多年未见的亲人因共同的关心再次团聚在一起。死亡还带来了一个思考生命和生存目的的机会。死亡往往还伴随着洞察力和灵性（McCormick & Conley，1995）。此外，通过分享亲人死亡的信息，人们可能会变得不那么害怕死亡。《置身乱木丛中》（*In a Tangled Wood*）一书的作者乔伊斯·戴尔（Joyce Dyer）在书中讲述了她母亲患上阿尔茨海默症 9 年来的经历。她在母亲去世后回忆道：

> 我想记住和母亲在一起的每一刻，包括过去 9 年中的每一秒。我想记住她缺牙少齿后露出的笑容；她的喧腾欢叫；除了越来越喜欢的糖果，其余一概了无兴趣；她从公寓的天井中为我连根拔来的花束；她努力折叠餐巾的方式；罕见地轻拍我的脸颊，浓情尽在这一举止中；她最后说的话语；她最后一次的聚会；还有她跳的最后一支舞蹈。我想记住我从助手和护士、从志愿者和清洁工、从我母亲的病友那里学到的所有东西，我想记住一切。（Dyer，1996，p. 136）

人们可能会惊讶于他们对死亡持有的复杂情绪。我们大多数人都不知道会发生什么，因此我们经常不确定在临终的人身边该如何行动。拜新闻报道和电影形象所赐，人们通常会将死亡想象成暴力和可怕的。然而，大多数的死亡并非如此。科林·帕克斯（Colin Parkes，1998）将典型的死亡描述为没有痛苦或恐惧的"静静离去"。

一名护士描述了她最初感受到的不安，她当时在护理的那个男青年开玩笑

301

说，他的生活必须尽量加快速度，因为他活不了多久了（Erdman，1993）。这位年轻人打趣说他为了节省时间，用快进方式看电影，为了节省时间，还在免下车洗车场给他的狗洗澡，护士最终和他一起笑了起来。埃尔德曼写道："护士一开始被病人的话语弄得措手不及，但是这种幽默为关于死亡的进一步沟通打开了大门。"（Erdman，1993，p. 59）

在老年人反思亲人死亡的故事中出现了三个主题：失去、感情、应对。这种感觉是复杂的，但并不像你想象的那么消极。在卡普兰、哈斯莱特和伯利森（Caplan & Haslett & Burleson，2005）对老年人失去亲人的叙事的研究中，36%的人的感觉是消极的（恐惧、孤独、悲伤），但有43%是积极的（乐观、感激曾经共度的时光，等等）。一位丈夫于1993年去世的女性说："我不会总想着当时发生的疾病和问题，相反，我的思绪和记忆是我们与6个孩子一起度过的美好生活"。（Caplan & Haslett & Burleson，2005，p. 244）

伊丽莎白·库布尔－罗斯（Elisabeth Kübler-Ross，1969）在其《论死亡与临终》（*On Death and Dying*）一书中，描述了应对死亡的五个阶段：否认和孤立、愤怒、讨价还价、沮丧和接受。不是每个人都会经历所有阶段或者按照依次顺序经历这些阶段，但是临终者及其周围的人可能会经历多个阶段。有了充足的时间消化和充分的支持，许多人最终会平静地面对死亡，但他们有时会拒绝相信别人告诉他们的事情，他们也有可能会感到愤怒、不知所措、悲伤或绝望。通常，人们觉得上帝让他们失望了，他们的反应常常是表现出愤怒或试图乞求宽恕。记住这些阶段是应对过程中常见且合理的组成部分，可能会使人消除疑虑。

预先护理指示

预先护理指示（Advance-care directives）是指人们预先声明，如无法直接传达自己意愿时，自己希望接受（或不接受）的医疗护理。这些指示减轻了看护者和亲人的压力，否则他们可能会被迫自行做出决定。

尽管有这样的优势，但在美国只有大约四分之一的成年人做出了预先护理指示（Rao，Anderson，Lin & Laux，2014）。这使得绝大多数人没有关于临终关怀的书面指示，尽管表示一个人的临终安排是善终理念的核心（Borreani et al.，2008）。在有识字困难的人中，搞不清预先指示意味着什么尤其普遍（Sudore，Schillinger，Knight & Fried，2010）。

这些年来，预先护理指示变得更加具体。20世纪60年代预先指示首次被概念化为"生前遗嘱"时，往往用模糊措辞来指代"英勇的"拯救生命措施（Emanuel & Emanuel，1998）。这给口头解释带来了明显的困难（例如，插食管是英勇救治行为吗？静脉注射也属于英勇救治吗?）。现在，预先护理指示通常包括个人对特定手术和救治情况的偏好，赋予某人决策权，说明患者的生死理念，以帮助在意外情况下指导决策（关于死亡权问题的讨论，参见插文框8.5）。

插文框8.5 伦理考量

人有死亡的权利吗?

俄勒冈州在1997年创造了历史，将医生协助晚期病人的自杀行为合法化。根据该法律，如果至少有两名医生证实患者的生命不足6个月，患者至少通过一次书面形式申请和两次口头请求了结生命，而且请求间隔至少15天，那么医生可以协助他自杀。

医生协助自杀是指，医生应绝症患者的请求为该患者提供结束自己生命的手段（Krug，1998）。医生实际上并没有杀死患者。这与安乐死（又称无痛死亡）有所不同，安乐死是医生或家属为了结束病人的痛苦而有意地杀死病人。区别在于谁在杀人——病人还是其他人。

最常与医生协助自杀联系在一起的人是杰克·科沃基恩（Jack Kevorkian），他是一名医生，据他自己估计，他协助了130人自杀。科沃基安曾五次因谋杀罪受审，但直到1999年4月第五次审判结束后，他才被定罪。密歇根陪审团宣布科沃基恩（Kevorkian）犯有二级谋杀罪，判处10—25年监禁。

这次定罪是基于一次协助自杀，科沃基恩将这次协助自杀过程录了下来并允许美国知名电视节目《60分钟》播出（*Willing*，1999）。科沃基恩在2007年获得假释，于2011年去世。他辩称，他的动机是同情那些缓慢而痛苦死去的人。他的反对者指责他是一名钻了法律空子的医学"杀手"

（Robertson，1999）。

关于医生协助自杀的争议可能会持续相当长一段时间，人们就这一问题的两个方面展开了激烈的争论。杜克斯·科瓦特（Dax Cowart）是医生协助自杀行为的支持者，科瓦特在 1973 年的一次爆炸中被严重烧伤（Cowart & Burt，1998）。在这次事故中，他全身烧伤面积达三分之二，不仅失去了视力，还失去了手指。一年多以来，科瓦特一直恳求医生让他去死。即使他苦苦哀求，医疗团队仍继续治疗他的烧伤。治疗不仅挽救了科瓦特的生命，还最终帮助他恢复了行走能力。但在这段时间里，他一直处于难以忍受的痛苦中。他回忆说："极其剧烈的疼痛，远远超出了我所知道的任何痛苦，我简直无法忍受。"（para. 21）科瓦特支持医生协助患者自杀。然而，即使在发生事故时俄勒冈州的法律已经生效，但由于他不具备医生协助自杀的合法资格，因此他没有死去。

科瓦特现在是得克萨斯州科珀斯克里斯蒂（Corpus Christi）的一名律师，他认为自己"比大多数人都幸福"。但他还是坚持认为，不应强迫人们接受其不希望接受的治疗，即使这种治疗是为了维持他们的生命（Cowart & Burt，1998）。如果要再次面对同样的磨难，他觉得自己宁愿去死，而且应该允许他这样做。科瓦特在他的视频《请让我死去》和《杜克斯（Dax）案》中记录了自己的观点。

另外，一些人认为，处于极度痛苦和悲伤中的人可能无法清醒地判断事情，无法做出终结生命的决定。他们指出，科瓦特（Cowart）已经改变了对残障生活的看法。虽然一开始他觉得生活是空虚的，但现在他很快乐也很成功（Cowart & Burt，1998）。其他批评人士说，患者（甚至是临终患者）可能会因为错误的理由要求死亡。他们可能害怕未来的生活，感到失控和恐惧，或者认为自己成了亲人的负担（Muskin，1998）。出于这些原因，他们认为帮助别人自杀是错误的，即使有人要求这样做。

你怎么看？

1. 你认为在什么情况下（如有），患者可以在他人协助下自杀？

2. 患者是否为临终患者，这有区别吗？

3. 如果你处于杜克斯·科瓦特的境地，你觉得你会想死吗？如果你是科瓦特的医护人员或亲人，你会怎么做？

4. 你如何看待这样一种观点：那些感到害怕和痛苦的人可能无法清醒地思考，以至于无法做出生死攸关的决定？

5. 你如何看待反对意见——人们不应该猜测患者的意愿，因为他们不能完全理解患者所遭受的痛苦程度？

沟通技能培养：传递坏消息

任何人面临的最困难的沟通挑战之一就是与他人分享毁灭性的消息。无论是传达坏消息还是接收坏消息，从来都不是容易之事，不过有一些沟通策略可以帮助人们优化应对能力。以下是专家们对于如何富有同情心地分享坏消息给出的一些建议。

• 从一开始就建立关爱性的关系。在一项针对新确诊癌症患者的研究中，帕·萨兰德（Pär Salander，2002）发现，在得知诊断结果时，患者们没有将其描述为一个独特事件。他们认为，这是在与医务人员持续保持联系的背景下发生的。一位女性说："在治疗开始时，我最感激的是全体工作人员对我的友善、支持和帮助。"（p. 724）

• 披露消息之前有所预示。一句简单之语，如"消息没有我们希望的那么好"，这样才能有助于人们为即将到来的事情做好准备。

• 邀请信息接收者带来可以支持他的人。

• 在安静、私密的地方告知。不要在走廊或半私密空间里传递坏消息。同样，尽可能避免通过电话传达坏消息（Sparks，Villagran，Parker-Raley & Cunningham，2007）。

• 说出事实。当人们知道正在发生及将要发生什么事时，他们通常可以更好地应对。面对意料之中的死亡这一消息时也是如此。在托马斯·麦考密克和贝基·康利（Thomas McCormick & Becky Conley，1995）的研究中，有一位参与者说："这是我喜欢我的医生的原因之一，因为他对我直言不讳地说，我患上了不治之症。"（para. 38）她解释说，那些不知道自己即将死去的人无论在情感层面还是实际行为层面都无法做好准备。他们失去了解决财务问题的机会，失去了与亲人沟通的机会，失去了在有限时间内设定新的优先事项的机会，失去了在情感上适应正在发生的事情的机会。

●明确你的意思。患者通常会将"可能"这样的模糊措辞解释为消息提供者试图减轻坏消息的打击，而不是表达实际的不确定性（Pighin & Bonnefon，2011）。在要求解释诸如"疼痛可能会加剧"之类话语的意思时，大多数患者认为医护人员实际上是在说疼痛很有可能或一定会加剧（Pighin & Bonnefon，2011，p. 171）。

●避免使用医学术语。

●承认并认可情绪流露。情绪是应对过程中的自然部分。忽视消息接收者的情绪流露可能会使其感到愚蠢或不适当。相反，你应该坦诚自己的情绪，比如"我知道这很难让人接受""我知道这会让人感到无法承受""当你知道这种情况时，有一系列的情绪反应是很自然的"。

●从接受者那里获得线索。在听到坏消息时，有的人表现得坦然或心不在焉，有的人流泪甚至愤怒，不要感到惊讶。我们任何人都很难说在这种情况下该作何反应。患者通常会说，当有人试图将某种特定的程序或情绪强加于他们时，这是毫无帮助的（Maynard & Frankel，2006）。一位接受过萨兰德（Salander，2002）访谈的患者对此表示不解，"为什么他们如此戏剧化表现？突然间，每个人看起来都很严肃，声音也变得低沉。这让我感觉很不真实"（p. 725）。

●表现出真诚的关怀。正如一位女士所说，"一个拥抱或者一句鼓励的话语会创造奇迹"（转引自 Salander，2002，p. 727）。

●告知并表现出同情。研究表明，无论消息有多糟糕，患者都希望得到高质量的信息和同情心，而两者是不能互相弥补的。换句话说，告知大量的信息并不能弥补情感支持的缺乏，反之亦然。人们通常两者都想要（Sastre，Sorum & Mullet，2011）。

●了解个人和文化对于传达坏消息的偏好。有些人（例如，传统美洲原住民文化成员）更喜欢通过隐喻和讲故事的方式间接地传达坏消息（T. Thompson & Gillotti，2005）。还有其他一些文化认为，大声说出坏消息是不吉利的。

●提供支持。表明你本人的支持，并提供其他资源来帮助人们了解、调整和应对。

●准备好选项和行动计划。尽管有些人在做出决定之前可能需要时间接受坏消息，但大多数人表示，有明确的下一步计划可以帮助他们以积极的方式集中精力和情绪，不至于像个无助的可怜人。

●安排一次告知信息情况的跟踪随访。记住，在情绪激动时，很少有人能够吸收信息并记住许多细节。书面材料可能会有所帮助，一旦了解了消息，就可以进行后续访问来讨论细节。

有关心理健康和应对方式的职业资源，参见插文框8.6。

插文框8.6 职业机会

社会服务和心理健康

心理健康护理

临终关怀或安宁疗护服务提供者

心理健康辅导员

心理学家

长者服务提供者

社会服务经理

社工

职业资源和岗位清单

●美国心理健康顾问协会：www.amhca.org

●美国心理学协会：www.apa.org

●全国学校心理学家协会：www.nasponline.org

●美国职业心理学委员会：www.abpp.org

●国家公共服务组织：www.nationalhumanservices.org

●临终关怀：www.hospicenet.org

●临终关怀职业：hospicechoices.com

●全国家庭护理和临终关怀协会：www.nahc.org

小　结

概念综述

• 有时解决问题是最有效的应对策略,在这种情况下,有帮助的支持和信息性的支持可能会受到赞赏。

• 当情况需要进行情感调整时,工具性支持可能是一种有用的方式,可以帮助人们自我感觉更好一些,自然地表达自己的情绪,并感觉他人在困难时也会支持他们。

• 当觉得自己可以控制自己的处境时,人们往往能更好地应对。

• 辩证法描述了人们不断努力调和看似相反但又相互依存的因素,比如一个人偶尔花一些时间独处后,反而让他们在陪伴亲人时,会更加专注。

• 对于被视为不正常的社会成员来说,实现一种正常的感觉似乎是不可能的,因为这是令人向往的。有残障或生病的人通常不会因为被当作孩子一样或无助的人而受益。

• 有些健康事件会对生活产生颠覆性改变,以至于之后的事情都不一样了,产生了"新常态",其特点往往是专注于保持健康和注意警告性的信号。

应对和沟通

• 当人们可以讨论敏感话题时,通常比他们被迫假装高兴之时的应对更有效。

• 不要因为人们没有表现出太多的情绪就认为他们应对得很好。这些人得到的支持往往比其他人少,尽管他们可能同样需要支持。

• 容许苦恼的人无所顾忌地表达自己,并由他们为谈话和行动设定节奏。

• 支持性的听众是专心致志的,不做评判,并且能够帮助人们理解他们的情绪。

• 信息在应对中往往是有用的,但正如"问题整合理论"指出的,太多的信息有可能让人无所适从。

当社会支持出现问题

- 帮助太少或有嘴无心的玩笑话会让人感觉更糟。
- 过多的支持会使人产生无助感和依赖感。

动物伙伴

- 对许多人来说，宠物和动物访客是一种安慰。
- 宠物也可以成为病人和医护人员之间谈话和联系的主题。

颠覆性转变的经历

- 超然体验有时会暗示出一种总体意义，让最初看起来悲惨或毫无意义的情况变得有意义。

朋友和家人作为看护者

- 亲人是社会支持的一个重要来源，但他们也需要支持。
- 支持团体、技能培训项目以及家人和朋友的帮助是关键。

生命临终经历

- 医学传统上认为死亡是一种失败，应该不惜一切代价避免死亡，但临终关怀等团体提倡的理念是，有一种死亡叫善终。
- 当人们能够有效地应对时，死亡可能使人们团结起来，帮助他们克服恐惧。

预先护理指示

- 以书面形式阐明想要的护理和不想要的护理，可以让所爱之人免于为患者做艰难的决定，并有助于确保其愿望得到实现。

沟通技能培养：传递坏消息

- 如果可能，提前建立关爱性的关系。
- 事先让听众知道消息效果并不佳。

- 邀请能够支持的其他人。
- 在一个安静、私密的地方交谈。
- 说出真相，避免使用模糊性措辞和医学术语。
- 认可听众的情绪并使之合法化，并从他们那里获知提示。
- 真挚地表现出关心和同情。
- 了解个人和文化方面的偏好。
- 提供支持。
- 准备好选项和行动计划。
- 后续随访或谈话。

术　语

行动促进（action-facilitating）：一种社会支持形式，涉及执行任务和收集信息。

预先护理指示（advance-care directive）：描述一个人在无法直接传达其意愿时希望获得（或不希望获得）医疗护理的文件。

缓冲假说（buffering hypothesis）：当人们遇到潜在的压力时，社会支持是最重要的，在这种情况下，知道其他人在身边，可以缓解（buffer）他们的不知所措感或无助感。

应对（coping）：处理困难情况的过程。

危机（crisis）：超出一个人正常应对能力的事件。

辩证法（dialectics）：在共存但相互矛盾的结构之间持续的意义张力，如绝望和希望。

直接效应模型（direct-effect model，也称主要效应模型）：即使人们没有遇到显著的压力源，社会支持也是有益的。

情绪适应（emotional adjustment）：应对的一种形式，包括适应无法改变的东西。

情绪感染（emotional contagion）：感受到与另一个人相似的情绪。

情感支持（emotional support）：一种培养社会支持的形式，包括努力承认和理解他人的感受。

移情关怀（empathic concern）：理智地理解某人的感情。

同理心（empathy）：表明你理解别人的感受的能力。

自尊心支持（esteem support）：一种培养性的社会支持形式，包括努力让另一个人感到有价值和有能力。

安乐死（euthanasia，也叫无痛死亡）：例如给予患者不治之症的以无痛楚地致死的行为或措施。

外部控制源（external locus of control）：认为事件主要由外部力量控制的信念。

《1993 年家庭和医疗休假法》（*Family and Medical Leave Act of 1993*）：该法保证人们在某些情况下可以请假 12 周照顾生病的家庭成员、自己寻求医疗照顾或将新出生的孩子带回家。

宿命论（fatalistic）：相信事情的发生是因为命运。

健康自我效能（health self-efficacy）：一个人可以控制自己健康的感觉。

临终关怀（hospice）：为个人及其家人提供支持和照顾的组织。

信息支持（informational support）：一种促进行动的社会支持形式，涉及寻找和分享信息。

工具性支持（instrumental support）：一种促进行动的社会支持，包括为他人做任务和提供帮助。

内部控制源（internal locus of control）：相信人们掌握自己的命运。

常态（normalcy）：感到事情是舒适的、可预测的和熟悉的。

培育（nurturing）：一种社会支持形式，包括建立自尊，承认和表达情绪，并提供陪伴。

过度同情（overempathizing）：感受他人的情绪到了于他人毫无帮助的程度。

过度帮助（overhelping）：提供的工具性帮助太多了。

过度告知（overinforming）：当人们心烦意乱，无法理解或接受时，强迫他们接收信息。

过度支持（oversupport）：过多和不必要的帮助。

安宁疗护（palliative care）：护理和支持旨在使一个人尽可能地舒适和满足，而不是在知晓医疗护理不能改善疾病之后，仍然坚持治疗。

医生协助自杀（physician-assisted suicide）：在某些情况下，医生应绝症患者的要求，为其提供结束生命的手段。

问题解决（problem solving）：涉及采取有效行动的一种应对方式。

社会支持（social support）：向个人传达他们受到他人重视和照顾的行为。

支持团体（support groups）：有相似问题的人们定期聚会，讨论他们的感受和经历。

问题整合理论（theory of problematic integration）：我们按照期望（我们认为可能会发生的事情）和评估（发生的事情是好是坏）来对待生活。当我们的期望和价值受到大大小小的挑战时，我们会通过沟通来调整。

超然经验（transcendent experiences）：人们在原本可能显得没有意义或不可想象的经验中，察觉到一种总体意义，或超意义的事件。

问题讨论

1. 在 1—10 分范围，根据你认识的人的数量，你会如何评价你的社会支持网络？根据你们的互动质量呢？你认为人际关系对你的健康有影响吗？如果有，是如何影响的？社会关系的数量和质量对你的幸福来说重要吗？为什么？

2. 请描述一个你向某人提供行动促进支持的例子，以及一个你向某人提供培育性支持的例子。再描述一下你获得这些形式支持的实例。每种支持的结果是什么？支持工作的努力是有效的还是无效的？为什么？

3. 把一张纸分成两栏。在左侧一栏，写下你对未来的具体期望。在右侧栏中，根据好与坏、容易或困难、可能还是不可能对每个期望进行评估。问题整合理论表明，其中一些期望可能会实现，另一些则不会。在追求你重视的期望中，沟通可能发挥什么作用？在应对不可预知事物过程中的作用呢？

4. 人们会在哪些方面给予过度支持？不同类型的过度支持可能产生什么结果？列出确保社会支持工作有效的 5 个技巧。

5. 你是否曾觉得动物是你的好朋友？为什么是或为什么不？你认为有了动物的陪伴会影响你的应对能力吗？

6. 比较卡罗尔·毕晓普·米尔斯夫妇及凯特与克里斯夫妇的生产经历。你从这些例子中学到了什么？

7. 超然体验这个术语是什么意思？你能从电影或你自己的经历中想出一些例子吗？

8. 在你看来，真的有善终这回事吗？如果有，你会如何描述它？

9. 你有预先护理指示吗？为什么有或为什么没有？

10. 你对死亡权问题有什么样的意见（插文框8.5）？你为什么持这些观点？

第九章

电子健康、移动医疗和远程医疗

2018 年 4 月的某一天，迪安娜·雷克滕瓦尔德（Deanna Recktenwald）开始出现头痛，但并没有其他不舒服。18 岁的迪安娜是运动员，身体一直很健康。头痛袭来时，她正和家人坐在教堂里，她感觉明显不对劲。她不知道的是，她的心率达到了惊人的每分钟 190 次。根据美国心脏协会 2019 年的数据，大多数健康成年人的静息心率为每分钟 60—70 次。

亚当·洛夫（Adam Love）睡了 6 个小时后醒来很是疲惫，但他感觉还好。像大多数大学生一样，24 岁的亚当本来可以多睡一会儿。然而，与大多数大学生不同的是，亚当在睡觉时，奇怪的事情发生了——他心跳得异常快。亚当的平均静息心率是每分钟 140 次。

迪安娜和亚当都不知道，他们具有危及生命的健康问题。迪安娜患有肾衰竭，亚当的心脏有一个洞。因为他们感觉很好，迪安娜和亚当都没想到他们需要去看医生，但他们手腕上戴的一个日常设备告诉他们应该去看医生！如果迪安娜和亚当忽视了寻求医护人员帮助的建议，他们可能已经死了。

在接受记者采访时，迪安娜解释说，她的手表建议她"就医"。回顾过去，她说："我完全不知道发生了什么，一切都太突然了。"（Smith，2018，para. 2）迪安娜的母亲对记者惊呼道："我甚至不知道它（手表）能给我们这样的警报。"（Smith，2018，para. 2）亚当与一名电视新闻记者分享了一个类似的故事，他说："在我睡觉时，苹果手表（Apple Watch）监测到我出现心率升高现象……它发现了一些我以前不知道的医学上的东西。"（Walsh，2018，para. 12）迪安娜和亚当认为苹果手表拯救了他们的生命。

迪安娜和亚当听从手表的建议，立刻去看医生。迪安娜的肾脏只有正常容量的 20%。如果当时没有去急诊室，她可能需要进行肾移植。2018 年 7 月，亚当接受了心脏修复手术。虽然他生来就有这个缺陷，但直到他买了苹果手表才发现这个问题。

迪安娜和亚当的故事并不罕见。苹果手表被认为拯救了数十人的生命。61 岁的大卫·吉利（David Gilley）在与妻子享受中餐外卖时，他的苹果手表发出了提示音。"我的手表上有条信息说我需要检查心率"，大卫解释道（Shortsleeve，2018，para.10）。到达医院时，他的心脏已经衰竭。他告诉记者："如果不是因为这块表，我那天晚上就会上床睡觉，可能就再不会醒来了。"（Shortsleeve，2018，para.11）

在本章，我们探讨电子健康（eHealth），包括使用技术超越地理距离促进健康，促进良好的医疗事实。有些人用"电子健康"一词指代在线健康资源和网站，但电子健康实际上包含了各种信息和通信技术，从网站和电子病历到社交媒体和智能手机应用程序。人们使用电子健康的原因有很多，包括教育、健康促进、评估、自我监测、健身追踪和社会支持（Stevens，van der Sande，Beijer，Gerritsen & Assendelft，2019）。医疗保健提供者使用电子健康与其他医疗保健提供者及病人沟通，电子健康设备同样是医生和护士培训的重要教育资源。正如本章所展示的，电子健康影响医疗服务的许多方面，对病人和医疗服务提供方都有影响。

我们探讨电子健康范畴内的诸多工作，例如移动健康（mHealth）、远距医疗（telehealth）和远程保健（telemedicine）。这里让大家快速地了解到相关术语。

●移动健康设备包括使用智能手表、移动电话、平板电脑和个人数字助理（digital assistants）等。

●远程医疗利用技术促进远程医疗保健、教育、行政团队合作和灾难应对（WHO，2010a，2010b）。

●远程保健是远程医疗的一个子集，具体涉及向病人提供远距离的临床服务，一般通过远程会议检查和共享诊断数据，也指以电话和计算机为媒介开展的对话。

电子健康的总体范畴还包括各种其他活动，如人们通过博客、推特、短信和其他电子手段进行的日常交流。作为谋求健康的公民以及专业人员，我们对这些技术的依赖程度越来越高，这凸显了沟通在医疗领域的核心作用。

让我们首先仔细了解那些利用电子健康资源的人。

健康信息的有和无

> 我有个问题，你知道吗？虽然我身边只有我妈妈，但是我真的不太愿意去问她。你明白的，我只好去网上提问，"女孩在经期会怀孕吗？"

在瑞秋·琼斯和安·比德尔科姆（Rachel Jones & Ann Biddlecom，2011，p. 115）对青少年在线交流的研究中，一名 17 岁的高中生透露的这一声明，说明了互联网在与健康相关的行为中所起的作用。有时，电子健康可以替代与他人讨论令人尴尬的话题。由于这样和那样的原因，有些人经常使用电子健康系统，另一些人则没有。

电子病人

在最广泛的意义上，电子病人（ePatients）是"精通互联网"的人，他们"利用互联网和其他信息和通信技术满足自己的健康需求"（Kim & Kwon，2010，p. 712）。他们通常会在网上找到与健康相关的信息，与他人分享，研究治疗方案等。这些人往往是女性（Magsamen-Conrad, Dillon, Bilotte Verhoff & Faulkner，2019a），相对年轻，受过良好教育，经济优渥，这意味着她们很可能已经是信息丰富的人（Koch-Weser et al.，2010）。尽管相比于其他人，电子病人使用网络健康资源更多，但他们中的大多数人表示，医生仍然是其最喜欢的健康信息来源。他们只是渴望得到比医生通常提供的更多细节（Kim & Kwon，2010）。电子病人在网上寻求健康信息并不能取代与医生面对面的交流（Lee & Lin，2019），但这经常被用来"预约"与医生面对面的交流：电子病人在看医生之前先上网研究症状，并在问诊医生后再次上网，围绕医生告诉他们的病情做进一步的了解（Magsamen-Conrad et al.，2019a）。

"电子病人"一词意义仍在演变中。许多在网上查找健康信息并与他人分享的人根本不是病人。例如，在网上查找癌症信息的人中，近 70% 的人并没有患上癌症（Kim & Kwon，2010），而家庭成员患有糖尿病和阿尔茨海默症等疾病的青少年，经常使用互联网了解更多的帮助家人的方式（Wartella，Rideout，Montague，Beaudoin-Ryan，Lauricella，2016，p. 19）。金庆惠和权那贤主张将电子病人定义为"通过互联网寻求信息或帮助就健康做出明智决策的患者"（Kyunghye Kim & Nahyun Kwon，2010，p. 712）。

病人在网上寻求健康信息，有可能带来积极的健康结果，但健康专业人士可能"将这种行为视为一把双刃剑"（Wernhart，Gahbauer & Haluza，2019，p. 9）。接受安娜·韦恩哈特（Anna Wernhart）及其同事调查的医疗提供方对"谷歌医生"（Dr. Google）的评价很低，因为他们认为"在网上检索到的扭曲的和不合适的健康信息"会干扰临床决策和医患关系（Wernhart et al.，2019，p. 9）。

无论你如何定义这个概念，电子健康信息和电子病人都将以某种形式存在。与此同时，有些人基本上被排除在外。

数字鸿沟

具有讽刺意味的是，最需要健康信息的人最不可能在网上获得信息。这里我们介绍一些导致数字鸿沟的因素。

社会人口学

在美国，老年人和那些收入及教育水平低于平均水平的人最不可能访问互联网，而互联网信息恰恰是最丰富的。

• 18—29 岁的人在网上了解健康知识的可能性是 60 岁及以上之人的 3 倍（Smith，2011），65 岁以上的成年人中有近三分之一从未上过网（Anderson，Perrin，Jiang & Kumar，2019）。

• 14—22 岁的人中，近十分之九的人上网获取健康信息（Rideout & Fox，2018），老年人则不太可能在网上搜索健康信息，他们的电子健康知识水平往往低于年轻人（Chesser et al.，2016）。

• 受过大学教育、生活在郊区或城市地区、年收入超过 7.5 万美元的人，比教育程度较低或生活在农村地区的成年人更有可能在家中使用高速互联网（Perrin，2019；Pew Research Center，2019）。

所有这些因素都指向了数字鸿沟，它使一些人享有特权，又将另一些人系统性地排除在外。

视觉方面的挑战

想象一下在不使用鼠标、键盘或者看不到屏幕的情况下尝试浏览网页。试着不用手或闭上眼睛来操作智能手机。这些挑战很快揭示了为什么有身体障碍和视觉障碍的人，比其他人更不可能拥有电脑或找到可访问的在线信息（Sachdeva，Tuikka，Kimppa & Suomi，2015）。

一段时间以来，人们已经可以使用软件将文字转换成音频信息，人们还可以采用语音输入而不是打字。然而，这些系统的资金不足以及培训一直都滞后于人们的需求。程序员仍然在努力捕捉网络信息的视觉复杂性和非线性特征（Hong，Kim，Trimi & Hyun，2015）。盲人约翰·赫尔曼（John Hermann）描述了这种困境。如果你是一个使用网络的视力正常的人，他说：

> 你的眼睛四处扫视，有时是随机的，有时则是对屏幕提示的反应。你寻找链接并从照片栏中精心挑选喜欢的。你要找的词语会吸引你的注意，所以你会点击它。不管是有意识还是无意识的，你通常都知道该去哪里寻找。（Hermann，2010，para. 8）

相比之下，对于有视力障碍的人来说，"没有'看'这么一说"（Hermann，para. 9）。相反，靠听获取内容意味着需要倾听许多你不想听的信息，并试图在头脑中组织信息，这些信息被设计成一个整体，而不是以线性的方式收听。赫尔曼和其他人对新兴的软件表示赞赏，这些软件不仅能讲述信息，还能描述屏幕（"顶部的三个菜单按钮读作……四个垂直栏标题是……"）。然而，每个人都同意这些努力属于刚刚起步，征途还很漫长。

一些有前景的解决方案即将出现。例如，"你是我的眼"（Be My Eyes）是一款免费应用程序，盲人和低视力的人可以与视力正常的志愿者合作。有了这个程序，通过现场视频通话，志愿者向视障人士大声朗读食品包装上的保质期和药瓶上的使用说明等内容。该应用程序可用于 iOS 系统和安卓系统。你可以在 www.bemyeyes.com 了解更多。在全球范围内，万维网联盟聚集了这样一群人，他们希望所有人最终都能够访问在线资源，无须考虑阅读能力、母语、身体限制和其他因素。你可以在 www. w3. org 上关注他们的努力。

信心

除互联网接入和可访问性，还有其他一些因素将信息寻求者区分开来——健康信息的有效性（health information efficacy），即一个人对自己能够发现和理解健康信息的信心有多强。健康信息的有效性在受过良好教育和有卫生保健工作经验的人群中最高（Hall, Bernhardt, Dodd & Vollrath, 2015）。通常情况下，女性比男性更有可能获得更高的健康信息有效性，老年人比年轻人更有可能积极寻求健康和预防信息（Basu & Dutta, 2008）。这些比较很重要，因为信心和寻求健康信息可以帮助人们更有效地处理健康问题并做出决定。

人们为什么和何时寻求电子健康信息？

> 我的闹钟在太阳升起前几个小时就响了。我将它调成静音，慢慢地起床，开始准备我早上的健身活动。在半睡半醒中，我打开浴室的灯，开始刷牙。接下来发生的事情是我从不曾预料过，却是我余生永难忘记的。

就如一位大学生所描述的，健康问题有时候会在不容易获得专业医疗的时候悄无声息地袭击我们。用她的话说，这就是接下来发生的事情：

> 不知怎么的，我在刷牙的时候嘴巴张得太大，结果嘴巴卡住合不上了。我可怜的下巴就这样大张着，牙膏顺着嘴角往下滴。就在那一刻，我慌了神，眼泪顺着脸颊止不住地滚下来。我感到很无助，疯狂地在网上搜索，试图找到解决办法。

在这种情况下，这位女性的第一个冲动就是在网上寻找信息。"太早了，我不想吵醒我的室友"，她解释说。"所以我站在那里，大张着嘴巴，在手机里搜索'如何恢复你的下巴'。"

在这一节，我们探讨人们通过电子方式寻求医疗信息的原因。在本章开篇处，我们了解到一个少女的观点，她在网上搜索性教育知识，因为她不想问她的母亲。下颌脱臼的女子的目标则不同——快速获取信息，避免给他人带来不便，以及希望解决意想不到的紧急困境。我们探索电子健康信息搜寻的理论时，请考虑这些理论是如何描述人们经历的。

信息充分性阈值

一种观点认为，不确定性会促使人们寻求信息，特别是当个人感觉到迫切需要或有风险时。理论家称为信息充分性阈值（information sufficiency threshold）——一个人需要多少信息才能感觉自己有能力应对和理解一个威胁性的问题（Chaiken，1980；Chaiken，Giner-Sorolla & Chen，1996；Griffin，Dunwoody & Neuwirth，1999）。在下颌脱臼的故事中，那位年轻姑娘说她的第一反应是"我不知道该怎么办！"这让她用她能想到的最快的方式在手机上搜索信息。这是一个明显的信息不足的案例，她有很强的动机去积极地了解。

健康信息获取模型

然而，不确定性并不总是唯一的或决定性的因素。由于各种原因，人们可能不会寻求信息，即使他们承认其对重要问题知之甚少。也许他们不相信更多的知识会带来改变。健康信息获取模型（health information acquisition model）为后来的许多理论奠定了基础。该模型提出，人们在类似条件下会有寻求信息的动机：

- 当某件事引起他们的注意时；
- 他们认为自己对某个问题了解不足；
- 尽快了解似乎很重要；
- 他们认为自己能够找到值得信赖和有用的信息（Freimuth，Stein & Kean，1989）。

这一理论的核心是，人们首先考虑自身已经知道多少，然后权衡寻求额外信息的成本和回报。那位下颌脱臼的女性说，如果她在网上学会了如何解决这个问题，她确信她可以解决问题。她有很高的自我效能感（你可能记得第8章中的一个术语，描述了我们在管理自己的健康方面可以有所作为的信念）。

动机性信息管理理论

让我们在寻求信息的等式中增加一些额外的维度。瓦利德·阿菲菲和朱迪丝·韦纳（Walid Afifi & Judith Weiner，2004）提出的动机性信息管理理论（Theory of Motivated Information Management，缩写为 TMIM）与健康信息获取模型有几个共同点，即两者都假定人们在对某事感到焦虑时会寻求信息，并认为了解更多信息会有所帮助。不过，TMIM 还涉及应对的信心（我准备好处理我可能学到的东西了吗？）以及人们对信息渠道的选择（我如何获得这些信息？）。根据 TMIM，人们寻求信息的可能性取决于他们对信息的感知需求，他们的应对能力，以及信息的传达方式。关于信息渠道，TMIM 不仅解决了人们为什么需要信息和他们希望了解到什么的问题，而且解决了他们如何寻求信息的问题。瓦利德·阿菲菲和朱迪丝·韦纳提出，人们最容易从他们认为相关的、准确的和值得信赖的来源寻求信息。

大多数人喜欢以情感直接、信息丰富的方式传达敏感和重要的信息——例如，当面传达而不是通过短信或电话（Brown，Parker，Furber & Thomas，2011）。尤其是在风险很高的情况下，人们通常会欣赏对方透露出来的真挚的关心，愿意倾听语言和观察种种非语言暗示的迹象（例外的是，有些人喜欢远距离地接收悲情性消息，这样他们可以避免在他人面前出现情绪"失控"现象；Beach，2002）。大多数人也喜欢直接从专家那里听到严肃的消息。简言之，消息来源很重要，信息来源影响人们对所读及所听信息的相信与否。

从 TMIM 可以看出，当风险很大时，人们通常更喜欢与他们信任的人进行人际交流。部分由于这个原因，相比于对医护品质满意的病人，那些不觉得医护人员有同情心和以病人为中心的人更有可能在网上寻求健康信息（Tustin，2010）。对医生表现不满意是病人在网上寻求健康信息的第二大原因，首要原因是满足好奇心（Li，Orrange，Kravitz & Bell，2014）。一个教训是，满意的病人可能已经觉得他们的需求得到了满足，不满意的病人需求则未能得到满足。

在线健康信息检索的综合模型

在线医疗信息搜寻的综合模型（Integrative Model of Online Health Information Seeking）又增加了另一个维度，该模型假设社会结构和不平等体现在个体差异中，这进而影响人们寻求电子健康信息的能力和积极性（Dutta, Bodie & Basu, 2008）。在美国，约有9%的成年人在阅读或理解英语方面有困难，在世界许多地方，这一比例甚至更高（United States Census Bureau, 2017）。对以计算机为媒介信息的日益依赖，可能会进一步扩大这部分人与那些已经拥有丰富医疗信息的人之间的差距（我们稍后会再探讨这个话题）。

读写能力不是唯一的影响因素。如果人们认为卫生当局不关心他们这样的人，则不太可能相信卫生部门所给予的建议，也不太可能主动从卫生当局那里寻求健康信息。其他障碍包括获得技术的机会有限，以及认为其他问题——例如，在饥寒交迫状态或在暴力社区中维持日常生存——比关注长期健康更重要。这个理论的一个重要方面是，它重视个体差异，但也承认差异不是偶然发生的。歧视、教育、饥饿、暴力和其他因素往往根植于宏观层面的问题，这些问题使某些群体受益，对其他群体则不利。杜塔、博迪和巴苏解释说：

> 由于少数族裔社区缺乏促进健康的种种业务方式（structures），年轻人不太可能了解相关的健康行为，不太可能存在促进健康行为的榜样，也不太可能重视促进健康的行为，因为缺乏支持健康行为的资源。因此，他们更有可能专注于日常的生存斗争。（Dutta & Bodie & Basu, 2008, p. 184）

从这个角度来看，电子健康不仅仅是提供信息的问题。在更深层次上，信任和获取等问题会影响着人们寻求和相信健康信息的可能性。

与杜塔及其同事所描述的年轻人相反，那些认为自己擅长在网上查找医疗信息的人更有可能是活跃的互联网用户（Duplaga, 2015）。这样一来，一组优势（技能和信心）会强化其他优势（知识及其益处）。这一点值得注意，因为与电视相比，互联网导航需要更高层次的信心和更复杂的技能，以及一定程度的社会期望。当人们意识到以下几点时，上网的机会就会有所增加：（1）亲人希望他们这样做；（2）同龄人认为网上的信息是有用和适当的（Smith-McLallen, Fishbein & Hornik, 2011）。这表明了弱势群体可能缺乏的另一个因素，即人们可以利用技术改善生活的社会期望。

不仅仅只是部分人被要求上网，越来越多的人被要求上网完成诸如预约、支付医药费等任务（Magsamen-Conrad，Dillon，Verhoff & Joa，2019a，p. 9）。一些医生的办公室通过电子邮件向病人发送重要的健康信息和实验室检测结果，并通过短信确认医疗预约。除非患者能够访问并有效使用互联网和智能手机或平板电脑，否则他们可能无法完全参与到日益数字化的医疗保健系统中。

年龄通常是影响技术使用的一个因素。凯特·麦格斯曼－康拉德及其同事（Kate Magsamen-Conrad，2019a）发现，老年人往往难以接受和使用智能手机和平板电脑等通信技术。虽然与过去几年相比，越来越多的中老年人使用在线资源（Pew Research Center，2019），但接受麦格斯曼－康拉德团队访谈的许多老年人表示，他们无法获取电子邮件和短信。研究人员的结论是，即使老年人每天使用智能手机，他们对手机的使用往往仅限于"固定电话的功能"（Magsamen-Conrad et al.，2019a，p. 9），反映出老年人和年轻人之间"严重的电子健康数字鸿沟"（p. 8），这尤其令人遗憾，因为老年人的健康负担通常比年轻人更重（Magsamen-Conrad，Wang，Tetteh & Lee，2019b）。

技术接受与使用的统一理论

除了年龄和使用权（这通常由一个人的社会经济地位决定），其他因素也影响着人们思考和使用新技术的方式。随着技术的发展，技术接受和使用统一理论（Unified Theory of Acceptance and Use of Technology，缩写为 UTAUT）确定了影响人们使用新技术意愿的 5 个关键因素（Venkatesh，Morris，Davis & Davis，2003；Venkatesh，Thong & Xu，2012）。

• 社会影响，此处是指人们认为亲近的人（如家庭成员或朋友）重视其技术使用的程度。

• 表现预期，是衡量人们认为一项技术在帮助他们完成任务方面的有用程度，例如在网上寻找健康信息或安排与医生的预约。

• 难度预期，指的是使用一项新技术的难易程度。

• 便利条件，反映了有用的资源或支持的可用性。

• 愉悦动机，是指使用技术带来的愉悦感。总的来说，这是在工作和学校等环境之外使用技术的最佳预测指标（Venkatesh et al.，2003）。

综合利用这些因素，可以相当准确地预测人们使用特定技术（如智能手机或平板电脑）的意图及其后续行为（Venkatesh et al.，2003）。调节变量包括性别、年龄和经验（Venkatesh et al.，2012）。例如，便利条件和价格是老年女性最重视的决定因素，而愉悦动机是年轻的、缺乏技术经验的男性最重视的决定因素（Venkatesh et al.，2012）。

　　了解 UTAUT 决定因素在用户类型中的差异，可以帮助研究人员和公共卫生官员设计有针对性的电子健康知识普及活动。麦格斯曼 – 康拉德等人（2019 b）发现，UTAUT 决定因素的代际差异可以解释（甚至可以预测）电子健康素养方面的差异。例如，婴儿潮一代（baby bromer）和 X 一代（generation X）受社会影响的程度通常低于千禧一代（Millenning，2000 年后出生的）（Magsa-men-Conrad et al.，2019b）。这意味着，针对婴儿潮一代和 X 一代的电子健康运动如果在淡化社会期望的同时，着力解决更显著的决定因素（诸如难度预期和便利条件），可能会更成功。

　　正如你看到的，关于信息寻求的理论自然而然地重叠了，因为它们反映了类似的现象，理论家们只是添加了不同的细微差别。大多数学者建议（研究也支持这一观点），如果人们确信自己能找到医疗信息并有效地加以使用，他们感觉有能力处理所发现的信息，而且付出努力的结果在他们看来是值得的，他们就最有可能去寻求医疗信息。动机信息管理理论非常关注信息的人际来源，提醒我们信息的来源和渠道有时和内容一样重要。作为最早专注于电子方式的理论模型之一，在线健康信息搜索的综合模型呼吁关注限制个人行动的社会结构和机会。技术接受和使用的统一理论解释了人们在决定是否使用新技术时考虑到的因素。

电子健康信息对普通人有用吗?

　　电子健康信息通常以两种方式引起人们的注意——在值得信赖的网站上主动搜索信息，或者通过弹出式广告和间接点击。正如你想象到的，这两种信息来源经常相互矛盾。我们将在本章后面详细讨论这个话题。首先，让我们把注意力集中在值得信赖的电子健康信息的优势上。

优势

在线资源为人们提供了大量的机会了解健康，并就健康话题与他人进行联系。大约 80% 的互联网用户搜索过健康信息，这给他们带来了许多好处（Weaver，2013）。

信息量丰富

互联网信息通常非常吸引人且有一定的深度，这就使其相对于电视新闻而占有优势。例如，相比于依靠地方电视新闻的人，一般来说依靠报纸和互联网获取癌症信息的人获得的信息更多，这可能是因为书面形式的信息通常比电视内容更加详细、更精确（Kealey & Berkman，2010）。此外，依赖电视新闻获取癌症信息的人往往低估了他们患癌症的风险，因为此类节目往往侧重于预防癌症的方法，这使得癌症似乎比真实情况更容易避免（Kealey & Berkman，2010）。

实用建议的来源

互联网可以全天 24 小时提供与医疗相关的指导，使其成为一个方便且可获取的来源。以下是人们使用在线健康资源的一些主要方式：

• 人们经常上网了解特定的病情和治疗方法（Lee & Lin，2019）。这些搜索通常在帮助人们实现目标时最令人满意，比如学习如何治疗轻伤或治愈头痛（Lee，Park & Widdows，2009）。

• 许多人，尤其是老年人，利用互联网帮助他们决定是否应该看医生（Magsamen-Conrad et al.，2019a）。出于这个原因使用互联网的人中，有 46% 最终会去寻求医疗服务（Weaver，2013）。

• 医疗保健提供者和医学院学生经常使用互联网搜索医学术语的含义，以及与特定疾病、治疗和药物副作用相关的详细信息（Wernhart et al.，2019）。

当然，网上的建议只有在值得信赖的情况下才有用。正如我们将在稍后讨论的那样，这种假设有时是不可靠的。

社会支持

在线资源提供了一种与他人分享信息和社会支持的方式。这种机会对于那些缺少时间或交通工具，在以技术为媒介的相对匿名状态中感到舒适，或因残障，或因肩负的责任而无法出门的人特别有益。艾琳·李和赵在姬（H. Erin Lee & Jaehee Cho，2019）发现，在行动不便的人中，那些报告使用社交媒体和参与在线支持社区水平较高的人抑郁症程度较低。

社交媒体在网络支持方面发挥着重要作用，但结论好坏参半。通常情况下，人们在社交媒体上收到的"赞"和评论越多，他们认为自己能得到的支持就越多（Seo，Kim & Yang，2016）。但有证据表明，太多的在线反馈可能会让人受不了，而健康相关帖子的反馈太少可能会造成伤害（Oeldorf-Hirsch，High & Christensen，2019）。虽然研究人员得出了不同的结论，但一致认为，接受在线支持对许多人来说是有益的。

缺点

尽管在线交流具有潜在的优势，但电子健康服务在某些方面存在不足。

信息不可靠

在线信息有时是不完整的或不准确的（Chesser，Burke，Reyes & Rohrberg，2016）。例如，研究人员研究的 5 个减肥网站中只有 1 个提供了持续准确的信息（Modave，Shokar，Peñaranda & Nguyen，2014）。误导和不准确的健康信息会造成严重的伤害、情绪困扰，甚至死亡（Chesser et al.，2016）。

医护人员担心病人会利用其在网上找到的不准确信息进行自我诊断（Wernhart et al.，2019）。只有40%的"在线诊断者"的诊断得到了医疗专业人员的确认（Weaver，2013，para. 2）。这意味着大多数在线诊断者的诊断都错了。人们有时会回避就医，即使病情非常严重，因为他们根据错误的信息错误地认为自己的症状是轻微的。更糟糕的是，即使医疗信息是错误的或不完整的，也往往会通过社交媒体迅速传播。

布列塔尼·西摩（Brittany Seymour）领导的研究人员研究了氟化物信息在一个反对将其加入公共供水系统的在线社区成员中扩散的方式。研究人员追踪了脸书（Facebook）上两篇作为科学研究摘要发布的极具影响力的帖子，追溯了上千次的在线互动情况。原帖被浏览、点赞、分享或评论了 4500 次，西摩及其同事将其称为信息的"数字化大流行"。在此例中，这同样是一种错误的信息大规模流行。大约一半的帖子歪曲了他们声称要总结的研究。然而，这些差异很难察觉，因为60%的原始研究的超链接需要浏览者在多个网页层中筛选才能找到，而大约12%的链接是死胡同。研究人员反映，与深入的数据搜索相比，社交媒体的使用更为便利，人们倾向于关注那些态度与其相似的人，并与他们互加为好友，这助长了虚假信息的猖獗传播（Seymour, Getman, Saraf, Zhang & Kalenderian, 2015）。

鉴于可以获取到很多不可靠的信息，媒体素养至关重要。然而，当研究人员要求大学生对来自两个不同来源——美国国立卫生研究院和一家制药公司——医疗信息的质量进行评估时，尽管其中一个是独立的、基于科学的来源，另一个是对销售利润感兴趣的商业企业，但大学生对这两个来源信息的评分大致相同（Kim, 2011）。另外，在另一项研究中，推特用户更信任来自健康专家的原始推文，而不是来自非专业人士的推文（Lee & Sundar, 2013）。即使在自称精通电子健康知识的人中，他们的"技能在付诸实践时，往往不足以适当地定位、理解和评估高质量的医疗信息"（Chesser et al., 2016, p. 14）。显然，这是一个复杂的问题。正如你将在第十一章中看到的，媒介素养的关键之一是考虑发布者的动机以及发起人是否有偏见。

媒介素养的一个方面涉及人们寻求和记忆信息的类型和数量。杰夫·尼德德佩（Jeff Niederdeppe）及其同事（2007）区分了健康信息搜索（主动搜索信息）和健康信息扫描（包括对话或媒体中出现的信息和记忆中的信息）。他们发现，在寻求健康的过程中获得的信息通常更有深度，在做出医疗决策时有更直接的帮助。然而，人们偶然接触到的信息比有意接触到的要多得多，因此健康信息扫描也很重要。

相互矛盾的信息

第二个缺点是信息自相矛盾或适得其反。琼斯和比德尔科姆（Jones & Biddlecom, 2011）指出，互联网在提供性教育方面做得并不好。但研究表明，84%的青少年表示从互联网上获得有关健康的信息，包括性方面的信息（Wartella et al., 2016）。正如他们研究中一位青少年所述：如果你在网上搜索，你既可以找到安全性行为的信息，也可以找到有关禁欲的信息，但是在这个过程中，你可能会发现更多的信息将你引向完全相反的方向。

互联网，就像一个巨大的性爱广告牌。如果你还青春懵懂，这真的不是一个好地方，因为在互联网上，所有的弹出窗口和你可以输入的东西都会让你想着去偷尝禁果。所以互联网上的信息实际上并没有严格执行传播禁欲、节育和安全性行为的规定。（转引自 Jones & Biddlecom，2011，p. 118）

像这个青少年一样，琼斯和比德尔科姆研究中的大多数人认为，互联网在禁欲或避孕方面，并不是有用信息的来源。

海量信息令人难以招架

第三个缺点是，网上提供的信息数量庞大，当这些信息对读者来说是新的、复杂的或远远超出常识范围时，就会特别令人困惑。近期在谷歌上搜索"乳腺癌"，结果提供的信息超过了 3 亿条。根据韦弗（Weaver，2013）的研究，对大多数人来说——80% 的健康信息寻求从搜索引擎开始，如谷歌或雅虎，但大多数人不愿意或无法从数百万的搜索结果中找到最好的或最准确的信息。例如，沃特拉等人（2016）发现，在网上寻找健康信息的青少年中，有一半人点击了谷歌搜索提供的第一个结果，只有在问题未获解答时才会访问其他网站。

在一项针对艾滋病病毒携带者或艾滋病患者在线资源的研究中，基思·J. 霍瓦特（Keith J. Horvath）及其同事（2010）发现了大量的信息，这些信息内容广泛，但可能令人困惑。对于新诊断的人来说，信息过载尤其令人痛苦，他们可能还不知道应该期待什么，也不知道如何判断他们发现的信息的时效性和质量高低。霍瓦特及其团队建议网站开发人员创建一个框架，这个框架从总体概述开始，让读者分阶段获取更复杂和多样化的信息；否则网络信息不仅不能给人带来安慰，反而会让人感到恐惧、困惑和不知所措。

隐私问题

出于隐私考虑，一些人不愿使用在线健康资源和健康应用程序。老年人尤其如此，但在所有年龄段的人中，当涉及健康问题时，对数据隐私的担忧都在加剧（Magsamen-Conrad et al.，2019b）。医疗保健专业人员同样担心数据隐私和安全（Wernhart et al.，2019），尤其是电子病历（Overton，2020）。电子病历，就像金融和银行业的记录一样，很容易受到黑客攻击。2015 年，超过

1.13亿人（约占美国人口的三分之一）的健康记录被"攻破"（美国卫生信息技术协调员办公室，2018）。

沟通技能培养：有效利用互联网

为了区分网络上的可信信息和不可信信息，专家提出以下建议。

● 如果信息没有标明作者或发起方，或者来源不为人所知，不要相信这些信息。

● 如果发起方试图销售产品而不是提供免费信息，那么就寻找其他来源。许多网站免费提供可靠的健康信息。

● 不要信赖那些过时的、缺少参考文献或看起来不合法的信息。

● 请记住，合法的医疗从业者不会使用"秘方"或"奇迹般的治愈"这类措辞，只有骗子才会使用（Kowalski，1997）。其他的需要警惕的措辞包括"治疗所有癌症""癌症消失"和"无毒"等（U. S. Food & Drug Administration，2008）。

● 不要被"真实"满意客户的案例研究说服。孤立的案例并不能证明一个产品的有效性，而且这可能不是一个真正的客户。

● 自己进行调查，阅读医学期刊文章，咨询健康专家。

● 仔细阅读附属细则，寻找免责声明和模糊的措辞。

● 向联邦贸易委员会、商业促进局或州检察长办公室报告可疑的主张。

你想知道那个下颌脱臼的学生后来的情况吗？她最终叫醒了她的室友，她们俩在电脑上进行了更彻底的搜索。"我不得不把一块毛巾放进嘴里，因为我口水一直不停地流出来"，这个学生笑着说。"我们必须解决问题！"但是她们发现在网上搜索的信息都不起作用的时候，她们去了医院的急诊室，医生可以让她的下巴复归正常。

有趣的是，几周后，这名学生再次遭遇下颌脱臼情况，她并没有上网。相反，她直接去了急诊室。她的自我效能感在第一次经历后荡然无存。"我试过了，太难了"，她说。她的经历证实了这样一个结论：在线信息可能非常有价值，但并非总能应对一切问题。

电子健康信息对医护人员有用吗?

一般来说,每当涉及新的健康信息技术时,医疗保健提供者特别是医生,往往持怀疑态度。大量研究表明,医生倾向于关注电子健康的缺点而不是潜在的好处(Overton,2020;Wernhart et al.,2019)。孔塞桑·格兰哈(Conceição Granja)及其同事对 221 篇研究文章进行的综合分析显示,医疗保健提供者的怀疑在很多情况下是合理的,因为近一半的电子健康计划都失败了(Granja,Janssen & Johansen,2018)。他们的分析表明,电子健康项目(如电子病历、健康应用程序、电子邮件、在线资源和远程医疗)失败的最常见原因如下。

• 电子健康损害了医患关系,减少了双方的面对面交流。

• 实施电子健康方案后,医生的工作量增加,完成临床任务所需的时间也增加了。

• 电子健康方案的主动采用和后续的维护成本都很高。

• 电子健康方案很难融入现有的诊所实践。

• 某些措施,如电子病历,产生了太多的数据,使医疗机构无法在常规病人护理过程中合理地进行分类和有效地使用这些数据。

• 方案的设计很差,难以使用。事实上,设计和可用性是电子健康开发者面临的最大挑战之一(Farahani et al.,2018;Moore,Wilding,Gray & Castle,2019;Overton,2020;Palokangas,2017)。

为了解决可用性问题,学者们提倡参与式设计——从产品构思到方案完成的整个流程都让此项技术目标用户积极参与进来的一种方法。电子健康研究和疾病管理中心提出了一个设计"路线图",旨在帮助指导电子健康开发者的参与式设计实践。该路线图(van Gemert-Pijnen et al.,2011)基于几个因素:终端用户的参与,持续的评价和反馈,关注技术整合的每个阶段,以及致力于改善医疗服务。然而,路线图未得到充分利用(Moore et al.,2019),很少有电子健康设计——特别是涉及数据管理和电子健康病历的设计——纳入了用户的观点。

对医疗机构来说,电子健康的另一个不利因素与互操作性有关,即在多个平台上分享和使用数据的能力(类似于 Mac 用户和 PC 用户可以交换图像和文档的方式）。遗憾的是，美国医院使用的大多数电子病历系统都不能互操作（Overton，2020）。打个比方，假设你有两张 DVD 格式的视频游戏，一张为 Xbox 编程，另一张为 PlayStation 编程，但你只有一台台式电脑。虽然两张光盘的游戏是相同的，但你无法用电脑玩任何一张 DVD 中的游戏。由于这种脱节，病人的健康记录无法在医疗机构或医院之间轻松转移。对许多医疗机构来说，这是他们面临的最大的电子健康的缺点。

电子健康的影响

> 除非你的朋友和家人已经经历过，否则即使怀有世界上最美好的意愿，他们也不会明白……他们不会理解不能拥有自己孩子那种强烈的苦痛。唯一能理解你的是那些与你一样同处于水深火热之中的人。万幸现在有了互联网，我的意思是在互联网之前人们是怎么做的，我不甚了了。

在丽莎·辛顿等人（Hinton，Kurinczuk & Ziebland，2010，p. 439）对正在接受生育治疗的群体研究中，一位参与者的陈述提出了一个很好的问题：自互联网诞生以来，情况有何不同？

一些分析人士担心，在互联网出现之前，人们几乎完全依赖医疗专业人士和亲人提供的医疗信息及建议，而现在他们可能会转而依赖互联网资源。到目前为止，证据还算令人放心。人们似乎不会只选择一个信息来源。事实上，在网上和医疗专业人员那里寻求信息的癌症幸存者常常发现，一种信息来源可以强化另一种信息来源，增强了他们从这两处来源获得信息的深度和有效性（Moldovan-Johnson，Tan & Hornik，2014）。一些研究表明，虽然人们重视互联网作为补充信息的重要来源，但他们主要依靠医疗保健提供者获取健康信息（Jiang，2018；Lee & Lin，2019；Magsamen-Conrad et al.，2019a）。

总的来说，证据表明，人们会在不同程度上使用网络和人际交流，这取决于每种交流形式的可及性以及它满足使用者需求的程度。在某些方面，互联网已成为满足面对面交流无法给予的社交和信息需求的一种手段（Hou & Shim，2010）。这一现象在使用和满足理论（uses and gratifications theory）中得到了很好的表述，该理论认为人们以一种积极的、目标导向的方式接触媒介传达的信息。这意味着，人们远不是被动地接受他们所遇到的一切信息，而是在满足他们对信息、认知锻炼、社交刺激、逃避、娱乐或其他需求的情况下，目的明确地接触媒体（Katz，Blumler & Gurevitch，1974）。

想想你在漫长的一天后打开电视、启动电脑或查看移动设备的原因。也许你希望了解当天的新闻（信息需求），放松和忘记你的烦恼（逃避和娱乐），看看关于太阳系历史的节目（认知练习），欣赏你最喜爱情景喜剧中熟悉的人物性格（社交刺激），或是通过脸书（Facebook）或其他社交媒体与朋友交流（社交互动）。

随着媒体的变革，人们的习惯也发生了变化。18—29 岁的成年人中，有近一半说他们"几乎经常"上网（Perrin & Kumar，2019），约60% 的大学生说他们可能对手机上瘾（Roberts，Luc Honore Petnji & Manolis，2014）。鉴于大学生平均每天花7—10 个小时在手机上（有时伴随着做其他事情），大部分时间通过短信、电子邮件和脸书（Facebook）与朋友交流（Roberts et al.，2014），专家对此表示赞同。

同样的前提适用于医疗需求。如前文所述，人们使用互联网扩展知识。人们也会使用互联网满足他们以其他方式无法满足的需求。例如，新确诊为乳腺癌的女性，如果她们对信息或情感支持的需求未得到满足，那么她们比其他人更有可能使用互联网资源，并倾向于使用最能满足她们需求的在线信息（Lee & Hawkins，2010）。

出于同样的原因，在线互动可以帮助人们满足对慰藉和归属感的需求。当辛顿及其同事（2010）对那些接受不孕的治疗患者开展访谈时，研究人员发现在这部分患者中普遍存在一种社会隔离。由于怀孕是一件事关隐私的和情感层面的事情，当人们不能自然怀孕时，有时他们会觉得这是做人的失败，许多受访者感觉自己与周围的人分离开了——就好像他们是"奇怪的人"，甚至是"麻风病人"或"贱民"（Hinton et al.，2010，p. 438）。许多人说在这段经历中，互联网是他们的"朋友""生命线"，或是他们"唯一的朋友"（p. 438）。一位接受此项研究访谈的女性如此描述了她在网上论坛的经历：

你突然觉得自己很正常。你觉得自己被人接受了。你可以在论坛上说："你知道，我刚刚在塞恩斯伯里（Sainsbury）超市从一位孕妇身边走过后，我竟然站在水果和蔬菜货架通道上，痛哭流涕。"其他人可能都会想，"哦，这有点反应过度了"。但论坛上的女孩们会这样说："你不是反应过度，我支持你，我也有过你这样的情况，我也经历过这一切。"（p. 438）

在这种情况下，网络对话往往是同时提供个人和匿名支持的来源。无论人们只是在网站上"潜水"（阅读而不发表评论），还是他们发挥积极作用时，情况都是如此。

电子健康和医患关系之间存在的另外一层联系是，患者并不会总是向医生透露他们使用网络资源的情况。47%的人不与他们的医护人员讨论其在网上找到的东西（Weaver，2013），这往往会导致误解和困惑。瑞贝卡·艾姆斯及其同事发现，如果是以下这些情况，患者很可能对他们的网络搜索保持沉默：（1）患者确信他们可以自己判断网上信息的质量；（2）担心医护人员不够重视他们的意见；（3）他们觉得没有足够的时间来讨论一个话题；（4）他们不想给人留下侵犯医护人员"领域"的印象（Imes，Bylund，Sabee，Routsong & Sanford，2008，p. 545）。艾姆斯等人警告说，如果患者不愿意向医生透露他们的想法或核实他们在网上看到信息的真实性，那么患者的满意度和医疗质量可能会受到影响。

总而言之，互联网似乎为人们提供了满足他们信息和关系需求的另一种选择。与大多数选择一样，网络也可能会出现过犹不及现象。不过，在大多数情况下，网络信息被用作面对面医疗交流的补充，而不是替代方式。现在让我们转向依赖移动技术的特殊类型的电子健康。

移动健康

67岁的托拉尔夫·奥斯特万（Toralv Østvang）在家中摔倒时导致头骨骨折，好在他戴着苹果手表。手表的跌倒检测功能呼叫了紧急服务，并通过短信提醒了托拉尔夫的家人。救护人员发现托拉尔夫"浑身是血，不省人事"（转引自 Thubron，2019，para. 3）。如果他的手表没有拨打紧急救护电话，托拉尔夫不太可能活过那个夜晚。

46 岁的埃德·登特尔（Ed Dentel）在使用苹果手表的心电图功能时，有警报显示他的心率不正常。埃德第二天去看医生，确诊患有心房纤颤（Youn，2018），这是造成美国患者中风和住院的主要原因（Stanford University，2019）。有了手表的提醒，埃德就能提前应对这种潜在的致命状况。现在，他定期去看心脏病专家，并服用药物来控制他的心房纤颤。

在一项涉及 40 多万名参与者的研究中，具有健康监测功能的手表能够安全准确地检测到心房纤颤。斯坦福大学医学院（Stanford University School of Medicine）的研究人员发现，这类手表识别心房纤颤的正确率为84%（Stanford University，2019）。斯坦福大学医学院院长劳埃德·迈纳（Lloyd Minor）说，研究结果"凸显了创新数字技术在创造更多预测性和预防性医疗保健方面的潜在作用"（Stanford University，2019，para. 5）。他补充说："预警心房纤颤只是一个开始，因为这项研究为进一步研究可穿戴式技术以及如何在疾病发作前使用这些技术预防疾病打开了大门。"（Stanford University，2019，para. 5）

除了苹果手表等可穿戴技术，在 iOS、安卓和 Windows Phone（微软针对消费市场开发的移动操作系统——译者注）等平台上还有超过 26.7 万个移动健康应用程序（Research 2 Guidance，2018）。一些应用程序使用计算机算法诊断病情，并在几分钟内提供建议。例如，长了可疑痣的人可以使用应用程序来帮助确定是否建议就医，以及接下来该怎么做。这个过程就像上传照片一样简单，大部分结果的表述方式即使孩子也能理解（Topol，2015）。心脏病专家埃里克·托普尔认为，其结果不仅是智能手机的增加，而且是越来越明智的患者的增加。

托普尔预测，在未来，技术将形象化地促进人们在自己的健康方面拥有商谈权。以前他们可能认为自己充其量是低级别的雇员，有了技术加持，病人可能会更多地作为首席运营官（COO）发挥作用。"首席运营官监控身体的全部运作状况。（他们）可以完全负责"，托普尔说（Topol，2015，p. 12）。如果人们作为自己健康的首席运营官，那么智能手机就是他们的信息技术部门，提供最新的、易于理解的数据和可视化效果，使他们可以做出明智的决定。托普尔将这一过程与传统的医疗模式进行了比较，在传统的医疗模式下，人们往往要等待数周的医疗预约，每次看医生的时间只有 10 分钟左右，等待诊断检测和分析的时间更长，然后很少能完全看到自己的医疗图表或检测结果。

在托普尔（Topol，2015）设想的模式中，技术不会取代与医生的沟通，而是加强了双方的沟通。医生将作为首席执行官发挥作用，这意味着他们不会试图自己去做所有事情。相反，智能设备将帮助病人和护理团队的其他成员准备好管理日常运作，这将使医生在出现严重问题时有更多时间与病人相处。

并非所有人都对越来越多的虚拟互动和病人自主权持乐观态度。医学记者拉里·赫斯顿（Larry Huston）担心，误报（如苹果手表错误地提醒佩戴者出现了心房纤颤症状）会让大批健康的、年轻的成年人去寻求医疗服务，从而使医疗系统崩溃，尽管他们自己并没有出现任何不适症状。赫斯顿写道："人们对苹果手表等新的高科技设备有很大的热情，但要找到对其引发的复杂医疗问题的深思熟虑的观点却非常困难。"（Huston，2019，para. 17）丹尼尔·亚兹迪写道："作为一名医生，我对数字健康这一前沿领域感到兴奋。但我也对其影响持谨慎态度。"（Daniel Yazdi，2019，para. 3）

托普尔（Topol，2015）则对未来前景感到兴奋，即病人非常了解自己的问题，知道什么时候可以自己处理问题，什么时候需要寻求帮助。当一位患者通过电子邮件给他发来心电图，告诉他说"我患了心房纤颤，现在该怎么办？"托普尔（Topol）说：

> 我知道这个世界已经变了。病人的手机不仅记录了数据，还解释了数据！智能算法现在让我这位心脏病专家自叹弗如。将权力赋予每个人，可能会减缓不必要的急诊室就诊或紧急诊所预约情况。（p. 6）

虽然一些医疗专业人员可能会承受这种巨变带来的威胁，但托普尔认为这是一种"医疗的民主化"，可以支持良好的健康及降低医疗费用（更多此方面的信息请参阅插文框9.1）。

插文框9.1 伦理考量

远程医疗的利弊

早些时候，你读到埃里克·托普尔（Eric Topol，2015）设想了一个医疗系统，在这个系统中，人们每天使用技术来评估健康并了解应该做何选择。在他所谓的"医疗民主化"观点中，赋权病人管理其健康，他们只在必要时向健康专家咨询。

托普尔提出，未来患者去看医生和住院的必要性会有所降低，因为患者和医护人员能够通过视听技术进行实时交流，而且大量的诊断数据将通过电子方式收集和共享。正如托普尔所说：

> 自公元前 2600 年以来，医生一直大权在握。现在，病人将越来越多地通过智能手机传感器进行身体检查来生成自己的健康数据，还能自我开展健康维护。他们可以每周 7 天每天 24 小时地与医生进行视频聊天，费用与其亲自到访医生办公室看病的付费相同。（Larkin，2014，para. 4）

一种相反的观点是，人们担心电子健康会损害医患关系，导致医生只是通过电话、电子邮件、在线聊天或短信与患者交流，并向他们连面都没有见过或者没有做过检查的病人提出医疗建议。2015 年，得克萨斯州对远程医疗设定了一些迄今为止最严格的限制，要求通过远程医疗向健康专家咨询的病人当时必须亲自来到附属医疗中心（Definitive Healthcare. 2015）。希望通过技术与当地病人沟通的医生，必须先与患者见面，然后再通过电话、电脑或移动设备提供医疗建议。正如一位医生所言："你未见过病人，又和病人没有关系的时候，服务质量能有多高呢？"（Walters，2015，para. 14）

你怎么看?

1. 在哪些情况下，你更愿意通过电话或视频聊天来咨询健康专家，而不是去医生办公室或急诊室？如果有这种情况，是什么时候？

2. 是否存在虚拟医疗就诊或住院不如与医生面对面交流的情况？如果有，是什么时候？

3. 考虑托普尔设想的情景，即病人注意到一个不寻常的痣，通过智能手机应用程序上传这颗痣的照片，并在几分钟内（根据计算机算法）发现该痣到底是无害的，还是需要去问诊医生。快速获取这种性质的医学信息有什么好处？缺点是什么？

4. 易于使用的移动健康评估设备可以立即告诉你血液中的酒精含量、心率、血糖水平、睡眠模式等，并提供有效的应对建议，这会对你的生活和健康产生什么影响？

5. 如果看病更多的是通过远程医疗而不是面对面地去问诊医生，你的生活会受到怎样的影响？

我们已经看到，智能手表和智能手机可以检测并帮助监测心房纤颤等情况。如果从智能手机和平板电脑中提取的数据可以用来预测疾病呢？根据 2019 年 8 月在一次会议上展示的前沿研究，这样的事情是可能的。由理查德·陈牵头的一个研究小组致力于从移动设备中挖掘出来的数据是否能检测出老年人早期认知损伤或阿尔茨海默病的细微迹象。陈及其同事（2019）指出，尽管全世界有超过 4700 万人患有痴呆症，但早期诊断在临床上仍然非常困难，因为最初的症状很难被发现，而且许多症状（例如，记忆问题和物品摆放不当）往往被归因于"老年人正常现象"。因此，因为管理不及时，治疗性干预被推迟了；如果早期给予药物，可以减缓阿尔茨海默病的恶化（National Institute on Aging, 2018）。

从有认知障碍的和没有认知障碍的人的移动设备中提取出的数据经过比较后，陈及其同事（2019）确定了某些关键模式。有认知障碍的人打字更慢，日常活动和动作不那么有条理，一天中首次拿起和使用设备的时间较晚，发送和接收的短信较少，更经常使用时钟应用程序，而且主要只使用 Siri 建议的应用程序。在不久的将来，医生也许能够监测病人的移动健康数据，在出现症状之前发现阿尔茨海默病。

广义上讲，移动健康是指任何涉及移动设备的健康干预措施。移动技术带来的进步具有全球影响。据估计，到 2025 年，73% 的互联网用户将只使用智能手机上网（Handley, 2019）。这反映了向移动技术的普遍转变。在美国以及新兴经济体，拥有智能手机的人比拥有电脑的人多（Anderson, 2019；Holst, 2019；Taylor & Silver, 2019）。因此，智能手机正在帮助缩小数字鸿沟。在新兴经济体中，60% 的智能手机用户使用手机上网查询健康信息（Silver, Huang & Taylor, 2019）。无线信号现在覆盖了世界上85% 的地区。事实上，根据泰勒和西尔维（Taylor & Silver, 2019）的统计，现在拥有移动设备的人比家里有电的人还多，全球大约 50 亿。这就很容易理解为什么移动健康已经成为分享和记录健康信息的一种特别强大的手段。在本节中，我们探讨移动健康的两个领域：健康应用程序和基于文本的健康干预。

健康应用程序

目前已经有数十万个手机应用程序，作为通常只有在医院才能找到的设备的易用性、低成本版本。你可以使用一款应用程序来监测未出生婴儿的心率，并与医疗专业人士即时分享该信息（WHO, 2011）。这样的应用程序可以为偏远地区的女性和高危妊娠的女性提供产前护理。其他远程监测应用程序可以跟踪糖尿病、高血压和抑郁症状，病人无须亲自去见医护人员。这些应用程序对生活在偏远地区的人特别有帮助，否则他们将不得不长途跋涉才能获得医疗护理和健康监测。

与健康有关的应用程序通常很容易使用。许多应用程序只需要一个智能手机摄像头，你可以立即提交照片或视频，以了解你手臂上的咬伤是否来自有毒蜘蛛，或者是否中风的前兆（WHO, 2011）。或者你在开车前，可以使用应用程序测量你的血液酒精含量；获得关于如何进行心肺复苏或帮助窒息者的即时指导；或跟踪体重变化、药物反应和其他健康问题。

健康应用程序越来越受欢迎且利润丰厚。根据市场研究公司 Research 2 Guidance（2016）的数据，目前有 26.7 万个健康应用程序，而且还在不断增加；2016 年健康应用程序被下载了 32 亿次，有 5.51 亿人经常使用；到 2020 年，健康应用程序预计将产生 310 亿美元的年收入。就用户而言，健康应用程序在成年人中比在青少年中更受欢迎。只有三分之一的青少年积极使用健康应用程序，他们往往关注与饮食和运动有关的应用程序（Goodyear, Armour & Wood, 2019）。在成年用户中，远程监控和诊断应用程序的使用最为广泛；大约 56% 的健康应用程序是针对糖尿病和高血压等慢性病患者设计的（Research 2 Guidance, 2016）。

尽管大多数健康应用程序是为病人设计的，但约有三分之一的应用程序供医学专业人士使用（如医学字典和药理学百科全书）。超过80％的受访医生和医学生表示经常使用智能手机和医疗应用程序（Wallace, Clark & White, 2012）。在受访者中，许多人认为智能手机和应用程序有助于提高他们的医学敏锐度，一些人甚至预测，应用程序有一天会取代医学教科书，但也有人担心，学生对应用程序的过度依赖会阻碍他们的学习。正如一位医生所说："我认为这可能会促进对事物的了解浅尝辄止，而不是对事物的深入了解。"（Wallace et al., 2012, p. 4）一位医科学生承认，"你最终会依赖它而不是自己的死记硬背"（Wallace et al., 2012, p. 4）。

在另一项涉及医学生和应用程序的研究中，研究人员也发现，人们的态度不一。卡拉·匡特（Cara Quant）领导的团队对731名医学生进行了调查，了解到他们中的大多数人每天都在使用医疗应用程序，并认为这些应用程序增强了他们的临床知识，提高了诊断的准确性，改善了病人的医疗效果。匡特和同事们还发现，尽管医疗应用程序被认为是有用的，但学生们还是不愿意在别人面前使用它们。53％的学生担心，如果他们使用应用程序，会显得胜任力不足，54％的学生担心，在病人面前使用应用程序会使他们看起来不那么投入（Quant, Altieri, Torres & Craft, 2016）。

到目前为止，移动技术似乎还没有被完全整合到医学教育和临床实践中。匡特等人总结说，"需要更多的研究来更好地了解移动技术在医学教育以及作为医疗专业人士的工具的影响"（Quant et al., 2016, p. 5）。因为移动健康是一个不断发展的领域，我们仍有很多未知东西。当涉及健康应用程序时，情况更是如此。很少有研究经验性地证明健康应用程序会改变人们的健康行为，关于应用程序是否能改善健康结果的证据也不尽相同（Karcher & Presser, 2016；Oeldorf-Hirsch et al., 2019）。

为了更好地理解应用程序如何影响健康行为，谢安娜·布尔和纳姆迪·埃泽诺奇（Sheana Bull & Nnamdi Ezeanochie, 2016）提出了移动健康综合理论（Integrated Theory of mHealth）。该理论认为，有效的健康应用程序内容丰富，能够积极吸引用户，从而促使他们与他人分享自己新获得的健康知识。在社交媒体上分享健康知识会带来支持、自我效能感、促进健康行为和改善健康的社会规范。正如奥尔多夫－赫希等人（Oeldorf-Hirsch et al., 2019）所发现的，这完全取决于人们获得的支持类型——网络支持而不是信息支持，改善了人们的健康行为。关于健康应用程序的影响证据尚无定论，但其他移动健康干预措施已经得到更广泛的研究，下面介绍的成果令人鼓舞。

为健康发短信

移动健康的另一个领域是使用短信息服务（short message services，缩写为SMS），如发短信和推文。许多基于文字的健康干预措施是教育性的。例如，卡普雷亚·约翰逊和迈克尔·卡尔克布伦纳（Kaprea Johnson & Michael Kalk-brenner，2017）分析了几项移动健康研究，发现基于文本的程序在大学校园里很受欢迎，使用这些程序能向学生普及主题相当广泛的内容，包括营养、戒烟、酗酒、性健康、校园健康资源和心理健康服务。

其他基于文字的干预措施已被用于有效治疗饮食障碍、抑郁症、焦虑症、精神分裂症和药物使用障碍的患者（Karcher & Presser，2016）。与面对面咨询等更传统的干预方式相比，一些文字干预方式更受患者青睐。例如，参加基于文字戒烟项目的75％的吸烟者表示，他们更喜欢接收文字信息，而不是与辅导员见面（Kulhánek，Gabrhelík，Novák，Burda & Brendryen，2018）。

另一个名为 Text2Quit 的程序向试图戒烟的人发送免费的电子邮件和短信。在一项针对注册了该程序的大学生的研究中，有四分之三的学生表示他们阅读了所有或大部分的短信（电子邮件不太受欢迎），许多人使用该程序的一个在线组件，让他们可以跟踪每天吸烟的数量（Abroms et al.，2012）。在这三个月中，每位学生远非被动的接受者，他们平均与这个程序互动12次，回答"请诚实回答，你今天戒烟了吗？"问题及按要求反馈特定信息，比如他们渴望帮助避免诱惑时发送信息的情况。

缺点

移动健康有很多优点，但也有一些缺点。无论我们谈论的是应用程序还是短信，隐私问题都是首要问题。考虑到当医疗人员给病人发短信时，他们无法确定收到短信的人就是病人自己！此外，任何可以接触到医疗人员或病人手机的人都可以读取短信，而且，像健康应用程序一样，手机也可以被黑客攻击。病人隐私法要求医疗提供者保护其患者的数据，如果不这样做，即使是偶然的失误，"都可能导致医疗服务提供商受到民事和刑事处罚"（Karcher & Presser，

2016，p. 13）。

对于给病人发短信的医护人员来说，还有其他潜在的不利因素。首先，一些医生担心发短信会模糊他们和病人之间的职业界限。其次是补偿问题：没有任何规则或法律规定医疗人员提供移动健康服务应如何收费或获得报酬（Karcher & Presser，2016）。最后，司法管辖区之间的问题意味着一些医疗人员可能犯了无证行医的错误。例如，如果一个在纽约有执业资格的医疗人员给一个去了俄勒冈州的病人发短信，但是该医疗人员在俄勒冈州未获得执照，那么该医疗人员是否违反了法律？答案并不总是很清楚。

谈到健康应用程序，数据安全是一个大问题，缺乏政府监管同样是个大问题。由于健康类应用不受美国食品和药物管理局（Food and Drug Administration，缩写为FDA）监管，应用开发者无须为自己的虚假声明负责（Palmer，2017）。因此，医疗人员"面临着对医疗执照和责任的担忧，以及如何选择对患者最有利的应用程序"（Palmer，2017，p. 250）。此外，患者无法知道他们使用的医疗应用程序是否安全。在健康应用程序受到监管之前，用户在决定使用哪些应用程序时应谨慎行事。

到目前为止，我们主要讨论的是信息消费者和创建者之间的接口。让我们来看看电子健康的另一个组成部分。

远程医疗

密西西比州农村地区的居民去看医生通常需要开车40分钟甚至更长时间。但是密西西比大学医疗中心提供的远程医疗项目已经把医疗带到了离居民家更近的地方。自2003年启动以来，该项目通过100多家医疗中心向该州50多万名居民提供了远程医疗、健康教育、灾难应对和其他服务（"Health Care Delivery，"2015）。

该大学的远程医疗项目能够让患者和医护人员通过双向远程会议进行实时互动（Barnes，2015）。大学的医务人员与全州医疗中心的工作人员一起进行检查和讨论医学信息。通过数码相机和听诊器将详细信息传递给每位参与者。该项目被美国远程医疗协会认定为全国最好的项目之一。

远程医疗和所指更广泛的术语"远程保健"源于希腊语中的"tele"，意为"遥远的"。正如世界卫生组织所说，远程医疗是"远距离治疗"（WHO，2010a，p.8）。这里有一些远程医疗开展工作的例子，以及其带来的优势和挑战。

远程保健

埃尔塞贝特（Elsebeth）和伊恩（Ian）患有慢性阻塞性肺病（COPD），这种肺部疾病使他们呼吸困难（COPD Foundation，n. d.），全世界约6500万人患有该病。在出现突发症状时，埃尔塞贝特按常规方式住院治疗，伊恩则进入了一家虚拟医院。两人每天都会去看医生，但埃尔塞贝特是亲自去看医生，而伊恩通过双向视频聊天与医生交流。此外，会有一个医疗小组到伊恩的家里，为他提供药物、监控设备和一个平板电脑，伊恩可以通过这个平板电脑每天24小时联系健康专家，与他们进行实时交流。你更喜欢哪种情况？

丹麦的一个研究小组根据实际COPD患者入住实体医院和虚拟医院的印象回答了这个问题（Emme et al.，2014）。他们发现，患者的印象因症状的严重程度而异。那些感到恐惧并且感到自己的症状失去控制的人，置身实体医疗环境中会感到欣慰。然而，那些能够很好地控制症状的人，则更重视在家护理所拥有的那种掌控感。由于虚拟医院的患者接受了自行使用医疗设备的培训，他们能够在无须寻求帮助或获得许可下监测自己的病情，并对治疗方案做出轻微调整。事实上，他们中的许多人在出院后不愿意归还医疗和通信设备。还有一点令虚拟医院患者赞赏的是家中的舒适，亲人能够相对轻松地探望他们（专家指出，在家中接触传染病的机会也较少）。总而言之，研究人员得出的结论是，实体医院和虚拟医院都有其发挥价值的舞台。

到目前为止，最欢迎远程医疗技术的是年轻和富裕的患者，他们最有可能适应技术。他们通常使用远程医疗（一般通过电话）解决偶尔发生的和季节性的问题，比如补充处方或治疗尿路感染（Uscher-Pines & Mehrotra，2014）。远程医疗还可以帮助那些患有慢性疾病（如帕金森病）的人。对他们来说，只要技术是现成的，并且双方人员都受过如何使用设备的过硬的培训，远程咨询加上定期的面对面探访，可能会比平时获得更多的与医疗专业人员接触的频次（Qiang & Marras，2015）。

尽管远程医疗提供了明显的优势——特别是对于生活在偏远地区的人和那

些不能轻易前往医生办公室的人来说，但对远程医疗服务的需求却低于人们的预期。一项对 4000 多名患者的调查显示，只有 20% 的人认为他们的医疗人员提供远程医疗服务很重要（Welch, Harvey, O'Connell & McElligott, 2017）。但 2020 年的新型冠状病毒大流行改变了许多人对远程医疗的看法。在本书出版之时，医疗服务人员正在提供、病人正在利用——远程医疗服务，数量创下新高。为遏制病毒传播而要求的保持社交距离，意味着选择远程医疗往往比到诊室就诊更安全。疫情过后，远程医疗的普及是否会持续下去，这将是一个有趣的问题。

患者门户网站

如果你还没有被赋予访问患者门户网站（patient portal）的权限，那么可能很快就会获得权限了。这些网站有密码保护，通常由医生或医院赞助，患者可以在这些网站上查看实验室结果、预约时间、查看自己的病历和免疫情况、查看信息和教育视频、向医疗专业人员发送电子邮件、支付费用等。

自 2011 年以来，联邦政府给予医疗人员和医院财务激励，鼓励他们采用且有意义地使用健康信息技术，这些技术允许患者以电子方式查看、下载和共享他们的健康数据（Overton, 2020）。2010 年，只有 10% 的医院具备允许患者访问或共享其健康记录的技术基础设施，但这一比例在 2015 年上升到了 69%（Office of the National Coordinator for Heacth Information Fechnology, 2018）。

尽管患者门户网站越来越多，但只有不到 20% 的人使用这类网站（Pratt, 2018）。一些研究人员认为，由于门户网站的功能有限，且设计难以使用，因此利用率不高（Pratt, 2018）。另一些人则认为，健康知识贫乏是人们回避该类网站的原因（Coughlin, Stewart, Young, Heboyan & Da Leo, 2018），而且有一些证据支持这一点。

在一项涉及 20000 多名患者的研究中，詹妮弗·拉法塔及其同事（Jennifer Lafata, 2018）发现，只有三分之一的研究参与者报告说使用了患者门户网站。患有多种慢性疾病（如糖尿病和高血压）的患者比健康程度略好的患者更有可能使用门户网站。那些不太可能使用患者门户网站的人包括非裔美国人、西班牙裔、70 岁及以上的成年人，以及使用其他语言且不太喜欢英语的病人——换句话说，这些人在传统上被认为具有较低的健康知识水平。虽然这项研究没有衡量健康知识对门户网站使用的直接影响，但拉法塔和他的同事坚持认为，健康知识与患者的技术素养和互联网接入一起，肯定起到了一定的作用。

患者门户网站的设计旨在让患者在自身的护理方面处于主导地位，减少医疗专业人员繁忙的工作。所以，如果门户网站要有效，就必须易于使用，并且有必要以允许用户——特别是那些健康素养有限的用户——理解和管理其健康数据的方式来显示数据。

遥控监测

我们已经讨论过了移动健康监测方面的飞跃发展，但在 2008 年，梅奥诊所（Mayo Clinic）的格伦·福布斯（Glenn Forbes）设想了一种更具未来主义色彩的远程医疗，人们在皮肤下植入小型微芯片或是携带数字化医疗信息卡监测自己的健康状况——如果他们愿意，可以让世界上任何地方的医务人员进行监测。福布斯（Forbes）设想如果他在其他国家旅行，这一过程将如何进行：

> 我感觉身体很好，但是我每隔一段时间就到诊所检查一下。如果我植入了芯片，我甚至可能在不知不觉中进行身体"检查"。每隔 7 天，梅奥就会检查我的血糖，并给我发来信息，告诉我需要少吃饼干，因为我的血糖水平从 116 上升到 124。这些信息以及建议是我的合作伙伴关系的一部分——也是我为个人利益而决定购买的部分。（转引自 Berry & Seltman，2008，p. 239）

健康监测芯片目前尚未普及，但许多分析师预测，它们很快就会问世。侵入性更低的设备也即将出现。梅奥诊所与一家科技公司合作，开发一次性粘贴式生物传感器贴片，此贴片有助于将糖尿病、肥胖和其他疾病信息传输到人们的智能手机上，在获得受监测者许可的情况下，把信息传输给其医生或研究人员（Pennic，2015）。还有苹果手表、智能手环（Jawbone）、智能手表（Pebble Time）和健身追踪者（Fitbit）等可穿戴技术，允许人们监测自己的健康行为，还可能有助于与医疗专业人士分享这些信息。

然而，大多数远程监测系统要求患者做的不仅仅是戴上生物传感器贴片或佩戴智能手表。根据纳兹希·萨伊德等人（Nazish Saeed，2019）对远程监测研究的综述，一些用户，特别是老年人，难以连接传感器，难以读取显示器上显示的数据。目前，使用最广泛的系统监测患有肥胖性肺病、心力衰竭和其他慢性疾病的患者——这些患者或其护理人员在使用远程监测设备时所犯的错误"可能导致严重的健康后果"（Saeed, Manzoor & Khosravi, 2019, p. 2）。毫无疑问，未来几年将满足人们对更人性化技术的需求，使我们更接近福布斯构想的远程监测愿景。

福布斯说，这种未来模式不会减少对面对面医疗交流、良好的倾听技能和敏感性的需求。他说，事实上，因为极容易获得患者的信息，患者和医护人员可能会有更多的时间来交流所担心的问题（转引自 Berry & Seltman, 2008）。

远程医疗给予消费者的潜在优势

世界卫生组织列举了远程医疗的主要优势，"获取、公平、质量和成本效益"（WHO, 2010a, p. 8）。在这一点上，利弊在很大程度上是推测性的，但是许多人乐观地认为远程医疗将在不牺牲质量的情况下节省资金和资源。以下是一些原因。

以患者为中心的沟通

包括远程医疗在内的电子健康正在帮助重塑我们的医疗体系，将我们从以医院和医生为中心的"疾病护理"体系（非优先考虑患者参与）中解放出来，并推动我们更接近以患者为中心的健康护理模式（Farahani et al., 2018）。远程医疗之所以能做到这一点，部分是因为它让患者能够更多地接触到医疗服务人员，并让他们有更多的选择谈论更广泛的话题。例如，MyCareTeam.com 允许糖尿病患者了解信息，记录他们的血糖水平，并在线与医疗保健人员交流。当詹姆斯·D. 罗宾逊及其同事（James D. Robinson, 2011）研究了近1000封交换的电子邮件，他们发现，最常见的是社会整合信息（"下次你来的时候请顺便拜访一下……"），其次是信息和信息请求。罗宾逊和他的同事得出了这样的结论，这种互动"在某些方面比传统的门诊更以病人为中心"（Robinson et al., p. 132）。

其他研究人员也发现了以患者为中心的优势。江绍海（Shaohai Jiang,

2018）发现健康结果与患者在网上和医生沟通之间存在正相关。在与医生进行满意的在线交流后，患者的总体健康和情绪健康得到了改善，江说，这凸显了沟通的疗效性质。

另一项关于患者—医护人员电子邮件的研究显示，与面对面就诊相比，这种方式中绝大部分谈话由医生发出，而研究中的患者在电子邮件中发起了大部分的"谈话"，二者谈话量的比例为 2∶1（Roter，Larson，Sands，Ford & Houston，2008）。与面对面问诊相比，患者似乎也更愿意在电子邮件中透露自己的情感，赞扬和感谢医生，这也许是因为电子邮件交流不那么令人紧张，也不会受到时间的限制。医生的答复虽然比患者的要简短，但提供的信息丰富且确凿可靠，让人安心。在罗特及其同事研究的电子邮件中，有 53% 的医生表现出了同情和安慰。例如，一位医生在电子邮件中告诉一位病人，"请不要认为这样做（给我发邮件）是在打扰我——我欢迎你参与这些决定！"（Roter et al.，2008，p. 83）。总体而言，研究人员认为医生的电子邮件与患者的电子邮件一样友好、尊重对方和回应及时。

获取服务

远程保健可以使服务欠缺社区的人们获得通常大城市居民才能享有的医护资源和服务品质。医生尤其是专家，在人口稠密的地区比例过高，在农村地区则相对稀缺。有了远程医疗，人们可以通过电话、电子邮件、语音邮件或电脑联系世界上任何地方的健康专业人员。

节省成本

远程医疗可以为组织和个人节省金钱。它降低了每个小镇自行拥有一系列医疗专家的需要。在个人层面上，较小市场的患者可以待在家附近，而不是转移到大型医疗中心。此外，更容易获得医疗服务意味着在疾病加重和治疗费用更加高昂之前就能够识别疾病并及时予以治疗。

远程医疗给予医疗专业人员的潜在优势

医护人员也可以从远程医疗技术中受益。远程医疗扩展了医疗保健系统的能力，加快了数据交换和诊断，改善了通信，优化了医护人员的资源和时间（Morozov & Vladzymyrsky，2019）。让我们关注其中的几个优势。

效率

能够通过电话会议、网络电话（Skype）或视频通话（FaceTime）与远在异地的患者和同事交流，减少了医疗服务人员的出行时间，也减少了对办公空间和员工的需求。电子邮件也促进了有效地沟通（一些学者认为电子邮件是远程健康的延伸，其他人将其归类为移动健康）。谢利·里斯认为，"电子邮件可以省时间"（Shelly Reese，2008，para. 5）。医疗专业人员可以在自己有时间的时候给患者发送电子邮件，而不是"玩电话捉迷藏游戏"。电子邮件还可以让医护人员有较多时间考虑病人的问题，甚至对这些问题展开研究。

此外，电子邮件可以减少不必要的办公室探访和下班后的电话。能够通过安全电子邮件与医生联系的患者，其亲自到访医生办公室的就诊次数可以减少7%—10%，下班后给医生打电话的次数也会减少14%（"The Email Advantage，"2007；Reese，2008）。短信和电子邮件同样节省了办公室职员的时间，他们可以使用软件发送预约提醒（Reese，2008）。

如果医疗专业人员担心会收到来自患者的大量杂乱无章的电子邮件，那么有证据表明，有此担忧的人大部分时间都可以高枕无忧。叶佳丽等人（Jiali Ye，2010）对24项关于患者和医疗专业人员之间电子邮件的研究进行了回顾，发现这些电子邮件通常表述简洁且与医学相关。患者和医生的电子邮件都是如此。患者每封电子邮件通常只提出一个问题，还避免提出紧急或不适当的请求。总之，受邀发送邮件的病人很少滥用特权，但是，知道自己可以给医生发送电子邮件后，这部分患者对自己的治疗明显要比无权发送电子邮件的患者更为满意（Ye，Rust，Fry-Johnson & Strothers，2010）。

团队合作

重要信息可以从一个地点即刻传送到另一个地点，为即时反应和医疗团队合作增加了机会。例如，心脏病专家甚至可以在患者到达医院之前就监测到患者的心脏活动并指导护理人员的工作。在一个远程医疗网站上，至少有64%的护理人员说，他们在与其他医生和专家一起检查的过程中学习到了宝贵的技能和信息（Whitten，Sypher & Patterson，2000）。

信息的易得性

诊断图像和病人记录可以通过电子方式存储、检索及共享——这取决于不同医疗病历系统的互操作性。护理人员可以在第一时间查到来访患者的病历。这可以在紧急情况下节省时间，使医疗团队能够更有效地协调患者的护理工作。快速、一致地分享信息的能力也有助于日常决策和团队合作。一位放射科主任说：

> 最大的优势是每个人都可以随时获得影像。所以只要我给你拍张片子，就有人能够看到。事实上，每个人都能看到你的片子。所以，如果你进来的时候……你的一条胳臂断了，你一定会被转诊到骨外科医生那里，你不用像以往那样，来来回回随身都得带着片子（Murray et al.，2011，p. 6）

电子病历的另一个优点是，患者的病历不会在火灾或自然灾害中被毁坏。

远程医疗的潜在缺点

由于有这么多优势，远程医疗没有更加普及似乎令人费解。前文已经提到了几个原因——消费者需求不足，患者门户网站设计不良，以及难以使用的远程监测系统——但还有其他一些因素阻碍了远程医疗的广泛采用。

时间安排方面的挑战

其中一个问题涉及时间安排。在一个远程医疗中心，将近一半的参与者说，安排两个医疗护理小组（一个想现场，一个想远程）参加远程医疗会诊是一项挑战（Whitten et al.，2000）。

工作流程中断

一些远程医疗系统有陡峭的学习曲线，所以医护人员必须挤出时间进行培训课程，这意味着压缩甚至缺乏时间治疗病人。一旦系统被整合到工作流程中，医疗专业人员有时会发现他们的工作量增加，需要更长的时间才能完成任务（Granja et al.，2018）。

成本

远程医疗的实施成本很高，主要是因为需要昂贵的技术（如相机、麦克风和远程传感器）。许多小型医疗机构无法承担高昂的启动费用，规模较大、资源丰富的医疗机构则更有可能提供远程医疗服务（Kane & Gillis，2018）。较小的诊所，尤其是农村地区的诊所，对远程医疗的需求最大，但负担不起。

管辖权问题也会影响成本。许多州的医疗委员会要求医护人员在提供远程医疗服务的州获得许可（即无论病人在哪里）。这增加了获得并支付在多个州执业所需医疗许可证的医护人员的成本。

报酬问题

目前仍不太清楚医护人员如何能够或是否应该得到远距离提供服务的补偿。他们应该对电话交谈、电子邮件通信等收费吗？如果是这样，那么这些费用该如何与当面就诊的费用相比较？对这个问题的保留意见使一些医护人员对开辟新的沟通渠道持怀疑态度。

然而，随着医疗保险机构意识到电话或电子邮件问诊可以大大降低成本，这个问题变得越来越清晰，它们越来越愿意为通过技术提供服务的医护人员报销费用。一些州制定了法律，要求保险机构以相同的费率报销在场提供服务和远程医疗服务。美国医疗保险和医疗补助计划为一些远程医疗服务买单，只要提供给病人的服务是同步的（例如，现场视频通话），并且在指定的农村或服务不足的地区进行（Fathi，Modin & Scott，2017）。

法律责任

也有人担心法律责任问题，特别是在没有进行全面体检的情况下在网上提供建议。在一项对4000多名美国医生进行的研究中，73%的医生表示，他们担心如果在网上提供医疗建议，他们会因不当行为而被起诉（Modahl et al.，2011）。法律专家提醒那些在网上提供指导或帮助的医生，尤其是那些没有当面对患者进行过诊疗的医生，应该加上以下免责声明："这不是正式的医疗意见，因为我还没有做过检查。如果您需要具体的医疗建议，请与我或您所在地区的专业医生进行预约。"（Johnson，2007，p. 30）

对隐私的威胁

一些人担心电子窃听和黑客可能会获得机密的患者病历。约有71%的医生表示他们担心隐私受到侵犯（Modahl et al.，2011）。为了限制访问，医疗网络依靠加密（保密编码）和电子"防火墙"来阻止未授权用户访问机密数据。美国医学协会和许多私人保险公司认可的安全电子邮件系统也可以使用。大多数情况下，这些系统是好的，尽管并不完美。正如本章前面提到的，2015 年有 1. 13 亿人的健康记录被攻破（ONCHIT，2018）。对数据隐私的担忧使许多患者不愿将自己的医疗记录上传到医疗信息交换平台，也不愿在医疗机构之间共享（Esmaeilzadeh，2019）。患者担心有关他们心理健康、性健康或药物滥用的敏感信息可能会被泄露。

电子病历中信息缺乏条理性

如果平台设计不当，或是医生对患者电子病历所包含的内容不够谨慎，那么患者电子病历中的信息就会受到限制，难以使用。一些在线表格要求护理人员填写有关患者的冗长的信息，这些信息有时是不必要的。例如，急诊医师可能必须记录男性患者的最后一次月经周期（Overton，2020），或者儿科医生可能被要求向每个病人询问一系列安全问题（例如，骑自行车有无戴头盔，有无使用安全座椅），耗费了不少诊疗时间。一些电子病历系统不允许提供者跳过不相关的问题，因为每个文本框都需要做出填写（Overton，2020）。即使是输入"不适用"（或更短的形式，"n/a"）也要花费时间，这使得医护人员关注患者当前健康问题的时间更少了（Hartzband & Groopman，2008）。

帕梅拉·哈茨班德和杰罗姆·格罗普曼两位医生表达了另外一种担忧，他们对医生将不适当或过多的信息纳入患者的在线病历感到沮丧。在某些情况下，医生会复制粘贴其他医护人员之前记录的内容。哈茨班德和格罗普曼说，"我们已经看到其他医生将我们的意见一字不落地复制在他们为患者出具的病历之中"（Hartzband & Groopman，p. 1656）。这种做法除了不道德，还会导致重复性的、冗长的医疗记录，无法呈现每个医生对患者状况的深思熟虑的分析。

另一个让电子病历陷入困境的因素是冗长的、大杂烩式检测结果。如果这些信息没有经过很好地组织，越多并不意味着越好——它只会让人不胜其烦。正如医生彼得·维切利奥（Peter Viccellio）在接受奥弗顿访谈时解释的那样，当他的一位急诊病人入院并于两周后出院时，病人的病历中包含了超过"8000 页的垃圾（和）大约 10 页的有用数据"（Overton，2020，p. 114）。维切利奥补充说：

电子病历的最大缺点之一是它们仍然是数据系统，而不是信息系统。换句话说，它不能以一种智能的方式向我显示信息。我必须不停地东搜西罗、寻踪觅迹。新的关键信息可能就在里面，但没有信号向我表明具体在哪里。我必须足够幸运才能寻觅到。（Overton，2020，p. 115）

医疗质量下降

史蒂文斯等人（Stevens，2019）发现，一些医生可能不确定在冗长的病历文件中从哪里寻找重要信息，所以他们在检查前没有查看患者的记录。这只是病历冗长的一个副作用，但不查看患者数据可能会产生严重后果。例如，医疗人员可能会给患者开出导致他们过敏的药！

在将远程医疗作为一个整体来看时，还需要考虑其他后果。史蒂文斯及其同事确定了远程医疗对医疗质量构成的几个威胁，其中主要是医疗机构要求减少诊断检测和过量使用抗生素。当然，这些事情在面对面的医疗检查中也会发生，但学者们指出，远程医疗对病人和医生沟通的额外压力经常会降低医疗质量。

对患者—医护人员的沟通和治疗关系的影响

最后，有一些人担心远程医疗将会有效替代患者与医生的面对面交流。没有人期望（甚至想要）远程医疗完全取代面对面的医疗探访。尽管如此，技术改变了患者和医生的沟通方式，这反过来又影响了他们之间的治疗关系。

日本的研究人员发现，参加面对面交流和远程医疗就诊的患者对两种形式都同样满意，但医生对远程医疗诊断不太满意，觉得技术限制了交流（Lui et al.，2007）。十多年后，格兰哈与同事发现，医护人员仍然担心技术会破坏面对面交流。破坏患者与医护人员的关系是近一半的电子健康计划壮志未酬的主要原因之一（Granja et al.，2018）。史蒂文斯等人（2019）回顾的电子健康研究中，有近四分之一提到，医疗人员认为缺乏面对面的沟通和不可能进行与远程医疗相关的身体检查，这造成了他们和病人之间的距离感（身体和情感上的）。

远程医疗出错的一个极端案例似乎证实了医护人员最担心的问题，并提出了一些严重的道德问题。33 岁的安娜莉莎·威尔哈姆（Annalisia Wilharm）对《纽约时报》（*The New York Times*）的一名记者说，她正在医院看望祖父，这时"一台带轮子的很高的机器……滚进了房间"（Jacobs，2019，para. 4）。这台机器装有一个监视器，可以播放戴着耳机的医生的实时图像。接下来发生的事情让安娜莉莎感到震惊。

安娜莉莎及其家人知道她祖父的预后很差，但她"没想到他会被机器判处死刑"（Jacobs，2019，para. 5）。随着机器靠近她祖父的聋哑耳朵，屏幕上的远程保健医生解释说，安娜莉西亚的祖父活不了多久，无法出院接受临终关怀。因为她的祖父听不清楚医生的话，安娜莉莎不得不向他重复这个消息。"我想呕吐。感觉好像有人把我的气吸走了，我喘不过气"，她后来回忆说（Jacobs，2019，para. 5）。

安娜莉莎的家人和医院管理人员都认为，应该以不同的方式处理这种情况。该医院的一名发言人指出，远程医疗就诊是其他医务人员早些时候亲自就诊的后续跟进，并强调患者的初步诊断不是通过视频进行的（Jacobs，2019）。但安娜莉莎很生气。"我只是不认为危重病人应该看到一个屏幕……他面对的应该是一个有同情心的人。"（Jacobs，2019，para. 27）她的祖父第二天就去世了。

正如迈克尔·张伯伦（Michael Chamberlain，1994）所告诫的那样，高科技方法无法弥补糟糕的沟通："再多的技术也无法弥补构思拙劣或设计不当的信息。对通信机器的责任追求到此为止……"（para. 4）

总之，世卫组织敦促制定有关隐私、信息获取和责任的国际准则（WHO，2010a）。全球电子健康观察机构（Global Observatory for eHealth）报告的作者写道：

> 必须公平地以最高道德标准实施远程医疗，维护所有人的尊严，确保教育、语言、地理位置、身体和心理能力、年龄和性别的差异不会导致护理的边缘化。（WHO，2010b，p. 11）

如果你对健康信息技术带来的变化和机遇感兴趣，请参阅插文框 9.2 中的职业资源。

插文框9.2 就业机会

医疗信息技术

计算机和信息系统管理员
健康信息管理员或技术人员

职业资源和工作列表

- 美国医疗信息管理协会：http：//www. ahima. org
- 美国计算机协会：http：// www. acm. org
- 健康信息学和信息管理教育认证委员会：http：//www. cahiim. org
- 美国医疗和公共服务部的医疗新闻处：http：//www. healthit. gov/ buzz – blog/university – based – training/helping – students – launch – health – information – technology – careers – oregon – health – science – universitybased – training – program
- 美国劳工统计局职业前景手册：http：//www. bls. gov/ooh

小　　结

健康信息的拥有和缺乏

- 通信技术有能力彻底革新医学。

- 有些人觉得通信技术会给普通人带来比以往更多的信息和权力，另一些人则担心通信技术会使病人与医护人员的关系变得更糟。

- 互联网有可能教育那些最需要健康信息的人，但是，绝大多数能够上网并有能力使用互联网的人已经拥有了丰富的信息。

- 由于计算机访问机会的不平等、信息偏好、认识到的相关性、技能和健康信息的有效性，造成了知识沟。

人们为什么以及何时寻求电子健康信息

- 大多数人倾向于相对主动地寻找那些他们认为可以降低健康风险和有助

于控制焦虑的信息。

- 人们不信任、缺乏自信以及认为信息不适用于自身，有可能抑制他们寻求健康的行为。

- 有几种理论可以解释人们为什么要寻求信息。在大多数情况下，人们首先考虑他们已经知道多少，然后权衡寻求更多信息的成本和回报。

- 当风险很高时，人们通常更喜欢与其信任的人进行人际交流。

- 在线健康信息寻求的综合模型提出，社会结构和不平等表现为个体差异，这影响人们寻求电子健康信息的能力和积极性。

- 越来越多的人被要求上网完成诸如预约和支付医疗账单等任务。

电子健康信息对普通人有用吗？

- 大约80%的互联网用户在网上搜索过健康信息，学者们认为值得信赖的电子健康信息有几个优点。

- 与其他来源（如电视新闻报道）相比，互联网的一个优势是提供了丰富的信息。

- 每天24小时都可以在网上获得实用建议。

- 互联网也是社会支持的重要来源。

- 在线交流有几个缺点，电子健康尝试在某些方面也有不足之处。

- 一个主要的缺点是，在网上找到的信息并不总是可靠的。

- 有时，电子健康信息是相互矛盾的，或者是适得其反的。

- 另一个缺点是，网上的信息往往太多，可能会让人不知所措。

- 对隐私问题和数据安全的担忧，解释了为什么有些人不愿在网上搜索健康信息或使用健康应用程序。

电子健康信息对医护人员有用吗？

- 研究表明，医生们倾向于关注电子健康的缺点，而不是潜在的好处。

- 由于各种原因，近一半的电子健康计划失败了。

- 电子健康的最大缺点之一是它减少了医护人员和病人之间的面对面交流。

- 像电子病历一样，电子健康计划的实施成本很高，增加了医护人员的工作量。

- 设计糟糕的方案很难使用。

- 互操作性问题意味着医疗服务人员往往不能在多个平台上共享健康信息。许多医疗服务人员认为这是他们面临的最大的电子健康的不利因素。

- 参与式设计可以通过吸收医护人员的意见、想法和偏好来协助消除一些缺点。

电子健康的影响

- 研究表明,虽然人们重视互联网,将其作为补充信息的重要来源,但他们主要依靠医疗保健服务人员获取健康信息。

- 有证据表明,人们在不同程度上使用在线和人际交流,这取决于每种交流方式的可及性和满足他们需求的程度。

- 47%的在线健康信息寻求者不会与他们的医疗服务人员讨论他们在网上找到的信息。这往往会导致误解和混乱局面。

移动健康

- 移动设备的激增代表了一种有前景的途径。现在,移动应用程序使全球各地的人们能够捕捉和分享有关许多健康状况的数据和建议,监测他们的活动水平、健身目标、生命体征等。

- 智能手表和智能手机可以检测并帮助监测心房纤颤等状况。不久的将来,从智能设备中提取的数据将被用于预测疾病。

- 医疗服务人员也使用医疗应用程序。许多医疗服务人员认为,应用程序可以增强他们的临床知识,提高诊断的准确性,改善病人医疗质量。然而,一些医护人员担心在同事或病人面前使用应用程序会使他们显得不那么称职。

- 移动健康存在隐私和数据安全问题。

远程医疗

- 远程医疗提供了许多机会,但成本、可及性、隐私和法律责任等问题仍然阻碍着全面实施。

- 患者门户网站是有密码保护的网站,患者可以在这里查看化验结果,安排预约，查看他们的医疗记录，等等。到目前为止，许多门户网站很难使用，而且利用率不高。

•远程医疗对患者有几个好处，包括与医疗服务人员更好地沟通，更容易获得服务，以及节约成本。

•健康专业人员也可以从远程健康计划中受益：可以提高效率，促进团队合作，改善对病人健康信息的获取。

•医疗服务人员开展远程医疗面临的劣势：日程安排的冲突、工作流程的中断、成本、赔偿问题、医疗责任风险、隐私问题、电子病历中的信息无序，以及护理质量的下降。

•总的来说，技术扩展了健康交流的选择和挑战。患者和医疗人员可能比以往拥有更多的信息和更多的消息传输方式。最乐观的可能性是，它将在所有层面上实现更高质量和更包容的沟通。

术　语

电子健康（eHealth）：利用技术超越地理距离促进健康。

电子病人（ePatients）：从互联网上寻求信息或帮助以做出明智的健康决定的患病者。

健康信息获取模型（health information acquisition model）：人们在特定条件下有寻求信息的动机，当某件事情引起他们的注意时，他们认为自己并不了解情况，有必要尽快了解，而且他们认为自己能够找到值得信赖和有用的信息。

健康信息有效性（health information efficacy）：一个人能找到并理解健康信息的自信程度。

健康信息扫描（health information scanning）：在谈话或媒体中出现并留在记忆中的信息。

寻求健康信息（health information seeking）：积极搜索健康信息。

信息充分性阈值（information sufficiency threshold）：一个人需要多少信息量才能感觉自己有能力应对和理解威胁性问题。

移动健康的综合理论（Integrated Theory of mHealth）：认为有效的健康应用程序内容丰富，积极吸引用户，促使他们与他人分享健康知识。分享会带来支持、自我效能感，以及促进健康行为和增进健康的社会规范。

在线医疗信息搜寻的综合模型（Integrative Model of Online Health Information Seeking）：认为社会结构和不平等表现在个体差异上，影响人们寻求电子健康信息的能力和积极性。

移动健康（mHealth）：为了健康目的而使用智能手表、手机、平板电脑和个人数字助理等设备。

患者门户（patient portal）：受密码保护的网站，通常由人们的医生或医院赞助，患者可以在其中查看他们的医疗记录、预约等。

短信服务（short message services）：大多数电话、互联网和移动设备系统的短信服务组成部分。

远程医疗（telehealth）：使用技术促进远程医疗保健、教育、行政团队合作和灾难响应。

远程保健（telemedicine）：远程医疗的子集，具体涉及远程向患者提供临床服务，一般通过远程会议检查和共享诊断数据，也可通过电话和计算机实现对话。

动机性信息管理理论（Theory of Motivated Information Management）：人们寻求信息的想法取决于他们对信息的感知需求、应对能力以及信息传递的渠道。

技术接受和使用统一理论（Unified Theory of Acceptance and Use of Technology）：认为有 5 个主要变量影响人们使用一项新技术的意图，即社会影响力、技术的有用程度、使用的难易程度、有用资源和支持的可获得性以及使用的愉悦程度。

使用与满足理论（uses and gratifications theory）：认为人们以一种积极的、目标导向的方式接触媒介传达的信息。

问题讨论

1. 如果短信或电子邮件服务旨在帮助你达到特定的健康目标（比如吃得更好、锻炼更多，或者戒烟），你进行注册的可能性有多大？为什么？你觉得这些项目中哪些方面最有吸引力（例如，鼓励信息、跟踪你进步的在线选项、个人指导、有用的提示，等等）？如果有的话，你觉得哪些方面没有吸引力？

2. 你认为人们使用手机应用程序来诊断自己的健康状况并给出行动建议，这是个好主意还是个坏主意？为什么？

3. 描述人们在网上寻求医疗信息的一些最常见的原因，以及可能阻止他们在网上寻求健康信息的因素。你的回答应该与以下术语和理论相结合：信息充分性阈值、健康信息获取模型、动机性信息管理理论和网上健康信息搜寻综合模型。

4. 使用和满足理论是如何帮助解释电子健康行为的？从你的经历中举一个例子。

5. 想象一下你因为感冒而痛苦不堪。你是出于什么原因（如有）在网上寻找信息的？如果可以选择，你是希望与医疗人员进行电话交谈或电子邮件交流，还是想与他当面交流？为什么？

6. 你使用过患者门户网站吗？如果有，你的体验是怎样的？你觉得该网站是容易使用还是很难使用？为什么？如果你能设计一个患者门户网站，将包括哪些功能？

7. 你有多么担心你的医疗档案被泄露？你是否担心存储在你的移动设备上的健康信息被泄露？列出你的健康信息被公开的一些后果。你可以采取哪些步骤来帮助保护你的健康信息？

8. 想象一下，你是一个小型的、郊区城市的医疗机构的经理。你的员工正在考虑采用电子病历系统，并提供远程医疗服务。你是支持还是反对电子病历系统？如果可以的话，你认为像你这样的小型医疗机构应该为病人提供哪些远程医疗服务？准备一份电子病历和远程医疗的利弊清单，与员工分享。

第五部分

医疗组织中的沟通

优秀的领导人会让每一个人觉得自己乃秉轴持钧，而非无关大局。每个人都觉得自己对组织的成功起着中流砥柱的作用。当这种局面出现时，人们会觉得自己就是主心骨，这赋予了他们工作的意义。

——沃伦·本尼斯（Warren Bennis）

致力于为他人服务的人应该获得优秀领导人的支持，领导人要努力消除可能限制工作效率的种种障碍。这部分的内容非常重要，我们将探讨成为医疗保健领域的伟大领导者需要具备哪些素质。正如你将看到的，领导人有潜力改变医疗保健的提供方式。领导人不是万能之才，但他们能够激发人们发挥出最好的一面，还能使人们创造出志在成功的强大的系统。领导力不仅事关医疗保健的管理人员，还涉及人力资源、市场营销和公共关系专业人员的工作，因为这些部门首要工作是建立伟大的团队，支持卓越的服务，并为社区服务。最终，在这些诸多性质殊异的角色中，人们的沟通能力有助于确定医疗保健是如何发生的，谁置身事中，公众如何看待医疗保健组织，以及工作是让人乐在其中的事业还是一种令人沮丧的日常磨难。

第十章

医疗保健行政管理、人力资源、营销和公共关系

简言之，我的工作是帮助我们的医生、员工和病人家属讲述他们的故事。我的职责是建立关系，与新闻媒体合作，进行战略规划，开展危机传播，等等。我的工作最棒的一点就是没有一天是一样的。

医院公共关系专员维罗妮卡（Veronika）的这段话说明了传播专员在医疗保健领域做出的一些贡献（"All About My Job，" 2016，para. 3）。正如你在这里看到的，这个行业的各种职业都需要公共演讲、媒体关系、领导力、组织沟通、危机传播、人际传播和其他不涉及直接病人护理职能方面的专业知识。

维罗妮卡的职责主要涉及媒体关系、战略传播以及医院和社区关系的建立。"有些时候，我有很多时间在编辑文稿，可以聚精会神地开展宣传和撰稿"，她说，但"在其他日子里，我很庆幸我带着手机充电器，因为我整天都在医院与患者家属见面，与媒体合作，监督采访，与不同的护理团队会晤"（"All About My Job，" 2016，para. 11）。"我工作中的任何一天都可能包括观察手术，与记者会面，协助摄制组拍摄，或撰写有关健康问题的教育专题。"

在我们探讨关键问题和目标的过程中，我们会听到更多关于维罗妮卡以及其他传播专员的经验。我们无法涵盖这些专业人员完成的所有活动，但希望激起了你的好奇心，让你了解更深入（有关职业机会的信息请见插文框10.1）。

插文框 10.1 职业机会

健康传播专员

医疗保健行政管理

总裁或首席执行官

首席运营官

首席财务官

医疗信息管理员

人力资源主管

战略规划主管

医疗主任

护理部主任

部门主管（如护理、外科、病历、人力资源、市场营销、公共关系、教育、信息技术、账款和风险管理等部门）

医务室经理

职业资源和工作列表

● 美国劳工统计局：http：//www. bls. gov/ooh/management/medical – and – health – services – managers. htm

● 大学医疗管理项目协会：www. aupha. org

● 美国医疗保健行政管理学院：www. achca. org

● 美国医疗保健主管学院：healthmanagementcareers. org

医疗保健人力资源

人力资源经理

招聘人员

培训和发展专员

薪酬福利经理

客户服务代表

职业资源和工作列表

● 美国医疗保健人力资源管理协会：http：//www. ashhra. org/

● 人力资源管理协会：http：//www. shrm. org/Pages/default. aspx

● 美国劳工统计局：http：//www. bls. gov/ooh/Business – and – Finan-cial/Human – resources – specialists. htm

医疗保健市场营销和公共关系

公共关系专业人员

战略规划经理

市场营销专员

广告设计师

医生推广协调员

社区服务主管

内部沟通主管

药品销售代表

职业资源和工作列表

● 医疗保健战略与市场开发协会：www. shsmd. org/shsmdapp/index. jsp

● 国际商务交流者协会：www. iabc. com

● 美国公共关系协会：www. prsa. org

● 美国健康学院公共关系协会：www. healthacademy. prsa. org

● 美国广告公司协会：www. aaaa. org

● 美国广告联盟：www. aaf. org

● 美国劳工统计局：http：//www. bls. gov/ooh/management/Public – rela-tions – managers – and – specialists. htm

阅读本书时，请注意沟通在每个职业中是多么重要。还要记住工作职责之间的重叠现象。有些人将会成为沟通专员，但医疗保健领域的每个人都置身其间。正如我们在第五章所讨论的，系统是人和思想的相互关联的集合。系统某一部分发生的事情会影响系统内其他地方事情的发生。特别是在医疗保健领域，领导、人力资源、公共关系和危机管理是每个人工作的一部分。

医疗保健行政管理

莎拉·斯凯勒（Sarah Schuyler）还是个孩子的时候，她就梦想着从事一份能让她改善病人护理、与各种各样的人互动、参与团队合作和领导工作的职业。作为纽约市医院系统的人口健康总监，她的工作与儿时梦想一致。斯凯勒的职业生涯始于非营利组织和咨询公司。她说，这些都是培养她沟通能力的好地方，其中最关键的是做演讲、与他人合作、参与项目和展示领导能力（Schuyler，n. d. ）。

医疗保健行政人员的范围从首席执行官和副总裁到部门一级的经理和主任。他们在非营利组织、医院、诊所、保健部门、政府机构工作，有时也在为员工提供健康相关服务的私营企业工作。高层职位通常需要在如下领域获得研究生学位，如医疗保健管理、公共卫生、工商管理或健康传播等。大多数医疗保健行政人员都像斯凯勒一样，事业步步高升（U. S. Bureau of Labor Statistics，2019a）。

在职经历千差万别。肯德里克·多伊奇（Kendrick Doidge）是一家医院的商务和公共关系副总裁，他花了大量的时间专注于战略传播和卓越服务。大学毕业后，他曾在一个游客信息服务和会议中心以及一家商会工作。随后，他进入医疗行业，成为医院市场营销和公共关系方面的专员，并在此期间完成了健康传播方面的研究生课程。"永远不要认为你什么都知道"，他告诫其他人，"你必须百尺竿头，更进一步"。

学习曲线（learning curve）的一部分包括理解当前问题并与他人合作。从组织的角度来看，目标有三个方面：提高医疗保健服务的质量，全面改善人民的健康状况，以及降低成本。我们在这里仔细探究这些目标。

提升医疗保健体验

伦纳德·贝里和肯特·塞尔特曼指出:"作为一名消费者,患者所能获得的乐趣是最少的。"(Leonard Berry & Kent Seltman,2008,p.167)与其他行业相比,医疗保健行业的每位客户即患者都希望被视为具有独特需求和认知的个体。健康组织中的人们前所未有地意识到消费者满意度的价值。以下是其中的一些原因。

第一,在今天的医疗市场中,患者有选择——这一现实被无孔不入的广告和营销努力以及新闻媒体和互联网上空前数量的健康信息所强调。在这种背景下,患者是消息灵通的消费者,他们在竞争其业务的不同医疗服务之间仔细选择。消费者通常会根据在线评论、朋友推荐和该组织的在线形象形成他们对组织的第一印象("5 Statistics," 2018)。消费者在网上分享的糟糕经历可能会损害一个组织在"当今超链接的数字世界"中成功的机会("Engaging with Tomorrow's Patients," n. d., para. 2)。

第二,沟通与健康结果相关。如果患者和医疗人员没有实现坦率的沟通和积极的倾听,及时准确诊断的可能性就会降低(Amelung et al., 2019)。良好的沟通还能增强共同决策和理解(Kaldjian,2017)。报告揭示,与医护人员进行有效沟通的患者,更有可能准确理解信息,同意治疗决定,并遵循医疗建议(Okunrintemi et al., 2017)。

第三个因素是金钱。医疗保险和医疗补助报销金额有近三分之一是基于患者对医疗的评价(Zusman,2012)。在用于测量患者体验的调查中,大约75%的问题集中在医护人员与患者及其亲人的沟通层面(Stamp,2019)。其结果是,病人满意度高的医疗机构获得的报销费用明显高于其他机构。

第四个因素涉及医疗成本。医疗机构通过最大限度地减少错误、重复治疗和可避免的医护来节省资金。(与病人以及工作人员之间)沟通不畅是美国近一半严重医疗事故的根源("Americans' Experience," 2017)。相比于其他患者,不满意的患者(尤其是那些觉得医疗机构没有听取他们意见的患者)更有可能需要更多的住院时间,从而推高了成本(Carter,Ward,Wexler & Done-lan,2018)。

插文框 10.2

医疗保健领域行业期刊

医疗保健行政管理

人力资源开发进展

医疗保健管理评论

医疗保健管理科学

健康科学管理研究

医疗保健管理人

国际医疗保健质量期刊

国际综合护理期刊

美国医学指导协会期刊

健康管理教育期刊

健康管理期刊

医疗、组织和管理期刊

医疗保健期刊

医疗保健质量期刊

公共卫生管理与实践期刊

管理医疗主管期刊

医疗保健人力资源

人力资源开发期刊

医疗人力资源

医疗与人力资源期刊

健康与公共服务管理期刊

医疗保健营销与公共关系

公共卫生传播与营销案例

健康营销季刊

国际医药与保健营销期刊

医疗保健营销期刊

医院营销与公共关系期刊

医疗保健管理与营销期刊

营销健康服务

公共关系期刊

公共关系评论

沟通技能培养：服务型领导与赋权

领导者在奖励产生预期结果的行为和培养友好沟通的环境方面发挥着关键作用。以下是专家们提出的一些建议，可以帮助人们发挥出最好的一面。

倒金字塔模型

在典型的官僚等级制度中，高层做出大部分决定，拥有最大的特权，获得最高的经济回报——然而他们却很少与服务一线的员工或客户见面或交谈。内在的紧张关系和缺乏沟通是有问题的。此外，尽管组织中的每个人通常都试图取悦老板，但患者甚至不在等级制度中。

一些理论家提出倒金字塔理论。如图 10 - 1 所示，在一个医疗保健组织中，最重要和最高级的服务对象是患者和顾客。组织中的每个人都直接或间接地为他们服务。第二层是由一线医疗服务人员组成，这些人员包括各种各样的人，他们与医疗组织旨在服务的人（病人、家庭、社区成员等）有直接联系。在医疗保健领域，一线人员包括临床医生、志愿者、餐厅工作人员、管家、服务员、活动协调员，等等。接下来的层次则是中层主管。

在服务型领导风格中，首席执行官和其他高管处于最底层。从这个角度来看，他们的工作就是倾听、鼓励、支持，以及消除障碍，以便整个组织的员工能够去做其最擅长之事。倒金字塔结构也很适合高层领导。他们要求所有人做出卓越贡献，还让各级决策者在做出一切决策时毫无压力。相反，每个级别的团队成员都被授权在一个维护愿景和使命的整体框架内尽忠职守。

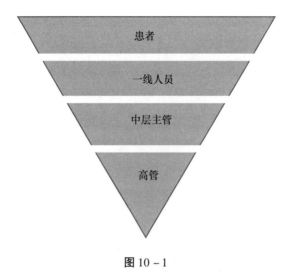

图 10 - 1

当传统的等级制度被颠覆时，高管们就会扮演服务型领导，倾听和支持一线人员，
让每个人都为卓越负责。

赋权团队，使其为成功创建最适合的系统和工作环境。培训充分、拥有权威和资源的人通常不需要密切监督，尤其是在每个人都有责任实现明确目标的情况下。这种领导风格的典型结果是降低员工流失率和提高士气（Brohi et al.，2018）。对医院员工进行研究的研究人员发现，那些感觉自己被上级赋予了很大权力的人表现得更好，也比其他人更有积极性（D'Innocenzo, Luciano, Mathieu, Maynard & Chen, 2016）。

通过倾听建立关系

医疗保健领导专家昆特·斯图德（Quint Studer，2003）认为反馈和氧气一样重要。作为一名医院管理人员，他借鉴了医生的技巧，开始每天"查房"——走访医院各个部门，与患者、家属和员工交谈。他通常这样向员工介绍自己："嗨，我是昆特·斯图德。我为你工作。"在问了几个关于交流对象的经历和他们单位里正在开展的建设性的事情之后，斯图德提出了问题，"你有工作的工具和设备吗？"以及"我能做些什么可让你的工作更轻松？"更令人敬佩的是，他数年如一日地坚持。在一家医院，人们依然津津乐道斯图德15年前做出的有影响力的事情。人们惊叹于他为重症监护病房提供了可用的热水，为停车场增加了照明，为护理部门提供清洁用品，以及更多的东西，难能可贵的是，需求提出后，斯图德通常会在 24 小时内解决。他做出的即使表面上看起来很小的改变也能提高效率，让员工和病人更快乐（du Pré，2005）。

我们此前提到的肯德里克·多伊奇在西佛罗里达医院担任副院长时，也采取了类似的策略。他着手去见他能见到的每一个人。"当我问他们是否可以和我到医院自助餐厅坐着聊聊时，他们一开始可能会感到惊讶"，他说。但人们很快就习惯了他友好的、乐于倾听的态度。多伊奇回忆起一位护士说过的话：

> 你解决这个问题可以使我的工作更容易：建议你给我们购买不同的打印纸。目前纸上的孔和患者活页夹上的叉齿不一致，所以我们都要将每页纸折叠之后才能加入患者病历中。

事实证明，整个医院的员工都被同样的问题所困扰。这种打印纸让每个人都很沮丧，这种情况已经持续了一段时间。多伊奇很快走访了供应链办公室，发现了问题所在。多伊奇说："不知道在多久以前，显然有人不小心撞到了打孔机，改变了打孔排列方式。"经过简单的调整就解决了一个长期存在的问题。"你难以相信他们的反应是多么强烈"，多伊奇回忆道，他这样描述当时的情景：

> 就在同一个星期，我们宣布加薪，但是每个人都在谈论纸张上打孔这件事。提出建议的那个护士是个英雄。这表明，我们的工作就是倾听服务于患者的员工的心声。如果你去询问，他们会告诉你的。但是他们没有时间去寻找问题的根源。

当领导者用心倾听时，领导人就在传递这样的信息：团队成员很重要，很有价值。所以倾听会产生有价值的信息。一线员工通常比任何人都更熟悉客户的愿望和组织的日常事务。壳牌石油的全球经理史蒂夫·米勒（Steve Miller）强调，需要把各个级别的员工视为聪明的变革推动者：

> 在过去，领导者是知道答案的人。现如今，如果你想掌管一个成功的公司，你必须认识到知晓所有答案的领导者是不存在的。领导人应该具有

高瞻远瞩的能力。但是，应对当下挑战的最优方案，必须由最接近实际行动的人来制定。（转引自 Pascale，1999，p. 210）

基于同样的信念，梅奥诊所的工作人员将其大部分成功归功于团队精神和彼此尊重。梅奥诊所的急诊护理医生安妮·萨多斯蒂（Anne Sadosty）说："我知道在急诊室里工作的保管员的名字，我感激他们，就像我感激我的内科同事一样。"（转引自 Berry & Seltman，2008，p. 58）

尽可能将决策推向最底层

决定谁应该参与决策可能是一件很棘手的事。领导力理论家韦恩·霍伊（Wayne Hoy）观察到，如果你问人际关系理论家团队成员是否应该参与决策，他们会斩钉截铁地说："当然！"如果问坚信科学管理理念的人，他们会回答："只有具备专业知识者方能参与决策。"坚信开放系统的社会科学家通常会说："这要视情况而定。"（Hoy，2003，slide 2）霍伊-塔特共同决策模型（Hoy-Tarter Model of Shared Decision Making）（Hoy & Tarter，2008）提出，领导者在决定将谁纳入决策制定时考虑两个主要问题：团队成员是否与结果存在个人利害关系？（换句话说，这个主题是否与之有关？）以及团队成员是否具备这方面的专业知识？如果两个问题的答案都是肯定的，那么就有了共同决策的基础。除此之外，还有其他一些需要考虑的问题：这个人是否会在没有亲自参与的情况下同意这个决定？这个人是否具备有效参与决策的技能？参与其中的人相互信任吗？

我们可以将霍伊-塔特模型应用于领导者以及一线团队成员。与一线员工相比，高管级别的领导人的个人利害关系往往与工作场所的流程牵涉不多，对这些流程了解也较少，部分原因是他们不在一线，部分原因是人们通常不愿意对其不熟悉的领导人坦诚相待。医疗保健满意度专员欧文·普雷斯（Irwin Press，2002）说，许多自上而下的规定对任何人都不是很好。

在评估医疗保健组织的员工满意度时，普雷斯首先要求员工列出那些妨碍他们做好工作的"非常愚蠢的规则"。普雷斯说，"这很有趣，能够将分析性注意力集中在那些过于武断的规章制度上"（2002，p. 42）。接下来，他要求人们研究那些有明确目的但实践效果不佳的规则。例如，普雷斯问，护士有必要为患者送餐食吗？其他工作人员是否可以执行这项任务，将护士解放出来以便更迅速地响应患者的要求？

普雷斯（Press，2002）还建议说，如果规则和文书工作很重要，领导者则必须让团队成员有充足的时间和空间来完成任务。例如，期望员工在狭小的空间或很短的时间内接听电话、提交报告、回应他人的需求是不现实的。这可能会导致员工的挫折感以及随之而来的糟糕服务。普雷斯宣称，如果这些规定很重要，那就把履行这些规定作为工作的一部分。

集中决策的另一个缺点是需要更多时间。在高层领导人知晓或能够采取行动之前，往往最佳时机已丧失，甚至痛失了改变局面的机会。在当今瞬息万变的市场环境下，这可能是致命的。当服务出现故障时，一线团队成员可能需要等待"上级"的授权才能解决问题。现状已经令人失望了，再叠加上更加令人难以忍受的耽搁，结果可想而知。

医疗保健顾问佛瑞德·李提供了一个令人沮丧的集中决策例子（Fred Lee，2004）。一天早上，他来到一家医院进行培训，却发现教室依然是大门紧锁。一名保安人员来了，虽然他有钥匙，他还是需要得到城镇另一端上司的许可才能开门，但是无法及时联系到上司。当整个培训班的人员都在大厅里等候的时候，保安人员说："我真的很抱歉。"李反思道："20英里外的中央调度中心怎么可能会比现场的保安人员更了解现场的情况呢？无论如何，任何有关现场的问题都应由保安人员来决定。"李对这位员工表示同情，因为主管不信任其按照自己的判断行事，该员工倍感无能为力（无疑也特别尴尬）。

诸如此类的考虑，促使医疗保健专家托姆·迈耶和罗伯特·凯茨建议，"不要在较高层次上做出在较低层次上就可以做出的决定"（Mayer & Cates，2004，p. 58）。他们指出，医疗保健是在个人层面提供的个人服务；因此，"必须赋予负责提供服务的人实现有意义服务的权力"（p. 58）。

让人们承担责任

授权的一个关键组成部分是让组织里各个层次的人对其协助设定的目标负责，并定期检查进展，旨在帮助团队成员判断什么是有效的，什么是无效的（Chang, Shih & Lin, 2010；Donahue, Piazza, Griffin, Dykes & Fitzpatrick, 2008）。

为了使这一过程有效，专家建议不要用检查结果惩罚团队成员。否则，他们就会把目标定得太低，并人为地调整结果，比如要求患者给他们打满分，而不是提出建设性的想法。反馈机制应该基于团队成员自己想要了解的内容，以实现持续的自我改进。用迈耶和凯茨（Mayer & Cates，2004）的话来说，检查应该是一种工具，而不是一种惩罚措施。

这里有一个很好的例子。林恩·皮尔斯（Lynn Pierce）是一家医院的护士长，该院工作人员决定将每周的患者满意度调查结果发布在公告板上。这意味着每个人（工作人员、病人、访客、贵宾和其他任何人）都可以看到分数，以及比较不同科室病人满意度得分的图表。尽管没有惩罚措施，但是这些数字很难被忽视。皮尔斯说，虽然她先前经常为单位分数保密找借口，但看到这些分数公开发布改变了她的观点。"我开始想，'我的名次会上升！我不会被抛在后面'"，皮尔斯说，她开始把患者的要求看作一种机会，而不是耗时费神的琐事。她笑着说："'你想喝可乐吗？'我会打电话给餐饮部说，'给他们送一扎六听装的啤酒！'"（转引自 du Pré，2005，p. 317）。

庆祝成功

衡量绩效的一个好处是，在事情进展顺利时，可以有机会进行庆祝。专家建议，向员工及其家属发送手写的感谢信，张贴患者的感谢信，在组织达到关键目标时举行庆祝活动，非正式地表扬那些工作出色的人，制订正式的表彰计划表彰勇敢果断的行为。

在本节的最后，我们需要强调的是，一旦领导者赋予团队成员权力，他们就不会被淘汰。正如詹姆斯·佩皮塞洛和埃米特·墨菲所指出的，授权"并不会减轻领导者的领导责任"（Pepicello & Murphy，1996，para. 17）。不过，这确实意味着领导者的作用是倾向于支持而不是独断专行。成功的关键是人际交往能力，包括激励、认可和奖励他人的能力（Jobes & Steinbinder，1996，para. 23）

如果医疗保健管理者所做的一切成功之势不可当，那么请记住，并不是他们单独的功劳。成功依赖于众人的共同努力。在下一节，我们将探讨人力资源专员如何做出贡献。

人力资源

没有什么比成为一个有望产出卓越成果的团队之一员更美好的了……如果你的团队中加入了轻虑浅谋者，其他事情皆无甚重要。你也许正朝着正确的方向前进，但是你终究难以取得伟大成就。原本彪炳千秋的愿景经平庸者之手仍然会结出庸常之果。

——吉姆·柯林斯（2001a，Disciplined People，para. 7）

在研究了美国业绩始终保持领先的公司之后，柯林斯（Collins，2001b）驳斥了人是公司最重要资产这一观点。"人不是你最重要的资产"，他澄清说，"合适的人才才是"（p. 13）。事实上，我们都知道，不合适的人，或者没有做好充分准备的人，可能是你最糟糕的噩梦——会破坏信任，失去优秀的团队成员，酿成错误，破坏士气。

斯坦福大学教授罗伯特·萨顿（Robert Sutton，R. L. Sutton，2007）在名为《拒绝混蛋规则》（the No Asshole Rule）的一书中提供了经验证据，证明对待他人不好的人对企业不利，无论他们在工作的某些方面看起来有多好。萨顿计算了每个领域工人每个混蛋的总成本（total costper asshole，缩写为 TCA），得出的结论是，那些侮辱、轻视和欺负他人的人，其缺点远远大于优点。他说，即使是那些被认为是"顶级"销售人员的恶霸，也会因为诉讼、员工流失、客户愤怒等问题，使公司承受的损失超过他们带来的收入。此外，他们的态度往往具有传染性，以至于其周围的人也会提供较差的服务。萨顿建议："尽可能避免自大的蠢货。他们不仅会让你觉得自己很糟糕，而且最终你可能会开始像他们一样行事。"（B. Sutton，2007）。

你很可能与那些容易在周围的人中引起恐惧和焦虑情绪的人一起共过事。通常情况下，即使是他们的老板也不愿与他们打交道，所以欺凌者经常留在原地，流失掉的则是客户和同事。与敌意满满的团队成员进行合作，在任何地方都是不可接受的，在医疗保健组织中尤其如此，领导者难以在压力已经很大的环境中吸引和留住合格的人员。医疗保健人员短缺（见插文框 10.3）使得领导者必须尽其所能吸引和留住合格人员。这包括仔细倾听员工的需求，对他们的想法做出反应，让他们参与到合作中来，创造令人满意的环境。

插文框10.3

医疗保健人员短缺

专家估计，到2025年，美国将出现近100万名护士、12.4万名医生和70.6万名家庭健康助理的短缺（AHA，2008；Dill & Salsberg，2008；U.S. Bureau of Labor Statistics，2012a，2012b，2019b）。造成短缺的原因有很多。

第一是人口变动。老年人口的不断增加对医疗保健系统提出了越来越高的要求。有迹象表明，2050年85岁以上的人口数量将是2008年的三倍，达到史无前例的1900万，整体医疗服务需求将增加至少40%（U.S. Census Bureau News，2008）。

第二个因素是2010年通过的《平价医疗法案》。尽管《平价医疗法案》的未来还不确定，但它已经导致参加保险和接受定期医疗保健的美国人数量急剧增加，增加了对合格医疗服务人员的需求（该法案还包括数十亿美元的拨款和培训机会，用于培养新的医护人员）。

第三，在医疗保健需求不断增加的同时，受过培训的护理人员的数量本来已经不足了，糟糕的是预期还会减少。部分原因是许多医护人员自己也到了退休年龄。专家预测，目前在美国执业的注册护士和医生中，约有一半的护士和三分之一的医生将在2025年前退休（Budden，Zhong，Moulton & Cimiotti，2013；Dall & West，2015）。

医生短缺的情况要比护理人员的短缺略好，部分原因是一些之前从事护理工作的女性现在转而去医学院学习了（Green，1988）。近期由于这种转变，女性医生平均年龄要比男性医生更年轻。然而，男性加入护理行业的速度并没有达到预期。如今在美国，只有约9%的注册护士是男性（"National Nursing，" 2018）。

第四个因素是高校资金不足。美国护理学校每年会拒绝近6.9万名合格的申请者，因为这些学校没有足够的预算和师资招收更多的学生（American Association of Colleges of Nursing，2015）。

　　第五，许多医疗专业人员不断另谋高就。一项调查显示，美国49%的护士曾考虑离开这个领域，主要是因为工作繁重、压力太大，以及由病人、行政部门和医生导致的工作氛围太差（Cornwall，2018）。与此同时，约12%的医生说他们计划退出行医行列，主要是因为对过多的文书工作和官僚监督感到沮丧（Physicians Foundation，2018）。

　　人员短缺损害了医疗服务质量。也会对患者造成伤害。人手不足的病房中的患者比其他人更容易出现尿路感染、肺炎、休克和上消化道出血——而这些情况只要仔细注意，往往可以避免或减少（"HHS Study Finds，" 2001）。人手不足的病房里的病人住院时间更长，心搏骤停后成功复苏的可能性也更小。杰克·尼德曼及其同事（2006）发现，医院实际上可以通过雇用更多的注册护士来节省开支，因为在人员配备充足的科室，护士需要处理的紧急情况、患者死亡和错误都更少一些。

　　在这一部分，我们着眼于人力资源人员和其他培养人才以及富有前瞻性之人的贡献，理想情况下，他们让我们有幸与有道德、有奉献精神的人一起工作。人力资源专家负责招聘、雇用和培训员工；监督员工福利和薪酬；调解员工问题；提供指导、咨询和帮助；表彰杰出成就；监控团队成员的满意度和留存比。学历通常包括人力资源、人事、沟通、心理学或其他与人类动力学（human dynamics）相关领域的学士学位（"Becoming，" 2011）。

理论基础

　　在探讨与人力资源相关的研究和管理策略之前，让我们先介绍该领域的一些基础理论。正如你将看到的，理论家们已经研究过如下问题：在对待团队成员时，我们应该考虑哪些道德原则？人与其他类型的资源有什么不同？什么可以激发团队成员的最佳才能，从而使我们一起拥有最大的成功机会？

　　理查德·德·查姆斯（Richard de Charms）的研究为目前众多有关动机和工作场所动力学的理论奠定了基础。他（1968）提出的个人因果理论（theory of personal causation）认为，人们自然会拒绝被视为需要放弃控制和不假思索地服从命令的棋子，但是当人们被当作设计和执行有价值任务的积极参与者时，他们通常会热情地做出回应并奉献力量。查姆斯的研究发现既关乎生产力，也关乎道德。他认为不应该将人视为机器中的齿轮，他还观察到员工在积极参与时会做出最大的贡献。因此，查姆斯（de Charms，1977）提倡一种他称为"计划—选择—行动—承担责任"的参与模式，在这种模式中，人们共同做出决定、执行决定，然后不断分析和改进自己的绩效。

道格拉斯·麦格雷戈（Douglas McGregor，1960）的 X 理论和 Y 理论模型也提出了类似的观点，该理论提出，约略可以将管理者分为两大基本阵营：其一是认为人们天生懒惰，必须受到激励和监督才能提高工作效率的人（X 理论管理者），其二是认为人们享受工作内在的回报，并有动力做出积极改变的人（Y 理论管理者）。麦格雷戈观察到，管理者的态度对于激发出人们最坏或最好的一面都具有影响力。一方面，被认为懒惰和不值得信任的人很可能会的确如此，反之亦然。另一方面，Y 理论管理者倾向于采取人际关系法，认识到当人们感到被欣赏、满足和为他们所做的工作自豪时，他们的工作效率最高。麦格雷戈的理论和相关研究进一步证实了这样一个观念，即赋予团队成员权力既是道德的，又是有利的。

弗雷德里克·赫茨伯格（Frederick Herzberg）构想了更复杂的因素之间的相互作用。他的激励保健论（motivation hygiene theory）表明，一系列不同的问题会导致满意和不满足两种情况（Herzberg，1968；Herzberg，Mausner & Snyderman，1959）。根据这一理论，如果人们相信工作能够带来重要的改变，受到尊重，并且能够学习和有所提高，那么他们通常会对自己的工作感到满意。赫茨伯格将这些因素称为激励因素。然而，一系列不同的问题也会产生不满，他称为保健因素（hygiene factors）。这些因素包括感到薪资过低，被迫在不健康或非生产性的条件下工作，以及认为规则和政策是不公平的。赫茨伯格发现，在这些因素不存在的情况下，人们通常不会感到不满意。不过，这也并不意味着他们感到满意。如果你还记得的话，要想达到满意，我们必须感到我们的工作很重要，同时我们受到了尊重。这里的教训是，不满意通常来自工作外在的因素（例如薪酬），而积极性则来自创造不同所带来的内在满足感。只关注其中一种的管理者不太可能创造出让员工满意又能高度激发员工积极性的条件。

在医疗保健领域，招募优秀人才并确保他们受到奖励和重视尤为重要。虽然人力资源人员通常不直接与患者打交道，但他们对这些互动的质量有着巨大的影响。

沟通技能培养：建立伟大的团队

当一名重病患者住进梅奥诊所医院时，她的女儿告诉护理团队，她担心母亲活不长，无法出席她即将到来的婚礼。意识到婚礼对母亲和女儿都很重要，梅奥团队立即采取行动。几个小时之内，他们就把医院的中庭变成了一个遍布鲜花和气球的婚礼现场。许多部门的人员都主动前来帮忙：

> 工作人员提供了蛋糕和一位钢琴师，护士为患者整理了头发，还为其化了妆，为她穿好衣服，然后将她的床推到中庭。牧师主持了婚礼仪式。医院的工作人员、其他患者以及来访的家人和朋友在每层楼的阳台上围绕着中庭，用新娘的话说，"就好像天使从天而降"。（Berry & Seltman，2008，p. 57）

这个令人动容的故事证明了梅奥诊所的简单理念，每位员工都清楚这一点，并将其作为所有决策的基础：患者需求至上（Berry & Seltman，2008，p. 24）。在这种文化中，志愿服务一词指的是员工愿意做超出他们职责范围内的事情，因为他们想要有所作为，而且他们知道组织的领导人会支持他们。

这种程度的承诺共情不是自动产生的，而是在许多层面上共同努力的结果。此过程从选择合适的人开始，然后对他们进行良好的培训，并将宗旨融入日常工作的方方面面。以下是从人力资源的角度出发，创建和建设优秀团队的策略。

谨慎雇用

柯林斯（Collins，2001b）说，通往成功的第一步是"让合适的人上车"。迈耶和凯茨完全赞同这一点。他们会问："有没有这样的日子，你来到办公室，看到与你一起工作的人，心里想：'放马过来吧！无论我们今天面临何种挑战，这个团队都能无往而不胜！'"（Mayer & Cates，2004，p. 7）。如果是这样，人们会说，你周围都是一流团队成员（A-team players），他们喜欢挑战，有积极的态度，能激励周围的人。但是如果见到同事的感觉完全不如上述情况，那么你所在的是个二流团队（B-team players）。在上班途中，队员会产生不同的内心对话，听起来更像这样："朝我开枪，朝我开枪，开枪！我无法忍受和他一起工作——我昨天和他一起工作过！"（Mayer & Cates，p. 7）。

迈耶和凯茨用消极、懒惰、迟到、糊涂来形容二流团队成员（B-team players），而且他们总是对工作的要求感到惊讶。二流队员具有"根本上的毒性"，而且相当强大，因为只需要一个人就能毒害所有人。迈耶和凯茨主张，领导者工作的一个主要部分就是让二流团队成员要么进行革新（这可能包括让他们调到更适合其才能和热情的职位），要么离开。他们说，更好的策略是从一开始就雇用合适的人。

田纳西州诺克斯维尔帕克韦斯特医疗中心的琳达·明顿（Linda Minton）描述了她是如何知道一名新护士保罗（Paul）将成为一流团队成员的。一位八十多岁的阿尔茨海默病患者在保罗的看护下入院进行输血。当保罗拿出静脉注射器时，患者非常害怕，她的女儿则以泪洗面，心烦意乱。患者一再要求不要打扰她，让她回家，但保罗知道她需要治疗来挽救生命。明顿（Minton）回忆道：

> 保罗再次平静地解释说她不能回家，但他也问她是否还有其他想做的事情。患者很快露出灿烂的笑容回答说："我想跳舞。"保罗并不会跳舞，但他说："您来带着我跳。"她同意了，于是他们跳起了舞。这是多么美妙的一幕啊！看到那位可爱的女士在即兴舞蹈中平静下来。就在那一刻，我们都知道保罗在帕克韦斯特医疗中心拥有一席之地。（What's Right in Health Care，2007，p. 666）

负责人力资源的工作人员在招聘和选拔一流团队成员方面具有影响力。专家提醒我们，重要的是物色到态度端正、有激情、有资格证书的人。在做出招聘决定之前，特别成功的组织成员通常会对候选人进行多次面试，邀请将与其一起工作的人提供意见，并考虑候选人的无形资格，例如耐心、对多元化的欣赏和人际交往能力。

传授文化和价值观

本节以梅奥诊所志愿者奉献精神方面的一个例子开始。组织帮助传授的文化和价值观，人力资源部员工的参与，这种非凡追求服务者的相遇成为可能。在梅奥诊所，员工们在新员工入职培训的前五分钟内就会听到诊所的座右铭"患者需求至上"，此后每天都会听到好几次。正如一名员工所说，"梅奥已经成为你基因中的一部分"（转引自 Berry & Seltman，2008，p. 26）。拥有一个强烈、明确的目标，即使是在不同的人和部门之间，也能实现团结。团队成员会以不同的方式做出贡献，但是他们因为一个明确的使命而团结在一起，他们志同道合地共同努力去实现使命。

持续招聘内部人才

根据大多数人的估计，更换一名年薪 5 万美元的员工，需要花费大约 7.5 万美元，更换薪资等级较高的员工则需要更高的成本（Bliss，2012）。费用包括生产力方面的损失以及招聘、面试和培训新员工的成本。这甚至还不包括人际关系破裂和人手短缺带来的挫败感。留住优秀的团队成员符合每个人的最大利益。人力资源部员工可以通过以下方式帮助留住人才。

●提供持续的领导力培训。理想情况是，领导力培训和发展，不会因为人们被任命为领导时才开始或结束。这个过程在获任命之前很久就开始了，并贯穿一个人职业生涯的始终。

●坦坦荡荡。如果人们要负起责任，他们必须知道自己的立场和组织的表现。一种策略是让所有员工都能获得财务记录和满意度调查报告，这样他们就能记录自己的成功，并立即收到市场反馈，了解哪些工作做得好，哪些做得不好（Studer，2003）。

●让员工更容易接触到本组织的领导人。避免将行政官员安排在遥不可及或隔离的地区。鼓励领导者在整个组织内自由互动，分享对话、表扬和想法。

●奖励分享想法的人。制订一个计划，邀请员工提出建议，并对他们提出的改善服务、节省资金和提高员工士气的可行想法给予奖励。

●对想法做出回应。即使贡献出的想法无法付诸实施，人们也希望知道自己的想法得到了倾听。指定委员会审查意见，对所有意见做出回应，并在可能的情况下落实。

• 让人们准备好积极参与。在上一节中，我们探讨了对分散型领导力进行投资的原因。获得授权的团队成员通常表现更好，更有创造力，满意度也高于其他人（Fernandez & Moldogaziev，2013）。人力资源部员工可以帮助人们培养有效参与共同治理的技能。

根据我们已经回顾的理论，鼓励人们使用和发展其才能对医疗保健组织是有益的，还可以提高这些组织中人员的价值。招聘是第一步，但不断重新招聘有才华的团队成员，并在人才可用时从内部招聘，也会带来回报。贝里和塞尔特曼指出，在某种程度上，就业是一次"持续数年"的面试（Berry & Seltman，2008，p. 29）。

现在让我们来考察市场营销和公共关系专业人士的贡献，看看他们在内部和外部努力帮助医疗保健组织取得成功的例子。

市场营销和公共关系

我们从高级公共关系专员维罗尼卡开始这一章，她说，每天都是不同的。她还说："我们经常与家属一起体验照顾患者的环境和文化。"（"All About，"2016，para. 19）公共关系专家履行一系列职能。她的工作主要包括向公众宣传健康新闻——从手术突破到不孕症治疗——以及分享那些令人人们感动的生活故事。例如，在当地一家新闻台来医院采访，报道男孩庆祝最后一次化疗时，维罗尼卡也在场。维罗尼卡还记得后来发生的事情。

> 大约一年后，在医院的一次筹款活动中，我与那个男孩的父母不期而遇，他妈妈给我看了她苹果手机上的照片，我突然激动无比。那个小男孩满头密发，他正在踢足球。这是我那一年看到的最好的照片之一。（"All About，"2016，para. 15）

在这一节，我们更多地探讨医疗保健营销和公共关系，这两个职业领域虽然不一样，但往往是相互牵连的。

传统上，医疗保健营销侧重于促进业务和盈利能力，公共关系则侧重于提高组织形象并肩负更大的使命。市场营销专业人员很可能参与到对业务发展至关重要的利益相关者群体中。这可能包括直接向可能转诊患者的医生进行营销，开展市场调查，帮助开发新的服务以满足市场需求，通过广告和其他手段为组织建立、推广品牌形象、进行内部沟通以及参与战略规划。通常以经济回报（financial success）和组织成长来衡量市场营销的工作结果。

医疗卫生领域的公共关系专业人员一般参与媒体关系维护和宣传、出版物设计、内部沟通、战略规划、特别活动、健康教育和宣传、筹款、志愿者招募和危机管理等活动。最令人梦寐以求的公共关系专业人员，是那些在组织内部与外部利益相关者中以综合方式开展工作的人员。公关理论家兼研究员库尔特·怀斯指出，"公关从业人员在当地报纸上为公司做了正面宣传之后，就可以宣称自己成功的日子早已一去不复返了"。他指出，"现在，CEO 们希望公关专业人士证明，他们能够为公司的终极（bottom-line）成功做出贡献"（Kurt Wise，2007，p. 162）。

虽然市场营销和公共关系工作性质有所不同，但如果双方的工作都完成得很出色，彼此是相辅相成的。财务不具备可持续性的组织难以取得成功。同样，如果没有强大的声誉和坚定使命的组织，也不太可能在财务上取得成功。在医疗保健行业，市场营销和公共关系专业人员紧密合作司空见惯。有时人们会身兼双责。

理论与实践基础

以下介绍的是来自市场营销和公共关系专员在沟通方面的最佳实践以及其背后的理论。作为其余部分的基础性内容，我们将把大部分时间用于解释培养互利关系方面。

关注人际关系

关系管理和关系营销出现在 20 世纪 80 年代后期，在医疗保健领域受到特别推崇。它们反映了这样一种观点，即事务处理并非总是（甚至是经常）存在一个明确的开始、中间和结束（Dwyer, Schurr & Oh, 1987）。例如，如果你需要做手术，你对医院的印象可能不是从你走进医院大门那个时刻开始的，其实开始的时间要早得多，也许是从朋友们讲述他们在那里的经历时开始的，也许是从医院慷慨地资助你侄女所在垒球队时开始的，也许是你认识的在那里工作的人都很友好，等等。作为一名患者，你在那儿发生的事情很可能会影响你将来在那里寻求治疗的意愿。考虑到这些因素，专注于持续关系的市场营销和公共关系专业人员，不仅能更有效地吸引和维持消费者和合作伙伴，还能更有效地吸引和维持组织的忠实粉丝。

所有类型的关系都很重要。同事关系会对组织文化产生影响，并为消费者交流定下基调。与外部利益相关者的关系也发挥着强大的作用。他们的支持（或不支持）可能会决定能否建造起新的"配套大楼"。正如伯科威茨指出的，"在组织与捐赠者建立关系之前，寻求捐赠建立癌症中心、心脏中心或妇女健康项目是极其困难的"（Berkowitz，2007，p. 128）。在医疗保健领域，即使是所谓的竞争对手也经常会联合起来，为未参保的社区诊所提供资金，举办健康博览会，协调危急情况下的医疗，等等。盖伊、威廉姆斯、奥尔德里奇和罗根坎普证实说："如果没有战略合作伙伴和其他公众的协助，当今医疗保健组织面临的要求和肩负的责任过于艰巨，难以完成。"（Guy，Williams，Aldridge & Roggenkamp，2007，p. 2）

许多人认为发展关系不仅是有意义的业务，也是改善医疗保健质量和降低成本的关键。正如营销理论家劳伦斯·克罗斯比（Crosby）在 2011 年所言：

> 医疗质量和成本问题不是一个健康的人在街上晕倒，被紧急送到医院，由电视剧《豪斯医生》（*House*）中的豪斯进行复杂的诊断。它们事关长期存在的慢性问题，这些问题已经酝酿多年，最终会演变成更大的问题。管理预防、治疗、后续生命周期需要一种关系处理的方法。（Lawrence Crosby，2011，p. 13）

克罗斯比认为，现如今的医疗保健方法大多支离破碎，这助长了重复治疗、前后不一致的治疗、利益的关系不信任乃至重视不够，这些问题可以通过更强大、更值得信任的关系加以克服。

罗伯特·摩根和谢尔比·亨特（Robert Morgan & Shelby Hunt，1994）的关系承诺—信任理论（commitment-trust theory of relationships）提出，人们基于信任、共同价值观、忠诚和承诺，在不同的选择之间做出相对持久的判断，其中，承诺和信任是关系强度的最大预测因素。该理论进一步假设，一旦形成持久的关系,我们(作为消费者、服务提供方和同事)可以从稳定感、不确定性的降低和身份认同感增强中获益,只要收益大于关系投资的成本(其中可能包括冲突和对其他更有益的可替代方案的认可),我们可能会持续对这些关系进行投资。这意味着建立人际关系,不断培养人际关系,克服人际关系面临的威胁非常重要。

关系管理消除了营销和公共关系专业人员只能有效地与公众进行单向沟通的观念。事实上,这种观念从来都未能令人满意,在医疗保健领域尤其如此。早在1939年,奥尔登·布鲁斯特·米尔斯(Alden Brewster Mills)就建言,医疗保健的公共关系最重要的是要努力增加"相互理解、信任和尊重"(Mills,1939,p.3)。

基于同样的信念,詹姆斯·格鲁尼格(James Grunig)及其同事倡导双向对称沟通(two-way symmetrical communication),这意味着一个组织的成员与其服务的广大公众之间进行持续、公开的对话(Grunig,1992;Grunig,Grunig & Dozier,2002)。这给予我们的经验是,在任何关系中,听与说一样重要。

总而言之,许多人认为关系管理的重要价值是维持持久的关系,牵涉其中的各方利益是相互的,这是公共关系和市场营销最重要的焦点。正如你所想象的,沟通是关系管理的核心,是我们传达信任、承诺以及管理冲突的机制。仅仅让市场营销和公共关系专业人员从事关系发展是不够的。每个人都必须参与进来。接下来,我们将重点关注在整个组织中整合实施营销和公共关系工作方面的内容。

整合

"销售是试图让人们想要你拥有的东西。营销则是在努力满足人们的需求",医疗保健顾问特伦斯·林恩(Terrance Rynn)说(转引自Lee,2004. p.5)。

专业人士所犯的一个错误就是试图通过推广不合格的服务来促进业务。佛瑞德·李说,这不仅不会奏效,而且会使事情变得雪上加霜。他建议说,如果一项服务低于平均水平,就不要再推广了。"对于质量很差的服务来说,最糟糕的事情就是让更多的医生或病人尝试这项服务,然后发现它有多糟糕。"(Fred Lee,2004,p.6)因此,重要的是不要把市场营销和公共关系视为医疗保健系统的"附加组成部分",而应看作战略规划和组织设计中不可分割的组成部分。

因为市场营销和公关专业人士会不断地关注大环境，倾听人们的心声，了解人们的需求，所以他们可以成为内部决策制定中有价值的参与者。此外，他们对服务了解得越多，就能更好、更真实地向他人推广这些服务。

特伦特·舒尔茨（Trent Seltzer）等人在文章《急诊室的公共关系》（*PR in the ER*）中给出了内部公共关系方面的一个有趣例子，他们描述了繁忙的大学附属医院急诊部内的沟通。研究人员观察并对工作人员做了访谈，大多数受访者直言自己处于"轰炸之下"（Trent Seltzer et al.，2012，p. 131），对每天面临的沟通挑战毫无准备，对同事的敌对态度感到气馁。也许最糟糕的是，大部分员工普遍认为管理人员对他们关切的问题漠不关心。因此，他们在糟糕的情况下无能为力。研究人员观察到，那些感到困惑、沮丧和焦虑的员工无法把工作做好，对组织来说是糟糕的形象大使。基于这些观察，研究人员鼓励领导者重视员工关注的问题，认识到公共关系既是一项内部职能，也是一项外部职能。

树立声誉，不仅仅是树立形象

一个组织最大的竞争优势不在于其规模、地理位置或价格。成功的最大预期因素是其特点和声誉的稳定性（Jackson，2004）。在《建立声誉资本》（*Building reputation Capital*）一书中，杰克逊给出了令人信服的证据来支持一个简单又有力的观点：人们忠于组织时，组织就会蓬勃发展。这一原则不仅适用于员工，也适用于客户。杰克逊发现，最优秀的员工——他们本身具有强烈的正直感、持久的奉献精神和良好的信誉——都会涌向那些让他们感到自豪的公司。由于受到善待，接受过这些组织服务的人可能会一次又一次地选择投桃报李。

相反，违背公众信任的组织最终往往会因丑闻而垮台。这些公司经历了杰克逊所说的"关系破产"，即使再多的市场营销或公共关系都无法扭转局面。杰克逊提出，"信任、诚信、公平交易，这些是你的企业最宝贵的东西，能够让你的企业运转、富有成效，它们存在于企业价值的传统衡量标准之外"（Jackson，2004，p. 2）。

在医疗保健领域尤其如此。除却声誉，很难对诊所、医院或非营利组织进行评判。无论一家医疗中心拥有什么样的高科技或者其环境多么漂亮，人们都不太可能把自己的生命或捐款托付给自己不信任的人。

杰克逊区分了企业识别（corporate identity，使一个组织与其他组织相比具有可识别性）、形象（image，基于公司的"个性"对公司的整体感觉，但有时这种感觉是稍纵即逝的）和声誉（reputation，一系列支持者对一个组织的"性格、良知和信誉"的长期评估）（Jackson，2004，p. 43）。他提出了三种不同类型的公司的模型，如下所述。

我们所谓的唯利是图的公司（Point-A-to-Point-B companies）内的人们主要受利润的驱使，他们愿意采用不正当手段达到营利的目的。尽管损益表底线（bottom line）在一段时间内看起来很健康，但这些公司的人通常最多只能获得短期成功。他们无法赢得客户或员工的忠诚，最终，如果公司能生存下去，他们也可能会花费大量的时间和金钱来应付法律纠纷和丑闻。

第二种类型的公司，杰克逊称为基于表面形象（superficially image based）的公司，人们意识到公司积极形象的价值，但仅仅诉诸广告活动和口号寻求良好形象，这些措施听起来不错，但不一定反映公司的真实性质。在这类公司里，原则得到支持，但并不一定总是会得到贯彻实施。这种态度不太可能产生长期的成功。

第三类公司以声誉为基础（reputation based），这意味着它有一个积极的形象，但更重要的是，整个组织的人员始终如一地在其全部行动中体现出崇高的原则。这是可能做到的，因为人们知道这些原则，而且领导者和公司政策支持这些原则，即使需要花费更多的时间和金钱才能实现。杰克逊（Jackson，2004）证明，只有在这种类型的组织中，人们才有能力参与透明的决策，这很重要，因为透明是持久信任的关键。他的研究表明，只有以声誉为基础的公司才能获得长期成功。

总而言之，杰克逊（Jackson，2004）提出的观点是，形象可能是表面的，但一个组织的声誉（好坏）取决于其成员每天在不同情况下如何对待他人。

到目前为止，我们主要讨论的是指导原则。我们将以技能培养内容结束这一节，这是市场营销和公共关系专业人员使用的众多沟通工具之一。

沟通技能培养：双向沟通与社交媒体

过去100年的大部分时间里，市场营销和公共关系专业人员与记者合作，向公众提供知识信息。这现在仍然是其工作的重要组成部分，但正如你所知，互联网、脸书（Facebook）和推特（Twitter）等技术现在使得人们可以在不通过正规媒体渠道且相对低成本的情况下传播信息。但这并不意味着社交媒体活动总是容易或有效的。以下是一些专家的建议，教你如何充分利用各种社交媒体。

● 保持互动。医疗领域记者凯莉·沃恩（Carrie Vaughan，2012）描述了一家在脸书（Facebook）上只有80个"好友"（其中大部分是员工）的医院，直到公关和营销人员在拟开展的活动中举办一场在线可爱宝宝大赛，其好友数量迅速飙升到1153。

● 将消息链接到关键服务。为了充分利用数量众多的读者，请将社交媒体信息与你想推广的服务连接起来。沃恩（Vaughan，2012）举了这样一个例子，将"你心仪什么？"（What Do You Heart?）的在线竞赛链接到了心脏服务宣传活动。

● 要有教育意义。社交媒体可以让人们观看医疗规程，接收以前无法获得的其他医疗相关信息。底特律亨利·福特（Henry Ford）医院的工作人员使用推特（Twitter）记录并播放了一些手术以及外科医生的评论。医疗保健技术专员查尔斯·帕克斯（Charles Parks）表示，"这样做消除了真正的沟通障碍"，"这有助于使一些可怕的事变得更容易理解"（Cohen，2009，para. 12）。

● 整合一系列渠道。最有效的宣传活动包括一系列的社交平台以及彼此之间的链接（Vaughan，2012）。

● 维持关系。正如我们所讨论的，紧密的关系可以提高患者的治疗效果，建立忠诚度，并帮助筹集资金。社交媒体在这方面大有用武之地。拉斯维加斯的一家外科减肥中心定期向脸书（Facebook）上的好友发送鼓励性的话语、在线链接和健康信息（Patterson，2012）。

● 制定社交媒体政策。社交媒体的缺点是，对于每个人来说，它都是快速、便捷和廉价的。例如，员工在脸书（Facebook）或照片墙（Instagram）上发表的评论可能会侵犯患者隐私或危及与其他组织的合作关系。因此，许多组织正在就社交媒体操作对员工进行教育，并制定相关政策，例如尊重（避免发布冒犯性的、使人难堪的或诽谤性的言论），遵守版权法，在链接到公司网站之前获得批准；对患者和公司专有信息保密，未经批准不得以组织成员身份发言。

危机管理

就其性质而言，医疗组织很有可能成为危机的一部分。正如凯瑟琳·费恩·班克斯（Kathleen Fearn Banks，1996）所定义的，从组织的角度来看，危机是"重大事件，其潜在的负面结果会影响组织、公司或行业，以及其公众形象、产品、服务或良好的声誉"（p.1）。

在医疗保健领域，危机通常由外部根源引发：自然灾害、事故，或是传染性疾病暴发。在这种情况下，医疗保健组织（特别是医院和卫生部门）的成员可能需要解释危机并向公众通报相关情况。在某些情况下，危机源于组织内部——火灾、婴儿在托儿所被人绑架，以及敲诈勒索的指控。无论何种情况，重要的是要有一个处理危机、收集信息和向组织成员、媒体和公众提供信息的周密计划。

在第十二章中，我们广泛地讨论了如何处理公共医疗危机，许多相同的原则适用于此，所以此处我们仅做简要概述。不过值得一提的是，危机不仅对公众有影响。对于组织同样有影响。危机管理是沟通专员，尤其是公共关系专员大显身手的空间。以下是一些在危机期间准备危机计划和管理宣传的有用建议（"Crisis，" 2014；Fearn-Banks，1996）。

- 让组织内的人知道什么会构成危机，在危机第一个迹象出现时应该联系谁。

- 为组织指定一位主要发言人（通常是首席执行官或公共关系总监），并帮助决定发布什么信息以及如何发布。

- 在危机发生前与媒体专业人士建立良好关系，在危机发生时不要徇私舞弊。

- 培养与社区内人们的关系。美国卫生与公共服务部的分析人士说："应急管理人员使用'所有灾难都是本地的'这一原则来强调危机发生在特定的地方，并影响特定的社区或社区群体。"（"Crisis，" 2014，p.4）认识当地非营利组织、学校、教堂、社区等方面的关键人物，在危机中将发挥极其重要的作用。

● 教育组织员工如何处理危机，如何获取信息。

● 在共享信息之前，请核实并更新信息。

● 不要忘记"忧虑之人"。美国疾病控制与预防中心的内森·许布纳（Nathan Huebner）敦促危机管理人员不要忽略那些没有直接受到危机影响，但因危机而痛苦或为亲人焦虑的人。许布纳指出，"忧虑之人"通常比直接受影响的人要多，让他们了解情况可以防止过度焦虑，还可能使他们远离伤害（Currie，2009）。

● 保存指定发言人、媒体专业人员、利益攸关方和应急管理专业人员的最新联系信息。

● 如果无法获得电力或网络连接，维持必要的供应品。

● 提前计划你将如何接待现场的媒体来宾。

正如你所看到的，本章概述的这些策略都不是孤立施展的。公共关系专员通常领导危机管理团队，但他们首先承认，优秀的团队成员能够在日常生活和非常时期提供出色服务。领导者、人力资源专员和其他人使之成为可能。让我们以卓越服务专家的建议结束本章。

卓越服务

本章中的许多理念都是面向卓越服务的。基于数十年的患者满意度调查经验，欧文·普雷斯（Irwin Press，2002）提出了关注患者满意度的 5 个理由：

● 患者在得到良好的治疗时，他们会感到满意，即使这涉及令人恐惧和不舒服的程序。

● 满意的患者会比其他人承受的压力更少。

● 高度满意的患者实际上比其他人感觉更好，恢复得更快。

● 有积极经历的患者会成为组织的"使徒"，会向其他人推广组织。

● 员工满意度与患者满意度之间存在高度相关性。

所有这些都构成了竞争实力和利润增长点。还有一个原因不容忽视。迈耶和凯茨在其合著的《卓越客户服务的领导力》（*Leadership for Great Customer*

Service）中提出，"在医疗保健领域让客户获得卓越服务的首要原因是……这会让工作变得更容易"（Mayer & Cates，2004，p.5）。迈耶和凯茨观察到，团队成员觉得自己正在发挥作用而不是逆行时喜欢工作，会在享受工作并且能够提出有创造性的想法时钟情工作，会在感到被同事和上司重视且支持时热爱工作。

以下是专家们提供的关于建立维持卓越服务文化的一些技巧。你会发现很多重点都在员工满意度上。正如许多人已经观察到的那样，不满意的员工不太可能带来满意的客户，但满意的员工所做的远不止把本职工作做好。

• 超越期望。激发客户忠诚度有必要给予员工比其预期更多的东西。迈耶和凯茨（Mayer & Cates，2004）是这样说的："航空公司把我们安全地从 A 地带到 B 地，我们该给航空公司多少信任？如果我们毫不信任会怎么样？你的患者希望得到出色的临床护理（目的地）。但他们同样期待得到卓越的服务（旅程）。"（p.26）

• 认识并创造关键时刻。当人们根据自己受到的对待而对一个组织产生印象时，就会出现关键时刻。梅奥诊所的工作人员就遇到了这样的关键时刻，当时一位在急诊科寻求治疗的妇女担心她的狗，那只狗就在外面的一辆 18 轮的重型卡车里，她靠开卡车谋生。护士们得到许可，将卡车停在当地一家购物中心，并照顾该女士的狗，直到她康复出院。

• 将服务失败作为出发点。当一家大型医院的员工被要求回想他们曾经体验过的出色的客户服务的时候，他们的回答令人鼓舞。一位女士因百货公司迟迟未修改她购买的裙子倍感沮丧，直到一位销售员打电话向她道歉，还亲自将裙子送到她家里。另一位女士则是因为刚买的车在上班路上就坏了而感到极度懊悔，直到车行的人在她打电话后 10 分钟赶到，在路边迎接她，把借来的车的钥匙交给她，并在她当天回家时把车修好交还给她。这些不仅是事关服务的故事，而且是事关服务补救的故事。这些顾客准备沮丧地永远离开，并想把这段糟糕的经历告诉他们认识的每一个人。但在每一个案例中，一个同事（通常不应该为服务失败担责）通过道歉和提供比预期更好的服务扭转了局面。这个故事告诉我们，服务补救通常是一个机会，可以把顾客变成忠实的粉丝。

• 讲述故事并致敬英雄。这一章中的故事会成为其他人的指导原则。这些故事描绘了我们所做的事情中最好和最高尚的部分。支持一种文化最有效的方法之一就是鼓励讲述其优秀的故事。卓越的领导者会欣赏这些故事的价值，并经常与他人分享。

这里还有一个来自路易斯安那州拉斐特（Lafayette）市拉斐特总医院的故事。平安夜深夜，一辆救护车将一位女性及其两个幼子带到了医院，他们遭遇了一场车祸。孩子们都没事，但那位女性在到达医院后不久就死了。她的丈夫当时在海上石油钻井平台工作，警方无法联系到他。

两个刚刚失去了母亲的孩子在平安夜被困在一家医院，身边没有任何亲人，急诊室的工作人员对他们的遭遇深感悲痛。护士、医生和病房的接待员在换班之前都尽可能地安慰孩子们，让他们开心。商店都已经打烊了，他们就轮流开车回家，为孩子们临时准备节日用品和礼物。护士们牺牲了本可以和家人一起放松的时间，一直工作到深夜，这样，当孩子们在圣诞节早晨醒来时，房间里装饰着一棵圣诞树，周围摆满了礼物。许多工作人员把家人带到医院，与孩子们一起共度圣诞节的早晨。

"员工的孩子们太棒了"，一名护士回忆道。"圣诞节的早上他们来到医院，看着不认识的孩子们打开前一天放在他们圣诞树下的礼物，上面还写着他们的名字。他们非常乐意分享。我可以告诉你，当时在场的人无不泪流满面！"

小　　结

医疗保健行政管理

• 医疗保健行政管理人员在将不同的人团结起来实现共同使命，以及使团队成员各显其能方面发挥着关键作用。精心设计的系统也可以减少压力，将错误降到最低。

• 授权意味着管理者是服务型领导者，他们对团队成员的想法和关注持开放态度，鼓励团队成员果断决策且为之负责。

• 许多医疗保健组织越来越鼓励员工们想办法取悦顾客、解决问题、进行团队合作，提出创新方法来改善医疗保健质量和节约资源。

人力资源

• 有吸引力的工作环境有助于留住和培养医疗保健领域的人才。

● 人力资源工作人员在帮助招聘、培训、支持和留住优秀团队成员方面发挥着重要作用。

● 有证据表明，人们在积极参与时表现最好，人力资源工作人员可以帮助人们培养参与决策和领导的技能与信心。

● 为了应对未来的挑战和弥补人员短缺，我们必须帮助医疗保健专业人员在不筋疲力尽的情况下完成其工作。这意味着给予他们创造愉快工作环境的自由，促进团队合作和缓解压力，抵制过度工作的诱惑，并为他们经常提供休息时间和补给。

营销与公共关系

● 由于医疗保健资金有限且竞争激烈，医疗组织的工作人员面临的挑战是尽可能准确地预测人们想要和需要的医疗服务。市场营销和公共关系专业人士在这方面可以贡献才智。

● 市场营销和公共关系专员与内部和外部利益相关者建立信任关系，吸引忠诚的病人和捐助者。

危机管理

● 危机沟通计划对于处理可能有损形象或引人注目的事件、健康恐慌（health scares）以及其他将医疗机构置于风口浪尖的情况至关重要。

● 妥善处理危机需要沟通技巧、准备、对关键价值观的承诺以及处理意外需求的意愿。

卓越服务

● 服务是每个人的工作。

● 整个医疗保健组织的人们都被要求提供"卓越服务"，认识到关键时刻，克服服务障碍，并尊崇帮助他人的崇高精神。

术　语

一流团队成员（A-team players）：喜欢挑战、态度积极、能激励周围人的团队成员（与二流团队队员相反）。

二流团队成员（B-team players）：态度不好，经常偷懒或迟到，对工作要求不满的团队成员（与一流团队成员相反）。

关系承诺—信任理论（commitment-trust theory of relationships）：基于信任、共同价值观、忠诚和承诺，人们做出相对持久的判断的理论。

企业识别（corporate identity）：使一个组织与其他组织相比具有的可识别性（与企业形象相比，企业形象可能是肤浅和短暂的）。

霍伊—塔特共同决策模型（Hoy-Tarter Model of Shared Decision Making）：如果决策结果对人们具有切身的利害关系，并且他们在该领域术有专长，那么领导人就有必要考虑让他们参与共同决策。

形象（image）：一种基于公司"个性"的整体感觉，但这种感觉有时是稍纵即逝的（与更持久的企业识别相比）。

激励—保健理论（motivation-hygiene theory）：认为满意是基于一组因素（例如，感到满意、能够产生显著积极影响、感到被尊重、能够学到东西且有提高），不满意则是基于一组不同的因素（例如，感到报酬过低、工作环境不健康或效率低下、认为规则和政策不公平）。

唯利是图的公司（Point-A-to-Point-B companies）：组织成员主要受利益驱动，愿意为追求金钱而采取不正当手段。

声誉（reputation）：对组织的"品格、良知和信誉"的长期评估。

基于声誉（reputation based）的公司：那些基于人们在组织中一贯体现组织价值观而具有积极形象的公司。

基于表面形象（superficially image based）的公司：那些意识到正面形象的价值，仅诉诸广告活动和口号来寻求正面形象，这些措施听起来不错，但并未反映组织的真实性质。

个人因果理论（theory of personal causation）：人们拒绝被视为棋子（被要求放弃控制权，不假思索地听从命令），但是当人们被当作原创者（积极参与设计和执行有价值的任务）时，他们通常会热情地做出回应。

X 理论和 Y 理论（Theory X and Theory Y）：该理论认为，管理者大体可以划归两个基本阵营。X 理论的管理者认为人们天生懒惰，必须在刺激和监督下才能提高工作效率，Y 理论的管理者则认为人们喜欢工作的内在回报，并有动力做出积极的改变。

双向对称沟通（two-way symmetrical communication）：组织成员与其服务的广大公众之间进行持续、公开地对话。

问题讨论

1. 描述一下你遇到过的最好的老板或者教师。他们是如何与他人交流的？他们给你和其他人带来了何种感受？这个人的交流方式体现了本章描述的哪些行为？

2. 描述个人因果关系理论中棋子和原创者的重要性。从你自己的经历中举出两个例子：其一，你被他人视为一枚棋子；其二，你被视为一位原创者。

3. 假设你被提升为主管。如果你采用 X 理论的方法，你将如何对待团队成员？如果你采用 Y 理论的方法，你会如何对待他们？你认为哪种方法更有效？为什么？

4. 解释关系营销和关系管理的概念。支持关系营销和公共关系的主要观点有哪些？你的回答中，需要描述清楚关系承诺—信任理论和双向对称沟通理论。

5. 企业识别、企业形象和企业声誉之间的区别是什么？这些概念是如何描述唯利是图的公司、以表面形象为基础的公司，以及以声誉为基础的公司的？

6. 请列举当前与医疗相关的社交媒体信息的例子。你认为每条信息的有效性如何？为什么？有多少信息反映了本章中提出的建议？

7. 想象一下，你被要求为一个还没有危机管理计划的组织创建一份危机管理计划。在危机发生之前，你会采取哪些措施？在危机发生时，你会怎么做？在每个步骤中，将以何种方式进行沟通？

8. 描述一次你体验到的优质的客户服务，以及一次你获得的很糟糕的服务。在这两次经历中，沟通分别发挥了什么作用？每一次经历是如何影响你对相关人员和组织的看法的？

第六部分

媒体、公共政策和健康促进

在着手让世界变得更美好之际，我们无须等待片刻时光，这是
多么美妙啊。

——安妮·弗兰克（Anne Frank）

在这一部分，我们着眼于改变世界的人与事。我们将探讨大众
媒体在形塑健康观念与成功的意义方面，以及在文化和全球观念的
传播方面发挥的作用。我们还关注公共医疗专家的努力，并考虑如
何将埃博拉病毒、艾滋病和恐怖主义以及阿片类药物流行的教训吸
取到后续实践之中。在最后两章，我们运用理论和专家建议来创建
一场假设性的公共卫生运动。

在这个单元结束之时，我希望你笃信自己在健康沟通方面不仅
知识面拓宽了，而且理解更加深入了。要密切关注新闻。医疗保健
瞬息万变，或许通晓我们讨论过的理论和案例，你可以在塑造未来
的健康观念以及健康沟通中发挥积极的作用。

第十一章

媒体中的健康形象

近 5000 万人观看了优兔（YouTube）上的一段视频，视频开头的一条极具冲击力的信息是："图像处理（Photoshop）创造了不切实际的美的标准。"在这段文字下面，观众看到的是一个穿着比基尼的模特形象。她身材凹凸有致，留着一头金色长发，按照美的标准定义，她是一个魅力四射的女性。然后，屏幕上的文字变为："以下视频向你展示了 Photoshop 的反向过程。你是不会相信这个模特的真实面貌的。"伴随着戏剧性的钢琴配乐，唤起观众沉思、严肃的情绪后，反向延时视频引导观众观看照片的早期版本。毋庸讳言，那个模特依然有魅力，但明显比观众一开始见到的更胖。她的身躯及四肢更粗大，乳房更小，皮肤上有不少斑斑点点。但视频并没有就此作罢。

在随后的 90 秒里，观众看到照片被一路回返到据称是未经编辑的原始形态。"之前"的图像描绘的是一片意大利辣香肠比萨！露西娅·彼得斯（2014）在为《奔忙》（Bustle，创办于 2013 年的美国电子版女性杂志——译者注）撰写的一篇文章中写道："当你可以用 Photoshop 将一块比萨饼变成迷人的模特时，你就知道 Photoshop 已经走得太远了。"（para. 2）

这段视频是由校园幽默媒体（CollegeHumor Media）在 2014 年制作的，非常有趣，根据彼得斯（Peters，2014）的说法，它用讽刺的方式提出了一个令人信服的观点："为什么我们把美丽的标准建立在一个可以把比萨变成人的软件上？当你通过这个特殊的角度来看待它时，它完全是彻底荒谬的。"（para. 3）虽然这可能很荒谬，但美的标准往往是基于不现实的媒体形象——用研究人员林德赛·康林和金·比塞尔（Lindsey Conlin & Kim Bissell）的话来说，流行杂志上的大多数照片都"经过了完美的喷绘"（2014，p. 2.）。

许多媒体形象的背后隐藏着同样的虚幻手法，其结果是看似真实的东西往往并非如此。即使是出现在广告中的模特，与其他人看到的那些风格化图像相比，看起来也并不总是像他们本尊。这些不切实际的形象会影响人们的自尊、饮食习惯等，从而影响人们的健康。饮食失调是所有精神疾病中死亡率最高的，每天影响3000万美国人（其中大部分是女性），并每天导致近24人死亡（Alliance for Eating Disorders Awareness，2019）。有确凿的证据表明，饮食失调与媒体消费有关（Rodgers，O'Flynn & McLean，2019），这意味着相比于那些几乎不消费媒体的人，媒体使用者（包括社交媒体用户），更容易患上饮食失调症。正如本章所述，媒体消费也会以其他方式影响人们的健康。

在以下各节，我们将探讨大众传播的信息对健康的影响。大众传播（Mass communication）是指通过电视、广播、电脑、报纸、杂志、广告牌、电子游戏等媒体向广大受众传播信息。正如你将看到的，有证据表明，媒体信息促使一些人吃得太少或太多、怀疑自己的魅力、喝酒、抽烟，并在其他方面忽视自己的健康。

然而，前景并非完全糟糕。虽然媒体内容可能对健康产生有害影响，但媒体也是一种分享信息的手段，可以帮助人们更好地了解健康以及与健康有关的行为。

我们在探讨大众传媒信息如何塑造我们的健康观念以及行为方式的观念时，请记住，观念和行为与媒体传播存在联系或关联，并不能证明媒体或媒体本身会导致这些行为。大众传播信息只是众多影响因素中的一个。信息的影响可能会被一系列其他因素削弱或夸大，包括个人喜好、文化、社会网络、健康状况和媒体素养。在本章的最后，我们将介绍媒体素养的内容——这是一个系统化的过程，让大众媒体消费者变得更加明智并对信息持质疑态度，这样我们就不会在不知不觉中接受有害的和不切实际的想法。

理论基础

在考虑使用媒体对健康的影响之前，有必要先了解一下人们实际在媒体上花费的时长。这些数字可能会让你大吃一惊。

在世界范围内，成年人平均每天花 7.5 小时观看电视、听广播、上网和阅读报纸或杂志（Watson，2018）。美国人在媒体上花费的时间比世界大多数国家的人都多。根据美国劳工统计局的数据，80% 的 15 岁以上的美国人每天都观看电视，电视成为"许多美国人首选的休闲活动"（Krantz-Kent，2018，para. 1）。

美国成年人每天花在媒体上的时间平均为 11 小时 27 分钟（Nielsen Company，2019）。其中一半以上的时间用于观看视频。大多数成年人（尤其是 65 岁以下的人）更喜欢流媒体视频，而不是观看电视直播，这反映了他们的广播电视和数字化视频光盘（DVD）等传统媒体使用习惯逐渐转向新媒体。相比于其他群体，65 岁以上的成年人和非裔美国人观看电视直播的时间更长。

很难确定儿童和青少年平均每天使用媒体的时间。研究表明，他们每天花费在媒体上的时间长短不一，少则几个小时，多则 12 个小时甚至更多（Nielsen Company，2019；Wakefield，2018）。一项广泛的研究表明，8—18 岁的美国儿童每天花大约 7.5 小时使用娱乐媒体设备，如智能手机、MP3 播放器、电脑、平板电脑和电视，有时同时使用多个设备（Henry J. Kaiser Family Foundation，2010）。那些被父母设定了媒体使用时间限制的儿童接触媒体的平均时间较少，每天约 4.5 小时，但只有大约 30% 的青少年属于这一类。在重度使用者（heavy users）中，这一平均值要高得多（大约每天 13 小时）。黑人和西班牙裔儿童往往花费大量时间在媒体上，尤其是观看电视。

过度使用媒体与社交和健康风险相关。青少年大量使用数字媒体与注意力缺陷或多动障碍症状相关（Ra et al.，2018），儿童早期接触媒体（尤其是视频）则与语言发育迟缓、阅读能力差、短期记忆问题和注意力持续时间缩短有关（Hill，2016）。此外，经常接触不健康食品（如薯片和含糖谷类食品）的广告往往会使幼儿难以做出明智的食物选择（Radesky，2017），这增加了他们变得肥胖或患糖尿病的可能性（我们稍后会详细讨论这个问题）。

这里介绍的理论——第三人效果理论、培养理论、社会学习理论和社会比较理论——考虑的是媒体信息如何影响我们的态度、期望和健康。

第三人效果理论

我们大多数人认为自己不容易受到媒体的说服性信息影响，但我们认为其他人会。菲利普·戴维森（W. Phillips Davison，1983）创造了第三人效果理论（third-person effect）描述了这种感知。例如，青少年往往认为，如果他们在媒体上看到支持吸烟的信息，他们的同龄人更有可能受影响而吸烟，但他们一般觉得自己不会受到影响（Gunther, Bolt, Borzekowski, Liebhart & Dillard, 2006）。在一段关于广告中性别歧视形象的视频中，吉恩·基尔伯恩（Jean Kilbourne，2000）观察到，人们经常告诉她，他们没有受到媒体的影响。吉恩笑着说，"当然，他们说这话的时候通常都穿着 Gap（美国大众休闲服饰品牌——译者注）T 恤衫"。现实是，我们都不同程度地受到媒体信息的影响，如果我们花大量时间在媒体上，并且对媒体中描述的现象个人拥有的经验非常有限时，影响是最大的。

培养理论

培养理论（Cultivation theory）解释了为什么儿童特别容易受到广告信息的影响。根据这一理论，人们对世界的信念受到一系列复杂的因素影响，其中包括媒体。媒体对人们的影响不是始终如一的，也不是自动发生的，但如果（1）媒体形象高度一致，（2）人们又接触大量媒体，以及（3）这些人在评估其所见所闻的时候依据有限（Gerbner, Gross, Morgan & Signorielli, 1994），那么媒体的影响可能是最深远的。需要说明一点，儿童的经验和知识比成年人少。正因为如此，他们不太能够意识到媒体形象可能是错误的或不现实的。同样的道理，如果你看了一部你知之甚少的遥远国度的纪录片，那你的感受类似于儿童。如果是熟悉那片土地的人，可能会看到这部纪录片中你无法识别出的错误所在。

这种影响在极端的媒体用户中更为复杂，不仅因为他们暴露于媒体的程度较高，而且因为他们花在大众媒体上的时间越多，他们所能体验的现实活动的机会就越少，本来这些现实活动有助于他们了解现实中的和媒体上的差异。例如，美国的儿童观看了很多面向年轻观众的电视，电视里充斥着异性恋的浪漫故事：男孩大多看重女孩的外表，同时宣扬男孩的个性和成就，女孩则花时间努力让自己的外貌更加吸引男孩（Kirsch & Murnen，2015）。考虑到儿童通常把媒体角色视为同伴和榜样，这种一贯的和性别化的人物形象，可能会影响他们如何看待自己和周围的人。媒体刻画的人物形象还会影响儿童和成人的行为方式。

社会学习理论

人们通过模仿他人来学习社会行为。这是阿尔伯特·班杜拉（Albert Bandura，1977）提出的社会学习理论（social learning theory）的核心原则。该理论解释说，人们通过（1）观察他人，（2）观看媒体对他人的描述，以及（3）观察和关注他人的行为选择的后果来学习如何行为。举例而言，如果儿童观察到卡通人物和电子游戏中人物的暴力行为很少（如果有的话）受到惩罚或产生不良后果，则此类行为可能会影响孩子们可以接受的行为选择。但媒体只是影响行为的众多因素之一。

社会比较理论

社会比较理论可以很好地解释为什么人们渴望模仿他们在媒体上看到的那些人物、模特与社会名流。社会比较理论（social comparison theory）由利昂·费斯廷格（Leon Festinger，1957）提出，认为人们主要是通过与他人的比较来判断自己。想知道你是否有魅力？是否受欢迎？是否健康？是否聪明？答案可能在于你如何与周围的人相比。社会比较有时有其价值，例如社会比较能增强自尊心或作为自我完善的基础。然而，社会比较如果建立在一个不切实际的标准上时（比如超模的苗条或举重运动员的强壮），那就会导致认知失调。

接下来，让我们了解广告是如何有意影响人们行为的。

广告宣传

你能将下列口号补充完整吗？

只溶在口，_____在手（只溶在口，不溶在手）。

味道好，不_____（味道好，不胀肚）。

吮指回味，_____（吮指回味，自在滋味）。

如果你填的是"在手"（M&Ms），不胀肚（米勒淡啤），自在滋味（肯德基），那你就填写正确了。但一般情况下你不会停下来思考品牌曝光和健康之间的关系。在本节，我们将探讨大众媒体广告在营养、身体形象、烟酒使用和处方药方面的影响。

营养与肥胖

人们认为肥胖和"沙发土豆体形"与大量观看电视有关，其特点是肌肉本应突出的部位出现软隆起。这部分是因为电视是三重威胁：人们通常在观看电视时消耗很少的卡路里，观看电视时往往伴随着吃零食，商业广告经常鼓励人们食用没有营养的食物。此外，广告有时扭曲人们的营养知识，影响他们对食物的偏好。例如，经常观看电视的青少年往往会高估快餐的营养价值，这可能是因为他们在观看以瘦身人士为主的电视节目时看到了大量快餐广告（Russell & Buhrau，2015）。正如本节所示，体重和营养问题往往始于童年。

对儿童的影响

儿童的身体质量指数通常与他们识别生产薯片和饼干等不健康食品的公司的品牌名称的能力相关（Cornwell，McAlister & Polmear-Swendris，2014）。这是一个严重的问题，鉴于儿童平均每年接触 5500—7500 则电视食品广告（Desrochers & Holt，2007；Mazur et al.，2018），而且一半的食品广告针对的是儿童（Barclay，2016）。

食品广告经常歪曲食品的营养价值，而这一误导性信息会促使儿童做出不健康的食品选择。例如，克里斯汀·哈里森（Kristin Harrison，2005）在进行的一项研究中，要求儿童在松软干酪和无脂冰激凌之间以及橙汁和健怡可乐之间选择更有营养的食物。看了很多电视的儿童更有可能（错误地）认为大肆宣传的减肥产品对他们更有益。哈里森总结道，接触大量商业广告的儿童很有可能会认为减肥产品本质上比其他食物更有营养。

广告不仅鼓励不良的食物选择，还可能促使儿童吃得更多。在分析了18项关于广告和食物消费的研究后，艾玛·博兰德（Emma Boyland，2016）及其同事得出结论，"接触不健康食品广告会增加儿童的食物摄入量"（p. 532）。有趣的是，在成年人身上没有看到类似的影响。博兰德等人解释说，根据培养理论，成年人对媒体信息更具有批判力，而"幼儿可能特别容易受到营销的影响，因为他们无法理解营销的销售或说服意图"（p. 531）。

这些数字描绘了一幅令人不安的画面。仅在美国，自20世纪80年代以来，肥胖儿童的数量就增加了一倍多，青少年肥胖人数则增加了四倍（National Center for Health Statistics，2012；Ogden et al.，2014）。现在，美国至少有30%的儿童和青少年超重或肥胖（Data Resource Center for Child and Adolescent Health，2017）。这类数字在16—19岁的人群中尤其高：约42%的人是肥胖者（Skinner，Ravanbakht，Skelton，Perrin & Armstrong，2018）。非裔美国人和西班牙裔儿童的肥胖率最高。在2013年和2014年，2—5岁儿童的严重肥胖率飙升，数据表明这一比例将继续上升。

儿童肥胖不仅仅是美国的问题。在过去25年里，欧洲儿童的肥胖率稳步上升（Mazur et al.，2018）。在整个欧洲，肥胖率从10%—40%不等，反映了肥胖和儿童媒体接触之间的密切联系。在世界范围内，儿童和成人的体重都越来越重。

有一些令人鼓舞的消息。当研究人员向荷兰的学龄前儿童展示新鲜香蕉片和香蕉糖时，孩子们更喜欢糖果。但是将新鲜水果包装并装饰上流行的卡通人物时，孩子们认为水果和糖果一样吸引人（de Droog，Valkenburg & Buijzen，2011）。将水果与儿童已经喜欢的形象搭配，可能会增加其吸引力。

对成人的影响

成年人也不能幸免于不健康形象的影响，这些数字与健康食品背道而驰。1%的食品广告中，水果和蔬菜的广告尚不足一半（Barclay，2016）。大多数广告是针对脂肪和含糖食品的——特别是快餐、含糖饮料和谷类食品——这可能对健康产生严重影响。研究人员分析了45项关于这个主题的研究，发现看到食物的照片或视频会引发成年人的食欲，导致他们做出糟糕的食物选择（Boswell & Kober，2016）。这种选择可能而且经常导致体重增加。考虑到超重的人患心脏病、癌症、糖尿病和猝死的风险更高，这些发现令人担忧。

非裔美国女性患肥胖症和相关疾病的风险特别高。大约55%的非裔美国女性肥胖（Hales, Carroll, Fryar & Ogden, 2017）。这可能部分是因为针对她们的广告导致的。当研究人员比较《精粹》（Essence，主要针对非裔美国女性）和《大都会》（Cosmopolitan，主要针对一般女性）的广告时，他们发现《精粹》中13%的广告都是关于快餐的，而《大都会》中的关于快餐的广告只占1%（Kean & Prividera, 2007）。此外，《大都会》读者接触到的减肥产品广告（41%的广告中提到）比《精粹》读者（12%的广告提及）更多（虽然这些信息可能对试图保持健康体重的《大都会》读者有所帮助，但也应该注意到，许多减肥主张——比如那些低碳水化合物威士忌——并不完全是健康的）。

女性杂志的社论内容几乎无法抵消广告中的主题。康林和比塞尔（Conlin & Bissell, 2014）研究女性杂志时发现时尚和健身杂志主要关注女性的外貌而非健康。在时尚杂志中，提到外表的频率和提到健康的频率大约是19∶1。即使在健身杂志上，饮食和体育活动通常都是围绕着改善一个人的外貌，而不是一个人的健康展开的。所有杂志都以"理想的苗条"来衡量一个人的外形。虽然许多模特瘦得看起来不健康，但是杂志依然称为身体健康和具有魅力。研究人员的结论是，女性杂志倾向于用"苗条和魅力"来界定健康（p. 12）。

活动水平

应该说明的一点就是，肥胖问题并不应该完全归咎于观看电视广告。一些研究人员认为，长时间坐着观看电视和所看电视内容一样不健康。一般来说，卧室里有电视的儿童和青少年比同龄人体重更重（Rey-Lopez et al., 2012）。过度看电视可能会导致其他不健康的行为。例如，大量接触媒体的年轻人比同龄人更容易吸烟（Yang, Salmon, Pang & Cheng, 2015）。研究人员推测，大量观看电视替代了体育活动，从而限制了社交发展，而社交发展本可以帮助青少年避免同伴压力。

睡眠不足和经常使用媒体也有关系（Radesky, 2017）。如今的儿童平均每晚比20世纪80年代的儿童少睡两个小时（Zimmerman, 2008）。当局将此归咎于电视、视频、互联网和电脑游戏。他们说，这些活动有时会占用睡眠时间，让孩子在熄灯时兴奋得睡不着觉。孩子们感到不那么困倦的另一个原因可能是他们没有得到太多的锻炼，以及电视和电脑屏幕发出的微弱却稳定的光抑制了褪黑激素的分泌，褪黑激素是影响睡眠功能的一种重要化学物质（Zimmerman，2008）。

酒类

啤酒广告经常展示的是在异国他乡，喝酒的人被美女和爱好玩乐的朋友簇拥着。但现实远非如此迷人。在世界范围内，饮酒是15—49岁群体中致残致死的主要原因［美国国家酗酒及酒精中毒研究所（缩写为NIAAA），2018］。酗酒者有肝损伤、高血压和中风的风险，他们比同龄人更容易伤害他人，并在事故或暴力行为中受伤（Nestle，1997）。此外，对于饮酒的青少年来说，酒精会干扰他们的大脑发育，增加他们在车祸中遭受性侵犯或死亡的概率（NIAAA，2018年）。在美国，三分之一的驾驶死亡事故与饮酒有关（NIAAA，2018）。考虑到这些风险，难怪酒品公司因将饮酒描绘成有趣和性感而受到批评。

不幸的是，健康警告往往淹没在赞成酒类的信息海洋中。酒类广告与倡导负责任的公益广告的数量比例是22：1（"Youth Exposure，"2010）。酒类广告很有吸引力。当市场调查人员让青少年说出他们最喜欢的5个超级杯（Super Bowl）广告时，其中三个是啤酒广告（"Beer Commercials，"2009）。年轻人可能会记得并喜欢这些广告，因为这些广告是为他们设计的。将近三分之一的酒类饮料广播广告的听众主要是青少年而不是成年人（"Youth Exposure，"2010）。葡萄酒和波普饮料（混合果汁或其他调味品的酒水饮料）的促销活动最常播出时段是在青春期女孩而非成年女性收听的时候（"Youth Exposure，"2010）。

这种早期接触酒类广告似乎对饮酒有显著影响。当研究人员格特 - 简·梅尔凯克和芭芭拉·范·斯特拉顿（Gert-Jan Meerkerk & Barbara van Straaten，2019）对青少年进行研究时，他们发现观看酒类广告与一次饮酒四杯或四杯以上（被认为是狂饮）之间存在正相关。这项研究还发现，广告和饮酒之间的联系在年轻参与者中最强，考虑到参与者的平均年龄为13岁，这实在令人担忧！

针对青少年和年轻人饮酒调查的统计数据更加令人深省。在美国，大约四分之一的八年级学生和五分之三的高中高年级学生尝试过饮酒（NIDA，2018）。考虑一下 NIAAA（2018）汇编的以下数据：

在 12—29 岁的人群中，有 13% 的人酗酒，全国估计有 62.3 万名青少年符合酒精使用障碍的条件。酒精使用障碍被定义为"一种慢性复发性大脑疾病，其特征是尽管存在不利的社会、职业或健康后果，但停止或控制酒精使用的能力受损"。（para. 34）

● 一项针对大学生的全国性调查发现，58% 的人报告在前一个月饮过酒，38% 的人暴饮暴食，13% 的人符合酗酒者特征（每月饮酒五天或五天以上）。大约 20% 的人符合酒精使用障碍的标准，25% 的人因为饮酒而学业糟糕（例如，成绩差和考试不及格）。平均每年约有 10 万名大学生成为与饮酒有关的性侵犯的受害者。

媒体有意将饮酒和性糅合在一起，以至于许多青少年和大学生认为饮酒会导致性活动。当 70% 的酒类广告以性为核心卖点时（Rhoades & Jernigan，2013），一些人将两者等同起来也许并不奇怪。凯思琳·博伊斯·罗杰斯等人（Kathleen Boyce Rogers et al.，2019）发现，青少年在观看了物化女性的性暗示酒类广告后，更有可能相信饮酒会促进性行为。因此，年轻女性可能会认为，饮酒是一种看起来更具性魅力和感觉更性感的行为，这可能会使她们有勇气追求性。但研究人员认为，年轻男子"可能会胁迫性地利用饮酒来达到性行为"（Rodgers et al.，2019，p.402），这样做可能被视为性侵犯。许多州的法律明确规定，如果任何一方喝醉了，就不能认为性行为是双方自愿的（DeMatteo，Galloway，Arnold & Patel，2015）。

与饮酒有关的性侵犯，特别是在大学校园，是一个黑洞般的问题。一项研究发现，大多数大学性侵犯案的受害者是在与侵犯者饮酒后被强奸的（Hines，Armstrong，Reed & Cameron，2012）。在某些情况下，旁观者进行了干预，如 2016 年，两名斯坦福大学的学生看到一名昏迷的女性在校园内的垃圾箱后面被性侵犯。受害者和性侵者之前在兄弟会聚会时都喝了酒。该事件引发了全国性的讨论，肇事者是斯坦福大学游泳队的成员，他被判 6 个月刑期，但只服刑了几周，这一事件引发了全国大辩论（Baker，2016；Iati，2019）。然而，在大多数性侵犯事件中，旁观者不会介入。研究人员发现，年轻人不愿干预性侵犯和饮酒行为，这与他们观看人格化的酒类广告之间存在联系（Hust，Rogers，Cameron & Li，2019）。

正如本章所述，我们在电视和杂志上接触到的讯息对我们行为方式的影响，可能有害于我们的健康和福祉，但是媒体也可以促进健康的行为。例如，有关负责任地饮酒的信息已经产生了一些影响。分析人员在回顾了 14 年来劝阻未成年人饮酒的宣传运动的影响研究结果后，他们发现青少年饮酒者的数量出现了小幅但是显著的下降（Kyrrestad Strøm，Adolfsen，Fossum，Kaiser & Martinussen，2014）。大学校园里的反酗酒运动也取得了一些成功。例如，汉娜·康和穆恩·J. 李（Hannah Kang & Moon J. Lee，2017）发现，与对照组的学生相比，接触到反酗酒信息的学生更倾向于防止酗酒。

烟草和尼古丁

1994 年，大约 46 个州与烟草业签订一项协议（以下简称《总协定》），提及限制烟草广告的数量和出现位置。所谓的《总协定》（The Master Settlement Agreement，缩写为 MSA）禁止在公共交通、电视和电影中投放烟草广告，并严格禁止在青少年经常去的体育场馆、商场、商业街等其他场所附近放置烟草广告牌。《总协定》旨在全面限制烟草营销，尤其是保护年轻群体免受烟草营销的影响。除了要求贴上警告标签，这些规定并没有对烟草广告的方式、烟草广告的内容或烟草产品的包装方式进行限制。

为了解烟草营销是如何随着时间推移而变化的，达·边伯贤和马克·迈耶（Tae Hyun Baek & Mark Mayer，2010）将 1994 年《大都会》《体育画报》和《滚石》杂志中的烟草广告与近 10 年后这些杂志刊登的烟草广告进行了比较。他们发现，自 1994 年以来，这些广告变得更具性暗示，这些广告经常以年轻、衣着暴露的女性为主角，而且越来越多的主角都是年轻模特。研究人员反映，尽管将女性物化并不是一种新趋势，但鉴于公司继续将吸烟者描绘成年轻的性感尤物，这令人失望。

虽然 MSA 对宣传香烟和无烟烟草的广告进行了限制，但并没有限制电子烟或"电子蒸汽"烟的广告。广告商一直将电子烟吹捧为一种安全的吸烟替代品，承诺电子烟提供抽吸"干净"的尼古丁体验，不会产生与烟草燃烧有关的致癌物。电子烟的工作原理是加热含有尼古丁的液体（通常在混合物中添加调味化合物）；当液体加热时，就会变成蒸汽供使用者吸入。事实证明，电子烟和吸卷烟一样容易上瘾，而且更难戒掉（Thomas，2019）。

电子烟在青少年中很流行。事实上，吸电子烟的青少年比吸卷烟的青少年多，这一趋势还在上升。大约20%的高中生吸电子烟，高于2011年的1.5%（CDC，2019）。一些研究报告称，多达43%的高中生抽过电子烟（NIDA，2018），这可能是因为他们是电子烟广告目标群体，这些广告（1）吹捧有趣的口味，如西瓜味和水果麦片（Fruity Pebbles），以及（2）强调吸电子烟比吸卷烟的好处（例如，无须处理烟头，电子烟不会污染牙齿或皮肤）。大多数电子烟的广播广告将各种口味作为核心卖点，并经常使用幽默、音效和音乐吸引年轻受众（Nicksic，Brosnan，Chowdhury，Barnes & Cobb，2019）。

有强有力的证据表明，观看电子烟广告与青少年的抽烟意图呈正相关（见Kim，Popova，Halpern-Felsher & Ling，2019；Thomas，2019），电子烟相关产品的制造商也明知这一点。电子烟制造商在2012—2014年将其营销预算增加了5倍（Kim et al.，2019），在同一时期，它们推出了吸引年轻观众的动画和色情类的主题广告（Padon，Maloney & Cappella，2017）。广告支出增加的同时，高中生和年轻人吸电子烟的人数也在上升。到2019年，电子烟广告已经渗透到青少年市场的相当大部分。研究人员对居住在美国、加拿大和英国的12000多名青少年（16—19岁）进行了调查，发现74%—83%的人报告说看到过电子烟的广告（Cho，Thrasher，Reid，Hitchman & Hammond，2019）。

2019年9月，美国总统唐纳德·特朗普宣布禁止使用有香味的电子烟（他后来推翻了这一决定），理由是青少年使用尼古丁与电子烟数量增加主要是因为电子烟的流行，他认为大量疾病乃至死亡的增加，电子烟的流行对此脱不了干系（Fertig & Owermohl，2019）。数百人在使用含有四氢大麻酚（大麻中的精神活性化合物）的电子烟后患上了严重的肺部疾病，还有几人在使用了含有四氢大麻酚的电子烟后死亡。据美国疾病控制与预防中心的官员说，一些人仅仅吸了含有尼古丁的电子烟后就生病了（Fertig & Owermohl，2019；也参见Carlisle，2019）。沃尔玛宣布停止销售所有电子烟产品，亚马逊也从其网上商店撤下了电子烟用具（Bose，2019）。但是，正如一名因吸电子烟导致肺部疾病而住院的17岁少年告诉记者的那样，电子烟产品在非法市场上很容易找到

（Bosman & Richtel，2019）。因此，监管措施对遏制青少年吸电子烟可能起不到什么作用。

接下来，我们探讨直接面向消费者的药品广告。

医药广告

本产品可能会引起头痛、嗜睡、胃部不适、肝脏问题、心跳不正常……

这些副作用你可能听起来非常熟悉，但情况并非总是如此。制药公司过去只向医生推销他们的产品，但在 20 世纪 80 年代初，美国食品和药物管理局（FDA）批准了针对消费者的杂志广告。1985 年，给电视和广播广告开了绿灯，但 FDA 对广告可以提及与不可以提及的内容，规定太过严格，以至于几乎没有制药公司愿意做面向广播电视的广告（Angell，2004；Silberner，1997）。但在 1997 年，规定有所放松。现在，直接面向消费者（direct-to-consumer，缩写为 DTC）的广告——那些鼓励普通人向其医疗保健提供者询问或要求特定药物的广告——在美国构成了一个每年 100 亿美元的行业，占所有医药广告支出的三分之一（Schwartz & Woloshin，2019）（值得注意的是，除了美国和新西兰，其他地方都禁止针对消费者的药品广告）。

因为 DTC 的广告，像氯雷他定、立普妥、伟哥这样的品牌名称就像可口可乐和汰渍一样，为大众熟悉（有关伟哥广告，请参阅插文框 11.1 观点）。伴随这些广告而来的是现在大众熟悉的免责声明清单——如此熟悉以至于一个医学网站的访问者问道："所有的处方药都会导致腹泻和口干吗？"这些都是常见的副作用，你之所以会听到那么多副作用，是因为美国食品和药物管理局（FDA）有一个相当模糊的"公正平衡"准则，该准则规定，如果广告商展示一种药物的潜在好处，同时必须报告一些潜在的有害副作用。在公正的名义下，对于每一个缓解的承诺，你会听到一系列你可能会经历也可能不会经历的令人不愉快结果。一项研究发现，接触过药物广告的患者中，59% 的人会根据广告中明示的潜在副作用信息而改变服药方式或直接停止服药（Green et al.，2017）。

公正平衡准则也解释了为什么一些处方药广告根本不做任何声明。宣传药物的人可能会说："请询问你的医生有关仙特明（一种抗过敏药——译者注）

使用注意事项。"美国食品和药物管理局指南表明，没有正面宣传的广告也不必提供警示信息。对于那些没有声明的广告，赞助商显然认为（1）你会通过名称认出药物及其用途；（2）明确提到免责声明会吓跑观众；或者（3）观众会好奇地去询问药物或自己展开研究。

公正平衡准则只是得到了宽松的且相当不平衡的支持。你将药品广告中的信息量与在电视或广播广告中听到的相同药物的简短免责声明进行比较，就可以快速证明这一点。执法是一个问题，部分原因是审核人太少，无法批评正在制作的庞大数量的广告。1997—2016 年，药品广告数量增加了 2 倍（从每年约 30000 份增加到近 100000 份），同期美国食品和药物管理局发布的违规文书数量从 156 份下降到 11 份（Schwartz & Woloshin，2019）。2016 年，美国食品和药物管理局仅审查了 41% 的新药广告内容的准确性和公正平衡性（Schwartz & Woloshin，2019）。

插文框 11.1 观点

伟哥广告承诺让男性雄风再现

随着时间的推移，勃起功能障碍的广告也发生了变化。早期广告的主角是 75 岁的前美国参议员和总统候选人鲍勃·多尔。在一则广告中，他向观众解释说，他担心前列腺手术后可能出现的副作用，"比如勃起功能障碍，通常被称为'阳痿'（ED）"。虽然这个话题可能令人尴尬，但他说，他的手术经历和随后的治疗（即使用伟哥）可能会帮助受 ED 影响的"数百万男性及其伴侣"。几年后，辉瑞制药公司改变了做法，推出了"把事情做好"的广告。其中一则是，一个英俊的男人开着一辆形状如肌肉的汽车在乡村道路上行驶，车子过度加热后，他的轮子又会灵巧地滚动起来，暗示他也能在伟哥的帮助下在卧室里"将事儿办好"。

2014 年，辉瑞制药公司推出了一系列含沙射影的商业广告，采取美女直接与男性对话。其中一则是一位女士在热带地区躺在一张沙发床上休息。她直接对着镜头说："很多男人都有这样的问题——不仅是勃起，而且是保持勃起。""嗯，伟哥很有用……很高兴知道，是吧？"

　　《伟哥广告风险》(*The Viagra Ad Venture*, 2005) 的作者杰伊·巴格利亚 (Jay Baglia) 要求观众仔细思考这些广告。他说首先要注意演员的年龄，虽然勃起功能障碍在 65 岁以上的男性中最为常见，但是辉瑞制药公司倾向于以年轻男性为目标，暗示他们使用药物也可以提升男性雄风。举个例子，辉瑞公司的伟哥网站上用大号字体写道："40 岁以上的男性中，约 50% 存在一定程度的 ED。"(www. viagra. com)

　　显然，广告起作用了。2010 年的一项研究发现，年龄在 18 岁至 30 岁之间的健康男性中，约有五分之一曾服用过某种治疗勃起功能障碍的药物，他们表示这通常是为了增强他们的"性自信"或"男性威力"(Bechara, Casabé, De Bonis, Hellen & Bertolino, 2010)。考虑到伟哥的活性成分西地那非 (sildenafil) 有严重的副作用，所以出于娱乐而将之作为助性手段是很糟糕的。尽管仍缺乏确切的统计数据，但有报告称西地那非在 10 年内与至少 1824 例死亡和 14818 例严重不良反应有关 (Lowe & Costabile, 2012)。

　　有观念认为男性的那事儿反映了男人的价值所在，巴格利亚 (2005) 却对这一观点提出了质疑。他说，伟哥广告传达的信息很清楚："没有什么比昂然而立更能展现男人的阳刚之气了。本人高富帅、伴侣白富美，通通不算。只有雄性之器能够证明他是个男子汉。"(p. 9) 这么简单直接，如果尚不能刺激到你，辉瑞制药公司还提高了"男性性表现"标准，以至于是个男人都会感觉自己达不到此标准。在辉瑞公司提供的 25 分男性性健康问卷中，要求得分不超过 21 分的男性向医生寻求帮助。在衡量是否符合社会期望这一棘手的游戏中，辉瑞制药公司为了一己之利，就定义了男性的正常化和男子气概 (Baglia, 2005)。

　　迄今为止，有 2500 万名男性购买过伟哥 (www. Viagra. com)，由此可见，大多数男性都在购买伟哥。乔治华盛顿大学泌尿科主任托马斯·贾雷特 (Thomas Jarrett) 说："如果一个 24 岁的人通宵熬夜，第二天早上不能做 5 次，他就会认为自己有勃起功能障碍。"(转引自 James, 2011, para. 19)

　　巴格利亚 (2005) 还指出，在辉瑞公司呈现的普遍形象中，男性气概主要是用白人、不屈不挠地展示异性恋。由此，他说："不存在其他方式的

性取向。"（2005，p. 98）

最后，伟哥能带来男子气概、自信和性满足的暗示是如此明显，却掩盖了伟哥不起作用的事实。塔拉·帕克－波普写道："当一个男人第一次服用伟哥药丸时会发生什么？什么都没有发生。"（Tara Parker-Pope，2002，para. 10）她解释道：这种药物不是壮阳药。她补充说："虚无感是如此强烈，以至于用药者最常见的反应是轻微的恐慌，认为药物没有起作用。"（para. 11）

伟哥不会让男性自身产生性感觉，它也不会在人与人之间创造亲密感。巴格利亚提醒我们，真正的亲密关系不是靠药丸产生的，而是通过坦诚交心、息息相通、荣辱与共和相互尊重产生的。两性相悦有多种形式，硬核蛮干，草草收场并非上策。巴格利亚引用了《新闻周刊》记者的话，他指出："身无分文的情人带上伟哥不是一个好的情人，只是一个挺立的可怜巴巴的情人。"（p. 37）

直接针对消费者广告的优点

从一个角度来看，宣传所需药物的广告是有益的。没有这些广告，消费者可能不知道用于消化不良、哮喘、过敏、抑郁、不宁腿（restless legs）等的治疗方案。杰西卡·德弗兰克（Jessica DeFrank，2019）及其同事回顾了1982年至2017年进行的38项研究，发现32%—43%的患者表示，他们在看到DTC广告后询问了特定药物。

一些人认为，当广告鼓励患者主动与其医疗保健提供人员进行对话时，医患关系就会受益。例如，德弗兰克等人（2019）指出，总体而言，约四分之一的患者和医生报告说，在DTC引发的对话后，他们的关系有所改善。但在一项研究中，5%的患者和39%的医生表示，这种对话让他们的关系变得更糟。损害病人和医生关系的可能性只是DTC广告的缺点之一。让我们再看看DTC广告其他方面的缺点。

直接针对消费者广告的缺点

虽然关于新药的健康信息在一定程度上是有益的，但成本昂贵的广告缺点也相当突出。第一，大型制药公司投资在广告上的费用比在药品研发上的投入更多（Swanson，2015），根据医生马西娅·安吉尔（Marcia Angell，2004）的说法，这种情况自 1997 年以来一直如此。由于制药公司将广告成本转嫁给了患者，患者最终为使用的药物支付了更多的钱（Schwartz & Woloshin，2019）。从 2005 年开始，处方药的价格已经上涨了超过 26%，这是美国老年人最常使用的药物（Thomas，2012）。

第二，医疗专业人士担心，基于处方药广告中令人眼花缭乱的场景，人们可能会认为高价的设计药物比同类药物的仿制药效果更好。除了治愈困扰他们的疾病，人们可能还会认为设计药物会让他们更快乐，生活更精彩。看看丽贝卡·克莱恩和亨利·杨（Rebecca Cline and Henry Young）就药品广告内容分析提供的一些例子：

- 在关节炎药物广告中，93% 的模特都正在进行体育活动；
- 在艾滋病病毒治疗广告中，100% 的模特看起来都很健康；
- 在癌症广告中，85.7% 的模特看起来是健康的。

研究人员总结说："广告信息很明显，通过处方药治疗，患有相关疾病的消费者可以变得漂亮、健康，生机勃勃。"（Cline & Young，2004，p. 151）因为这种不切实际的期望，消费者可能会把钱浪费在不必要的药物上，以错误的理由寻求处方，如果医生不给其开出那些在媒体上看到的药物时，他们会感到灰心丧气，或者治疗结果不如广告商描述的那么有效时，他们便会心灰意懒。批评者还担心，那些承诺"快速且简单"治愈的广告会妨碍人们首先将自己照顾好。

第三，为了吸引消费者，制药公司有时会淡化产品的风险。温迪·马西亚斯及其同事研究了 106 则电视上的药品广告，发现其中有 2 则违反了美国食品和药物管理局的公正平衡准则，有 10 则药品广告游走在合规的边缘，其余广告按照惯例，提供了少许潜在的副作用信息（Macias，Pashupati & Lewis，2007）。更可怕的是，有证据表明，制药公司报告的副作用往往来自他们自己资助和监督的研究。研究员塞尔吉奥·斯斯蒙多（Sergio Sismondo，2008）的结论是，制药公司"不仅为临床试验提供资金，还定期设计和影响（shape）临床试验"（para. 5）。他说，这些公司经常让他们的统计人员进行数据分析，然后雇人撰写研究报告，并在发布过程中将这些数据集中起来。例如，默克制药公司（Merck Pharmaceutical）多年来一直否认其最畅销的止痛药万络（Vioxx）对健康构成重大风险，最终在 2004 年撤回了该药。但到那时，已有 27000—60000 人因该药物的副作用而死亡（Lyon，2007）。在研究默克制药公司文件和公报时，研究人员亚历山大·里昂发现，普遍存在的"市场心态"（market mentality）导致默克制药公司决策者压制并尽量减少有关万络有害副作用的信息。

第四，一些专家担心，美国人由于受到周遭医疗保健产品和信息的影响，对自己的健康产生一种非正常的关注。一些分析家创造了一个术语网络"上网自诊狂"（cyberchondriacs），用来描述那些因为每天都有很多健康问题和风险因素引起他们的注意，逐渐习惯性地担心自己健康的人（Vardigan，2015）。

第五，一些研究表明，即使患者要求的药物在治疗上并不合适，医生也会因压力而开出药物。这可能会损害医患关系，增加患者的医疗费用，并使他们面临不必要的风险。德弗兰克与合作者（2019）回顾了 35 年的研究，发现 5%—78% 的医生因为压力而开处方。在一项研究中，39% 的医生批准了病人的用药请求，在另一项研究中，55% 患者的请求得到了批准。在该研究中，在患者的病情不需要（也不会从）抗抑郁药中获益的情况下，他们还是要求医生开出抗抑郁药。

第六，虽然 DTC 广告中有些形象出现太过频繁，但有些人却被排除在外，从而加剧了群体的健康差异。例如，虽然心脏病是导致男性和女性死亡的主要原因，但近三分之二的心脏病广告中却只展示男性（Cline & Young，2004）。如果直接针对消费者广告中有非裔美国人和西班牙裔模特，那么他们一定是在广告中扮演着次要的角色（Ball，Liang & Wei-Na，2009；Cline & Young，2004；Mastin，Andsager，Choi & Lee，2007）。

大多数白人规则也有例外，但你只能在面向黑人的出版物中才能发现这种现象。特蕾莎·马斯丁及其同事（2007）的研究表明，在面向黑人的杂志中，大约 75% 的药品广告只有黑人模特。但是 80% 针对黑人女性的广告是避孕药，这种偏见在面向普通读者的女性杂志上难觅踪迹。尽管非裔美国女性比其他群体患心脏病的风险更高，但杂志上针对非裔美国女性的心脏健康广告明显少于面向普通女性的杂志。马斯丁等人得出结论，直接面向消费者的广告并没有让所有消费者了解健康风险和治疗选择（Mastin et al.，2007）。

传播技能培养：评估医疗声明

如你所见，依赖广告获取健康信息的消费者并不能总是（甚至经常无法）清楚地了解情况。以下是一些评估药品广告声明的建议。

● 不要太相信措辞。乔尔·戴维斯（2007）发现，当副作用以轻描淡写的语言呈现时，人们对药物的态度最为乐观，比如"副作用轻微，可能包括……""副作用往往是轻微的，而且往往会消失""很少有人会因为担心而停止服药"。请记住，这些令人放心的措辞并不一定意味着这些药物比其他药物更安全。

● 查看相关印刷文字以了解详细信息。广播广告只是简短地提到了潜在的副作用。杂志广告包含的信息量相对比较多（Boden & Diamond，2008）。

● "最新"并不一定意味着更好。制药公司通过宣传"最新"和"最近"的治疗方法来引起公众的注意。但是实际上，急于进入市场并不意味着药物得到了"改善"，甚至也不意味着药物就是安全的（Lyon，2007）。

即使是那些看起来与医疗保健无关的广告，也会通过影响社会对我们行为举止、饮食和外貌的预期来影响我们的健康。

现在，让我们来看看不同类型的节目，其中经常包括与健康有关的信息。

新闻报道

"新的研究表明疫苗不会导致自闭症"

如果人们在当今的新闻中看到这则头条新闻标题，你认为他们会如何回应？克里斯托弗·克拉克（Christopher Clarke，2015）等人在一项研究中用了标题，该研究比较了读者对涉及疫苗争议的三则略有不同的报道的反应。

这个问题很重要。在1998年，有一项医学研究（后来被曝光是欺诈）提出自闭症与麻疹—腮腺炎—风疹（MMR）疫苗之间具有联系时，之后有一小部分有影响力的父母拒绝为其孩子接种 MMR 疫苗。自那时以来，麻疹病毒在未接种疫苗的儿童，以及那些即使接种了疫苗也容易感染麻疹病毒的疾病儿童中的暴发数量，达到了创纪录的水平（CDC，2015；Fox & Connor，2015）。世界卫生组织（2019）宣布，2019年前6个月，麻疹病例达到2006年以来的最高水平，"疫情给卫生保健系统带来压力，在世界许多地区导致严重疾病、残疾和死亡"（para. 2）（更多有关麻疹作为一种公共卫生问题传播方面的信息，请参阅第十二章）。

克拉克等人（2015）探索了记者面临的难题，人们期望记者呈现争议问题的双方观点。然而，与此同时，人们也会认为记者是不负责任的，因为他们提供了没有充分证据支持的信息。克拉克及其合作者为《今日美国》（USA Today）就疫苗争议创作了一个故事的三个版本。其中第一个版本有一节描述了大量科学证据表明疫苗是安全有效的；相反，第二个版本则是关于一些支持疫苗与自闭症有关联的团体和科学家；第三个版本涵盖了上述两个部分。比起那些只读了第二个版本的读者，那些阅读了第一个版本和第三个版本读者，更相信疫苗是安全的科学共识。换句话说，争论的存在并没有显著降低大多数读者对科学证据的信心。克拉克及其团队得出结论：记者无须纠结是该呈现问题的两个方面还是一个方面，也不需要纠结让读者知道科学证据支持其中一方胜过另一方（Clarke，Dixon，Holton & McKeever，2015）。

健康新闻可以用来教育人们。但是这个话题很复杂。在急于提供最新信息时，媒体专业人士有时会过分吹嘘科学发现，忽视了持续进行的日常关注。本节从准确性和轰动效应的角度考察了健康新闻，讨论了媒体报道的优势。

准确性和公平性

虽然在向公众宣传健康问题方面，许多媒体专业人员做出了令人钦佩的工作，但媒体提供的大量健康信息具有误导性甚至言过其实。研究人员在将 462 份有关健康研究的新闻稿与这些稿件描述的实际研究进行比较时，他们发现至少有三分之一的新闻稿存在夸大其词现象或所做的概括性结论缺乏证据支持。媒体在信息发布之前往往进一步夸大研究取得的进步说法，导致与实际结果相比，健康科学新闻被显著夸大（Sumner et al.，2014）。

最常见的是以偏概全。例如，对老年女性的研究结论，媒体就简单地报道为是对妇女或老年人的研究，尽管这些群体的健康问题可能存在显著差异。这种不准确尤其令人不安，因为读者自己往往难以核实科学信息。

存在的一种担忧是，关于医学研究的过于乐观的消息会给人们带来宛如镜花水月的希望。早在 1997 年，主要出版物的标题就暗示艾滋病即将治愈，如

《纽约时代杂志》（*New York Times Magazine*）的报道是"艾滋病何时结束"和《新闻周刊》（*Newsweek*）的"艾滋病终结?"乔恩·科恩（Jon Cohen，1997）警告说，"如果治疗方案没有达到不切实际的预期，研究人员担心公众会对医学产生强烈反对"（para. 2）。过早报道癌症治愈的新闻也引起了同样的质疑。

追求轰动效应

媒体专业人士也因为喜欢耸人听闻的健康新闻，不待见和日常相关的有用信息而饱受公众批评。心脏病是世界上最主要的死亡原因，与突发事件相比，心脏病得到的报道通常较少，尤其是那些报纸和电视新闻节目往往优先与引人注目的视觉效果有关的问题（例如埃博拉和寨卡病毒，报道这些病毒的新闻分别着重于描述无法控制的出血和先天缺陷）。相比之下，心脏疾病在视觉上的生动性较差。2016年寨卡疫情被新闻媒体大肆报道和炒作，就是一个很好的例子。

一项研究比较了美国两家主要报纸上关于寨卡的报道，发现大约一半的报道使用了情绪化的语言，80%的报道提到寨卡可能带来的最糟糕的结果——先天缺陷，包括小头畸形和格林 – 巴利综合征（Guillain-Barré syndrome），一种导致瘫痪的罕见疾病（Jerit，Zhao，Tan & Wheeler，20185）。报道中向读者介绍如何保护自己免受感染的信息占比低于人们的预期，一份报纸中所占比例为60%，在另一份报纸中为26%（Jerit et al.，2018）。

此外，寨卡病毒疫情的某些方面得到了媒体太多太广泛的报道。例如，关注蚊子传播病毒和出生时有缺陷之婴儿的报道，远远比寨卡病毒通过性传播或在成人中基本无症状的报道更常见（Ophir & Jamieson，2018）。这是因为除安全套和避孕药之外，有关性的图片很少出现在新闻中，无症状的情况很难（如果并非不可能的话）用图片传达。（如果你是一个电视新闻记者，你如何向观众展示"无症状"?）因此，公众对蚊子作为病媒和小头畸形的了解，远甚于对寨卡病毒其他传播途径（性行为）以及如何识别受感染的成年人的了解（Ophir & Jamieson，2018）。结果是，公众缺乏关于如何预防和检测病毒感染的重要信息。

对其他健康问题的报道也失之偏颇。美国的报纸往往夸大乳腺癌、白血病、胰腺癌和骨骼肌癌的信息，尤其是当某位名人被诊断患有这些癌症时。然而，他们很少报道有关男性生殖癌、淋巴癌和甲状腺癌的信息（Jensen，Moriarty，Hurley & Stryker，2010）。同样，尽管艾滋病病毒和艾滋病受到广泛关注，但只有不到1%的报道提及了该病在中老年人中的发病情况，原因之一可能是50岁以上的人对这个问题的了解远不及年轻人，如果中老年人被感染，往往会感到特别震惊和羞愧（LaVail，2010）。

在某些情况下，醒目的标题与确凿的证据毫无关系。在美国，关于癌症的新闻报道（尤其是电视新闻报道）经常强调一些未经证实的潜在致癌原因，比如干洗化学品、过度锻炼和除臭剂（Niederdeppe，Fowler，Goldstein & Pribble，2010）。部分由于这个原因，那些大量依赖电视新闻报道获取信息的人很可能认为癌症是不可避免的（Niederdeppe et al.，2010）。

健康新闻报道的优势

尽管存在批评，但健康新闻报道提供了一些优势。媒体组织提高了公众的健康意识，这一点值得赞扬。即使这些医疗新闻报道不符合科学家的期望，但是健康新闻报道的存在确实让公众将健康纳入议程，并（希望）获得对医疗科学的支持（Deary，Whiteman & Fowkes，1998）。例如，自20世纪70年代以来，关于乳腺癌的报道大幅增加，主要集中在新的治疗方法和科学突破上（Cho，2006）。这一点很好，只是相比较而言，媒体对其他癌症的报道力度就很低。

还应该说，误导性的健康报道之过错不应该仅归咎于新闻记者。部分问题在于新闻和科学二者的性质不同。新闻尤其是电视新闻，往往追求简明扼要。74.5%的电视新闻报道时长不到60秒（Wang & Gantz，2010）。此外，新闻本质在于新鲜的、不同寻常的。公众渴望获得最新的、有趣的信息，媒体专业人士努力为公众提供这些信息，然而，科学的本质在于一丝不苟和慎之又慎，长期权衡各种证据（Taubes，1998）。因此，新闻记者在试图准确地报道科学新闻时处在不利地位。今天最新的突破性研究发现可能与上周公布的结论存在差异，也可能与下个月公布的研究结论大不相同。科学的权威在于足够可靠的解释，出于这样或那样的原因，这些解释得出了不同的结论，以至于连专家都未能达成共识。

此外，记者可能因为各种准备不充分，无法应对医疗报道带来的非同寻常的挑战。医学术语和统计分析往往难以理解和解释医学科学，而接受过这方面培训的记者相对较少（Tanner，Friedman & Zheng，2015）。好的一面是，许多健康新闻报道交代了来源，人们更有可能对信息进行评估和比较，自己判断哪些信息是可信的、有用的。

传播技能培养：呈现健康新闻

以下是梅丽莎·卢特克和凯茜·特罗斯特（Melissa Ludtke & Cathy Trost，1998）和医疗保健记者协会（2015）提出的一些建议，有助于新闻媒体记者提供公平和准确的报道。

• 喜欢事实胜于轰动效应和时髦。

• 不要让持续关注的问题在报道中销声匿迹。"以全新的方式对哮喘、铅中毒和婴儿死亡等长期存在的健康问题进行报道。"（Ludtke & Trost，1998，para. 20）

• 别忘了乡村。大城市以外的健康问题，例如缺乏牙科护理和接触杀虫剂，虽然主要新闻媒体距离乡村比较远，但是农村地区民众健康问题也很重要。

• 切记不要只依赖一个信息来源。向多位专家进行咨询，同时还需阅读各种可靠文献。

• 主动寻求培训，多听讲座、研讨会和参加行业会议，你会从中学到一些医学专业术语，并熟练地解释健康科学。

• 澄清问题。如果发现健康新闻的报道有违真实性或具有误导性，请向公众做出说明并更正。

插文框 11.2 观点

芭比娃娃：女权主义偶像还是作为性对象的女性？

作者 安妮娜·达尔斯特伦

1959 年芭比娃娃首次亮相时，第二次女权主义浪潮正风起云涌。此娃娃修长的四肢、婀娜多姿的身材和奢华的衣橱，让她在之前的娃娃市场中脱颖而出。她还表征了女性作为母亲和家庭主妇的传统观念的转变。尽管芭比娃娃有着现实生活中女性不可能达到的身材比例（Alter, 2014），但是从某些角度来说，芭比娃娃代表了未来新的自信和独立的女性（Forman-Brunell, n. d.）。

在之后的几十年里，芭比娃娃因为引发了民众的沮丧和厌恶感而做出改变。黛安·莱文和让·基尔伯恩在《年龄尚小，却如此性感》（*So Sexy So Soon*, 2008）中以她为主角，这本书讲述了让幼儿过度接触性征（sexuality）的有害影响。正如莱文所说："当芭比娃娃出现时，玩耍突然变成了打扮和搔首弄姿，它最终影响了女性在现实生活中的形象。"（转引自Conley, 2012, para. 8）一些芭比娃娃的崇拜者将这种影响发挥到了极致，她们通过医学手段把自己的脸和身体改造得更像芭比一样的塑料形象。另外，优兔（YouTube）上还有许多关于如何模仿芭比娃娃的化妆与着装的教程。

美泰公司（Mattel）是一家销售芭比娃娃的公司，该公司发言人反驳说，诋毁芭比娃娃的人都是在吹毛求疵。他们为自己的小众潮流引领者（在现实生活中这些人即将接近退休年龄）辩护说，在玩偶世界和现实世界的人一样，环肥燕瘦，各擅其美。美泰在推特（Twitter）上发起了一场芭比活动，用闪闪发光的粉色字体宣传：大胆做自己无须解释（Be You. Be Bold. Unapologetic）（Barbie, 2014），还举办了"一切皆有可能"活动，吸引人们关注芭比从事的150多个职业，包括拥有自己的领英（LinkedIn, 商务化人际关系网——译者注）账户的企业家芭比。美泰北美市场部高级副总裁丽莎·麦克奈特坚信芭比娃娃是勤奋工作的女权主义的偶像，她说："我们将继续以这种方式推广芭比娃娃。"（Bulik, 2014, para. 16）

与此同时，芭比的市场份额已经被一波新的性感玩偶侵蚀，比如针对更年轻群体的怪物高中（Monster High）系列。一位文化观察家称新一轮的娃娃为"更年轻、更放荡的大头娃娃"，她们衣着宛如妓女，身材如棒棒糖（Alter, 2014, paras. 2 and 3）。

另外，拉米利（Lammily）娃娃有着真实的身材比例，并配有可选择的脂肪团、妊娠纹、痤疮、文身和雀斑，还有其他特征，被称为"拉米利标志"（Lammily Marks）。在众筹网站上推出这种娃娃时，13621名支持者预购了 19000 个拉米利娃娃（请参阅 http：//lammily. com/about/）。

你怎么看？

1. 你是更同意芭比娃娃激发了对女性的物化和对美的不切实际的标准，还是她是女性多元化和赋权的象征？为什么？

2. 你更喜欢你的女儿或侄女玩芭比娃娃还是玩拉米利娃娃？为什么？

媒体与身体形象

雅各布慢悠悠地走了进来，他清瘦却又肌肉发达，手里拿着飞镖、刀、枪和其他多种装备，信心十足。他是一个"魅力四散的格斗者"，一个无所畏惧的战士，肆无忌惮地戴着大礼帽大胆地投入战斗（Corriea，2015，para. 18. ）。

雅各布是电子游戏《刺客信条：枭雄》（*Assassin's Creed Syndicate*）中的主要人物之一。一些分析家认为，雅各布和类似的英雄给孩子们及其想象力提供了一个健康的出路（outlet）。其他人则担心，电子游戏中的角色呈现出一种难以企及的阳刚之气。男性化身（avatars）往往比血肉之躯男性更苗条，肌肉更发达。一个结果是，虽然男性玩家经常报告说，当他们在网上展现这些角色时，他们会感到特别自信和强大，但他们报告说，在现实生活中感觉信心不足，因为他们的体重和肌肉不符合标准（Cacioli & Mussap，2014）。

电子游戏并不是唯一让人们觉得自己体格不达标的事物。媒体持之以恒地敦促消费者相信他们的皮肤、体重、头发、呼吸、衣服和牙齿是需要积极且立即关注的"问题领域"，当然要为此付出代价。理论家称为人体病理化（pathologizing the human body），即令自然功能显得怪异和不自然（Wood，1999）。简言之，公众指责广告商使得公众对自身感觉不好，因此人们会考虑购买将帮助其做出必要"修正"（fixes）的产品。

青少年特别容易受到这类广告的影响。随着青春期的身体和社交的变化，青少年自我意识随之增强，这使得青少年的不安全感很容易升级（媒体则利用了这种不安全感）。媒体信息往往鼓励人们痴迷外貌，这有时会损害人们的健康和自尊。例如，大约有 68000 人（大部分是 10—13 岁的青少年）在优兔（YouTube）上发布了"我是漂亮还是丑陋？"的视频，在同样的大众媒体环境中寻求安慰，正是这种环境往往首先助长的是他们的不安全感。一个 13 岁的孩子对着镜头小声地说："我可能是世界上最丑的人。请诚实地告诉我，我是不是很丑？"这一条视频引来数以万计的观看者。有些人发表了安慰性的评论，另一些人则贬低她，甚至建议她自绝谢世（Quenqua，2014）。正如一位分析师观察到的那样，青少年现在有能力向世界传播他们的不安全感，然而他们收到的，可能是侮辱、是欺凌，结果甚至会粉碎一个最自信的成年人的信心（Quenqua，2014）。

与优兔（YouTube）一样，青少年在向外界寻求肯定时很流行使用照片墙（Instagram）（图片分享，这是一款运行在移动端上的社交应用平台——译者注）。72% 的青少年使用 Instagram，2500 万家企业也使用 Instagram，这些企业为广告、推广内容和来自有影响力之人的美言支付数十亿美元（Aslam，2019）。许多青少年从他们的 Instagram 帖子收到的"赞"或评论的数量中获得了认可。其他人则利用社交媒体平台来了解自己与同龄人的差距。注意到这一点很重要，因为一些理论家认为，人们将自己与相似的人进行比较，而不是与模特或名人进行比较（Kleemans, Daalmans, Carbaat & Anschütz, 2018）。众所周知，名人的照片经常被美化或"修正过"（Photoshopped），但观看者并不总是能分辨出 Instagram 上发布的照片（其中有一些是变相的广告）是否被修正过，从而增加了让自己进行不现实和不利比较的可能性（Kleemans et al.，2018）。

在一项涉及 14—18 岁女孩的研究中，克里曼斯（Kleemans）的团队向一组参与者展示了图片，其中模特的腿部和腰部被编辑得更修长，并用滤镜使人物肤色更完美。第二组看到的是未经编辑的原始照片。尽管第一组中的一些女孩学会了使用滤镜，但她们发现编辑过的照片是"真实的"，几乎没有女孩发现模特的身体被重新塑造过。绝大多数情况下，经过编辑的图片得到了更积极的评价，受试者认为编辑过的照片中的模特更漂亮。更糟糕的是，那些看到经过处理的照片的女孩比其他人更有可能报告对自己的身体不满意（Kleemans et al.，2018，p. 93）。

要点是，虽然青少年希望看到经美化过的名人照片，但他们并不总是能识别出同龄人使用了类似的照片编辑技术。因此，青少年会将自己与"现实世界"他人在社交媒体上发布的美化过的近乎完美的图像进行比较，最终往往自我感觉更糟糕。

即使在成年人中，明知社交媒体上的图片是经过美化的，也未必总是能减弱其影响。例如，贾丝明·法杜利和伊莉斯·霍兰德（Jasmine Fardouly & Elise Holland，2018）发现，免责声明对年龄在18岁至25岁、浏览过大量编辑过的社交媒体照片的女性没有影响。即使在免责声明中告知她们照片已经被篡改过的情况下，女性还是会因对自己的身体形象不满意而感到沮丧。在另一项研究中，女性先看到关于数字技术处理图片的新闻报道，然后再看到带有免责声明的时尚广告时，她们报告称对身体的不满程度更高（Tiggemann，Brown & Anderberg，2019）。具有讽刺意味的是，女性对广告中含有免责声明的品牌的评价高于那些没有披露其广告形象经过修饰的品牌（Semaan，Kocher & Gould，2018）。

虽然女性对不现实的媒体形象的反应得到了更广泛的研究，但当男性在将自己与广告中看到的形象进行比较时，他们也会受到身体形象的困扰（Pan & Peña，2019）。

部分问题在于男性和女性的文化偶像本质上是不切实际的。例如，女性要达到芭比娃娃的身材比例，必须超过7英尺高，胸围比正常胸围大5英寸，腰围比正常腰围小6英寸（Duewald，2003）（有关芭比娃娃的信息，请参阅插文框11.2观点）。同样，今天的许多可动人偶与实际体型几乎没有相似之处（参见插文框11.3）。《卫报》（*The Guardian*）一位记者（Bilmes，2014）问道："男性体毛什么时候变成有伤风化之物了？"显然，女大学生也在困惑同样的问题。尽管大多数受访女学生表示喜欢或不介意男性身上的体毛，但大多数男学生表示，他们会定期脱毛，因为他们认为光滑的皮肤更性感（Basow & O'Neil，2014）。

健康效应

时尚作家肖恩·德瑞斯巴赫（Dreisbach，2014，para. 2）说："自我接纳已经成为一场运动。"名人现在发布素颜自拍，展示他们的脂肪，并且说他们珍视自己的身体。德瑞斯巴赫问道（para. 2）："所以，我们对自己的身体更有信心，对吗?"事实证明，进步对女性来说微不足道。对男人来说，情况越发糟糕了。

今天，在美国，大约13%的女性和9%的男性对自己的整体外表不满意，而对身体特定部位的不满是这一比例的两倍或三倍（Fallon，Harris & Johnson，2014）。一项研究发现，令人惊讶的是，68%—95%的男性对自己的身体感到非常不满意（Jung，Forbes & Chan，2010）。

虽然肥胖严重威胁健康，但为了减肥而走极端可能更危险，甚至会置人于死地。大约3000万名美国人（其中三分之二是女性）在其一生中的某个时候患上饮食失调症（Alliance for Eating Disorders Awareness，2019），这种病症会损害他们的心脏和肝脏，使他们的骨头变脆，甚至导致死亡（National Eating Disorders Association，2015）。饮食失调通常始于青春期，但儿童也有风险。事实上，儿童觉得自己体貌很糟糕的部分原因来自其父母十分关注自己的体重和外貌。

为了帮助儿童和青少年减肥，WW（原名"Weight Watchers"）于2019年发布了其曲线（Kurbo）应用程序。虽然该应用程序旨在帮助用户做出合理的食物选择，但一些营养学家和医学专家对之持谴责态度，因为"它可能会让孩子们面临患上危及生命的饮食失调、对身体形象不满的风险，还可能会干扰他们的生长发育"（Sterling，2019，para.4）。WW官员反驳说，曲线应用程序解决了肥胖率"特别高"的问题，以及肥胖儿童和青少年承受的"医疗和社会心理后果"（转引自Landsverk，2019，para.5）。显然，解决儿童和青少年的肥胖问题是一个有争议的话题，没有明确的答案。

滥用合成代谢类固醇是人们试图改变身体的另一种方式。在美国，超过100万人（大多数是男性）滥用类固醇（美国药物滥用研究所，缩写为NIDA，2007）。据报道，青少年也使用类固醇，有些人早在八年级就开始使用（NIDA，2018）。滥用该药物的风险包括心血管疾病、肝损伤、脱发、不育、具有攻击性和抑郁症。此外，对于滥用类固醇的男性来说，他们的乳房组织可能会变大，睾丸可能会萎缩。

研究人员发现，对于大多数类固醇使用者来说，其目标是达到理想型的西方男性的魅力，而不是擅长运动。在22岁至35岁的男性中，类固醇的使用率太高，他们是健美杂志和电视节目的粉丝，并且接触过露骨的色情作品（Melki，Hitti，Oghia & Mufarrij，2015）。与其他男性相比，他们更可能认为人们喜欢肌肉发达的男性，认为媒体上肌肉发达的男性是现实男性外貌的基准。

对于那些滥用类固醇的男性来说，吸引女性的欲望导致了一个有趣的进化悖论。最初描述这种现象的科学家称为"莫斯曼 – 佩西悖论"（Mossman-pacey Paradox）。据詹姆斯·莫斯曼（James Mossman）说，对于那些为了让自己看起来更大个、吸引潜在伴侣而服用类固醇的男性来说，"从进化的意义上说，他们让自己变得非常不适合"。詹姆斯·莫斯曼说（转引自 Gallagher，2019，para. 8）。正如艾伦·帕西（Allan Pacey）所解释的，这是因为 90% 的类固醇滥用者"可能会不育"（Gallagher，para. 16），因此是"进化的废物"（para. 19）。

插文框 11.3 观点

男孩的类固醇玩具

在鼓励女性变瘦的同时，男孩的玩具同样也在鼓励他们崇尚皮肤光滑、线条流畅及体格壮硕。男性动作玩偶引导着男性的心理趋向这个结论：渴慕难以置信的纤腰、肌肉发达又瘦削得恰到好处。心理学家雷蒙德·伦伯格对此持反对意见，他说："现实中只有 1% 或 2% 的男性是这种体形。我们正在以一种不自然的方式呈现男性的特征。"（Santa Cruz，2014，para. 8）

以《特种部队》（G. I. JOE）为例。在 20 世纪 60 年代，男子的身高是 5 英尺 10 英寸，腰围 32 英寸，二头肌 12 英寸的健美身材。然而，如果今天最优秀的《特种部队》人物放大成为现实世界的真正男性，他将有 29 英寸的腰围（比美国男人的平均腰围小 10 英寸以上）和 32 英寸的二头肌，那么这会创造一个全新的健美世界纪录（Moss，2011）。

健康科学教授蒂姆·奥尔兹（Tim Olds）说："所以，我们周围有很多理想体形的人，例如演员，体育明星，类固醇健美运动员、商店人体模型、玩偶、打扮得漂漂亮亮的私人教练，喷着发胶发型一丝不苟的模特和数字技术增强效果的电子游戏角色。但是他们中没有一个能反映现实生活中男性的体形。"（Olds，2014，para. 5）他的建议是什么？"我不是特种部队里的人物，你也不是芭比娃娃，但是……这个世界上像你我这样的人比玩具娃娃多得多。所以，以健康为目标，适应你的常态生活。"（last para.）

漂亮的人销售……有时？

我们为什么要购买媒体吆喝的东西？有证据表明，当人们在媒体上看到理想化的模型时，有时会感到一种替代性的幸福感和乐观感。这就是为什么广告商往往利用俊男靓女来销售与外表改善毫无关系的产品。一位心理学学者说："看到一个漂亮的人会激发'美好'的想法，进而延伸到我们对其他事物的评价。"（"Beautiful People，" 2011，para. 8）她说，当广告是美容产品，比如化妆品或洗发水时，人们可能会有两种反应。那些认为自己的外表不会发生实质性变化的人通常持怀疑态度，甚至可能对不切实际的描述感到愤怒。另外，乐观地认为产品会使自己魅力增加者通常会被产品所吸引（当然，如果产品的效果无法兑现，这种乐观情绪可能会适得其反）。

娱乐节目

在本节中，我们将研究娱乐节目中如何描述健康问题和医疗保健。我们首先探讨对医疗环境的虚构性描述。然后我们换个角度，关注娱乐节目中对精神疾病和残疾的描摹。最后，我们聚焦媒体中的性和暴力行为。这些主题反映了娱乐节目和健康研究的优势。

医疗健康状况的刻画

在《实习医生格蕾》（*Grey's Anatomy*）的某一集中，一个病人因胸痛入院，两秒钟后，他就被匆忙送去做心脏直视（open-heart）手术。这根本不现实。

普拉桑纳·安南斯（Prasanna Ananth）在做医学生时就说过这句话（Baker，2007）。很多医护人员都和她有同感。许多医疗专业人员对医疗剧"爱恨交加",米齐·贝克(Mitzi Baker)说。"他们对剧中出现的所有错误都爱憎分明"(Baker,2007,para. 3),而且理由充分。经常观看医疗剧的观众比其他人更有可能认为电视剧是真实的(Tian & Yoo,2018)。像《实习医生格蕾》这样的电视剧通常被认为是健康信息的有效来源,但医疗剧很可能会让人们对医疗工作的方式产生错误的印象。例如,这类电视剧中经常展示医护人员通过心肺复苏术(CPR)成功救活病人的频率远远高于实际发生的频率(Hinkel-bein et al.,2014)。在《美国医学协会杂志》(*Journal of the American Medical Association*)上发表的由医生撰稿的一项研究发现,在医疗剧中,接受心肺复苏术的患者中有67%能活下来,而在真正的患者中,这一比例只有2%—30%(Diem,Lantos & Tulsky,1996)。该项研究的撰稿人担心"电视节目中对心肺复苏的错误描述会破坏对数据的信任,助长对奇迹的信任"(Diem et al.,1996,p. 1581)。

事实上,观看了很多医疗剧的人更倾向于相信运气和机会——甚至可能是奇迹——决定他们的健康状况(Kim & Baek,2019)。因此,大量观看医疗剧的人表现出外部控制源(LOC)倾向(第八章)。相比之下,具有内部控制源的人认为其健康更多的是由他们自己的行为塑造的。研究人员推测,观看频率和外部控制源二者的关联可能是因为医疗剧将注意力集中在"伤害而非可预防的疾病"的描述上(Kim & Baek,2019,p. 398),这意味着人们可以采取的预防性健康措施(例如,健康饮食、运动和限制饮酒)不是大多数故事情节的核心。

当然,伤害性让人印象深刻,这有助于使电视节目更加令人兴奋。这就是为什么医疗剧倾向于过度表现创伤性事件,特别是那些涉及年轻人物角色的事件。例如,经常将年轻人(甚至青少年)呈现为心脏病发作,实际上,心脏病发作在中年和老年人中最常见(Diem et al.,1996)。还有其他错误的描述。在现实生活中,大约40%的医院病人是男性。然而,在电视上的病人,70%是男性(Hetsroni,2009)。而且,一方面男性在医疗剧中的比例过高,另一方面西班牙裔美国人和老年人的比例则偏低(Hetsroni,2009)。

医疗剧也依赖死亡作为一个戏剧性元素。电视剧中病人的死亡率几乎是正常人的9倍,这促使发现这种差异的研究人员打趣地说:"如果你必须住院,那就别看医疗剧。"(Hetsroni,2009,p. 311)大多数电视中的死亡都是迅速和戏剧性的——事实上，绝大多数都是创伤性的，但不要让这个现象蒙蔽你。在现实世界中，相当大比例的人死于疾病，而不是创伤性的事故。总而言之，医疗剧"几乎没有教给观众如何准备或营造一个好的死亡"（p. 752），研究人员珍妮弗·弗赖塔格和斯里维迪亚·拉马苏布拉曼尼安（Freytag & Ramasubramanian，2019）说。

娱乐节目还提供了有关器官捐赠充满戏剧性却不真实的信息。在对网络电视节目的研究中，苏珊·摩根（Susan Morgan）等人（2007）发现了许多关于非法出售器官、人们因器官而被谋杀、给予优惠待遇的医生以及允许人们死亡以便其他人获得其器官的故事。所有这些描述——虽然属于激动人心的戏剧——但都是极不现实的。"我们经常想，公众对器官捐献的'疯狂想法'是从哪里来的，比如黑市的存在、器官分配制度的腐败、医生的不可信任"，作者写道。"答案可能已经摆在我们面前好几年了。"（Morgan，Harrison，Chewning，Davis & DiCorcia，2007，p. 149）

健康相关状况的描述

无论是好是坏，即使是主要为娱乐而设计的节目，也可能对健康和身份产生重要的影响。

精神疾病

媒体经常将精神病患者描绘成落拓不羁、衣冠不整、有暴力倾向和危险的人。这种描述从未反映出大多数心理障碍患者的现实。事实上，他们中只有大约11%是暴力的，这与暴力人群在总人口中的比例大致相当（Hetsroni，2009）。事实上，克里斯汀·福塞特（Fawcett，2015）证明，"患有精神疾病的人不仅（比其他人）犯罪的可能性更小，实际上他们更容易成为受害者"（para. 8）。

媒体玷污精神疾病患者的形象的一个有害后果是，可能从心理健康服务中受益的人通常认为寻求帮助在个人和社会上是不可接受的，尤其是当他们看到的荧屏上的"专业人士"和"医疗保健"情况被描绘成负面形象的时候（Maier，Gentile，Vogel & Kaplan，2014）。

尽管娱乐节目可能会戏剧化和妖魔化精神疾病，但正如一位媒体分析师提醒我们的那样，"生病是每个人都会发生的事情，由于我们的身心是联系在一起而不是分开的，精神疾病并不比身体疾病更耸人听闻"（Uwujaren，2012）。

残障

> 观众看到一名警察逮捕了一名抢劫出租车司机的男子，这种场景在其他电视节目中太常见了。但是这个节目有一个反转，这名警官身体部分瘫痪，坐着轮椅。

当研究人员向身体健康的人展示这个片段（取自德国的一部电视连续剧）时发现，观看者比之前更相信残障人能够成功胜任警察（Reinhardt，Pennycott & Fellinghauer，2014）。这个实验指出，至少在某些时候，媒体在塑造民意方面具有影响力。

在主流媒体中，残障人经常被低估和歪曲（Renwick，Schormans & Shore，2014）。媒体呈现残障人士通常有三种方式，处于不利地位的弱势群体、不健康的受害者，或者所谓的超级瘸子帮（super crips），他们会做任何健全的人能做的事情，但会比正常人做得更好（Zhang & Haller，2013）。很显然，前两种特征都与污名化和歧视有关。相比之下，即使在残障人士中，超级瘸子的形象往往能激发自信，比如《X 战警》（XMen）漫画书和电影系列中的查尔斯教授。同时，也有许多人担心，过于夸张的描绘会助长不切实际的期望（Zhang & Haller，2013）。在这项涉及身体部分瘫痪的虚构的警察形象研究中，肢体残障的观众比其他观众更可能怀疑截瘫患者能否成功担任警察，因为他们认为电视演员在荧屏上的表演不切实际，再就是因为他们觉得整个社会不会接受残障警察（Reinhardt et al.，2014）。

定期在现实生活中接触残障人士可以消除人们对该群体的消极态度。适时适度的幽默也可以消除消极态度。在一项研究中，部分大学生观看了一部名为《没有怜悯：一部关于残疾的电影》（Without Pity：A Film About Disabilities）的严肃纪录片，部分观看了一段由脱口秀喜剧演员分享他截肢经历的有趣故事的视频。总的来说，观看电影的学生态度没有变化，但那些观看脱口秀节目的学生比之前更愿意与残障人士互动（Smedema，Ebener & Grist-Gordon，2012）。显然，在大多数情况下，以玩笑的形式谈及身体的缺陷可能会伤害到别人，但在此项研究中，研究人员推测和喜剧演员有关系，因为幽默缓解了观众对这个话题的一些紧张情绪。

现实就是无论媒体如何描绘残障人士，他们和精神疾病的人受到的待遇是一样的。研究人员张玲玲和贝丝·哈勒（2013）说："残障只是一个人的一部分，是人类多样性的一个方面。描绘残障人士的最佳方式是不要贴标签，力求从他们的角度进行报道，而不是关注他们的残障（p. 330）。

现在，我们把注意力转向娱乐节目的另一个方面，这类节目描述健康相关行为的方式。

健康相关行为的描摹

娱乐节目中最具争议的两个元素是性和暴力。在这里，我们探讨媒体对这二者常见的描述及其对人们的福祉和身份的影响。

性

当瑞秋·希尔斯（Rachel Hills）开始写一本关于性方面的著作时，她意识到，用她自己的话来说，"这么多年来我讲述自己的故事一直都是错误的"（2015a，para. 16）。作为一名大学生，她花了无数小时给头发做造型、化妆，挑选合适的衣服，穿着 3 英寸高跟鞋走路去上课，还经常催吐，希望能保持身材苗条。即便如此，她也从未觉得自己像杂志和电影里的女人那样性感。经过一番自我反省后，希尔斯意识到她作为性对象"失败了"，但她在更重要的事情上取得了成功。我们稍后会回顾她的故事。首先，让我们了解一下媒体对性的描述方式所带来的影响。

物化

在合适的条件下，性是一种亲密和充满爱的行为，对此很少有人质疑。令人担忧的是媒体形象往往以不同的方式呈现性。我们以音乐和音乐视频为例。在过去 40 年内，排名前 40 首歌曲中约有 80% 都是关于爱情和性吸引力，与此同时，越来越多的热门歌曲描述了没有爱情的一夜情（Madanikia & Bartholo-mew，2014）。为了强调这一点，音乐视频，尤其是说唱和嘻哈歌手的音乐视频，通常都以裸体或穿着挑逗性服装的女性（有色人种女性比例过高）为特色（Turner，2011）。一位分析人士观察到，许多视频已经演变成"电臀舞比赛"，黑人女性的身体被非人化（沦为配饰），非裔美国男性被描绘成性饥渴者（Larasi，2013）。

此外，人们认为音乐视频是现实的，部分年轻女性认为将女性作为性物无所谓的人，往往对男性性骚扰他人的容忍度更高（Rodgers & Hust，2018）。当女性在媒体中被物化到如此程度，以至于看起来"正常"或"真实"的程度时，这种正常化（normalized）的行为就更容易被男性和女性延续（和容忍）。

性对象化

当一个人主要被视为他人的欲望对象，而不是作为一个有自身需要和欲望的完整和独特的人对待时，性对象化就会发生。当人们被描绘成动物或事物时（如模特打扮得像猎豹或啤酒瓶时），当人们被当作可互换的（一个人的外表和行为与另一个人非常相似，以至于很难区分他们），聚焦的是人体的特定部位而不是整个人时，当人们被当作商品被别人选择和使用时，就是显而易见地将人性对象化了（Heldman，2014）。

感受到被物化之人的一个结果是缺乏信心。如果一个人的价值是以其他人的欲望来衡量，而且这种欲望是狭隘的、不现实的和非人格化的，就很难感到被欣赏和有价值。本节开头提到的瑞秋·希尔斯（Rachel Hills）回忆说："我是一个没有安全感的人。""我从不相信男人对我感兴趣，有时他们似乎对我感兴趣，我内心会反驳自己，理由是他们永远不会对我感兴趣。"（2015a，para. 8）一件物品的价值通常等于其被使用的次数多少。人作为性对象被"使用"则是贬低、羞辱，甚至是危险的。

在社交媒体上发布强奸情节的视频是一个特别令人震惊的趋势。这种对性暴力的颂扬助长了一些分析家所说的强奸文化，一些人认为强迫女性、男性或儿童发生性行为是可以接受的、性感的，甚至是有趣的。许多人认为《五十度灰》（*Fifty Shades of Grey*）和类似的书籍、电影将强奸和虐待处理得轻描淡写，乃至正常化，从而使这些暴行看起来可以接受。

瑞秋·希尔斯还写了《性神话》（*The Sex Myth*，2015b）一书。她提出，当她不再把自我价值建立在别人对自己性感的看法上，并开始赞美自己的个性时，她内心认为自己变得更有吸引力了。"一件物品可能是美丽的、被珍视的、被崇拜的"，她反思说，"但从定义上讲，物不能行动，只能由他人摆布"

（Hills，2015a，para.19）。她说，如今她为自己是一个主体、一个充满活力的自己人生故事的创造者而自豪，不仅仅是别人人生故事中的一个对象。

另一个问题是媒体对于安全性行为的处理。

安全性行为

大量证据表明，经常观看色情片的人比其他人更有可能滥交和从事不安全的性行为（Harkness，Mullan & Blaszczynski，2015）。这可能部分是因为色情节目提供了启动性接触的各种演示（script），但几乎从不包括对避孕或规避疾病的讨论。与同龄人相比，重度消费色情节目的青少年更有可能发送和接收色情短信（Van Ouytsel，Ponnet & Walrave，2014）；经常观看色情内容的大学生更有可能发起随意性行为并进行危险性行为（Braithwaite，Coulson，Keddington & Fincham，2015）。

在针对青少年观众的音乐、杂志和电影中，诸如使用安全套的安全性行为在与性相关的内容中却很少出现。在一项研究中，研究人员发现，大众媒体涉及性的内容中，未提及安全性行为与提及的二者比例是200∶1（Hust，Brown & L'Engle，2008）。自这项研究开展以来，这方面情况没有什么变化。今天，受青少年欢迎的电视节目［如《嘻哈帝国》（*Empire*）、《摩登家庭》（*Modern Family*）和《丑闻》（*Scandal*）］很少涉及性风险及其后果。相反，大多数关于性的故事情节突出了随意性、不安全的性行为（例如，不使用避孕套）和性暴力（Kinsler et al.，2019）。金斯勒等人（2019）分析的节目很少触及青少年怀孕或性传播疾病等问题，这些节目都将更多的焦点对准婚外情、三角恋和诱惑。

好消息是，并非所有媒体都鼓励不安全的性行为。当青少年经常观看安全性行为公益广告时，他们在未来日子里比同龄人更有可能使用避孕套，这表明媒体可能是健康性行为的榜样（Hennessy et al.，2013）。

性取向

媒体对性取向的描述存在着双重标准。长期以来，相比于异性之间的关系，媒体将同性伴侣之间的关系呈现为更不合理、更不正常（Bond，2015）。但事情可能正在发生变化。金斯勒等人（2019）发现大众媒体中存在大量关于性别认同、性取向和同性婚姻的"正常化"的故事情节。媒体刻画的许多男女同性恋关系消解了一贯负面的刻板印象，并证明"性取向并不妨碍一个人抚养家庭或取得工作成就的能力"（Kinsler et al.，p. 648）。

尽管有这些进步，但并非所有 LGBTQ + 社区的成员都能经常出现在主流媒体上。特别是，变性人群体的代表性仍然不足。一些值得注意的例外包括查兹·博诺（Chaz Bono）、凯特琳·詹纳（Caitlyn Jenner）和第一位获得艾美奖提名的变性人拉维恩·考克斯（Laverne Cox）（Gjorgievska & Rothman，2014）。考克斯也是第一个登上《时代》杂志封面的跨性别人士，她因在《女子监狱》中扮演索菲娅·伯塞特而获得提名。

接下来，我们将探讨娱乐节目的一个元素——暴力。媒体在呈现这一因素时往往与性方面的内容相互交融。

暴力行为

"显血"与"关闭显血"是视频游戏中的常见用语，指的是玩家在涉及杀死其他角色的游戏中可以选择血腥和视觉效果的逼真度级别。在一项研究中，相比于玩"关闭显血"效果游戏的年轻人，玩"显血"游戏效果的年轻人更容易表现出愤怒情绪，并表示如果有人在人行道上撞到他们，他们会即刻暴力还以颜色（Farrar，Krcmar & Nowak，2006）。

这方面发现的证据是好坏参半。在一项类似的研究中，研究人员发现，视频游戏中的暴力并不能预测男大学生的攻击性行为（Hilgard，Englehardt，Rouder，Segert & Bartholow，2019）。然而，在另一项研究中，研究人员将媒体暴力与攻击、欺凌和网络欺凌联系起来（Barlett，Kowalewski，Kramer，Helmstetter，2019）。当研究提出相互矛盾的数据时，可能会令人困惑，但绝大多数研究人员都认为，媒体中的暴力和现实生活中的暴力之间存在关联。

当帕特里克·本德（Patrick Bender）领导的团队回顾关于媒体暴力的研究时，他们发现数百项研究提出了证据，表明经常消费媒体呈现的暴力内容"会增加攻击性想法、情绪、评价和行为的风险"（Bender，Plante & Gentile，2019，p. 104）。他们说，"近期的研究已经超越了暴力内容影响是否存在的问题，转而关注解释这些影响如何运作的机制"（Bender et al.，2019，p. 105）。根据他们对研究的回顾，有证据表明习惯性玩暴力电子游戏的人（尤其是儿童和青少年）：

- 与玩非暴力游戏的人相比，他们对屏幕上暴力行为的情绪反应较少；

- 皮质醇水平高于平均水平，皮质醇是身体的主要应激激素；

- 降低了人与人之间的信任；

- 往往比其他人更支持暴力；

- 可能会在"数月、数年甚至数十年后"出现触发性攻击（p. 105）。

当然，并非每个人对媒体暴力的反应都是一样的。对有些人来说，媒体中的暴力不过是现实情绪的一种替代性宣泄，但对另一些人来说，看到暴力会引发行为。还有一些人具有了一种被称为"卑鄙世界综合征"（mean world syndrome）的现象，即重度媒体消费者常常感到害怕，高估了其所处环境中的暴力威胁（Gerbner, Gross, Morgan & Signorielli, 1980; Jamieson & Romer, 2014）。

甚至企业也会受到媒体暴力的影响。研究人员发现，接触暴力（包括媒体对暴力的描述）和不道德的商业行为之间存在联系。他们还发现，总部位于暴力地区的企业的员工比其他人更有可能篡改所属机构的财务报表（Gubler, Herrick, Price & Wood, 2018）。

对媒体经常描述暴力的方式的一个批评是，其描述是不切实际的。人们毫发无损地穿过机枪射击区域。被枪击或刺伤后的他们仍然表现得像运动员或超级英雄一样。邪恶的角色会死去，英雄们殒命则罕见。乔治·格伯纳（George Gebner, 1996）称这种快乐暴力是："'快乐暴力'很酷、迅速、无痛，总是走向一个令人高兴的结局，从而让观众以一种接受的心情去看随后而来的广告。"（para. 10）在一项关于 PG-13（美国电影协会的电影分级制度中的一种，这类影片有可能包含不适合 13 岁以下儿童观看的内容，需要家长特别引导——译者注）电影的研究中，特蕾莎·韦伯（Theresa Webb, 2007）及其同事报告说，尽管电影电视中暴力盛行，但对受害者的持续伤害"要么不存在，要么基本上不现实"（p. e1226）。在快节奏的娱乐世界里，暴力似乎很流行，但漫长的康复过程很无聊。结果屏幕上的世界里，暴力没有招致严重的后果。

娱乐和商业主义

我们通常很容易区分商业广告、电视节目或电影。但是，如果一则广告看起来像是娱乐节目，或者商业广告很巧妙地嵌入娱乐节目中呢？

娱乐广告

记者们创造了"娱乐广告"（entertainomercials）一词，用来描述类似于娱乐节目中的销售宣传（"Entertainomercials，" 1996）。经典例子之一就是骆驼牌香烟的前卡通吉祥物骆驼乔（Joe Camel）。雷诺兹烟草公司在1988年的广告中推出了这只华美的、戴着太阳镜的骆驼。尽管公司坚称，动画角色并不是为了吸引孩子们，但它确确实实地产生了这种效果。向儿童销售骆驼香烟的金额从每年600万美元上升到每年4.76亿美元（DiFranza et al.，1991年）。几年后，孩子们对乔·骆驼和对米老鼠一样熟悉（Fischer，Schwartz，Richards & Goldstein，1991）。迫于公众和法律压力，九年后，雷诺兹停止使用骆驼乔这一形象（Vest，1997）。

植入式广告

烟草业还涉及另一种类型的广告与娱乐混合的形式，一般称为植入式广告。植入式广告（Product placement）是指赞助商通过支付（现金、道具、服务等）让产品或品牌出现在电影、电视节目、视频游戏或其他形式的娱乐节目中。巧妙的产品植入（有时称为隐性广告）可以被认为是一种潜意识广告，即观众可能不会意识到看到了所展示的产品，但可能会根据它们与戏剧中其他元素的关联，对这些产品产生印象（Erdelyi & Zizak，2004）。许多广告商正在将产品植入作为一种将其产品潜入公众视线的方式，它们意识到五分之四的电视观众可能会忽略传统形式的广告或快速浏览广告（Boris，2014）。

当植入式广告涉及人们对健康问题的想法或行为方式时，它们就成了健康传播。当植入式广告被用于规避传统广告的限制时，尤其令人担忧。尽管美国大多数州都禁止在广播和电视上播放烟草广告，但据报道，烟草公司付给电影明星和制片人酬劳，因为他们在电影场景中嵌入了烟草广告。分析人士预计，电子烟和合法的大麻——这两项在烟草广告禁令中都没有提到——可能会出现在广告植入中（D. E. Williams，2015）。

如下一节所示，一些人以其人之道还治其人之身，使用植入广告的策略来推广健康行为。有关娱乐节目中健康形象的伦理问题，请参阅插文框11.4。

插文框 11.4 伦理考量

娱乐业需对健康形象负责吗？

娱乐业有责任促进健康行为吗？一些人声称，娱乐节目编剧和制作人总是描绘不健康、不切实际的生活和健康形象时，他们的行为是不负责任的。

媒体扭曲现实的一种方式是展示不健康和暴力的行为，没有考虑到真实的、自然的后果。人们中枪后还可以继续奔跑和战斗。有些人吃得很多，但看起来依然身体健康，身材苗条。媒体还经常将病人（尤其是精神病患者）刻画成危险、堕落的和反社会的人，这也是常见的歪曲健康的一种方式。

还有一个是健康和娱乐交融的灰色地带。即使是号称健康的节目，其实并非如此。例如，《超级减肥王》（*The Biggest Loser*）之类的真人秀节目记录了参与者在历经几周的训练，便减掉 50 磅、60 磅甚至 100 磅。他们的经历可能是鼓舞人心的，但这些行为是现实可行的吗？这些减肥方式是健康的吗？身兼健身专家和医师的帕梅拉·皮克对该节目进行了反思（Pamela Peeke, 2011）：

> 节目中的选手皆是超级严重的肥胖者，平均体重在 400—600 磅……节目经常会出现一些让参与者感到尴尬的镜头，比如许多半裸的照片清晰展示了圈圈堆叠的巨大脂肪团。如果节目制片人想要令观众震惊的效果，那他们一定实现了这个目标。（para. 5）

她认为，更糟糕的是，制作人坚持认为，参与者需要的只是严苛的纪律和训练中流出的汗水，而教练（总是很瘦）以一种无情的方式执行规定，对参与者几乎没有丝毫的理解或同情。皮克说，"选手们反复强调他们对食物上瘾，食物已经成为生活压力和快乐的默认来源。然而，尽管他们恳求性提出需要帮助，但他们所经历的似乎只是一个紧张的锻炼计划"（para. 6）。她认为，大多数人离开节目后体重都会反弹，这也不足为奇。

节目中的训练方式不具可持续性，而且"就身体健康而言，二头肌不可或缺，但无助于改变饮食习惯"（para. 6）。

有些人认为娱乐业不必展现令人震惊的或扭曲现实的观点，只需要挑战好莱坞，创作引人入胜但很现实的节目即可。还有人更进一步地提出，娱乐业应该多提供亲社会（prosocial）的节目——寓教于乐。

另外，人们认为不应该运用娱乐节目探讨社会议程。他们认为，要求编剧和制作人牢牢遵守社会准则，艺术创造力就会受到伤害。此外，很难知道谁的议题会受欢迎。当健康专业人士对健康生活的指导方针存在分歧时，演艺人员的工作是决定体现哪一方的观点吗？如果电影业坚持现实主义的标准，他们想知道，当不同的社会期望盛行时，令先辈们扬名天下的幻想主题和电影会变成什么样？

你怎么看？

1. 你认为娱乐节目会影响观众的行为吗？例如，如果观众看到他们最喜欢的角色在电视节目和电影中谈论避孕套使用，观众是否更有可能使用避孕套？

2. 演艺人员是否应该考虑其节目对观众产生的影响？

3. 你认为娱乐业歪曲暴力或其他不健康行为的自然后果是不负责任的吗？

4. 你认为如果你最喜欢的电影和电视节目表现出健康的行为或现实的后果，会降低其娱乐价值吗？

5. 你相信专门为促进健康行为而设计的节目会在美国受追捧吗？你认为应该创制这样的节目吗？请分别阐述你的理由。

娱乐教育节目

制作方可能会将微妙的信息嵌入节目中，不是为了销售产品，而是教育或说服人们了解健康问题。这种以娱乐形式为造福公众而做出的努力被称为娱乐教育（entertainment-education）或亲社会的节目。皮奥特罗及其同事说，这一理念源于"没有人喜欢听一味地说教，但每个人都乐意并经常从娱乐中学习，无论是通过广播或电视，还是亲自表演"（Piotrow, Rimon, Merritt & Saffitz,

2003，p. 5）。

如今，娱乐制作人可能会受到健康倡导者言论的影响，健康倡导者敦促制作人在他们的剧本、道具和故事情节中融入健康信息。诸如好莱坞、健康与社会和娱乐产业委员会（缩写为 EIC）等组织鼓励娱乐节目编剧以准确和翔实的方式描绘健康问题。这些组织提供了从艾滋病到蝙蝠叮咬、汽车座椅和自杀等主题的提示、故事创意和脚本。例如，EIC 敦促编剧不要使用"硬性毒品"（hard drugs）这个词，因为该词错误地暗示了不"硬"的毒品相对来说是无害的。该组织还建议节目中的人物使用安全带和其他安全装置。

以下是 EIC 对娱乐业人士的一些建议：

• 记住，躁狂抑郁症并不是由单一的个人创伤造成的，比如亲人离世或一段关系的破裂。

• 让其中一个角色提醒另一个角色在外出之前涂抹防晒霜。

• 考虑反映这样一个现实，即房主试图使用枪支进行自卫时经常会突然惊呆或颤抖得厉害，以至于他们根本无法使用枪支。

在一些国家，已经创制了整个节目来促进健康行为。例如，健康促进者在新加坡开发了一个脱口秀节目，使用诸如幽默、通过笑话学习和个人叙述等寓教于乐的技巧来提高安全套的使用率，在男性买春群体中，这一比例从52%提高到80%（Lim，Tham，Cheung，Adaikan & Wong，2019）。

埃塞俄比亚的一部广播剧《生活随记》（*Journal of Life*）描绘了一个主角，他在一次轻率的性行为中感染了艾滋病病毒，然后在不知不觉中感染了他的妻子。接受调查的听众表示，他们被故事情节感动了，并且随着所听剧集数量的增多，他们决心采取安全性行为的意愿随之增加（Smith，Downs & Witte，2007）。

在《睁开你的双眼！》（*Nunl Dhuhyo！*）这档节目中，名人主持人对那些希望通过角膜移植来恢复视力的人进行了令人动情的采访，签署捐赠角膜移植卡的人数从 1000 多人增加到近 14000 人（Bae & Kang，2008）。

说服性娱乐的影响

在你对说服性娱乐节目中植入的健康信息的前景过于乐观（或不安）之前，有必要问一个问题：除了前文已经提到的效果，娱乐节目中的信息会有很大的不同吗？

植入产品似乎能提高品牌认知度。虽然人们很少会主动去购买他们并不想要或不需要的产品，但当人们在市场上购买类似产品时，在娱乐节目中突出展示的品牌就会比其他品牌略胜一筹（Moonhee & Roskos-Ewoldsen，2007）。

娱乐教育的结果好坏参半。当杰西·昆特罗·约翰逊（Jessie Quintero Johnson，2013）带领的研究人员让一组大学生接触了有关健康问题的事实性陈述，而另一组学生通过故事情节了解角色经历的健康问题，这两组学生在信息回忆方面结果有所不同。在某些情况下，那些阅读娱乐教育叙述的人，比那些阅读事实说明的人记住了更多关于健康问题的内容。然而，在其他情况下，学生们显然被故事情节的其他细节分散了注意力，结果是，即使他们高度沉浸在故事中时，他们也不记得有关健康问题的关键信息。

令人担忧的一个原因是一些教育娱乐节目潜在权力的相互作用。从批判文化的角度来看，杜塔（2006）认为，教育娱乐节目的设计往往是为了服务于资助实体的目标、价值观和优先事项，而不是目标群体所追求的目标、价值观和优先事项。其结果可能是一种文化霸权，即将主流文化的价值观强加给边缘化社区的成员，而不是尊重（甚至没有意识到）社区自身的价值观、文化和环境。另一个令人担忧的是赞助方总是侧重个人方面的问题，例如建议每个家庭少生孩子，而不是处理更大、更系统性的问题，例如，应该公平地向所有人分配资源（Dutta，2006）（我们会在第 14 章中更多地探讨批评文化方面的观点）。

媒体素养

本章以媒体素养结束，是为了提醒人们，媒体的影响绝不是一致的。不同的人受到媒体影响的程度千差万别。也许防御媒体过度影响或不良影响的关键，在于提高观众合乎逻辑地分析信息的能力（Austin & Meili，1994）。这是媒体素养的核心原则。

媒体素养是指一个人能够根据内容的现实性和有用性来评估媒体讯息的意识和技能（改编自 Potter，1998）。根据多萝西·辛格和杰罗姆·辛格（Dorothy Singer & Jerome Singer，1998）的开创性概述，具有媒体素养的人会意识到，广告商很容易强调（甚至夸大）其产品的吸引力，并淡化其缺点。他们会评估创作者的意图，并试图找出哪些内容没有被言说以及为何未予提及。通晓媒体套路的人也能熟练地识别非现实的或通过特效增强的媒体效果。总而言之，有媒体素养的人倾向于从公平性和适当性的角度来评估信息，为自己权衡种种意见。

媒介素养教导通常包括信息阶段、分析阶段和体验阶段。阿尔利·克萨达和苏·萨默斯（Arli Quesada & Sue Summers，1998）对这些阶段进行了很好的描述，这里的讨论以他们的贡献为基础。

在信息阶段（informative stage），媒体素养节目的参与者学会识别不同类型的信息（例如说服性、信息性和娱乐性的）以及不同类型的媒体（如电视、广播、报纸等）。他们了解各种媒体的优势和局限性。例如，互联网信息资源庞大且易于访问，但有些信息来源是不可信的。参与者还学习制作技术和特效。

在分析阶段（analytic stage），参与者讨论对一般媒体和特定媒体传达信息的看法。这个阶段中，参与者在训练有素的领导者的指导下解构信息。解构信息（Deconstructing）意味着将消息分解为特定的组成部分，如关键点、目的、隐含的讯息、制作技巧和目标指向。例如，啤酒广告经常呈现饮酒是一种既有趣又性感的社会现实。在解构啤酒广告（或任何其他媒体信息）时，参与者试图识别其言说目的、未曾提交的信息，以及如何将信息和他们自己所处的社会现实进行对比。参与者可能会得出结论：啤酒公司为了出售其产品，便将喝酒塑造成看起来很是有趣，但实际情况与广告显示的不同。

最后，在体验阶段（experiential stage），媒体素养节目向参与者提出挑战，要求他们撰写自己的新闻故事、设计广告和表演小品，参与其他创意活动，旨在帮助他们了解媒体信息的创制过程，并揭开其神秘面纱。参加过与烟草相关的媒体素养项目的青少年比其他人更有可能仔细思考烟草广告，并决定不吸烟（Pinkleton, Austin, Cohen, Miller & Fitzgerald, 2007）。有一个特别有用的方法，那就是让参与者自己创作反对吸烟的信息（Banerjee & Greene, 2006）。

媒体素养节目往往产生良好的结果。与同龄人相比，参加过媒体素养节目的青春期男孩随后更有可能认为酒类广告不现实（Chen, 2013）。在另一个节目，青少年了解到广告商用来改变照片中模特形象的技术，这类青少年与同龄人相比，通常对自己的身材更满意，而且不会饮食失调，即便是两年多后情况依然如此（Espinoza，Penelo & Raich，2013）。

当孩子们接触媒体信息时，父母可以在家里教导孩子们提高媒体素养。这被称为父母介入（parental mediation）。成年人往往能够使儿童意识到媒体信息的不准确和不一致。例如，"为什么这个节目展现瘦子吃使人发胖的食物？"（Austin，1995）或"这个节目中展示的暴力是实事求是的吗？"（Nathanson & Yang，2003）。研究表明（Austin，1993；Austin，Roberts & Nass，1990；Lee，2013；Singer & Singer，1998），当孩子的父母（1）使孩子少接触媒体；（2）选择合适的节目；（3）与他们一起观看、聆听或阅读；（4）与他们讨论节目内容时，孩子们会从媒体中获得最大受益（同时将不利影响降至最低）。

小　结

媒体中的健康图像

- 诸多社会和健康风险与过度使用媒体有关。
- 许多媒体上的图像并不是其看起来的那样。图片经常被处理和"喷绘到完美"状态（Conlin & Bissell，2014，p. 2）。不切实际的形象会影响人们的自尊、饮食习惯等，从而对健康产生影响。
- 尽管媒体内容可能对健康产生有害影响，但媒体也是一种分享信息的方式，可以帮助人们更好地了解自己的健康以及与健康有关的行为。

理论基础

- 大多数人认为他们自己不容易受到媒体中说服性信息的影响，但认为其他人容易受到影响。这就是所谓的第三人效果理论。
- 根据培养理论，由于儿童和青少年的参照系有限，所以他们特别容易受到广告信息的影响。
- 社会学习理论认为，人们通过模仿他人来学习社会行为。
- 社会比较理论表明，人们努力达到媒体中"理想化"的人物的标准，即使这些理想是永远无法实现的。

广告

- 很难确切地说明人们的行为在多大程度上受到了广告的影响，但食用广告商推广的不健康食品、饮用其宣传的饮料、努力模仿超模的人数，表明广告具有显著的影响。

- 尽管广告有很多优点，但如果广告鼓励营养不良、吸毒、酗酒或者不健康地依赖化妆品和流行饮食（fad diets），那么广告就是有害的。

- 有时广告商会让自然条件看起来不好或不自然（病态），所以人们会花钱来改变自然条件。

药品广告

- 直接面向消费者的药品广告提高了消费者的意识，但也带来了一些挑战和伦理困境，涉及社会公正、研究客观性、充分披露和营销目标（market agendas）与利他主义。

新闻报道

- 就分享宝贵知识的角度而言，有关健康问题的新闻报道十分重要。然而，新闻观众应该记住，科学发现通常还具有试验性，新闻报道往往关注不寻常的问题，报道可能会受到取悦广告商或吸引新观众等意图的影响。

媒体与身体形象

- 媒体信息常常鼓励人们过分关注身体外貌，有时甚至损害了人们的健康和自尊。

- 媒体消费者一直被敦促相信其皮肤、体重、头发、呼吸、衣服和牙齿是"问题区域"。理论家称为人体病理，使自然功能看起来奇怪和不自然（Wood，1999）。青少年特别容易受到这类信息的影响。

娱乐

- 娱乐节目中的形象可能会影响人们对医疗、危险行为和残障人士的看法。

- 性与暴力主要是出于娱乐价值而表现出来，而不是出于健康原因。事实上，医学奇迹不像电视上展现的那么普遍，现实中的公众构成也更加多元化。
- 如果你最喜欢的节目和电影中出现了食物、饮料、香烟、车辆和其他道具，请不要感到惊讶。虽然植入广告可能看起来不像商业广告，但广告商同样花费巨大，因为其希望植入广告能像商业广告一样发挥作用。
- 健康倡导者有时也使用同样的逻辑在娱乐节目中插入有利于健康的信息，这种做法被称为教育娱乐节目。

媒体素养

- 媒体素养使人们能够在一定程度上控制媒体信息对他们的影响。明智的消费者通过批评媒体信息来确定其目的、优势和局限性，学会区分可靠和不可靠的信息。

术　语

分析阶段（analytic stage）：在这个阶段，参与者讨论他们对一般媒体和特定媒体传播信息的看法。

培养理论（cultivation theory）：提出人们在一系列复杂的影响因素的基础上形成对世界的信念，媒体就是影响因素之一。

解构（deconstructing）：将信息分解为具体的组成部分，如关键点、目的、隐含的信息、制作技术和信息指向的目标。

直接面向消费者的广告（direct-to-consume advertising）：针对消费者获取某种产品（如处方药）的营销过程中的一种信息传达中介。

娱乐—教育节目（entertainment-education programming）：利用媒体娱乐和教育观众。

娱乐广告（entertainomercials）：形式类似于娱乐节目的营销宣传。

体验阶段（experiential stage）：在这一阶段，媒体素养节目向参与者提出挑战，让他们自己撰写新闻报道，设计自己的广告，表演小品，并参与其他创意性工作，以帮助他们了解媒体信息的创制过程并揭开其神秘性。

信息阶段（informative stage）：在这个阶段，媒体素养节目的参与者学会识别不同类型的信息（说服性、信息性、娱乐性）和不同类型的媒体。

　　大众传播（mass communication）：通过电视、广播、计算机、新闻报纸、杂志、广告牌、视频游戏和其他手段，将一个人或一个团体的信息传播给大量的人。

　　媒体素养（media literacy）：使人们能够从现实性和有用性角度评估媒体内容的意识及技能。

　　父母介入（parental mediation）：指父母在家中帮助孩子理解他们遇到的媒体信息的各个方面时所教导的媒体素养知识。

　　使人体病理化（pathologizing the human body）：使自然功能看起来怪异和不自然。

　　植入广告（product placement）：在电影、电视节目、视频游戏或其他形式的娱乐中，有偿加入产品或品牌名称。

　　强奸文化（rape culture）：一个社会的主流态度是使性侵犯和虐待正常化或轻视性的行为。

　　性对象化（sexual objectification）：把某人仅仅当作性欲对象的行为。

　　社会比较理论（social comparison theory）：提出人们主要通过与他人的比较来评价自己。

　　社会学习理论（social learning theory）：提出人们通过观察他人，媒体对他人的描述，以及他人行为选择的后果来学习如何行为。

　　第三人效果理论（third-person effect）：假设人们相信大众媒体信息对他人的影响大于对自己的影响。

问题讨论

　　1. 考虑一下小学生在司空见惯的一天中可能通过电视、广告牌、新闻、互联网、视频游戏等方式接触到的图像和信息。根据培养理论和社会比较理论，基于这些信息，孩子可能会对自己以及更大的外在世界形成什么看法？

　　2. 找出几则直接针对消费者的药品广告。在你看来，广告中的描述真实吗？公正吗？在文化层面具有包容性吗？这些广告的优点和缺点是什么？你认为这些广告是利大于弊吗？为什么？

3. 媒体信息以什么方式（如果有的话）影响你的食物选择？你的身体形象？你决定喝酒还是抽烟，或者二者都不沾？你对特定品牌的偏好？为什么你觉得你受到或已经受到影响，或者为什么你认为媒体形象没有影响你？

4. 你见过酒水制造商以未成年人为营销目标的证据吗？你自己看到证据了吗？如果是，你是如何看到这些证据的？你认为这些营销有效果吗？

5. 广告商是在哪些方面对人体进行病理化的？在一些音乐视频中，是如何剥夺女性之人性的？这些对健康有什么影响？

6. 找出新闻节目中的几条健康新闻。这些健康新闻是否反映了持续存在的健康问题（例如，心脏病、癌症、哮喘）或更罕见的疾病？这些信息在治疗或预防健康问题方面有帮助吗？在你挑选出的健康新闻中，你最喜欢的是哪一条，为什么？你会对这些健康新闻的哪些方面加以改进？

7. 在吸引他人方面，你是否曾经与瑞秋·希尔斯描述的那种不安全感作斗争？在什么情况下，如果有的话，你会觉得自己被性对象化？在本章中出现的照片和你在媒体上看到的形象中，你能发现哪些性对象化的证据？

8. 格伯纳（Gerbner）所说的"快乐暴力"是什么意思？你能从你自己的媒体经历中举出一些例子吗？

9. 按照媒体素养节目的步骤，分析几则媒体信息（广告、新闻故事、视频游戏等）。关于创制者的议程，你得出了什么结论？其明确和隐含的信息是？图像和信息的现实性如何？

第十二章

公共卫生和危机传播

我们在这本书的开端反思了有史以来最大的流行病之一。截至2020年春天，有200多个国家和地区的人感染了新冠病毒（COVID－19），而且这个数字还在持续上升。围绕着前所未有的健康威胁，特别是这种病毒迅速升级并跨越国界传播的时候，沟通面临的挑战超乎想象。在本书付印之际，尚不清楚世界对COVID－19的反应最终会否被认为是成功的。很明显，我们必须不断地从错误和失败中吸取教训。本章正是为此展开的努力。

本章探讨了传播在促进公共卫生和健康风险管理乃至健康危机方面的作用。与通常难以引起公众重视的慢性健康状况（参见第十三章和第十四章）相比，本章我们重点关注紧急威胁引发的挑战，这些威胁给健康传播专家带来了不同的棘手问题——迅速切中肯綮，抓住核心细节，让公众保持警惕却又不至于引起公众恐慌。旨在确定防备和管理公共卫生威胁的最佳方法，我们探索有关健康危机的真实案例研究。本章还介绍了应该汲取的各种各样的"经验教训"，并在本章末尾的插文框12.6观点中进行了总结。首先，我们从公共卫生的概述开始。

什么是公共卫生?

任何政府的成功或失败，归根结底都必须以其公民的福祉来衡量。对一个国家来说，公共卫生重要性压倒一切；国家最关心的应该是人民的健康。

——富兰克林·德拉诺·罗斯福（Franklin Delano Roosevelt）

公共卫生以整个社区的福祉为中心，涉及在地方、国家和国际层面运作的数千个机构。你已经熟悉了几个这样的机构。例如，在本书中，你已经知晓了世界卫生组织（WHO）和疾病控制与预防中心（CDC）。WHO 在联合国系统内协调国际公共卫生，在 194 个国家开展工作，CDC 则是美国最重要的公共卫生机构。在整个美国，有 2800 多个地方卫生部门（National Association of City & County，2015），雇用了 40 多万名公共卫生工作者（Jones，Banks，Plotkin，Chanthavongsa & Walker，2015）（有关公共卫生领域的职业机会的更多信息，参见插文框 12.1）。

插文框 12.1 职业机会

公共卫生

业务或开单经理

沟通专员

应急管理总监

环保主义者

流行病学家

资金筹集人

卫生运动设计师

卫生部门管理员

健康教育家

卫生检查员

健康研究

媒体关系专员

非营利组织负责人

护士

患者利益倡导者或引导员

医生

教授/教育家

公共政策顾问

风险/危机沟通专家

社会工作者

职业资源和工作清单

- 美国公共卫生协会：apha. org/ about – apha
- 公共卫生人员信息访问合作伙伴：phpartners. org/jobs. html
- 全球公共卫生工作：jobspublichealth. com
- 美国卫生与公共服务部职业：hhs. gov/careers/
- 公共卫生学校与项目协会：asph. org
- 世界卫生组织：who. int/ employment/vacancies/en

也可查看当地医院和卫生部门的网站。

除了确保社区的福祉，公共卫生的工作范畴还包括什么，公共卫生工作者职责还有哪些？玛丽－简·施耐德（Mary-Jane Schneider，2006）所做的描述如下：

就如医生通过测量血压、心率等生命体征来监测病人的健康一样，公共卫生工作者通过收集和分析健康数据来监测社区的健康状况。（p. 121）

但公共卫生工作并不止于此。就像医生和其他护理人员致力于保持人们的健康一样，公共卫生专业人员关注的是保持人口整体的健康（Schneider，2006）。他们寻求通过教育、社区伙伴关系、健康运动和免疫接种，并在餐馆、日托中心、学校和其他公共场所保持健康标准来实现这一目标。

查尔斯－爱德华· A. 温洛斯（Charles-Edward A. Winslow，1923）为公共卫生做出了堪称经典的界定，公共卫生是：

预防疾病、延长生命和促进身体健康的科学和艺术，方法是通过组织社区，努力保持环境卫生、控制社区感染、对个人进行卫生原则教育；组织医疗以及为疾病的早期诊断和预防性治疗提供护理服务；发展社会机制，确保社区中的所有人都能获得足以维持健康的生活水平［最初发表于温斯洛的《现代公共卫生运动的演变和意义》(*The Evolution and Significance of the Modern Public Health Campaign*, 1923)，转载于 History of Public Health，2002，n. p.］。

该定义规定，公共卫生专业人员既要积极主动寻求避免不健康的状况、疾病和伤害，又要努力监测和应对出现的健康需求。

公共卫生涉及一系列健康问题。传统上，糖尿病、癌症和心脏病等持续被关注的问题都属于健康促进范畴（参见第十三章和第十四章）。通常，健康促进活动的设计考虑到大规模的社会动员 (social mobilization)，社区成员和专业人员交互影响，以确定目标，增强意识，并为健康行为创造良好的环境。社会动员依赖于团队合作、多元文化、共同领导和积极参与 (Patel, 2005)。

有时，公共卫生机构会处理其他问题，例如突发卫生事件——发生在特定时间和地点的情况，包括食源性疾病的暴发、流行病、接触有害物质、工作场所的危险、自然灾害等。在紧急情况下，公共卫生机构协调受影响社区的风险和危机传播。风险和危机信息在许多重要方面不同于健康促进信息。其一，传统上风险和危机传播主要是单向的，而非合作的。正如我们将在本章后面看到的，社交媒体正在改变这种状况。但首先，我们探讨的是风险传播和危机传播的不同之处。

风险与危机传播

风险沟通是一个持续的过程，涉及传播信息和互动讨论，讨论人们如何看待风险以及他们对风险信息的感受 (National Research Council, 1989, p. 21)。风险沟通的部分挑战在于何时以及如何提醒公众。

20 世纪 80 年代和 90 年代，人们在食用宰杀自英国饲养之牛的牛肉后开始生病，官员们大多选择淡化风险，并向人们保证，食用英国牛肉是安全的。公众逐渐怀疑这种说法，进而表示愤怒。在官方公开所谓的"疯牛病"的 6 年前，英国《自然》杂志谴责当局让人们蒙在鼓里：

　　　　永远不要说没有危险（风险）。相反，我们应该经常提醒公众危险（风险）总是存在的，问题在于推测出危险是什么。永远不要说风险可以忽略不计，除非你确信听众与你奉行同样的人生哲学（"Mad Cows and the Minister," 1990，p. 278）。

　　这篇文章的作者强调，农业部长有义务"实话实说"（p. 278），并告诫官员做出虚假安全承诺的代价是恐惧、不信任和经济不稳定。

　　淡化风险最终可能造成一种不信任感，促使公众不愿意相信卫生官员所说的任何言论。虽然风险沟通专家有时的确在消除人们的恐惧，但疯牛病这种情况，违反了风险和危机沟通的一个重要原则：即便你并没有了解到全局，也要公开你所知道的。彼得·桑德曼（Peter Sandman，2006a）称为"伪装成信息的乐观主义"（para. 9）的虚假保证，实际上会加剧恐惧和不信任。另一个与传统智慧背道而驰的经验也支持了这一点：公民在获得充分信息的情况下很少恐慌。

　　李·克拉克（Lee Clarke，2002）总结了50年来关于人们在灾难中的行为的研究，他观察到，尽管存在"恐慌神话"，但人们在危急情况下很少采取非理性或自私的行为。相反，紧急情况通常会激发出人们最好的一面。"当危险出现时，通常情况下的规则是，人们在自助之前先帮助身边的人。"（Clarke，2002，p. 24）一个著名的例子是卡津海军（Cajun Navy，民间志愿船队——译者注），这是一个由渔船所有者组成的特别组织，他们志愿提供船只和专业知识，在严重的洪水危机期间帮助救援工作（Wax-Thibodeaux，2017）。总部设在路易斯安那州的卡津海军在卡特里娜飓风之后出现，并根据需要重新集结，就像在2016年巴吞鲁日的洪水中、迈克尔和佛罗伦萨飓风之后，在得克萨斯州和北卡罗来纳州所做的那样。目前美国有几十个组织以"卡津海军"的名义开展活动，其中包括卡津海军救援组织（Cajun Navy Relief），这是一个得到联邦政府认可的慈善组织，它与地区和州救灾机构以及美国国土安全与应急准备办公室（Office of Homeland Security and Emergency Preparedness）合作（Cajun Navy Relief，2019）。

　　但有时，怀有良好愿望的人冲到灾难现场，会使自己处于危险之中，还可能阻碍救援工作。生活中这类情况不乏先例。纽约市遭受9·11恐怖袭击后，志愿者（以及受害者）直接暴露在有毒烟雾和灰尘中。超过 43000 例疾病和 10000 例癌症的诊断结论认为，这些疾病与暴露于 9·11 袭击中释放的有毒物质相关（Durkin，2018）。在尼泊尔发生毁灭性地震后，众多未经训练的志愿者涌入该国，他们的到来造成了"第二次灾难"——粮食短缺升级，交通路线堵塞，加剧了混乱（Bennett，2015）。在这种情况下，风险沟通很重要，因为公共卫生机构必须向志愿者和受害者充分传达潜在的危险。

风险传播的信息通常是为特定受众量身制定的。桑德曼（2006b）描述了三种"传统的风险沟通"：（1）帮助关注不足的人意识到存在严重风险；（2）舒缓和安抚过度关注之人的情绪；（3）与适当关注的人（那些"真正处于危险之中，并且理应感到不安的人"）合作，帮助他们有效应对风险（p. 257）。让我们换个角度了解危机传播。

从最广泛的意义上讲，危机传播可以涉及任意性质各异、数量众多的事件——自然灾害、影响政治竞选的丑闻、流行病、化学品泄漏等。本章我们重点介绍涉及公共卫生的危机传播。美国疾病控制与预防中心（2008）将与健康有关的危机传播（crisis communication）定义为：

> 科学家和公共卫生专业人员用来提供信息的方法，允许个人、利益相关者或整个社区在几乎不可能的时间限制下，就自己的福祉做出尽可能最佳的决定，同时接受自己选择的不完美性。（para. 2）

这个定义很能说明问题，因为其承认了危机管理的"几乎不可能"的要求和固有的"不完美"性质。公共卫生专家黛博拉·格利克（Deborah Glik，2007）观察到，危机涉及"意外、高度威胁、激动和紧张的人群，以及寻找突发新闻的媒体"（p. 35）。危机传播从业人员努力打下坚实的基础，并学习其所能学习的一切，但压倒性的需求和焦虑情绪带来的挑战，甚至令最有经验的公共卫生专业人员都难以应付。

管理认知

凯瑟琳·麦科马斯（Katherine McComas，2006）在其对风险沟通研究的回顾中观察到，人们往往认为某些风险比实际风险更大，比如在海滩游泳时被鲨鱼袭击，而人们又对其他更具威胁性的风险，如吸烟和阳光照射，抱有"乐观的偏见"或"完美的错觉"（p.78）。当危险行为具有宜人的或对社会有益的影响时，人们更是如此。例如，尽管我们听到了警告信息，但我们可能还是会告诉自己，我们太年轻，不可能患上皮肤癌，我们以后会涂防晒霜，或者晒黑是值得冒险的。

拉赞和梅尔策（Ratzan & Meltzer，2005）指出，当人们以不同于专家的观点看待事物时，他们并没有错；他们只是选择了不同的有利位置。"这两种受众接收不同的信息，各自以独特方式处理接收到的信息，并根据自己的情况和担忧对结论做出反应。"（Ratzan & Meltzer，2005，p.324）当然，这很复杂，因为公众的看法不可能整齐划一。例如，你在阅读有关埃博拉病毒时可能会感到焦虑加剧，这可能是因为你去过西非，耳闻目睹过该地区的恐怖境况，或者你的兄弟是一名可能接触过埃博拉病毒的护士。与此同时，一些读者会觉得自己和这个问题无关，还可能想知道其他人何以如此大惊小怪。感受无分对错。相反，作为健康传播从业者，我们必须记住轻视或忽视不同的观点通常无济于事，甚至是不道德的（有关不同看法的更多信息，请参见关于疫苗争议的插文框12.2）。

插文框12.2

父母努力获取疫苗信息

作者　帕特里夏·巴罗

2015年，100多名儿童参观了南加州的主题公园，他们带回的不仅有回忆，还带回了麻疹。据NBC新闻报道："数月来，疾病检测人员一直在努力控制这种高度传染性的疾病，这种疾病开始出现在迪士尼主题公园，随后蔓延到美国6个州、墨西哥和加拿大。"（"Measles Outbreak，"2015）最终，有147人在疫情中患病，其中大多数是未按建议接种疫苗或年龄太小无法接种疫苗的儿童。

麻疹是由一种主要影响皮肤、鼻子和喉咙的病毒引起的。大约四分之一患麻疹的儿童需要住院治疗，十分之一的儿童会出现脑部肿胀，这可能会导致脑损伤甚至死亡。当孕妇感染病毒时，其婴儿可能早产或出生时体重过低（CDC，2015a）。

到1998年，麻疹已经变得相当罕见，因此美国疾病控制与预防中心的专家宣布麻疹不再是美国的本土疾病（"Epidemiology of Measles," 1999, para. 1）。基于科学家所谓的群体免疫，这种病毒几乎已经过时了——人们接种疫苗的一致性如此之高，以至于病毒再也找不到据点。然而，局面还是出现了变化。

1998年，英国医学杂志《柳叶刀》（*The Lancet*）上的一篇文章提出，自闭症与麻疹—腮腺炎—风疹（MMR）疫苗中的一种防腐剂（硫柳汞）有关（Wakefield et al.，1998）。这项研究后来被发现是错误的。该研究仅以12名儿童为研究对象，研究人员自己承认，他们曲解了数据（Willingham & Helft，2014）。这篇文章发表6年后，13位作者中有10位公开否认了其研究结论。发表12年后，《柳叶刀》撤回了该文章。

其他研究人员的广泛研究未能表明自闭症和硫柳汞之间存在联系。然而，作为预防措施，美国当局下令从2001年开始将硫柳汞从儿童疫苗中移除。即便如此，1998年那篇原创文章对公众情绪的影响是深远的。

一些家长（有时称为反对支持接种疫苗者）仍然坚信疫苗会导致自闭症。因此，美国大约每12名儿童中就有1名没有接受推荐的MMR疫苗接种（Elam-Evans，Yankey，Singleton & Kolasa，2014）。到2014年，人们认为该疾病几乎不存在的16年后，美国经历了破纪录的麻疹病例数（总病例数达688）。在欧洲，麻疹也曾几乎绝迹，后来却每年约有3840例新病例出现（Fox & Connor，2015）。

媒体上关于接种疫苗的优势与不足的对话相当热烈。演员、滑稽演员珍妮·麦卡锡公开直言不讳地反对疫苗。其他明星，如克里斯汀·贝尔，已经宣布："还没有接种疫苗？那你不能抱我的孩子。"（Cruz，2015，headline）医疗保健者对是否接诊未接种疫苗的患者意见不一，有些人担心传染性疾病会传播给他们诊治的其他儿童（Bellafante，2014）。政府就加强授权、消除例外和对反疫苗者强制执行的后果争论不休（Bernstein，2015）。反疫苗者则担心制药公司为了让公众继续使用其产品，掩盖有关疫苗不利健康的证据。

围绕疫苗接种的争论中，很多话题都涉及在与担心疫苗接种安全性的父母沟通时候，挑战在于如何确定最有效的沟通策略（Hendrix，2015）。来自公共卫生专业领域的人员在沟通时，重点在于强调疫苗的益处和安全性的实证研究。然而，这种策略在反对接种疫苗的父母身上并未取得显著成效（Nyhan，Reifler，Richey & Freed，2014），也许是因为他们不信任政府机构和制药公司。一些证据表明，最有效的策略就是强调接种疫苗的好处这方面的信息（Friedersdorf，2015；Hendrix，2015），而其他研究表明，强调疾病的风险更为有效，特别是如果消息直接来自其信任的医生（Nyhan et al.，2014）。

你怎么看？

1. 关于疫苗问题，你认为来自哪些渠道的信息最重要：新闻报道、科学研究、医生、父母、名人或其他来源？为什么？

2. 如果信息不一致，你最可能信任哪些来源？为什么？

3. 你是更关心疫苗的安全性，还是疫苗旨在预防的疾病本身的种种不良影响？为什么？

害怕到何种程度就足够了？

在与公众就健康风险和危机进行互动时，有时很难判断恐惧在多大程度上是有益的，在多大程度上是有害的。有时，公共卫生倡导者似乎希望人们几乎时时刻刻都在害怕某样东西。正如道恩·希利尔（Dawn Hillier，2006）所言，善意的健康宣传者有时会向公众一直灌输"关于即将到来之灾难的极端计划"（p.30）。过了一段时间，人们可能会太过恐惧而无法做出有效的选择，或者对"恐惧诉求"感到厌倦，从而完全弃之不信了。然而，对可怕结果保持合理的恐惧是健康的，也是有激发性的。这是微妙的界限。桑德曼（2006 b）很敏锐地捕捉到了其间的困境，他写道：

危机传播者的制胜法宝是让人们采取预防措施，而不是吓到他们。这就类似于不使用"的"这个字而写出一部小说；这无疑是一个棘手的障

碍，但并非属于不能完成的任务。（p. 258）

例如，桑德曼引用了《纽约时报》（*New York Times*）的一则新闻标题：
"恐惧比严重急性呼吸综合征（SARS）传播得更快。"他反驳道："如果诉诸
恐惧的目的是激励人们采取预防措施，那么恐惧宣传必须先于所需的预防措
施。"（p. 259）我们将在第十四章更详细地讨论恐惧诉求。

在最激烈时刻

危机传播纸上谈兵易，实践时则步履维艰。美国疾病控制与预防中心前传
播主任薇琪·弗赖穆特（Vicki Freimuth，2006）是这样看待危机的：

> 健康传播者在速度方面很容易遭受诟病，因为他们习惯于进行结合过
> 程的评估研究（formative research），明察秋毫地将受众分类，规划信息，
> 并在发布之前进行预测试。（危机降临时）这些活动都必须在几个小时内
> 完成，而不是几天、几周甚至几个月。理论和研究仍然至关重要，但传播
> 者必须消化吸收各种研究发现，以便在现场指挥若定。（p. 144）

处于紧急情况的现场，冷静地致力于谋求安全可能更加困难。戴夫·约翰
逊（Dave Johnson，2006）回忆起2001年纽约世贸中心遭袭时的混乱景象：

> 一阵猛烈的爆炸掀翻了办公区域。周围无数着火点导致烈焰熊熊四处
> 绵延。一股股热浪、火苗、灰尘、碎片和不为人知的石棉、二氧化硅、铅
> 和其他金属混合物弥漫在大气中，明显是恶兆……消防员、警察和紧急救
> 护人员纷纷抵达现场，人们惊慌失措。消防队长大喊："别挡道！"消防员
> 们和警察甚至都没戴着适当的防护设备。所有的工作人员惊骇不已。有些
> 人冲进火场、废墟、烟雾之中，试图寻找曾比肩而事的同伴。场面无法形
> 容的混乱。人们在灾难性的尘雾中挣扎求生。（p. 58）

约翰逊是《工业安全与卫生新闻》的编辑，他介绍了从世贸中心遗址
（Ground Zero）风险沟通过程中获得的一些经验教训：

- "提防过于乐观的风险评估。"例如世贸中心被袭灾难发生一周后，一位环保局官员过早地宣布纽约市的空气是"可以安全呼吸的"（p. 58）。虚假的保证会破坏专家的可信度，并将人们置于危险之中。

- 了解不同利益相关者的不同信息需求。工人们听到官员向公众保证世贸中心遗址空气是安全的，此后主管们很难说服工人们谨慎行事，使用适当的安全装备。

- "理解你正在经历的恐惧情绪。"（p. 60）那些担心、焦虑、愤怒或悲伤的人可能会无视安全问题贸然行动，随后陷入后悔不迭的情绪之中。

- "预料到所传达的信息会遭到抗拒，请不要放弃。"（p. 60）必要时请使用一系列方法。例如，当纽约市市长鲁迪·朱利安尼（Rudy Giuliani）拒绝戴安全帽时，世贸中心遗址的工作人员送给他一顶安全帽，该安全帽正面赫然印着"尊贵的市长"几个字。在世贸中心遗址工作的环境安全和健康顾问斯图尔特·伯克哈默（Stewart Burkhammer）说，"这招奏效了"。伯克哈默说，有些时候直率比委婉效果更有效。他曾经在一次早间安全会议上告诉全体工作人员："我不打算成为这样的人，告诉市长我们刚刚让一个人丢了性命，所以你们务必谨慎行动。"（转引自 Johnson，2006，p. 62）

- 在危机之前、期间和之后，与合作伙伴（媒体、应急人员等）建立关系并进行坦率沟通。

- "主动而不是被动。""在紧急情况发生之前，尽可能积极主动地进行沟通和给予指导"，伯克哈默建议道。"我们花了很多时间努力成为卓越的反应者，然而很多事情都是凭借感觉和推测完成的。"（p. 62）

插文框 12.3 提供了一个框架，有助于指导健康危机的应对和管理工作。下一节将介绍其他危机传播模式。

插文框 12.3

风险管理/传播框架

试想一下，在学校食堂吃过午饭后，125 名学生生病，其中一些学生需要住院治疗。作为卫生部门的健康教育主管，处理这场危机是你的职责。

你的手下已经接到了 25 位忧心忡忡的父母打来的电话，来自媒体专业人士的电话有 15 个，这个问题尚未成为媒体爆炒的话题。你会先做什么？以下是本章所建议模式的综合概述，阅读之后，请考虑你会如何处理这场危机。

建立基础

如果你足够明智的话，在危机实际上发生之前，早已开启管理危机的奠基性工作。专家建议在风平浪静之时便与利益相关者开展互动并建立起信任关系。他们还建议未雨绸缪地组建团队、创建危机管理计划，演练在危机发生时该如何行动。这包括在社交媒体上培育关注者并及时通过社交媒体分享信息。另一个预防措施是提前收集有用的、随手可得的、针对不同受众定制的信息。在危机中，最缺乏的永远是时间，无法仔细构建及先行一步测试新的信息（Ratzan & Meltzer, 2005；WHO, 2018a）。在你负责处理的这场危机中，有关食源性疾病的信息唾手可得，将使你的工作变得轻松许多。

与利益相关者合作

利益相关者在危机之前、期间和之后都很重要。拉赞和梅尔策（Ratzan & Meltzer, 2005）对利益相关者做了一个比较宽泛的定义：即"受事件影响的任何人、每一个人"（p. 325）。本案例中指的就是家长、学生、学校员工、记者、公职人员、卫生专业人员、食品分发和准备人员、国家机构等。拉赞和梅尔策观察到让利益相关者参与有如下几个好处：（1）他们可以为你提供有价值的、多样化的信息；（2）他们可以（而且应该）成为实现共同目标的积极伙伴；（3）如果你们彼此信任，你可以进行真诚和坦率的双向沟通。

在当前的危机中，你可能并不了解全部利益相关者，但如果你能与每个群体中的至少几个关键人物进行交流，你对这场危机的处理将更加有效。此外，你还可以利用你的人际关系网络，扩大与利益相关者群体的联系。例如，如果卫生部为当地学校提供护士，你可以在与利益相关者沟通时寻求护士的帮助。同样，你也可以拜访卫生检查员、媒体关系人员、家庭教师协会主席等。如果你已经打下了良好的基础，并且对利益相关者保持坦率和信任，那么危机可以更新并强化你们之间的关系，而不是损害关系（Ratzan & Meltzer, 2005；Ulmer, Seeger & Sellnow, 2007）。

与公众沟通

你也会想通过大众媒体和社交媒体传递信息。了解媒体专业人士的目标将有助于你与之成为合作伙伴而不是对手。请注意，记者在向公众展示即时、准确和有趣的信息时亦存在利害关系。如果他们传递不准确的信息，他们看起来和你一样愚蠢。但这并不意味着你应该让他们静候你的回复，直到你了解了一切。拉赞和梅尔策（Ratzan & Meltzer, 2005）指出："今天的媒体需要不断更新信息，才能满足 24 小时广播的需求，危机传播者需要意识到，如果自己不主动提供信息，媒体便会只报道其获悉的信息。"（p. 328）在使用社交媒体时，请记住，帖子应定期更新以反映最新信息。另外，社交媒体是一个双向的沟通渠道——机构应该利用社交媒体回应公众的提问和评论。

在与公众沟通时（无论是面对面还是通过媒体渠道），拉赞和梅尔策（Ratzan & Meltzer, 2005）建议："保持清晰、真诚和富有同情心。"（p. 330）保持清晰是因为要考虑到利益相关者的不同需求和文化水平。研究人员和临床医生可以理解的信息，有可能让社会公众感到困惑甚至恐惧，但这正是你所关心的。你的言行举止向公众传达了他们应该如何看待和应对这场危机。拉赞和梅尔策的敦促是："三思而后言。"（p. 331）

内部交流策略

在普遍急于满足公众和媒体需求的情况下，很容易忽视危机中的团队合作。这种疏忽可能会导致毁灭性的错误。拉赞和梅尔策（Ratzan & Meltzer, 2005）强调了定期与团队成员交流的重要性。根据危机的持续时间，你可以每天或每天两次召开简报会，每个团队成员都可以在会议中交流所记录的事项和印象。

你怎么看？

关于本插文框开头描述的"学童用餐"后患病危机：

1. 你会从哪里着手？你会先做什么？

2. 可能会涉及哪些利益相关者，为什么？你会询问每个利益相关者群体什么问题？

3. 你如何争取利益相关者成为这场危机应对过程中的积极合作伙伴？

4. 对于记者提出的以下问题，你会如何准备并回答：孩子们病得有多重？有致命危险吗？你能安排一些孩子或父母接受采访吗？其他孩子生病的可能性有多大？你是否确定疾病和学校提供的食物有关？如果有关系，是什么食物？谁负责学校的食物？有没有可能被污染的食物也被分发到其他学校？餐馆呢？杂货店呢？

5. 当你的员工无法应付所有的来电，更不用说研究问题和联系利益相关者时，你会怎么做？

6. 危机过去后，你会如何评价自己努力的成败？

7. 为了应对未来的风险和危机，你会做些什么？

危机传播模型和指南

一些理论和模型有助于制订和执行危机沟通计划。例如，健康信念模型（health belief model）为许多危机沟通策略提供了信息。健康信念模型（Rosenstock，1960；Stretcher & Rosenstock，1997）提出，人们根据6个因素做出行为选择：（1）他们认为自己有多容易受到某种风险的影响，比如感染流感或麻疹；（2）风险的严重程度；（3）对所推荐行为的优势感知，比如通过接种疫苗减少感染流感或麻疹的机会；（4）执行推荐行为的障碍感知，如接种疫苗的费用；（5）他们对自己执行推荐行为的能力的信心如何（即自我效能）；以及（6）举荐某种特定行为的行动提示或信息，比如"接种疫苗"。我们将在第十四章中更详细地讨论健康信念模型，知晓这些基本知识，有益于我们探索如下危机传播模型和指导方针。

在本节，我们侧重介绍三种模型：世界卫生组织的《风险沟通指南》

（*Guideline on Communicating Risk*），该指南就如何准备和管理危机给出了建议；IDEA 模型，此模型描述了危机信息及其传播方式；以及 CDC（Centers for Disease Control）的《危机和风险沟通模型》（*Crisis and Risk Communication Model*），该模型考虑了在危机的特定阶段最需要哪些信息。正如你将看到的，这些模型之间存在一些重叠之处。所有这些模型都强调了事先计划、建立关系以及精心设计和传播信息的重要性。除此之外，每个模型都呈现了独特的细微差别，以增强危机相关传播的价值。

世界卫生组织的风险传播指南

2016 年，世卫组织委托数十名学者对上百项关于危机传播的研究和报告进行评估，以制定《风险传播指南》（Toppenberg-Pejcic et al.，2019，p. 437）。该指南根据新出现的证据不断完善，但世卫组织（2018 a）迄今已发布了几项建议，其中包括：

● 提前计划。应急通信基础设施和策略应该在危机发生之前就位。这需要充足的资金、训练有素的人员、机构间奉行协作关系以及传递紧急信息的多种渠道。

● 建立信任。有效的危机传播必须及时、透明、易于理解，能够解决不确定性，提升自我效能感。黛博拉·托彭贝格–佩西奇及其同事（2019）的研究帮助制定了该指南，他们强调，建立信任可以归结为："本地化"（p. 440）。最有效的运动是由社区成员领导或告知。

● 让社区参与进来。识别并与当地利益相关者合作。让他们参与决策，以确保信息适合于本地文化和社会背景。一些最重要的参与者包括宗教领袖、社区领袖和妇女团体（Toppenberg-Pejcic et al.，2019）。多项研究发现，流行病持续期间，针对妇女进行宣传特别有效。一份报告将埃博拉病毒比作火，将妇女比作水——"水能灭火"（Toppenberg-Pejcic et al.，2019，p. 440）。

● 利用多种渠道，包括社交媒体。长期以来，报纸、广播和电视对于在紧急情况下向公众传播信息至关重要。如今，社交媒体越来越被视为一个重要的（即便不是至关重要的）信息渠道，危机期间应该将传统媒体和社交媒体组合使用，可以达成事半功倍的效果。社交媒体促进了点对点的交流，使官员能够监测和回应谣言。社交媒体还有助于协调地方一级的应对行动。

●监测、评估和调整。利用利益相关者的反馈改善信息传递和解决问题。

IDEA 模型

有几个模型重点关注危机相关信息的影响以及如何分享这些信息。由黛博拉·塞尔诺和蒂莫西·塞尔诺（Deborah Sellnow & Timothy Sellnow, 2014）解释的用于指导风险传播的 IDEA 模型（IDEA model），有 4 个主要组成部分：

●内部化（Internalization）是指人们根据个人相关性、与风险的接近程度、风险的潜在影响和及时性（例如，可用于准备或应对危机的时间）来处理风险信息的过程。

●分发（Distribution）指的是分享信息的渠道，如电视、广播、报纸、互联网和社交媒体。

●解释（Explanation）反映了信息的质量、准确性、来源的可信度以及公众理解信息的难易程度。

●行动（Action）包括人们在紧急情况下可能采取的具体步骤。

有证据表明，与新闻媒体通常传达的信息相比，遵循 IDEA 模型传达危机信息，能够更有效地促进理解和行为意向（Sellnow, Lane, Sellnow & Little-field, 2017）。

一些学者和危机传播者将 IDEA 模型与例证理论（Zillmann, 1999）相结合，例证理论提出，简单易懂的例子可以用易于记忆的方式传递复杂的思想，而无须分析思考。正如黛博拉·塞尔诺－里士满（Deborah Sellnow-Richmond）和同事们所解释的，例子可以有正面含义也可以有负面含义。例如，通常认为"超级食品"是健康的，却认为"弗兰克食品"是不健康的（Sellnow-Rich-mond, George & Sellnow, 2018, p. 141）。研究表明，当例子结合生动的形象和情感诉求时，效果最好，也最令人难忘（Sellnow-Richmond et al., 2018）。

塞尔诺－里士满和同事（2018）观察到，即使危机信息被广泛发布，缺少一个或多个元素（内化、解释、行动、例证）的信息往往"走向失败"。例如，2014 年美国关于埃博拉病毒危机的风险信息传播，充斥了太多的解释又鲜少使用感性的例子，这似乎加剧了公众的恐惧和紧张不安（Sellnow-Rich-mond et al., 2018, p. 153）。

塞尔诺－里士满及其同事（2018 年）在构想危机信息传播策略时，提出了以下建议：

• 吸引注意力，提高记忆力。提供有助于人们评估相关性的信息（例如，他们或他们的亲人是否有可能受到危机的影响）。描述危机发生的地点以及人们有多少时间来准备或应对。考虑使用实例来吸引信息接收者的注意力，让信息更容易记住。

• 解释发生了什么。提供有关危机的准确信息以及正在采取的措施。使用和引用可靠的信息来源。用通俗易懂的语言解释科学术语和概念。如果使用示例，请考虑所用例子是否会导致误解或如何导致误解并进行相应的完善。

• 简明扼要地说明信息接收者应该采取的具体步骤。告诉人们应该做什么来防备或应对危机。

• 谨慎选择渠道。确保使用正确的渠道来接触所需的受众。通过多个渠道分发经过精心定制的消息。

危机和紧急风险沟通（Crisis and Emergency Risk Communication，缩写为CERC）**模型**

美国疾病控制与预防中心开发了危机和紧急风险沟通（CERC）模型，阐明了人们在危机的各个阶段需要的信息类型。该模型已被广泛采用，用于世界各地的公共卫生危机（Lwin，Lu，Sheldenkar & Schulz，2018）。CERC模型（CERC model）概述了危机的5个阶段及相应的传播目标（CDC，2014）：

• 危机发生前。利用沟通与各相关机构、组织、急救人员和媒体建立伙伴关系。与专家和急救人员协商制定建议。设计并测试信息发布策略。确定发言人和资源。

• 危机初发生。告知并安抚公众，减少不确定性，提高自我效能感，同时以感同身受的态度承认事件。这个阶段的信息传播，应该用简单的语言解释风险，建议采取具体的行动，并指导公众获取更多信息。后续及时更新信息，应该解释正在发生什么，如何应对威胁，以及预期的结果（如健康、社会和经济层面的影响）。

• 维持。帮助公众更准确地了解风险和正在采取的措施。解释反应和恢复计划。重申自我效能，再次强调所建议的行动。听取反馈，纠正错误信息。

• 解决。向公众描述正在开展的恢复工作。鼓励讨论危机产生的原因、罪责、责任和应对工作的有效性。确认问题和灾祸。

• 评估。评估响应和传播的有效性，并确定具体的改进措施。记录和分享经验教训。

CERC 材料（手册、核查表和工作表）会定期更新，登录 www. emergency. cdc. gov/cerc/resources 网站可以下载。

研究表明，CERC 模式在帮助人们理解并遵循官员建议方面最有效（Ophir，2019），但关于公共卫生危机的新闻报道往往缺乏个人应该如何应对危机的细节（Ophir，2018）。在研究了这一问题后，俄斐（2019）建议记者平衡风险信息和功效信息，并向公众推荐非中介性质的信息来源，如健康专家或 CDC 的网站，以获得更多细节。

包括美国疾控中心和世卫组织在内的许多公共卫生机构，强烈鼓励在危急情况下使用社交媒体，以促进重要信息的及时传播。社交媒体还可以让机构控制风险信息的内容——避免信息被新闻媒体篡改，因为媒体一贯追求轰动效应，随意裁剪信息以适应其分发时间或空间，或因为媒体其他需要而对信息动了手脚（Ophir，2019）。让我们把注意力集中在社交媒体在健康危机中的一些使用方式，以及迄今为止总结出的一些经验教训。

社交媒体和危机传播

大多数医疗机构利用社交媒体向公众传递危机信息。社交媒体在危机传播方面起着改变传统游戏规则的作用，主要有三个原因：到达率、速度和互动性。

• 到达率。仅仅脸书（Facebook）就可以让机构接触到全球 24 亿用户（Hutchinson，2019）。

• 速度。与传统的电视或电台新闻广播方式相比，Facebook 的帖子或推特可以更快地接触到更多人。

• 互动性。与传统媒体单向信息输出不同，社交媒体允许双向的交流。这意味着在灾难发生"现场"的人，可以分分秒秒地发送信息，寻求援助，协调当地的响应（例如，前面介绍的卡津海军），并纠正错误信息。

当然，社交媒体也可能成为错误信息的来源。监测他人发布信息的卫生机构，可能会发现谣言并做出相应的回应。

有几个例子说明了社交媒体在分享信息以及加快受影响公众与卫生官员之间双向沟通方面的作用（参见 Eckert et al.，2018；Lwin et al.，2018；Toppenberg-Pejcic et al.，2019）。2014 年西非埃博拉疫情和多里安飓风袭击巴哈马之后，卫生官员利用网络信使（WhatsApp）应用程序与数以万计的用户进行沟通（McCarthy，2019；Rubyan-Ling，2015；Sugg，2016）。2016 年新加坡在寨卡病毒疫情暴发期间，有效利用脸书（Facebook）教人们如何预防病毒传播；处理公众的意见、关切和信息请求；对公众的合作表示感谢（Lwin et al.，2018）。

尽管取得了这些成功，但社交媒体"尚未成为许多政府机构的常规工具"（Eckert et al.，2018，p.1399），部分原因是在使用社交媒体促进一般健康和应对具体危机方面，还没有明确的指导方针（参见，e.g.，Guidry et al.，2019）。不过，到目前为止，学者们已经发现了一些有价值的社交媒体使用经验：

● 每天使用社交媒体。例如，每天使用推特（Twitter）和脸书（Facebook）的健康促进者，危机发生前就对其使用流程熟透于心。此外，机构应该在网上交"朋友"，有助于在危机发生前，在公众之间建立信任和可信度（Eckert et al.，2018；Eriksson，2018）。

● 使用多种渠道和平台。在危机发生时，不应该单独使用社交媒体，还应该使用传统媒体，以确保危机期间信息发布达到最大影响力。社交媒体有很多优势（例如，传播快速、覆盖范围广，还可以监测公众的反应能力等），但很多人更信任传统媒体（Eriksson，2018）。

● 进行双向交流。政府机构应该表现出他们在倾听公众的关切。（Eckert et al.，2018；Eriksson，2018）。

● 谨慎选择发言人。与卫生机构在社交媒体上"匿名"发布的帖子相比，一个可信赖的、具有较高识别度的发言人通常能更有效地传递信息（Eriksson，2018）。

● 注重信息质量。社交媒体帖子最有可能被阅读和分享的情况是，帖子中信息是最新的（Eriksson，2018），其中包括具体的行动提示、鼓舞人心的建议以及明显的好处（Guidry et al.，2019）。

● 监测信息的接收情况。健康促进者可以通过统计信息被"点赞"或分享的频次来了解哪些信息最受重视（Lwin et al.，2018）。例如，研究表明，带有图像、语言简洁和信息图形（infographics）的推文最常被点赞和转发（Guidry et al.，2019）。

在将社交媒体纳入危机传播计划时，注意这些教训可能不无裨益。

案例研究：全球视角

在过去，将天花和黄热病等传染性疾病控制在一定地理区域内基本上是可行的。但是现在则不同。过去这些疾病需要花费几天、几周或几个月才能波及远方，现在一天就可以传播到，且受影响人数高达 20 多亿，"世界上任何一个地区的疫情或流行病暴发，几个小时之后就会成为其他地方的燃眉之急"（"World Health Report，" 2007，p. x）。举个例子：2014 年 9 月埃博拉疫情最严重的时候，托马斯·邓肯（Thomas Duncan）从西非前往美国。他刚抵达达拉斯不久就病倒了，他浑然不觉他已经感染了埃博拉病毒。他到一家急诊室寻求帮助，在那里他将病毒传播给了两名护士，并在一周后去世前又感染了数十人（关于著名疾病携带者的简介以及个人自由和公共福利方面的一些棘手的考量，请参见插文框 12.4）。

插入插文框 12.4

伤寒病玛丽和肺结核病安迪

安德鲁·斯皮克（Andrew Speaker）是亚特兰大居民，患有抗药性肺结核（TB），他曾于 2007 年乘飞机前往欧洲和美国，尽管医生说他们嘱咐斯皮克不要坐飞机，因为这会给他人带来风险。肺结核危险且传染性强，尤其是在机舱的循环空气中。每年有近 200 万人死于结核病，其中大部分在发展中国家（WHO，2008）。近年来，结核病又卷土重来，因为出现了对药物治疗无效的新菌株，而且艾滋病病毒和艾滋病等免疫缺陷人群尤其容易感染结核病，无论其是否接种过疫苗。

鉴于肺结核病的传染性，意大利官方接到了关于斯皮克健康状况的警报，并拒绝让他登上返回美国的航班，所以斯皮克及其妻子（他们正在度蜜月）就飞往了加拿大，因为加拿大官方尚未关注到此消息。最终他们飞回了亚特兰大。许多航空乘客对斯皮克故意让他们接触危险疾病感到愤怒，后来对他提出了指控（"Plane Passengers Sue,"2007）。

一些记者给斯皮克起了"肺结核病安迪"这个绰号，引用了历史上另一位著名人物伤寒病人玛丽。在1906年之前的几年里，玛丽·马伦是纽约富裕家庭的厨师。当局开始注意到，在她服务过的家庭中，感染伤寒的人数非常多。当时，大约10%的伤寒患者死于伤寒。玛丽拒绝接受检测或被拘留。事实上，她"挥舞着肉叉，大声威胁"，以至于5名警察才把她带走（The Most Dangerous Woman，2004，para.6）。

检测表明，虽然玛丽没有表现出任何症状，但她是伤寒病菌携带者。她被强制隔离在纽约市东河岛上的一家医院里。她当时在信件中心烦意乱地写道，她觉得自己像个绑架的受害者和"窥视秀"（"In Her Own Words，"2004，last paragraph）。大约6年后，玛丽被释放。但是，但当她违反命令，重操旧业从事烹饪工作后，她被拘留了一辈子。历史学家对玛丽是否受到公平对待的感情可谓五味杂陈。

你怎么看？

1. 如果人们拒绝采取有助于保护他人免受疾病感染的行动（比如戴手套或口罩，同意不坐飞机，等等），国家应该将他们拘留吗？是什么病有关系吗？感冒和流感算吗？那些传染性不是很高的疾病呢？

2. 航空公司是否应该设立"禁飞"名单，不允许患高传染性疾病者登机？为什么应该或为什么不应该？

3. 如果一个人故意让他人接触传染病，被接触者是否有权起诉？你愿意吗？为什么愿意或为什么不愿意？

4. 历史学家指出，玛丽·马伦除当厨师外几乎没有其他谋生手段。如果保护他人意味着改变职业，政府是否应该帮助支付新的职业培训或教育费用？

5. 婴儿和免疫系统因疾病、化疗或其他疾病而受损的人特别容易感染疾病，但这些疾病不会危及他人。知道患有这些疾病的人与你共居一个社区，那么这一社区的其他人是否应该采取比平常更大的预防措施？为什么应该或为什么不应该？你认为哪些预防措施是合理的？

6. 在一些国家，感冒患者在公共场合戴一次性口罩（如医用外科口罩），以保护他人不被传染。你认为其他国家是否也应该采取这种做法？为什么应该或为什么不应该？你感冒后会戴口罩吗？为什么会或为什么不会？

7. 如果人们饭前洗手，可以预防许多疾病。在日本，快餐店每餐都提供湿纸巾。你认为其他国家也应该这样做吗？为什么应该或为什么不应该？

8. 传播疾病的一种常见方式是与他人握手，然后触摸食物。有些人认为，如果我们以鞠躬或挥手，而不是握手表达问候时，我们会更健康（也许还能避免流行病）。你觉得呢？

有关玛丽·马伦的精彩视频以及讨论指南和伦理分析，请登录 www.pbs. org/wgbh/nova/typhoid。

另一个问题是疾病——以及它们对已知药物的耐药性——正在成倍增加。自 1970 年以来，每年大约会出现一种新的疾病，在世界各地导致数以千计的流行病（"World Health Report," 2007）。与其他人接触，特别是与很多人接触，可能对你的健康有害。

好消息是，全球化也提高了全世界对公共卫生的认识。2015 年尼泊尔发生毁灭性地震后，仅在震后三天，世界各地的人们就捐出了 6900 多万美元（Petroff & Rooney，2015）。2019 年飓风多利安登陆巴哈马仅一天后，一支国际应急小组抵达，并在一周内向受灾最严重的地区运送了超过 100000 磅的救援物资（参见，e.g.，Ali，2019；Margesson & Sullivan，2019；McCarthy，2019；U. S. Agency for International Development，2019）。

我们这本书未必能容纳得了世界各地公共卫生问题的诸种情况。我们介绍几则案例研究，这些案例研究说明了一些关键原则、挑战和教训。

埃博拉病毒
埃博拉病毒于 1976 年首次在人类身上发现，当时居住在非洲不同地区的两个人被诊断患有埃博拉病毒，其中一人生活在中非埃博拉河附近，因此该病毒得名埃博拉。在之后的 38 年内，埃博拉病毒多次出现，造成约 1000 人死亡，死者大多数生活在非洲偏远地区（CDC，2015b）。然而，与 2014 年的埃博拉疫情相比，此前的情况都不足挂齿。2014 年，埃博拉病毒大暴发，导致11000 多人死亡（WHO，2015a），超过 28000 人被感染（Turner，2019）。从医疗标准来看，这场危机令人望而生畏，但不信任和沟通不畅进一步加剧了这场危机。2019 年刚果民主共和国埃博拉病毒暴发期间，沟通方面的挑战也阻碍了救援工作（Turner，2019）。

人们对埃博拉病毒的恐惧部分源于这种疾病的可怕传染性。在早期，症状很像流感，因此很难准确诊断。当时的治疗方案很少，大多数埃博拉患者可能会出现内外出血和灾难性器官衰竭（WHO，2015b）。至少有一半感染该病毒的人死亡。卫生官员认为，人们最初是在与野生动物接触时感染埃博拉病毒，然后病毒变异并在人与人之间传播。2014 年疫情暴发时，没有疫苗可以保护人们免受感染。默克制药公司（Merck Pharmaceuticals）于 2014 年开始对疫苗进行临床试验，但直到 2019 年才获准临时使用，当时允许刚果的医护人员使用该疫苗，因为（尽管没有得到完全批准）这是唯一的选择（Turner，2019）。

与忧心忡忡者沟通良好

在 2014 年疫情防控期间，由于可获得的信息有限，世界各地的卫生当局争相让人们意识到风险，但又避免过度惊吓到公众。托马斯·邓肯在不知情的情况下将埃博拉病毒带入美国后，从美国疾病控制与预防中心到总统的各个部门都试图安抚不安的公众。但他们的努力往往显得杂乱无章，信息不明确且具有推测性。新闻媒体"对病毒的全面报道"助长了公众的歇斯底里情绪，卫生官员"自相矛盾的信息进一步加剧了这种情绪"（Sellnow-Richmond et al.，2018，p. 137）。这促使分析师、研究人员斯科特·拉赞和肯尼斯·莫里祖古（Scott Ratzan & Kenneth Moritsugu，2014）从此次危机中总结了一些最初的传播经验：

• 为公众提供三个关键问题的答案。"我需要知道什么？我今天需要做什么或不做什么来保护我和家人的健康？我在哪里可以找到我可以信任和理解的信息？"（p. 1214）。

- 指定一位发言人，提供科学的、可信的、最新的信息。
- 与当地卫生官员协调，使各级的建议和信息保持一致。

在危机最严重的时候，巴拉克·奥巴马总统敦促说："我们不能向歇斯底里情绪或恐惧屈服，因为这只会让人们更难获得他们需要的准确信息。"（Frizell，2014）然而，与此同时，那些渴望获得信息的人密切关注新闻报道，看到了西非街道上尸体的影像，听到了埃博拉病毒将很快大暴发，预测夺走100多万人的生命（Ratzan & Moritsugu，2014）。

世卫组织驻日内瓦传播司协调员盖亚·达姆威格（Gaya Damhewage，2014）观察到各方不同的努力，敦促人们将公共卫生传播想象成一个"四腿凳子"。在其描绘的模型中，凳子腿分别代表的是：

（1）从事与公众持续双向交流的公共卫生、社会科学和传播领域的专家；

（2）在大众媒体、媒体关系、社交媒体和其他接触大众的手段方面具有专长的媒体专业人员；

（3）参与领导和资源管理的决策者；

（4）科学家和其他能够提供基于数据的信息和技术指导的人。

从传播的角度来看，这种平衡需要人际传播、小团体传播、组织传播和大众传播的专家，以及领导者和协调者，以帮助不同的群体有效地进行沟通。总体经验是：在各个层面与个人、社区团体、决策者、卫生专业人员和科学家进行协调沟通，且需要利用最适合每种互动类型的媒体。事实证明，在西非这场危机的中心，达姆威格（Damhewage，2014）的话听起来越发真切。

心灵创伤中期的传播

由于埃博拉病毒是通过血液等体液传播的，所以晚期患者的传染性很强，死亡不久的患者同样具有高度传染性。当局认为，塞拉利昂、几内亚和利比里亚的许多人在照顾受感染的亲人并在死后处理尸体时感染了这种病毒。

"任何人接触到即将死去或刚死去的人的汗液、血液或唾液，都极有可能感染这种疾病"，艾米·麦克斯曼解释说（Amy Maxmen，2015，para. 12）。考虑到这一点，从科学的角度来看，卫生当局急于将患者和尸体从其家中搬走是可以理解的。然而，他们最初没有考虑对相关人员同样重要的其他因素。

"问题是"，人类学家朱利安·阿诺科（Julienne Anoko）说，"进行干预的人只把这当作一个健康问题；他们没有试图理解这种流行病的文化因素"（转引自 Maxmen，2015，para. 10）。在交流方面，政策执行者根据其看到的事实行事，但他们经常忽视文化和历史问题，这使得他们的主张无法令他们想要影响的人心悦诚服。

在危机期间，西非人民不相信埃博拉病毒是真正存在的。相反，他们怀疑官员绑架并杀害他们的亲人，所以公众往往隐藏其生病和死亡的家庭成员，于是在不知不觉中感染了自己和他人（Maxmen，2015）。从表面上看，市民的反应似乎是非理性的。然而，考虑到他们过去的经历，这一点变得更加清楚。

在非洲埃博拉疫情最严重的地区，贫困、腐败、杀戮和内战的历史让民众怀疑地方当局是否把公众的最佳利益放在心上。那里的人也往往不信任外国人，他们可能会把外国人与过去暴力的"滴血钻石"（blood diamond）军阀联系在一起，这些军阀在该地区钻石矿的战争中杀害和奴役了数百万人（Thompson，2014）。

正如你可能想象的那样，当卫生官员（其中许多来自其他国家，而且都穿着看起来像防护太空服的衣服）开始强行将病人和刚刚死去的人从家中带走时，当地民众更加恐惧了。由于资源不足，卫生专业人员经常将患者转送到较大的医院，而大医院有时又将患者转送到其他地方。为了阻止疫情蔓延，卫生官员迅速埋葬死者，即使他们一开始就知道死者的身份，也往往没有清楚地记录其身份。因此，一旦有亲人被带走，那些家庭往往无法找到其下落，甚至无法确定被带走的人是否还活着。他们只知道其已经"消失"在他们不认识或不信任的人手中。

"这些失踪事件引发了阴谋论，认为埃博拉病毒是一场骗局"，麦克斯曼解释说（2015，para. 21）。有一种说法是医生为了偷取病人器官而杀害了病人。人们越不相信埃博拉是真的，他们就越不可能把病重的亲属带到诊所，也就更加不可能停止以传统方式纪念死去的亲属。

转折点之一出现在防疫工作人员倾听疫区人们与他们诉说且富有同情心地展开交流。在某个时刻，官员们呼吁社区负责人、宗教领袖和治疗人员给予洞见和帮助。这些在社区内受到信任的领导人向卫生专业人员传授当地习俗，并开始向他们的同胞解释可以放弃传统（因为非常危险）的葬礼仪式（Maxmen，2015）。负责处理尸体的官员招募到受到社区成员信赖的人士，帮助他们在整个过程中与死者家人沟通。这些团队成员一起向家属解释其理由，向他们保证，他们所爱之人的葬礼将是"安全和有尊严的"。一旦工作人员将死者包裹在保护性塑料袋中，他们便停止行动，让死者亲人以一个安全的距离聚集在一起进行祈祷和告别。如果条件允许，官员也同意给死者穿上家人为死者挑选的衣服，并将之与家人送上的纪念品一起埋葬。

一旦做出这些改变，家庭开始更愿意与当局合作，这是控制该疫情的关键一步。到 2015 年年初，病例有所减少。2015 年中期，新病例每周只有 9 例（WHO，2015a）。教训相当清楚：无论出于何种善意，不是建立在信任和相互理解基础上的沟通都不太可能有效。

艾滋病

过去半个世纪中，艾滋病被视为公共卫生面临的最大挑战。现在大约有3800 万人感染了艾滋病病毒或艾滋病。这场危机在非洲尤为严重，那里每 25个成年人中就有 1 人感染了艾滋病病毒（HIV），占"全世界艾滋病病毒感染者的三分之二以上"（WHO，2018b，para.1）。应对艾滋病的一个挑战是，与之相关的行为有时被认为是禁忌的，不道德的，或过于私人的而无法讨论。关于这些行为的文化规则因文化而异。例如，尽管西方文化的成员是善意的，但他们的犹太教—基督教世界观可能会让其他人感到困惑。美国人在设计公共卫生信息时没有注意到当地的习俗，这些信息敦促非洲纳米比亚人通过避免婚前性行为和忠于配偶来预防艾滋病病毒。这些概念对大多数纳米比亚公民来说没有意义，他们习惯了一夫多妻制，往往对婚姻的定义很宽松（Hillier，2006）。希利尔总结道："预防运动对一夫多妻制的性文化一直保持沉默……他们将基督教一夫一妻制婚姻提升为最理想的标准，但这并不是唯一或最常见的性结合形式。"（p.18）结果，许多外国人的努力在当地文化看来是不可接受的，因此在改变目标人群的行为方面是无效的。

有一些药物可以帮助预防 HIV 感染，但由于各种原因，这些药物没有被广泛使用。有一种药物组合（市面上称为 PrEP），在某些情况下可以将艾滋病病毒感染的风险降低 99%，但一般只建议对那些感染风险非常高的人进行治疗，即那些与多个伴侣或与艾滋病毒阳性伴侣发生无保护性行为的人或注射毒品的人（CDC，2019）。问题是，PrEP 价格昂贵，因此，许多将从中受益的人负担不起。为了有效，PrEP 药片必须每天服用，但在美国，30 天的药品量大约需要 2000 美元（Citroner，2018）。该药物在美国上市后的头两年（2012 年至 2014 年），在同一时期约 8 万名新感染艾滋病病毒的患者中，只开了 3200 张 PrEP 处方。从那时起，PrEP 的价格上涨了 45% 以上（Citroner，2018）。

在非洲，采用 PrEP 可能会扭转全球抗击艾滋病毒的局面，但成本只是阻止广泛采用 PrEP 药物的一个障碍。奈利·穆戈（Nelly Mugo）及其同事确定了几个障碍，包括缺乏对 PrEP 的了解（即使在一些医疗保健工作者中，也没有充分了解 PrEP 的潜力）；可用性低；以及艾滋病病毒带来的耻感，对性工作者以及与其他男性发生性关系的男性而言，这一点尤其突出（Mugo，Ngure，Kiragu，Irungu & Kilonzo，2016）。风险和危机传播者的任务是教育当地的医疗保健工作者、政策制定者和使公众了解 PrEP，同时消除误解、消除艾滋病的污名化并尊重当地信仰。

穆戈及其同事（2016）建议公共卫生工作者与社区成员合作，制定推广 PrEP 的策略，并引用了一句格言："我们若无动于衷，我们将一无所有。"（p. 83）正如埃博拉疫情教会我们的，最好的传播和行为改变策略可以"总结为一个词：本地化"（Toppenberg-Pejcic et al.，2019，p. 440）。然而，传播策略必须解决一些问题。例如，在某些社区，一些人担心 PrEP 会被视为"滥交药"，这可能会阻止人们了解它。在肯尼亚，PrEP 药丸看起来像一种被普遍滥用的改变情绪的药物（即两种药丸都是蓝色的），这可能会阻止潜在用户询问或服用 PrEP。还有人担心 PrEP 会减少安全套的使用，从而导致其他性传播疾病感染的猖獗（Mugo et al.，2016）。

在阻止 PrEP 被广泛采用的因素得到解决之前，预防 HIV 传播的最可行方法是改变人们的行为（Schneider，2006），但这是一个极为巨大的挑战。一些健康传播专家认为，认为大多数人不会发生性行为是天真的。他们认为，诀窍在于使安全的性行为更加性感。"快乐项目"总部设在英国牛津，这是一个合作项目，旨在强调安全性行为的激情吸引力。该项目网站解释道：

> 虽然最安全的性行为和艾滋病病毒预防方案是消极的，以疾病防范为重点，但"快乐项目"不同，我们采取积极、自由的、性感的方式来实现安全性行为。尽可以将其想象成性教育……重点是"性"（"About Us，"

2013）。

项目协调员将避孕套和性交的替代品呈现为令人兴奋的、情色刺激的。该网站附有相关组织和项目的生动的名址录，安全性行为的情色技巧，以及销售避孕套和性玩具的组织的链接，并将收益捐赠给安全性行为运动。

"更安全的性行为便是更美妙的性行为"这一努力受到一系列公共卫生专家的赞扬。在回顾了相关研究之后，《柳叶刀》杂志上"观点"栏目中的作者一致认为：人们性生活的一个主要动机是追求快乐，在鼓励人们使用避孕套以及进行更安全的性行为时，必须诉诸这一点（Philpott，Knerr & Maher，2006，p. 3）。

这些只是众多预防艾滋病病毒和艾滋病的方法中的一小部分。好消息是，自2004年达到峰值以来，全球艾滋病死亡人数已经下降了一半以上（从140万降至2018年的77万），但分析人士表示，"进展的步伐"正在放缓（HIV.gov，2019，para. 12）。随着抗击艾滋病病毒或艾滋病的斗争持续进行，以下经验教训可能有助于目前的危机和风险宣传工作。

• 倾听和学习。了解公众相信什么、愿意做什么，与了解专家认为人们应该做什么一样重要，有时甚至更重要（Covello，2003）。

• 改变你的方法。恐惧诉求可能具有高度的激励性，但对于艾滋病等令人恐惧的长期危机来说，人们可能会因为恐惧信息势不可当或太过于熟悉而视若无睹。创新的、对文化敏感的诉求可能会重新引起人们的注意。

严重急性呼吸综合征

全世界为遏制严重急性呼吸系统综合征（SARS）所做的努力，是公共卫生危机管理中一个极为成功的案例。这个问题首次引起关注是在2003年2月，当时越南一名男子因呼吸系统疾病住院。尽管他被转移到中国香港一家医疗中心，但病情迅速恶化，4天后即去世了。不久，照料此病人的7名医护人员也生病了。这种疾病传播得如此之快，以至于一个多月的时间内，8个国家出现了150例SARS病例（WHO，2003b）。

到2003年5月，SARS已经成为一种流行病，每天都会出现200多个新病例，几乎蔓延每个大陆。28个国家共有8000人受到感染（WHO，2003a）。

SARS 特别难以控制，因为其很容易在人与人之间传播，在症状出现前一个多星期内具有传染性，由于最初的症状与许多其他疾病的症状相似，所以很难诊断。最糟糕的是，SARS 是致命的。大约 10% 的感染者（其中很多是医院工作人员）死亡。

《世界卫生报告（2007）》的作者指出：

> SARS 引起了公众的焦虑，人们不再去受影响地区旅行，并使整个地区的经济损失达数十亿美元。由此表明，新出现的疾病产生的危险是全球性的。无论贫富，所有国家都没有采取足够的保护措施避免新疾病降临其领土或随后可能造成的破坏（p. xix）。

然而，情况可能更糟。在危机发生 100 天后（2003 年 6 月），世卫组织发言人宣布，该流行病得到控制，每天新增新病例已屈指可数。始于 2 月的危机在 7 月基本结束。这怎么可能呢？这种好转的部分原因是有效的隔离措施。疫情控制成功很大程度上也与传播有关，经验教训说明了传播所起的作用：

● 养成强大的团队。世卫组织赞扬各国政府、卫生专业人员和公共卫生机构做出的巨大努力。由于世界各地的官员及时报告了病例，世卫组织和其他机构能够尽可能地监测和控制新的疫情。世卫组织称为前所未有的全球"团结"和"休戚与共"（WHO，2003a，para. 8）。

● 充分利用通信技术。通信技术使研究人员和健康专家能够快速准确地分享数据，了解最新进展。正因为如此，他们发现了 SARS 是如何"在创纪录的时间内"传播的（WHO，2003a，para. 11）。

● 让每个人都了解情况。尽管专家们在沟通方面做得很好，但一些受影响群体的成员却没有参与进来。由于有些政府对媒体内容的严格控制，许多人对缺乏 SARS 新闻报道感到沮丧。其中一些人利用互联网寻找和分享有关 SARS 的信息，除了这一途径，他们无法得到消息（Tai & Sun，2007）。

● 教育有关人员。一旦官员们知道 SARS 是通过咳嗽和打喷嚏散布的飞沫传播，他们就能够告诉医护人员如何将感染风险降至最低。

短短几个月，SARS 就造成了巨大的损失，到疫情得到控制时，已有 8098 人感染，其中 774 人死亡（CDC，2005）。不过，如此迅速地控制这种疾病挽救了数百万人的生命。人们认为，应对SARS病例的成效，实质上是应对一种几乎不可想象的公共卫生威胁的典范。

禽流感

让公共卫生专业人员保持高度警惕的威胁之一是禽流感。顾名思义，这种病毒起源于家禽。有几种禽流感病毒株可以感染人类，但迄今为止最致命的是H5N1。大约一半被诊断患有H5N1禽流感病毒株的人死于该病毒（WHO，2019）。在严重的情况下，医生也无能为力。几天之内，肺组织就会死亡，病人也会死亡。正如我们已经回顾过的案例研究一样，传播在管理这种持续威胁方面发挥着关键作用。

1997年，中国香港出现首例有记录的H5N1禽流感病例。此后，中国香港政府监督宰杀了当地的每一只鸡（约150万只；Appenzeller，2005）。这种疾病似乎消失了，但它稍后又重新出现并蔓延开来。截至2015年5月，据媒体报道，美国20个州的220个家禽养殖场的火鸡和鸡被感染（"Secretary of Agriculture，" 2015，para. 1）。截至本文撰写之时，自2014年以来，全世界已有455人死于H5N1病毒，约占感染该病毒人数的一半（WHO，2019），禽流感仍然是一个持续存在的公共卫生危机。

这种病毒通过破坏鸟类的肺部、脑、肌肉和肠道，几小时内便可置之于死地（Appenzeller，2005）。到目前为止，H5N1病毒感染者似乎是通过直接接触受感染的动物而感染的。尽管科学家们不确定这种疾病是如何传染给人类的，但他们警告人们要充分煮熟家禽，在处理活禽或死禽时戴上手套和口罩，不要使用鸟类粪肥。

但最让公共卫生官员担心的危险是，这种病毒会发生变异，从而可以在人与人之间传播。过去的流感病毒非常擅长这样做。牛津大学专门研究禽流感的内科医生杰里米·法拉（Jeremy Farrar）预测，"这是必然会发生的，一旦发生，世界将面临一场真正可怕的大流行病"（转引自Appenzeller，2005，para. 11）。

如果H5N1大暴发，可能导致数百万人死亡，以前发生过类似之事。第一次世界大战期间，约有5000万人死于西班牙流感，这个数量是战争中死亡士兵人数的三倍多（Appenzeller，2005）。像禽流感一样，西班牙流感很可能是动物传染给人类的。这种类型的突变非常危险，因为人类几乎没有抗体来保护自己免受新病毒的侵害。

至此，你可能会问，为什么不注射流感疫苗来预防感染呢？首先，"常规"流感疫苗不能预防禽流感。其次，尽管自 2007 年以来，美国已经有了 H5N1 疫苗，但联邦政府购买了所有可用剂量，以便在疫情发生时为"优先接种者"（例如，初期应变人员和高风险区的人）接种疫苗（FDA，2018，para. 1）。（关于谁应该接种数量有限的 H5N1 疫苗的伦理困境，见插文框 12.5）。

如果你认为自己很少感染流感，或者一旦感染会很快痊愈，那就要当心了。

插文框 12.5 伦理考量

谁应该受到保护？

好消息是，接种了 H5N1 疫苗者感染该病毒的风险可降低 45%（FDA，2018）。尽管称不上完美，因为研究人员并不确切知道病毒会如何变异。此外，他们必须确保疫苗无有害的副作用，但"美国目前的生产能力不足以让整个人口迅速获得疫苗"（FDA，2018，para. 21）。因此，公共卫生专家面临着两难境地。在阅读了本章关于禽流感的内容后，考虑一下如果你是他们，你会怎么做。

1. 如果你必须做出选择，你会为以下哪些人群接种，为什么？（1）如果受感染，最有可能死于这种疾病的人；（2）服务人员，例如医护人员、消防员和警察等；（3）你选择的其他人群。

2. 你会先给已经确诊禽流感病例的社区的人接种疫苗吗？为什么？如果这些公民或其政府负担不起疫苗费用，你认为其他国家的人应该帮助支付疫苗费用吗？为什么应该或为什么不应该？

3. 流感等病毒经常在儿童中迅速传播。你会优先给他们接种疫苗吗？为什么会或为什么不？

4. 你是否赞成要求禽流感高危人群（例如经常接触鸟类的人）接种疫苗？为什么会或者为什么不？

5. 根据病毒的变异方式，疫苗可能不是特别有效。你认为政府应该为此投资吗？为什么应该或为什么不应该？

6. 如果有机会，你会选择接种疫苗吗？为什么会或为什么不？

这种流感对免疫系统功能良好的人来说尤其危险。在严峻情况下，禽流感会过度刺激人体免疫系统，导致肺部白细胞严重发炎，维持生命的组织死亡（Appenzeller，2005）。

我们很难针对禽流感这样的危机进行严密的规划。正如芭芭拉·雷诺兹（Barbara Reynolds，2006）指出的，在任何健康危机中，"魔鬼必在细节中"（p. 249）。世卫组织（2007）发布了遏制致命流感大流行的快速反应指南，你所在社区的公共卫生人员可能已经在制订当地计划。世卫组织的指南包括以下内容：

• 首次出现病例时建立一个物理"隔离区"，以便将患病者以及接触过该疾病的人与其他人隔离开来；

• 在隔离区周围建立一个"缓冲区"，进一步降低传染风险；

• 与公众有效沟通，让人们了解情况，确保隔离区内的人得到充分的医治和物品供应，并尽量减少对病患人员的污名化。

这到底是如何运作的？听起来有点可怕，但肯定没有另一种做法可怕。想象一下，你的社区被路障、警告标志和戒备森严的筛查站分隔开来。除必要人员外，任何人员进入或离开隔离区都要隔离至少 20 天。听起来像是电影里的情节，却一点儿也不夸张。卫生官员意识到拯救生命的唯一方法是限制病毒的传播。在隔离区内（可能在你的村庄或是邻村），卫生人员将监测人们的健康、护理和隔离（在医院或家中）感染者，观察新的疫情，并向未感染者分发抗病毒药物。

这意味着，如果你家里有人生病了，你会被限制在家里，直到官员能够确定你没有传染性；此外，即使你家里的每个人都很健康，如果你所在的区域暴发了疫情，还是会建议安守家中。公共卫生专家为每个人保持两周的食物、水和所需药物，此外，他们还建议人们在打喷嚏或咳嗽时捂住嘴并且要经常洗手。

在我们反思 2020 年世界对新型冠状病毒大流行的反应时，我们很有兴趣地考察，在 SARS 病例中吸取的传播经验教训是否得到了落实，如果得到了落实，过往经验是否依然有用。很可能会出现新的教训。

访问世卫组织、美国疾病预防与控制中心或 PandemicFlu. gov 网站，可以看到大量的资料，包括健康追踪软件、政府机构联系名单、宣传册和针对广泛的利益相关群体的核查清单。

与公共卫生和风险、危机管理的许多其他部分一样，成功很大程度上取决于有效的传播（Seeger，2006）。把禽流感看成亚洲危机或未来的情况已经站不住脚了。桑德曼（Sandman，2006b）建议危机传播人员想象"危机刚刚开始，并列出他们希望公众已经学会或已经做过的事情"（p. 259）。新型冠状病毒的爆发迫使人们思考以下问题的答案：我们是否意识到并为致命的流感大流行做好了准备？如果在我们的社区建立隔离区，我们能理解发生什么事了吗？我们（以及我们的邻居）准备好连续在家里待上几个星期吗？理想情况下，公众应该在危机爆发前就对这些问题做出肯定的回答。

寨卡病毒

随着寨卡病毒从巴西传遍南美和中美洲，并最终在 2016 年传播到美国，它占据了各大媒体的头条。寨卡病毒被大量报道的原因之一是，世界各地的运动员计划在 2016 年到巴西参加夏季奥运会（Ophir & Jamieson，2018，p. 2）。另一个原因是，这种病毒经蚊子传播后可以导致婴儿严重的出生缺陷，最明显的是小头畸形（脑损伤和小头症）。由于小头畸形的外观令人不安，一些媒体对小头畸形的危害进行了耸人听闻的报道（见第十一章）。但是，与大多数头条新闻一样，媒体对寨卡疫情的报道最终有所减少（奥运会结束后，报道急剧下降），记者们转向了其他新闻。这可能给人们，特别是那些生活在美国的人，留下了寨卡病毒不再是一种威胁的印象。事实上，该病毒仍然是一个全球性的威胁（Broussard et al.，2018）。尽管我们对寨卡病毒及其长期影响还知之甚少，但科学家们一致认为"世界上大多数人……容易感染该病毒"（McDonald & Holden，2018，p. 139）。

寨卡的传播方式有数种。有一些蚊子能够传播寨卡病毒，其中两种蚊子存在于美国。也许更令人震惊的是，寨卡病毒是第一种由昆虫传播的病毒，也可以通过性生活在人与人之间传播（McDonald & Holden，2018）。目前还没有针对寨卡病毒的疫苗，因此预防工作的重点是避免蚊虫叮咬和在性生活中采取预防措施。不幸的是，一些研究发现，许多人认为他们的感染风险较低，且认为主要是孕妇需要重视预防寨卡病毒。因此，许多人忽视了采取保护措施，如使用驱虫剂或使用安全套（McDonald & Holden，2018）。风险和危机传播同样发挥了重要作用。

正如本章前面所述，新加坡因其传播策略而受到赞扬，尤其是在寨卡病毒暴发期间使用脸书（Facebook）。美国的新闻媒体采取了不同的做法。美国疾病控制与预防中心强调，公众需要知道三件重要之事：（1）寨卡病毒是通过蚊子和性行为传播的（因此，预防的关键在于避免蚊虫叮咬和避免无保护措施的性行为）；（2）其后果包括出生缺陷；（3）成年人基本上没有症状（Anderson，Thomas & Endy，2016）。然而，媒体报道并没有完全遵循疾病预防与控制中心（CDC）的指导方针。

例如，一项研究发现，新闻媒体对寨卡病毒的报道更多地关注蚊子作为媒介传播病毒，并没有足够关注通过性传播的情况，而且提及小头症的频率远远高于成年人没有症状的频率（Ophir & Jamieson，2018）。另一项研究的作者发现，关于寨卡病毒的80%的新闻报道提到了最糟糕的可能结果——小头症和格林·巴利综合征（Guillain-Barré）——却很少向公众介绍应该如何保护自己的信息（Jerit，Zhao，Tan & Wheeler，2018）。

我们在本章中回顾的有效危机沟通的模型和指导方针强调了自我效能信息的重要性，帮助人们了解如何保护自己。在这方面，许多媒体未能有效地向美国公众传达寨卡危机的全部情况。

一种选择是卫生机构通过社交媒体等渠道直接与公众沟通，以"弥补媒体报道存在的空白"（Ophir，2019，p. 553）。美国疾控中心确实使用推特（Twitter）向公众通报了寨卡病毒，但当石晨（Shi Chen）及其同事（2018）分析疾控中心2016年发布的寨卡病毒相关推文时，他们发现其中近85%是在美国出现寨卡病毒病例之前的4个月内发送的。在CDC的宣传活动中，公众参与度很高，这是由转发数量决定的。但是随着寨卡病例数量的攀升，CDC的推特宣传活动明显减少，公众参与度也显著下降。这项研究的作者没有推测CDC减少推特宣传活动的原因，但这一决定与新加坡在2016年寨卡疫情暴发的每个阶段，都保持社交媒体宣传的成功的做法形成了鲜明对比（Lwin et al.，2018）。因此，美国处理寨卡病毒（或处理不当）的方式提供了一些重要的教训：

• 健康危机往往在新闻媒体停止报道后持续存在。寨卡病毒仍然是一个严重的健康问题，尽管媒体对该问题的关注寥若晨星。公共卫生机构面临的挑战是设法使公众了解持续存在的风险。

• 新闻媒体往往没有按照指导方针和最佳做法报道健康危机。卫生官员通常认为，他们提供给新闻媒体的信息会被完整地报道，因为这些信息非常重要（Parmer et al.，2016）。然而，根据本章前面描述的 CERC 模型，只有平均约七分之二的新闻报道可被称为"最佳做法"（Parmer et al.，2016）。公共卫生官员和记者职业目标悬殊，他们必须合作，公众在危机期间才能获得充分的信息。

• 公共卫生危机持续期间，保持充分运用社交媒体。随着寨卡病毒危机的加剧，CDC 的推特宣传活动放缓了。虽然 CDC 继续通过媒体发布和其网站向公众推送信息，但研究表明，这种策略不能保证公众能够继续充分了解健康风险。更糟糕的是，美国疾控中心自身的网站作为一个信息来源并未得到充分利用。在寨卡病毒暴发期间，只有16%的受访者表示，他们曾访问 CDC 的网站了解该病毒。大约85%的人从电视或广播中获得信息，39%的人依赖社交媒体获取信息（McDonald & Holden，2018）。这意味着许多人依赖于多种来源，但社交媒体比 CDC 网站的覆盖面更广。

接下来，让我们将注意力转向医疗和公共卫生专业人员解决成瘾问题的方式。

阿片类药物的流行

在美国，阿片类药物滥用"局面"被描述为一种危机、情况紧急和流行病[分别引自美国国家药物滥用研究所（NIDA），2019；美国卫生与公众服务部（HHS），2017；CDC，2018)]。那么，危机、情况紧急和流行病之间有什么区别？此外，这有关系吗？有人说，我们如何谈论健康，如何描述成瘾，这非常重要。例如，在莉莉·弗兰克和萨斯基亚·纳格尔（Lily Frank & Saskia Nagel，2017）描述的一项研究中，当医生被问及如何看待那些被定性为"药物滥用者"或"患有药物滥用障碍的人"的假想患者时，医生更有可能得出这样的结论："药物滥用者"对自己的问题负有更大的责任，理应受到惩罚。基于这个例子，我们可以合理地得出结论，相比于被贴上"药物滥用者"标签，被贴上"患有药物滥用障碍"标签者，更有可能从他们的医生那里得到更多的关怀。总之，标签很重要。

将一个事件标记为"危机""情况紧急"或"流行病"表示进行做标记人员或机构对该事件严重程度的认知。危机意味着一段极度困难或麻烦的时期。情况紧急意味着需要立即采取行动的严重、意料之外且通常具有危险的情况。流行病是指特定时间内在社区广泛发生的疾病。

可以说，流行病比危机更严重。但这里真正的区别在于"疾病"一词。成瘾到底是一种疾病还是一种行为选择，长期以来一直争论不休而未有定论。疾病是由医疗专业人士治疗的，选择（尤其是损害健康的选择）则被道德化，会导致羞耻、指责和耻辱。因此，许多人，包括一些医疗专业人员，认为成瘾反映了一个人的不良品性（参见 Kean，2013；Frank & Nagel，2017）。美国医学会在 1989 年将药物成瘾列为一种疾病，但"公众态度尚未赶上科学发展"，贾尼娜·基恩说，她引用了 2005 年的一项调查，该调查显示 63% 的普通民众和 43% 的医生将药物成瘾视为一种道德败坏或个人弱点（Kean，2013，para. 10）。虽然有可靠的证据表明上瘾是一种脑部疾病，但持续的道德说教——公众仍认为上瘾是一种行为选择，无视对上瘾者、公共健康和整个社会的损害（Frank & Nagel，2017，p. 138）。阿片类药物成瘾可以正确地称为一种流行病就是证据。

让我们探讨一下阿片类药物流行对人们、公共健康和社会的一些危害。1999 年至 2017 年，阿片类药物过量导致约 40 万人死亡（CDC，2018）。如今，平均每天有 130 名美国人死于阿片类药物过量（NIDA，2019 年）。据 NIDA（2019）的数据，近年来，这个问题日益严峻。以下是 NIDA 网站提供的一些事实：

• 2016 年 7 月至 2017 年 9 月，45 个州的阿片类药物过量使用增加了 30%。

• 在同一时期，中西部地区的阿片类药物过量增加了 70%，16 个州的大城市阿片类药物过量增加了 54%。

• 2017 年，47000 人死于类阿片药物滥用。

- 大约 170 万人患有与处方类阿片相关的药物滥用障碍。

就公共卫生而言，阿片类药物造成问题的原因有很多。除了导致数十万人死亡，注射阿片类药物还会传播丙型肝炎和艾滋病病毒等传染病，怀孕期间滥用阿片类药物会导致新生儿戒断综合征的增加，这是新生儿在出生前接触药物所经历的一系列健康问题（NIDA，2019）。成瘾比心脏病、糖尿病和癌症更常见，据药物滥用专家珍妮娜·基恩（Janina Kean，2013）称，这使得药物成瘾成为美国最大、代价最高昂的公共卫生问题。

就整个社会而言，生产率下降、工资损失和医疗保健系统负担过重只是与阿片类药物流行有关的几个问题。鉴于阿片类药物过量每年造成 75 万次急诊室就诊（Skolnick，2018），意味着已经拥挤不堪、人手不足的急诊室负担进一步加重。处理越来越多的阿片类药物相关案件的法律和刑事司法系统也是如此，部分原因是海洛因和合成阿片类药物滥用的增加（CDC，2018；Skolnick，2018）。相当大一部分海洛因使用者开始滥用处方类阿片，但后来改用海洛因，因为它"价格更低，而且通常更唾手可得"（Skolnick，2018，p. 144）。

这一切是怎么发生的？它始于 20 世纪 90 年代，当时美国疼痛协会（APS）倡导将疼痛列为"第五生命体征"，认为此举是必要的，因为医生对疼痛的治疗不足（Lyapustina & Alexander，2015）。与 APS 的第五生命体征宣传运动相呼应的是，"普渡制药公司积极营销和推广奥施康定"（Skolnick，2018，p，145）。然而，普渡公司的营销却淡化了奥施康定（OxyContin）可能成瘾的事实（Lyapustina & Alexander，2015）。到 2004 年，奥施康定为普渡制药公司赚了数十亿美元，是市场上滥用最多的阿片类止痛药（普渡制药公司在 2019 年寻求破产保护，理由是 2900 起与奥施康定相关的诉讼造成了财务负担；Johnson & Mulvihill，2019）。

插文框 12.6

公共卫生和危机传播的经验教训

以下是本章列举的经验教训提示的摘要。

制订计划

- 制订一个完善的危机管理计划。
- 指定发言人代表特定问题或组织发言。
- 演练在危机发生时该怎么做。

培育持续的关系

- 培育与利益相关者（社区成员、领导人、媒体、应急人员等）的互动和信任关系。
- 善于倾听。关注利息相关者的信念、期望和信息需求。

建立信息图书馆

- 提前收集有用、快速且适合不同受众的信息。

强调团队合作

- 在组织内部和组织之间发展强大的团队。
- 即使你不擅长危机管理，也要尽可能多地学习，并做好参与危机应对的准备。
- 即使在危机中，也不要害怕重组系统，因为重组有助于你更有效地回应利益相关者。

诚实且始终如一

- 提供基于科学和证据的可信、最新的信息。
- 为公众提供三个关键问题的答案："我需要知道什么？我今天需要做什么和不需要做什么来保护我和家人的健康？我在哪里可以找到我可以信任和理解的信息？"（Ratzan & Moritsugu，2014，p. 1214）。
- 与当地卫生官员协调，以便建议和信息尽可能在各个层面保持一致。
- 当信息不一致时，请承认不一致性并解释原因。
- 积极主动，而不是简单地对发生的事态发展做出反应。

> - 不要轻视合法的风险和危险。
> - 改变你的方法。
> - 充分利用通信技术。
>
> **承认多样性**
> - 请记住，危机是一个感知问题。人们认为的问题多多少少比你认为的更具危险性。
> - 不要忽视"被遗忘的公众"。
>
> **保持沟通**
> - 预料到你的信息会被抵制，但不要放弃。
> - 让每个人都参与进来（内部和外部），充分知悉并教育风险和预防措施。
> - 定期与公众、团队成员和外部机构沟通。

　　尽管在 21 世纪初，处方类阿片滥用已然成为一个相当凸显的问题，但美国卫生和公众服务部直到 2017 年才宣布其为"全国性公共卫生紧急情况"。由于成瘾性疾病已经（并且仍然）被道德化，吸毒者被污名化，阿片类药物滥用没有被视为一个公共卫生问题，而是一个个人问题。一些人认为种族也是影响公众反应的一个因素。研究人员发现，有证据表明，成瘾被道德化，又受到种族歧视（Frank & Nagel，2017）。在为《卫报》（*The Guardian*）撰写的一篇文章中，布莱恩·布卢姆（Brian Broom，2018）观察到，白人被视为阿片类药物流行的"受害者"，而非裔美国人则被贴上了"瘾君子"的标签。近年来，新闻媒体对白人中产阶级阿片类药物滥用者给予了相当大的关注，这些人的死亡率是非洲裔美国人的两倍（Nolan，2016）。媒体对白人受害者的广泛关注可能有助于将这一"问题"转化为"流行病"。

　　尽管情况仍在发展（截至本书撰稿时为止），关于公布阿片类药物滥用的相关风险，我们仍有很多需要学习的地方，但有一些经验教训是值得强调的：
　　- 措辞很重要。要注意命词遣意会对健康行为产生负面影响，如吸烟、食用高脂肪食物、肥胖和未接种流感疫苗（Frank & Nagel，2017）。如果把责任推给个人，我们可能会忽视影响健康的社会或经济因素。想想生活在"食物沙漠"（food deserts）的人，他们可能无法获得新鲜的水果和蔬菜。如果他们唯一可用的食物来源是便利店和快餐店，如果他们变得超重或肥胖，能完全怪罪他们吗？长期存在的社会力量是造成收入不平等和健康差距的部分原因，不应忽视。

• 不要忽视"被遗忘的公众"。迄今为止，关于阿片类药物泛滥的新闻报道主要集中在白人、中产阶级"受害者"身上，而对非裔美国人的经历鲜少报道，有时报道了却是错误性的报道。从第十一章中我们知道，媒体形象会影响公众的思维，因此可以想象，关于"白人受害者"和"黑人成瘾者"的新闻报道歪曲了人们对这种流行病的理解。虽然我们对新闻中出现的大部分内容无须负责，但重要的是，我们应该对那些暗示某些人的健康和安全比其他人的更重要的信息保持敏感，并（在必要时）纠正这些信息。

本章结束之际，我们需要指出的是国际卫生危机的报道，挑战无时无刻不在，但胜利亦是如此。儿科医生劳伦斯·里夫金（Lawrence Rifkin，2008）在其文章《医生仍然有特权》（*Still a Privilege to a Doctor*）中，对健康倡导者每天都能实现的小奇迹做出了如下一段感人的评论：

> 3号病房的阿什利，快速链球菌检查呈阳性。没有比这更常见的了。然后，我有了一种惊奇的感觉，我记得，一个世纪前，链球菌引起的风湿热并发症是学龄儿童死亡的头号原因。现在，我们这个国家几乎看不到风湿热；在几代人之前，阿什利可能是受害者之一。当我又一次开出阿莫西林的处方时，我想也许我救了一条命。(p. 28)

小 结

什么是公共卫生？

• 公共卫生以整个社区的福祉为中心，涉及在地方、国家和国际各层面开展业务的机构。

• 公共卫生机构经常处理卫生紧急情况，即发生在特定时间和地点的情况，包括食源性疾病、流行病和自然灾害的爆发。

● 在紧急情况下，公共卫生机构协调受影响社区的风险和危机传播。

风险与危机传播

● 风险交流是一个持续的过程，涉及传播信息和参与互动讨论，讨论人们如何看待风险以及他们对风险信息的感受。

● 危机传播是公共卫生专业人员努力提供信息，使个人、利益相关者和整个社区在危机或紧急情况下为他们的福祉做出最佳决策。

● 即便科学家无法提供很确定的答案，但是让公众对潜在的健康威胁一无所知，既是不道德的，也是危险的。

● 尽管公职人员自然担心制造恐慌，但大多数证据表明情况恰恰相反：人们通常希望在紧急情况下帮助他人。正如我们在"9·11"恐怖袭击后看到的那样，这一现象可能会使说服公民和救援人员采取安全预防措施变得困难。

● 建议公共卫生专家谨慎使用恐惧诉求。给公众灌输过多恐惧性信息会引起不必要的担忧。但提供虚假的保证也会误导人们，损害他们对政府官员的信任。

危机传播模型和指南

● 一些危机传播模型和指南基于健康信念模式，该模型认为人们基于 6 个因素做出行为选择：感知的风险、风险的严重程度、建议的行动、遵守建议的好处、他们相信自己有执行建议的能力，以及具体的行动提示。成功的危机传播需要考虑这些因素。

● 本章探讨的模型和指导方针提醒我们，最好的危机传播者在危机出现之前已打下坚实的基础，以便他们掌握信息，与利益相关者建立信任和开放的关系，并制订完善且经过充分演练的计划。

● 世卫组织《风险沟通指南》对于准备和管理危机给出建议。

● IDEA 模型描述了危机信息及其传播方式。

● CDC 的危机和风险沟通模型考虑了在危机的特定阶段最需要哪些信息。

案例研究：全球视角

- 抗击埃博拉病毒的经历提醒我们，卫生官员必须了解相关人群的恐惧、习俗和期望，并以尊重和一致的方式与他们沟通。

- 另一个挑战是将艾滋病等持续的健康危机列入公共议程。传播相关行为的敏感性和受影响群体文化的广泛多样性使预防工作变得复杂。抗击艾滋病的例子强调了倾听、尊重并理解试图帮助的目标对象是多么重要。

- 商业和旅行的全球性质使世界各地的健康倡导者必须共同努力，监测新出现的问题，跟踪发病率，并尽快阻止传染性疾病的传播。SARS 的例子代表了这方面的成功努力。目前正在努力应对随时有可能发生的禽流感大流行。

- 美国新闻媒体对寨卡病毒的报道提醒我们，卫生机构不能仅仅依靠新闻媒体向公众传递准确、完整的危机信息。如果持续使用社交媒体，有助于填补媒体报道留下的空白。

- 阿片类药物的流行告诉我们，我们用来描述成瘾等情况的措辞可能会导致道德说教、指责和污名化。

- 虽然这些教训纸上谈兵很容易，但面对真正危机时的压力和要求，使得谨遵指南步履维艰。

术　　语

危机和紧急情况风险模型（crisis and emergency risk model，缩写为 CERC）：由 CDC 开发的 CERC 模型概述了危机的 5 个阶段和相应的传播目标。在危机前阶段，与各机构、组织、第一反应者和媒体建立伙伴关系。在事件初始阶段，传播目标包括告知和安抚公众，减少不确定性，并促进其自我效能感。危机持续阶段包括帮助公众更准确地了解风险和正在采取的措施。在危机解决阶段，分享进行的恢复工作。评估阶段包括评估响应和传播的有效性，并确定具体的改进措施。

危机传播（crisis communication）：科学家和公共卫生专业人员使用的一种方法，其目的是提供信息，使个人、利益攸关方或整个社区能够在几乎不可能的时间限制下，就其福祉做出尽可能最佳的决定，同时接受其选择的不完美性质。

健康信念模型（health belief model）：该模型认为人们基于 6 个因素做出行为选择，即感知的风险、风险的严重程度、建议的行动、遵守建议的好处、他们相信自己有执行建议的能力，以及具体的行动提示。

IDEA 模型（IDEA model）：IDEA 模型有 4 个主要组成部分。内部化是指人们根据个人相关性、与风险的接近程度、风险的潜在影响和及时性（例如，可用于准备或应对危机的时间）来处理风险信息的过程。分发是指分享信息的渠道，如电视、广播、报纸、互联网和社交媒体。解释反映了信息的质量、准确性、来源的可信度，以及公众对信息的理解程度。行动涉及人们在紧急情况下可能采取的具体步骤。

公共卫生（public health）：预防疾病、延长生命、保持身体健康和提高效率，组织社区为环境卫生、控制社区感染、传授个人卫生知识和个人卫生原则开展而努力工作的科学和艺术，组织医疗和护理机构对疾病进行早期诊断和预防性治疗，并发展社会机制，确保维持健康所需的生活水平。

风险传播（risk communication）：这是一个持续的过程，不仅涉及一条信息，还涉及许多关于风险因素的不同信息，关于人们如何看待这些因素、他们如何判断风险以及对风险信息感受的互动讨论。

社会动员（social mobilization）：社区成员和专业人员合作确定目标、提高认识以及为健康行为创造良好环境的大规模行动。

世界卫生组织关于沟通风险的指导方针（World Health Organization's guide-lines on communicating risk）：世界卫生组织的指导方针建议采取具体步骤来准备和管理危机。这些步骤包括预先规划，即在危机发生之前就准备好通信基础设施和传播策略；与公众建立信任；让利益相关者参与；使用包括社交媒体在内的多种渠道发布信息；利用利益相关者的反馈监控、评估和调整危机传播。

问题讨论

1. 如果身穿危险品防护服的卫生官员出现在你家和邻居家中，要求将生病的家人交给他们，你会有什么感觉？如果你听说许多人把亲人交给官方之后再也不知道亲人的音讯了，你会怎么做？

2. 对于那些担心造成恐慌的健康危机传播者,你有什么建议?对于那些担心过多的警告会让人们在真正紧急情况出现时无动于衷的人,你会给予什么建议?

3. 在彼得·桑德曼提出的三种风险沟通传统中,哪一种对风险沟通或危机传播的描述最详细?

4. 请阐述斯科特·拉赞和温迪·梅尔策的风险管理或传播框架。

5. 比较世界卫生组织的风险沟通指南、IDEA 模型、CERC 模型以及经过改编后的 CERC 模型。这些建议有何相似之处,又有何不同之处?

6. 讨论安德鲁·斯皮克(结核病安迪)和玛丽·马伦(伤寒病玛丽)案件引发的伦理考量。为什么如今这种公共卫生风险会比马伦时代更加突出?你认为我们应该做些什么来保护个人自由,同时保护公众的健康利益?

7. 请描述 CDC 和新闻媒体是如何处理寨卡病毒危机的,以及我们可以从经验中学到什么。

8. 讨论将健康行为道德化的影响。描述行为被正面道德化和负面道德化的例子。你认为道德化在某些情况下是合理的吗?如果是,请解释。

9. 追踪禽流感迄今的发展情况。如果你所在的地区被宣布为隔离区,你会害怕吗?为什么会?为什么不会?你是否充分了解并准备好应对这样的危机?为什么有?为什么没有?

第十三章

策划健康宣传活动

真相就在你身边——这里的真相是指"真相宣传"活动。你可能还记得那次宣传中呈现出的一个场景：公共场所里摆满了真人大小的人体模型，一个个都代表因吸烟致死的人。或许你看过《猫的哀悼》（*Catmageddon*）这段视频，这是网上一些最受欢迎的猫视频的汇编，视频以音乐为背景，以醒目的图形，警告观众猫咪死于与吸烟相关的癌症的可能性是其主人的两倍。"可爱猫咪的视频为互联网传播提供了动力，因为香烟也能杀死猫，我们都吓坏了，你应该也是如此"，介绍"真相"宣传活动的一则讯息这样写道。"就文化影响和改变青少年对吸烟的态度而言，《猫的哀悼》是'真相'宣传有史以来最成功的活动"。"真相"宣传代表在奥斯卡互联网版的肖蒂奖（Shorty Awards）上评价了这场活动。该活动引发的提到次数有 10 多万次，网络浏览量甚至更高（Shorty Awards，2017）。

许多"真相"宣传活动，如《猫的哀悼》，采取不敬重的态度和娱乐风格，但它们是认真的。"真相"宣传活动是美国开展的时间最长、最成功的青春期反吸烟活动。这项宣传专为 12—17 岁的青少年而设计。正如"真相"活动的创意人员解释的：

> "真相"通过青年人听说过的、信任的渠道，以他们习惯的方式向其言说。真相展示了有关烟草对健康的影响和造成的社会后果这些事实，以及烟草行业的营销策略，以便年轻人能够做出明智的决定，并影响其他人也这样做。

这场活动取得了成果。当"真相"系列宣传活动在 2000 年推出时，青少年对反烟草信息的认知度（awareness）立即翻了一番（Farrelly, Healton, Davis, Messeri & Haviland, 2002）。从那时起，美国青少年吸烟者人数已经下降到 20 多年来的最低水平（Johnston, O'Malley, Miech, Bachman & Schulenberg, 2014）。根据"真相"宣传活动的数据：

> 接触"真相"广告的青少年和年轻人持反对烟草的态度几乎增加了 2.5 倍，打算在来年吸烟的可能性则降低了 70%。我们看到，在了解《猫的哀悼》的人中，表示看到"烟草公司让我愤怒"的人增加了 21%，对二手烟的认知和态度的改变也显著增加。（Shorty Awards, 2017, para. 3）

"真相"宣传活动并不是令青少年吸烟比例降低的单一因素，但分析人士对"真相"宣传活动的巨大影响大为赞赏。《广告时代》（*Advertising Age*）将"真相"广告命名为 21 世纪 15 大广告活动之一（"truth© Named," 2015）。

就在青少年吸烟率创下历史新低之际，电子烟有可能让数十年的公共卫生工作的心血付诸东流。作为回应，"真相"在 2019 年发起了"抛弃 JUUL"（#DITCHJUUL）宣传活动。JUUL 是最受青少年欢迎的电子烟品牌，其"尼古丁含量属于市场上电子烟中最高的"（Truth Initiative, 2019, para. 12）。尼古丁是个大问题——它"会损害大脑发育，改变神经细胞功能，改变大脑化学成分，使青少年的大脑更容易受到其他成瘾药物的影响"（Truth Initiative, 2019, para. 13）。

"真相"宣传活动是由事实行动公司（Truth Initiative）赞助的，这是一个国家公共卫生组织，致力于实现所有年轻人和成年人都拒绝烟草的文化。该组织的资金来源于 1998 年一次烟草行业和 46 个美国州及 5 个海外领地达成的庭外和解协议。在早期，"真相"的信息主要是关于烟草使用对健康的威胁（Lavoie & Quick, 2013）。该运动的倡导者公布了香烟的成分（包括在"猫尿"和"狗屎"中都发现了相关化学物质），并提出了烟草公司存在欺骗和不公平做法的"确凿事实"。今天，"真相"活动继续对烟草业进行攻击，同时也在应对电子烟和阿片类药物流行的问题。

在本章，我们将介绍创建有效的健康宣传运动的第一步。在第十二章，我们讨论了公共卫生和危机传播之间的重合部分。在这里，我们把注意力转向硬币的另一方面——努力帮助人们保护自己免受更多的慢性健康疾病，如癌症、肥胖、糖尿病以及意外事故的伤害。将健康问题列入公共议程，并与公众一起努力改变他们的日常行为，可能与危机管理一样具有挑战性。

促进健康的行为（Health-promoting behaviors）是指那些"增进健康和福祉，减少健康风险和预防疾病"的行为（Brennan & Fink，1997，p.157）。这些行为包括生活方式的选择、医疗保健、预防措施以及培养整体幸福感的活动。

健康宣传活动（Health promotion campaigns）是影响人们从事促进健康行为的系统性努力（Backer & Rogers，1993）。这些努力可能涉及使用许多传播渠道，从面对面的传播到大众传播媒介。"健康宣传者"（health promoter）一词包括任何参与创建和传播健康信息的人，包括社区志愿者、非营利卫生机构的雇员、公共关系和社区关系专业人员、制作设计师、媒体决策者，等等。正如列表所示，健康宣传为传播专家提供了多样化的职业机会（见插文框 13.1）。

插文框 13.1 职业机会

健康宣传与教育

社区健康教育工作者

企业健康总监

非营利组织主任

健身教练

健康信息发布设计师

扎根医院的健康教育者

患者权益倡导者

引导员

教授或教育者

扎根校园的健康教育者

职业资源和工作清单
- 美国公共卫生教育协会：sophe. org

- 地区健康教育中心：nationalahec. org
- 国家卫生教育资格认证委员会（NCHEC）：nchec. org
- 美国劳工统计局职业前景手册：bls. gov/oco/ocos063. htm
- 高等教育求职大事记：chronicle. com/jobs
- 疾病控制和预防中心健康传播部：cdc. gov/ healthcommunication
- 美国国立卫生研究院：nih. gov
- 世界卫生组织：who. int/ employment/vacancies/en

我们将探讨在不同人群中促进健康行为所面临的挑战，首先简要概述一些值得注意的健康运动。然后，我们将介绍设计健康宣传活动的前四个阶段：

步骤 1：确定情况和潜在利益；

步骤 2：分析和细分受众；

步骤 3：建立运动目标和目的；

步骤 4：选择传播渠道。

步骤 5—7，关于设计和实施活动的内容将在下一章中介绍。记住，在你真正开始之前，了解所有的步骤相当重要。虽然最后一步是评估和完善活动，但你必须从一开始就考虑在以后如何实现这些目标。

健康运动的背景

生生不息，繁荣昌盛。

《星际迷航》（*Star Trek's*）中瓦肯人（Vulcan）的致敬词"生生不息，繁荣昌盛"似乎说明了一切。健康长寿——这不就是生活的意义吗？你可能会这么想。但事实证明，正如斯波克先生（Mr. Spock）发现的那样，瓦肯人的逻辑并不总是能够解释人类行为。

早期的健康运动是基于这样的信念设计的：作为人类，我们最想要的就是自己的健康和长寿。从这个观点来看，如果我们知道一种行为是不健康的，我们就不会参与其中。事实上，我们应该不遗余力地追求增进健康的成果。从这个角度看，说服不是问题。人们只需要可靠的信息。顺从的动机大概已经存在了，就像动物的生存本能一样与生俱来。

激励因素

事实证明，影响人类行为并不是那么简单。我们受到许多因素的激励，这些因素使我们或多或少地接受健康信息，也或多或少地促使我们改变自己的行为。有时我们做一些明知是不健康的事情，因为这些行为花费不多、方便、对社会有益或有趣。例如，研究表明，人们可能会喝酒精饮料，即使他们知道酒精对健康有害，但他们不愿意放弃与朋友推杯换盏、增进情谊的社交礼仪。相反，我们有时会改变自己的行为，却不去想或不知道改变的原因。我们可能会尝试一种行为（比如服用维生素），只是因为有人告诉我们，或者因为这种变化看起来有趣、容易、合乎潮流，等等。在有些情况下，认知可能会跟随行为而变化。

当谈到健康活动改变我们行为的能力时，研究发现并不总是令人鼓舞。人们批评这些活动天真地试图改变人们的行为而不是改变他们的处境或承认其处境，并认为知识能够对所有人产生均等的影响。

事实上，健康宣传活动可以提高人们的意识，但不太可能改变人们的行为，除非推荐的行为符合人们的信仰，并在其社交网络中得到支持。健康宣传者发现，我们不能简单地对人们进行健康教育，然后假定他们会相应地调整生活方式。我们必须考虑一系列的因素。至关重要的是了解健康宣传活动的目标受众，不仅要考虑他们可能从某些行为中获益，还要考虑他们是否愿意改变行为，实施宣传活动中提倡的改变可能存在的困难大小，以及他们在做出改变时会面临哪些障碍。

典范性的活动

本节介绍了一些典型的健康宣传活动。每一项都为宣传人员提供了振奋人心的经验。这些例子共同表明，作为健康宣传者，要想取得成功，我们所要做的远不只是传播信息。对受众需求的敏感性、解决问题的技能、活动评估、动员社区参与，以及仔细的筹划和后续跟进，无一不是非常重要的。

了解目标受众

有效的健康宣传人员的一个特点是，他们非常了解其目标受众，并设计适合这些受众的活动。分析人士表示，"真相"宣传活动之所以成功，很大程度上是因为该广告的创作者花了相当多的精力去理解目标受众，并与之互动。尽管健康宣传人员长期以来一直对青少年的行为倾向感到沮丧，但"真相"宣传活动尊重他们的叛逆天性（Farrelly et al.，2002）。"真相"宣传活动的赞助商解释说，这场宣传"从不说教，也从不居高临下地与青少年说话"（"truth©Overview，" n. d.）。相反，它尊重青少年的独立意识和个人选择。正如"真相"网站所说：

> 我们不愤世嫉俗。我们只是倡导。
>
> 我们不是来批评你的选择，也不是教育你不要吸烟。我们意愿只有一个，为吸烟的和非吸烟者提供改变的武器。
>
> 揭露大型烟草公司
>
> 我们矢志不渝地揭露大型烟草公司的谎言和操纵行为。在其不断调整战术的同时，我们亦孜孜不倦地揭露真相。 （the truth，2015，"About Us"）

"真相"宣传活动幕后策划人打赌，当青少年接触到烟草公司表面工作背后存在的欺骗和操纵事实，他们将通过拒绝吸烟来反抗烟草公司的贪婪。

如果你不太了解目标受众，那就去了解他们吧！例如，新加坡的研究人员希望说服男性在娱乐场所（如酒吧、卡拉 OK 厅、舞厅等）与女性约会之时戴上安全套，所以他们便向经常光顾这类场所的男性征求意见。雷蒙德·布恩·塔·林（Raymond Boon Tar Lim）及其同事（2019）花了一年多时间调查和访谈异性恋男性，了解他们的性行为、他们对使用避孕套的看法以及他们对艾滋病病毒的认识。他们还询问了男性会注意哪些类型的信息，以及他们对可能的宣传策略的看法。接受访谈的男性建议在受欢迎的聚会场所进行娱乐性的干预，如谈话或问答节目中纳入互动性表演。他们甚至为这个活动起了一个名称——THINK。这个名称"蕴含了微妙而非污名化的含义，因为它会促使男性在进行无保护措施的性行为前三思而后行"（Lim，Tham，Cheung & Adaikan，2019，p. 50）。通过花时间真正了解（并倾听）目标受众的心声，林及其同事（2019）最终设计了一个有趣而有效的干预措施，取得了显著成效。

投资传播基础设施

马修·马茨格尼斯（Matthew Matsaganis）及其同事参与的社区健康宣传代表了健康宣传的另一种最佳做法：建立历久弥坚的通信基础设施，支持关系发展和协作解决问题。该研究小组通过帮助所获服务不足的社区成员和服务提供者更好地了解彼此，协助一个低收入非洲裔美国女性社区获得了更多的生殖保健服务（Matsaganis，Golden & Scott，2014）。该项目基于四个主要前提。第一，讲故事是弥合社会差距的有力手段。第二，应在人们日常生活的场所和环境中开展推广工作。第三，处于服务不足社区的个人有能力也值得与医护服务提供方合作，商定服务提供的方式。第四，长期的成功依赖于所建立的历久弥坚的通信基础设施。了解这个卓越宣传项目的更多信息，请见插文框 13.2。

插文框 13.2

故事的力量：让缺医少药的女性与医护人员建立联系

这是一个常见的困境。公共资助的健康保健中心面向小型的农村社区居民提供服务。然而，许多最需要服务的人却心心念念求而不得。以下是一个由三位健康传播学者组成的团队接受挑战时所发生的事情。

学者马修·马茨格尼斯、安妮斯·戈登和穆里尔·斯科特（Matthew Matsaganis，Annis Golden & Muriel Scott，2014）意识到低收入非洲裔美国女性在其社区中未充分利用生殖健康保健中心的服务，并着重分析了其中的原因。他们很快意识到这些女性与地方服务组织之间普遍存在脱节现象。虽然健康保健中心的工作成员希望女性能更多地利用其提供的服务，但是组织成员中的大多数人士都不清楚如何弥合他们与那些女性之间存在的鸿沟。就保健中心的人员而言，潜在客户往往不确定能从保健中心能得到什么服务，无法找到可靠的交通工具，甚至怀疑是否可以信任医护人员。

在 4 年的时间里，主要调查人员马茨格尼斯和戈登不仅作为研究人员，而且作为中间行动者提供帮助。也就是说，他们是帮助弥合个人、组织和更大的公共实体之间差距的中间人。他们在女性日常生活中经常光顾的聚集地（交流热点）接触医疗服务缺乏的女性。通过这种方式，她们避开了一些阻碍女性参与的障碍，比如交通困难和不信任（Matsaganis, Golden & Scott, 2014）。

研究团队的目标是倾听非裔美国女性的心声，与她们合作，而不是进行单向的交流，或者优先考虑保健组织的议程。当这些女性相互交流和与组织代表互动时，故事讲述便成为彼此相互了解的自然方式。

值得注意的是，马茨格尼斯及其同事（2014）帮助建立了持久的通信基础设施。他们成立了一个社区咨询委员会，招募和培训同龄健康宣传者，并率先在当地一个公共住房综合体设立了一个外地办事处，由一名熟悉社区、了解卫生资源的非裔美国人社区外联助理担任工作人员。

马茨格尼斯认为，外地办事处对项目的成功至关重要。该办事处成为社区内的一个"舒适区"，"一个与居民联系和培养研究团队与居民之间信任发展的好地方"（Matsaganis, personal correspondence）。通过外地办事处提供的联系，社区中的女性更愿意参加该小组赞助的其他活动，例如健康博览会和娱乐活动，并最终寻求生殖保健和其他服务（Matsaganis et al., 2014）。

随着对服务欠缺的女性需求有了更清楚的了解，外地办事处和其他地点的工作人员启动了新的支持服务。例如，他们开始协助女性进行健康诊断预约，提供出租车代金券以便她们可以来到健康中心。

与任何类似规模的项目一样，参与者面临着资源有限和难以消除的不信任等困难。不过，由于通信基础设施吸引了居民的参与，当地居民和卫生界成员逐渐建立了更加信任的伙伴关系。生殖健康服务的利用率增加了 25%（Matsaganis et al., 2014）。

让健康选择触手可及

另一个经验是，健康宣传有多种形式，有时行动比言语更有影响力。例如，意识到并不是每个美国人都能负担得起健康食品，像"供养美国"（Feed-ing America）这样的项目需要为有需要的学童提供可以带回家的食品。

另一个例子涉及轻推（nudging），即让健康选择变得显而易见、有吸引力、唾手可得的做法。一些轻推策略是非语言的，比如在杂货店的显著位置展示健康食品。另一些则更为明确，比如健康宣传者提供儿童安全座椅的折扣券。阿斯特丽德·荣汉斯（Astrid Junghans）及其同事调查了英国的消费者，了解他们是否认为超市里的轻推策略属于操纵还是授权行为。他们中的大多数人认为，如果轻推方式不是让人躲无可躲，且超市的动机不在盈利而在于帮助他人更加健康，那么轻推策略是有帮助的（Junghans, Cheung & De Ridder, 2015）。然而，有些人认为轻推有家长式行事的缺点，因为他们试图在潜意识层面上影响人们的行为，不是直接给出有说服力的信息。

采用多媒体方法

采用多媒体方法可能比只使用一个信息传输渠道更有效果。为了验证这个想法，格雷斯·安（Grace Ahn, 2015）邀请一群大学生戴上耳机，体验一个虚拟世界。在这个虚拟世界中，他们观察到一个人在两年内喝含糖软饮料，体重增加了20磅的延时影像。该实验很有身临其境之感，因为学生们可以"像在现实世界中一样环顾虚拟世界"，还可以听到这个人在变胖时"脂肪散落到数字称上"的声音（Ahn, p. 548）。安要求其他学生只查看一本描述同一过程的印刷小册子。第三组学生既查看了小册子的描述，也参加了虚拟体验。一个星期后，第三组参与者说他们不喜欢喝含糖饮料的比例最高，这表明多种经历的综合影响可能是传递健康信息的一种特别有效的方式。

设定明确的目标，衡量宣传活动的成功

另一个最佳做法是建立明确的目标和衡量宣传活动的成功。以"指定司机"活动为例。该运动于1988年由哈佛大学公共卫生学院健康传播中心的成员发起，他们的灵感来自斯堪的纳维亚半岛的一个类似概念。据估计，该活动及相关衍生效益至少挽救了5万人的生命（"Designated Driving Statistics,"2020）。公共卫生专家杰伊·温斯顿（Jay Winsten, 2010）提出这场活动之所以成功，很大程度上是因为目标（减少酒后驾车事故）是明确且可衡量的，活动还涉及行为上的适度改变（同意清醒地为朋友驾车）。此外，娱乐业也接受

了这一理念，并将这一理念融入 160 多部黄金时段播出的故事情节之中。

另一个例子是林及其同事（2019）策划的使用安全套宣传项目。他们的目标是在 6 个月内使临时行云雨之欢的人员使用安全套比例增加 50% 。该研究的参与者使用安全套的时间比例从 52% 增长到了 80% 。我们可以从这个活动中汲取的另一个宝贵经验是，在发起健康活动之前，不要忘记取得一个基线测量值（稍后需要进行比较）。

接下来让我们探讨如何创建我们设想的健康活动。

步骤 1：确定情况和潜在利益

为了说明策划健康宣传活动的步骤，设想一所大学体育康乐部门的工作人员要求我们帮助招募新的参与者。具体来说，他们希望人们有空闲时间去校园健身中心健身。报名人数的增加并不会让健身部门从中获得经济收益，但是健身中心的工作人员希望人们多多去参与健身，因为体育活动可以改善健康。本章的其余部分将引导我们完成创建一项活动的最初步骤。诚然，假想的体育娱乐部门招募新参与者是小规模的活动，但许多有影响力的活动都是针对数量有限的受众，而改善哪怕是一小部分人的健康习惯也是一个重大目标。此外，这些步骤适用于规模大小不一的活动。

如果你和许多人一样，第一反应是在脸书（Facebook）或照片墙（Instagram）上张贴传单或发布宣传信息。这些措施可能有些许效果，但在开始之前，让我们听取专业活动策划者的建议并开展一些初步研究。

利益

在这个阶段，我们应该有兴趣了解我们的努力可能会带来什么利益（如果有的话）。以下是我们可能研究的一些问题。

- 在健身中心锻炼真的能改善人们的健康吗？
- 每个人都会受益吗？
- 有没有人不会从中受益？
- 有没有其他方法可以获得同样的好处？

这些问题的答案可以通过查阅已发表的文献以及与健身领域的专家交流，

来获得。初步研究可以帮助我们决定这个项目是否值得花费心血。

现状

假设我们找到了合理的证据相信人们可能会从健身房锻炼中受益，下一步就是评估当前的情况。以下是一些指导我们开展初步研究的问题。同样的问题在以后指导我们开展受众分析时也很有价值。请记住，专家、项目负责人、当前参与者和非参与者都是有价值的信息来源。除了这些一般的问题，我们可能还想增加一些与此次活动相关的具体问题。

- 目前有多少人参与了推荐的健身活动？
- 什么类型的人参与并且出于什么原因参与的？（有价值的是人口统计信息，如年龄、性别和收入，以及可能相关的文化、个人、社会或人格变量）
- 该活动的优势和劣势是什么（从参与者和非参与者的角度来看）？
- 什么类型的人不参加？
- 他们不参加的原因是有哪些？
- 哪些因素对参与者和非参与者影响最大（例如，成本、便利、社交）？
- 人们认为参与健身行为的潜在好处重要吗？为什么是或为什么不？
- 有没有什么条件可以让非参与者参与进来？
- 目标受众通常是如何接收信息的（即传单、广播、电子邮件、社交媒体等）？
- 他们更喜欢通过什么渠道获取信息？
- 他们信任哪些信息源？

对我们这些问题的初步回答可能会令人惊讶。例如，我们可能会发现，目前的体育康乐参与者主要关心的并不是健康益处。他们去健身中心是因为他们的朋友在那里，他们享受社交互动。或者我们可能会发现，有些人无论多健康的体育活动都不会参加，因为他们害怕在篮球场上显得笨手笨脚或者不愿意在集体健身课上显示出自己身材的不尽如人意。也许一所健身中心安排的健身时间恰恰是许多人无法参加的时间段。如果这些因素都存在，那么仅仅向人们宣传健身的好处可能不会有显著效果。

多种动机

请记住，关注健康并不是人们选择的唯一动机。我们最容易接受在众多层面（智力、情感、个人、社交等）让我们满意的选择。在评估现状时，重要的是不要假设每个人的动机都和我们一样。要探究（及询问）可能参与体育康乐项目的人员动机的多样性。我们的受众可能不仅是传统的大学生（这本身就是一个多元化的群体），还有国际学生、残障人士、中老年人、有健身经验的学生和从未接触过健身活动的学生、大学教职员工，甚至还有社区成员和儿童。

在步骤 2 中，我们将尝试了解我们的受众，并选择其中一部分人员作为目标对象。对人们不同的信念和动机保持敏感可以帮助我们理解其为什么会这样做，以及什么对他们来说是重要的。这种理解对于我们与他们合作的成功至关重要。

步骤 2：分析并细分受众

在评估体育康乐部的健康效益和现状后，我们准备分析受众。这将涉及向更多的人提出我们在初步研究中提出的许多相同的问题。

受众调查似乎是一个不必要的步骤，但经验丰富的活动策划者更清楚其重要性。受众分析使我们能够收集有关人们行为和偏好的重要数据。提前了解我们的目标受众成员使用和信任的信息来源、他们如何看待其整体健康水平、他们的主要关注点是什么，等等，这是值得的（Ledlow，Johnson & Hakoyama，2008）。爱德华·迈巴赫和洛克萨妮·帕罗持（Edward Maibach & Roxanne Parrott，1995）对宣传人员在确定活动目标之前便重视受众的需求赞赏有加。正如他们所说，以受众为中心的分析"意味着健康信息的设计主要是针对目标受众的需求和情况，而不是针对信息设计者或赞助组织的需求和情况"（p. 167）。

数据收集

有几种方法可以了解潜在的受众。现有的数据库是一个很好的起点。例如，我们可能会从校园康乐部门索取关于去健身房的人员统计数据。我们还可能要求校园注册部门提供有关学生团体的信息（例如，每个班级有多少人、他们的专业、年龄、性别等）。我们还应该努力获得更多关于目标受众的信仰、价值观和习惯的具体信息。我们可能无法在现有的数据库中找到这些信息，因此我们必须自己收集。

本节介绍如何开始，包括如何和何时获得道德委员会对我们研究的批准，以及使用访谈调查问卷和焦点小组了解我们希望所帮助之人的各种方法比较优势。

道德承诺

在我们讨论研究阶段之前，请记住，为了坚持最高的道德标准，我们必须得到学校相关部门的批准，才能实施我们设计的研究程序。通常，这意味着将研究计划（例如，问卷或问题）提交给机构审查委员会（institutional review board，缩写为 IRB），该委员会是一个伦理委员会，负责审查和监督研究工作，确保参与者得到公平对待。大学有 IRBs，许多组织也有 IRBs，特别是在医疗保健领域。如果我们的研究涉及来自多个组织的人员，可能有必要获得每个组织的 IRB 批准。

IRB 的兴趣在于了解我们将如何获得参与者的知情同意（见第四章），保持研究参与者的匿名性或对其身份保密，避免给参与者带来不必要的苦恼。如果弱势群体（包括儿童、认知障碍者、从虐待中康复的人、重病患者等）参与到我们的研究中，我们需要做出特别的努力来保护他们的需求和权利。明智的做法是尽早检查道德委员会的指导方针和时间表，这样我们就会首先考虑道德问题，从而避免意外造成延误。

收据收集选项

我们可以通过多种方式更多了解参与竞选活动的受众。我们要带着强烈的好奇心和对多种观点的尊重来收集数据。下面是我们可能考虑采用的一些信息收集方法的简要概述。

访谈。你可能会惊讶于你能从提问和倾听中了解到的东西。以下是不同的策略以及每种策略的优缺点（based on Frey, Botan, Friedman & Kreps, 1999）。

●严格设定问题的访谈（Highly scheduled interviews）。要求访谈者询问具体问题，并且不允许发表评论或提出其他问题。这有助于减少访谈者对受访者回答的影响，但此种方式不允许后续补充问题或进行确认。答案通常很简短，但易于统计和比较。

●适度设定问题的访谈（Moderately scheduled interviews）。要求访谈者询问一系列安排好的问题，但他们也可以要求受访者确认和补充其认为合适的信息。相比于严格预先排定问题的访谈，这种访谈更轻松，更具有对话性，但答案不那么精确。

●非设定问题的访谈。访谈者会得到一份话题清单，但鼓励他们按照其意愿提问，并在适当的时候寻求更多信息。这些访谈有助于收集关于受访者感受信息，但不会得到易于比较或统计的答案。

调查问卷。相比于访谈，调查问卷可以在相对更短的时间内对大量的人员进行调查，因此调查问卷是收集受众信息的一种流行方式。问卷要求受访者就一系列所给答案的选项中指出他们的答案。一般来说，调查问卷的回答比访谈的回答范围更有限，但人们可能更愿意以书面或在线方式回答敏感问题，特别是在匿名情况下接受调查。

以下是设计有效问卷的一些指导原则：

●保持简短。人们不太可能完成耗时超过 10 分钟的调查。

●立即寻求回答。如果人们马上花时间完成调查，回复率会更高。

●收集人口统计信息。这可能包括年龄、性别、收入、大学所学专业、职业等与宣传活动相关的因素。固定选项问题要求受访者从所有可能性（例如，非裔美国人、亚裔、西班牙裔或白人等）的列表中选择适当的回答。这会使得计算和比较答案很容易，但是当所列选项不够全面时，加上"其他"选项相当重要。

●询问认知和行为。开放式和封闭式问题相结合会产生最有价值的信息。开放式问题（Open-ended questions）允许受访者用自己的话语表达想法（例如，你对篮球和健美操有什么看法）。封闭式问题（Close-ended questions）需要非常简短的回答（例如，你喜欢自由重量举重锻炼还是举重器械锻炼）。

●试验（预测试）问卷。在对样本中的每个人进行问卷调查之前，我们将在几个有代表性的人身上测试问卷，我们将要求受访者指出是否有任何问题令人困惑或具有引导性，提供的问题可选择项是否包括了所有的情况，以及他们是否能想到我们应该添加的其他问题。

● 允许匿名。无论采取线下书面问卷还是在线问卷，作答者最好匿名。

焦点小组。收集信息的第三个选择是使用焦点小组。焦点小组（focus group）是安排小部分人回答主持人提出的问题。主持人鼓励小组成员就与活动相关的话题公开发言。通常会将小组成员的发言记录下来，以便日后研究。焦点小组有助于了解目标受众对问题的感受。例如，由罗斯·克拉克·希特牵头的一个研究小组对军队人员进行了焦点小组研究，看看他们对鼓励"帮助朋友单膝下跪"（take a knee）的宣传材料有何反应；也就是说，支持他们的同志寻求心理健康咨询而不感到羞耻（Clark-Hitt, Smith & Broderick, 2012）。

无论我们使用访谈、调查问卷还是焦点小组，都必须仔细考虑包括哪些人。选择要包括的人被称为抽样人群。访谈和调查使我们能够从体现出我们所考虑的人口多样性的受众那里收集信息。相比之下，焦点小组参与者是目标群体的成员，比如不属于传统意义上的学生或新生。一组受访者中过多的多样性可能会导致难以开展有针对性的讨论。例如，当玛丽·弗朗西斯·卡斯珀（Mary Frances Casper）及其同事对大学生的饮酒习惯进行焦点小组调查时，他们让学生参与者提前填写调查问卷。然后，他们将学生分别安排进三个焦点小组之一。学生们并不知道，但这些小组反映了他们的典型饮酒水平——不饮酒者、适度饮酒者和超过平均水平的饮酒者（Casper, Child, Gilmour, McIntyre & Pearson, 2006）。研究人员知道，如果房间里的其他人的感受类似，参与者更有可能参与公开讨论。

尽管我们应该让任何一个焦点小组的成员保持相当的同质性，但重要的是要把代表各种观点的焦点小组成员放在一起。根据活动的不同，要考虑如何将文化、种族和民族、性别认同、年龄、能力和其他因素的多样性体现出来。

在我们的案例中，我们可能会对使用健身设施的人和不使用健身设施的人进行单独的焦点小组讨论。在整个过程中，我们必须小心，不要假定一个群体所言说的代表了其他群体或全体人口。

以下是一些有效组织焦点小组的技巧：

● 确定你最想收集的信息类型。例如，关于健身活动，你是对已经使用健身中心人士的意见兴趣更大，还是对尚未使用健身中心设施的人士之意见兴趣更大。

● 设计一个开放式问题列表，旨在获得你最想要的信息。

- 指定（或雇用）一名主持人领导焦点小组讨论。一个出色的主持人可以帮助人们轻松地表达自己的观点，允许每个人都参与讨论，并且不会影响成员的反应。许多专家建议使用与推广工作无关的主持人，因为焦点小组成员可能更乐于表达批评，还有则是这种主持人可能更客观。

- 从目标受众中选择7—10个人组成每个焦点小组。

- 安排在会议室或其他舒适的地方进行焦点小组讨论（为焦点小组参与者提供茶点是常规做法）。

- 对焦点小组讨论情况进行录音录像（要获得参与者许可）。

- 查看收集的信息。

- 考虑针对不同的目标受众成员组织多个焦点小组讨论。

选择目标受众

这是我们作为健康推广者的一部分道德责任，确定我们最想接触的群体，并尽一切努力了解这一群体。在本节中，我们将讨论可能针对的各种群体的弱点和需求。我们首先研究一个具有讽刺意味的问题，即最容易接触到、最容易接受的人可能已经知道我们想告诉他们什么。通常，更有价值的挑战是与信息不丰富的人建立联系。

理论基础

知识沟假说（knowledge gap hypothesis）提出，与信息资源较少的人相比，拥有丰富信息资源（如电视、电脑、消息灵通的朋友和顾问）的人可能知道更多，并继续学习更加丰富的信息（Tichenor，Donohue & Olien，1970）。收入和教育与资源的可获得性和媒体使用习惯高度相关。因此，社会经济地位高的人往往知识丰富，社会经济地位低的人往往知识贫乏。新信息一般会增加而不是减少知识差距。换句话说，那些已经知道很多的人会学到更多，而其他人则落后得更远。

不幸的是，信息贫乏的人大都最需要健康信息。下面是一些例子：

- 在为没有保险的人实施国家医疗援助计划的三年后，50％的低收入家庭仍然不知道这一事（Rucinski，2004）。

- 农村地区的墨西哥裔美国女性死于乳腺癌的比例高于其他女性，但她们对乳腺自检和乳腺癌的严重性知之甚少（Hubbell，2006）。

•16 岁之前偷尝禁果的女孩感染性传播疾病的风险最高，但她们最不可能知道或得到预防性治疗，如接种人乳头瘤病毒（HPV）疫苗（Sacks，Copas，Wilkinson & Robinson，2014）。

有几个原因导致弱势群体难以获得健康信息。第一个障碍是信任。弱势群体往往大比例地属于少数族裔文化成员。他们可能对主流信息持怀疑态度，要么是因为他们看起来无关紧要（例如，那些信息针对的是白人而不是黑人），要么是因为他们不信任信息来源（Holland，2014）。

第二，相对于更详细的信息来源，如健康信息网站，弱势群体更可能依赖电视获取信息。所谓的数字鸿沟将容易上网的信息富人（主要是受过良好教育的城市居民）和信息穷人（通常是上网受限或无法上网的农村居民）分开（Rains，2008b）。如你所料，能够快速、方便地访问在线资源的人更有可能使用这些资源来获取健康信息（Rains，2008b）。

第三，虽然他们可能会看电视，但共同文化的种族成员更倾向于相信人际关系来源（如朋友和健康专家），而不是主流媒体（Cheong，2007）。如果他们能够随时获得健康专家的帮助，这当然很好，但许多人不能。在一项研究中，女性非裔美国人和拉丁裔青少年对乳腺癌和肺癌很熟悉，因为他们认识患有这些疾病的人。然而，大多数女孩从未听说过子宫颈癌，尽管这种疾病正因一种新的HPV疫苗而受到媒体的广泛报道（Mosavel & El-Shaarawi，2007）。她们缺乏这一知识尤其令人遗憾，因为该疫苗主要是为她们这个年龄的女孩设计的（Mosavel & El-Shaarawi，2007）。

第四，人们可能会过滤掉新信息，因为这些信息与他们所知道或相信的信息不一致。例如，65 岁以上的墨西哥裔美国女性经常认为，她们应该把时间花在做饭、打扫卫生、照顾孩子和去教堂，而不是为了保持健康而参加体育活动（Balbale，Schwingel，Wojtek & Huhman，2014）。这就提出了一个两难的问题，正如杜塔－伯格曼（Dutta-Bergman，2005）所解释的那样：

　　建议改变信息接收者信念结构的宣传方式不太可能得到受众的认可。相反，那些已经对这个问题感兴趣的人最终会从这些信息中了解到更多（p. 112）。

第五，弱势群体可能对优先事项的安排有差异。担心暴力威胁和食不果腹者，可能认为长期的健康问题并不是他们最关心。

接触信息缺乏的受众

三位著名的健康宣传专家在其文章《实地经验》（*Lessons From the Field*）中敦促活动设计者不要忽视社会边缘成员。他们写道：

> 在不同的民族、种族、服务不足的社区中开展传播研究在未来特别重要。关注这些受众是必要的，而不是一种得体举措。第一次和这些区域的受众合作不可避免地会遇到挫折，因为你会发现过去在其他群体中屡试不爽的原则不一定适用于其他环境。我们的经验是，解决掉最初的挫折后带来的回报超出我们的预期。（Edgar，Freimuth & Hammond，2003，p. 627）

仅仅鼓励人们更多地接触媒体是不够的。我们还必须思考其中的意义（subtext）、价值观和信任问题。社会资本（social capital）一词包含了社区成员建立积极的社会联系和相互信任所带来的种种利益。在社会资本方面，克里斯托弗·博杜安和埃丝特·索尔森（Christopher Beaudoin & Esther Thorson，2006）发现，观看电视新闻对欧洲裔美国人的好处显著大于非裔美国人。这主要是因为非洲裔美国人经常在新闻和娱乐中被描绘成负面形象，因此媒体形象可能会强化偏见和无助感，而不是提供非裔美国群体认为可以信任和使用的信息。即使这些信息是出于善意制作与传播的，但也可能导致了消极的社会效果。例如，强调艾滋病在非裔美国人和男同性恋中的高发病率可能会引起他们的注意，但也可能会强化其他人对他们的偏见。

健康宣传人员面临的挑战是赢得信任，响应社区需求，向人们提供信息和帮助，同时要小心，避免使面临风险的社区蒙羞（Smith，2007）。以下是一些建议：

- 关注社会资本。认识到健康不仅是个人行为控制的问题，偏见、信任、社区资源、社交网络和信心也会产生深远的影响（我们将在第十四章更详细地讨论这个观点）。

- 根据受众的文化水平量身定制材料。例如，诊所可以通过在医疗候诊室播放健康教育视频来教育阅读能力较低的人（本章稍后会更详细地讨论信息定制问题）。

●帮助建立互联网使用技能和信心。对一些人来说，由于缺乏可用的计算机或上网技能，所以获得健康信息的机会有限。即使是那些有途径上网的人，也常常缺乏自我效能感（Rains，2008a）。有证据表明，指导信息缺乏的受众有技巧地、富有信心地使用 Web，他们会受益匪浅。美国国家癌症研究所（National Cancer Institute）帮助资助了一些项目，通过设计适合服务缺乏的人群需求的网站，并提供社区讲习班，教人们如何使用这些网站，旨在缩小数字鸿沟（Kreps，2005）。

考虑到上述问题，让我们转向一项重要任务，即确定我们宣传活动的具体目标群体。

细分受众

我们在考虑谁应该得到关于体育娱乐计划的信息时，可能会将所有人都视为目标。然而，研究表明，一项宣传试图吸引所有人通常不会有好结果。因为人们倾向于根据信息与自己的相关性来评估信息，宽泛的信息可能对任何人来说都太笼统了。另外，当人们认同信息中的人物时，他们往往会更认真地对待信息（Moran & Sussman，2014）。即便是在规模较小的校园里，人员的多元化也足以让受众细分更为可取。

细分受众（Segmenting an audience）意味着确定在重要方面相似的特定群体，而他们的参与对活动的目的很重要。我们在试图对受众进行细分时，我们必须力戒根据肤浅的属性对人们进行分组。种族和收入等特征并不是人们思考和行为方式的可靠指标。属于这些类别的人可能持有的观点具有云泥之别。根据相似的目标和经历来确定群体比较困难，但通常更有成效。以下是一些需要考虑的问题：

●目前谁参与了（或没有参与）推荐的活动？

●人们参与（或不参与）的原因是什么？

●谁会从推荐的行为中受益？

●谁最需要这些福利？

●可以合理预期谁会参与这些活动？

● 是否存在不鼓励参与的人员？

请记住，有些宣传活动向受众推荐不合适的行为，弊反而大于利。例如，不是每个人都适合剧烈运动。

也要对意想不到的群体趋同性保持开放的心态。例如，大一新生和大学教职工在校园体育馆会感到格格不入。就我们的活动而言，这种相似性可能比这些群体之间的差异更重要。基于这些相似性，我们可以决定，大一新生和教职员工对面对面邀请的反应，会比公告栏上的通知或脸书（Facebook）上帖子的反应更热情。

在对受众进行细分时，有时候很难决定如何划分受众。可能选择针对高个人需求的小群体受众，也可能是针对需求不那么高的规模较大的受众。有时，活动设计者忽略了帮助小群体受众的绝佳机会。例如，烟草收割人员在总人口中是一个相对孤立和被忽视的群体，但他们有严重的健康问题。首先，他们经常感到恶心、头晕和心律失常，这是由于接触绿色烟叶而引起的（Parrott & Polonec，2008）。他们只需穿厚一点的衣服，当烟叶的水分浸湿其衣服时换上干衣服，就可以把风险降到最低，但很少有人致力于向农民教育这方面的知识（Parrott & Polonec，2008）。这一健康问题可能不像其他一些问题那样普遍，但对有关人员来说，也是一个严重的问题，而且结果是可以合理实现的。总而言之，没有明确的规则指导是选择重点突出的方法还是更为普遍的方法，但对受众需求和健康益处敏感的健康宣传者，最有可能做出合理的判断。

根据受众分析，我们可能会决定将体育娱乐活动设为针对校园内的新人（学生、教职员工或二者都在内）、社区成员或非传统学生。我们可能会发现，目前的参与者并未反映出校园里的种族和民族多样性，或者目前的成员大多是男性或女性，也可能残障人士没有尽可能多地参与进来。因此，我们可能会将这场活动引向目前没有充分利用体育娱乐项目的群体或那些最需要健身中心提供福利的人。不要忘记当前的参与者。也许可以进一步提高他们的参与度。可能性有很多种，因此在选择目标受众之前充分了解受众尤为重要。

作为个人的受众

一旦确定了目标群体，就将受众想象成一个人，包括"姓名、性别、职业和生活方式"（R. Lefebvre et al.，1995，p. 221）。考虑到这个"人"，列斐伏尔（Lefebvre）及其同事（1995）提出了以下问题供考虑：

- 对这个人来说什么是重要的？
- 这个人对行为改变的感觉、态度和信念是什么（包括感知到的利益和障碍）？
- 他或她的媒体接触习惯是什么？

把观众想象成一个人，有助于集中精力开展宣传活动，创造出更具针对性的、更直接的信息。

每一位受众和每一个受众群体内的成员都是独一无二的，但一些总体特征可能有助于指导我们的工作。以下信息可能对我们了解目标群体有用。

青少年受众

年龄可能会影响成员对健康信息的看法。虽然很难对成人观众作出概括，但青少年的发展阶段往往具有相对可预测的影响。

儿童是重要的受众。正如埃里卡·温特劳布·奥斯汀（Erica Weintraub Austin，1995）指出的那样，预防坏习惯比改掉坏习惯更容易。早期向孩子传递一致的信息会防止他们以后形成不健康的行为。有证据表明，儿童受到成人的强烈影响。从好的方面来看，年轻人倾向于听从父母的建议（Moran & Sussman，2014）。然而，孩子们经常试图模仿成年人的行为——即使是不健康的行为。将吸烟等行为描绘为"仅限成人"实际上可能会让此等行为在年轻人眼里越发充满吸引力。

青少年往往认为自己不同于其他人，其他人不理解他们［这被称为个人寓言（personal fable）］。因此，他们很可能认为健康警告不适用于他们（Effertz，Franke & Teichert，2014）。青少年也容易具有极度的自我意识，觉得人们在审视他们的外表和行为［这被称为假想受众（imaginary audience）］。这使得他们对同辈压力和社会认可非常敏感，而这对健康宣传工作可能产生利弊兼具的影响（Helms et al.，2014）。第三个因素被称为心理抗拒（psychological reactance），是青少年想要保持独立和个人控制感的特征（Brehm，1966）。当他们觉得别人在告诉他们该做什么时，他们通常会讨厌这种行为，甚至会出现反叛现象，他们可能只是为了避免被控制而已。

尽管存在这些挑战，但有一些关于影响青少年的研究很有前景。

● 关注眼前的问题。奥斯汀（Austin，1995）提醒健康宣传者，青少年对当前社会问题的关注可能会超过其对长远健康问题的重视。用奥斯汀的话来说，青少年可能"更关心吸烟会使他们的口气难闻，而不是他们有可能患上癌症"（p. 115）。

● 强调个人选择。青少年往往对限制他们选择自由的信息做出消极反应（Rains & Turner，2007；Lee，2010）。这样一段话可能会减少他们对信息的抵制："你可能会觉得你选择饮酒方式的自由受到了威胁。然而，关于酗酒的事实……当你意识到这一点时，其威力非常强大。"（Richards & Banas，2015，p. 455）用"恢复自由"这些措辞来总结信息可能也有同样的效果，比如，"我们都会做出自己的决定，并根据自己的选择行事。显然，你也有自己的决定。选择权在你。你可以自己决定"（Miller，Lane，Deatrick，Young & Potts，2007，p. 240）。

● 记住，青春期有多个阶段。几年后，年轻观众的反应会有很大的不同。裴惠珍（Hye-Jin Paek，2008）的数据表明，较年幼的孩子对以学校为基础的项目反应良好，而较年长的青少年则更多地受益于高感官吸引力以及基于事实的信息，例如"真相"宣传活动对烟草相关统计数据和烟草业备忘录的介绍。

感官刺激寻求者

信息暴露的激活模型（activation model for information exposure）支持两个前提：首先，说服性信息在激发读者或观众的最佳唤醒量时最有效；其次，对一个人来说"特美妙"的东西对另一个人来说可能很无聊或太激烈了（Dono-hew，Palmgreen & Duncan，1980）。例如，威尔士的一个警察部门发布了"开车时不要发短信"的公益广告，该广告中展示了车祸中的血腥画面，人们对此反应不一。美国广播公司拒绝播放此则公益广告，但该活动的发起人认为，人们应该知道分心驾驶的后果有多可怕（Inbar，2009）。香烟包装盒上的图片（下图）是另一个例子。一些国家现在要求烟草公司不要使用有诱惑力的颜色，而是在其产品包装上印上烟草和尼古丁对身体影响的真实图像。争论是一样的——虽然可能会冒犯到有些人，但图像令人震惊的效果对于那些不重视健康威胁的观众来说是必要的。冰毒项目是另一个例子，我们将在本章后面讨论。

激活模型可以应用于任何年龄群体或目标受众。到目前为止，研究人员和活动设计师将其广泛应用于青少年和刚刚步入成年的人，这些人比其他人寻求感官刺激的比例更高，这意味着他们喜欢新鲜的和激烈的体验（Everett & Palmgreen，1995；Zuckerman，1994）。寻求高度刺激之人的危险在于他们喜欢冒险的行为。与其他人相比，他们不仅不太可能采取推荐的预防措施，而且更可能首先处于危险情境之中。例如，与同龄人相比，寻求刺激者更有可能认为吸烟很有吸引力（Paek，2008）。相比其他人，他们通常在云雨之事上更冲动，也更不愿意使用避孕套（Noar，Zimmerman，Palmgreen，Lustria & Horosewski，2006）。他们倾向于与其他寻求高度刺激的人交往，这可以使他们的行为看起来正常，而不是危险或显得极端（Wang et al.，2014）。这些因素对健康宣传者来说构成挑战。但也要记住，因为寻求高度刺激的人能够接受新事物，他们通常欢迎多元化和跨文化交流（Arasaratnam & Banerjee，2011）。因此，相比其他人，他们可能不太固守种族中心主义，而且思想更开放，这可能使他们能够接受一系列与健康相关的信息和代言人。

以下是一些有希望吸引高度寻求感官刺激者的研究：

• 使信息多样化和富于紧张感。具有快速生动的视觉画面和响亮、节奏欢快的音乐通常对寻求刺激的青少年（9—12 岁）影响最大（Lang，Schwartz，Lee & Angelini，2007；Niederdeppe，Davis，Farrelly & Yarsevich，2007）。

• 充分利用低干扰环境。在受控的课堂环境中，强烈与温和内容的禁烟公益广告都会对寻求刺激的人有影响（Helme，Donohew，Baier & Zittleman，2007）。

• 在热门节目中插播公益广告。那些经常看电视寻求刺激的人不一定会记住他们看到的广告，但他们通常会记得在他们最喜欢的节目中插播的公益广告（体育、喜剧和卡通一般是热门节目，适合 16—25 岁的年轻人）（D'Silva & Palmgreen，2007）。

当然，部分的困境在于，让寻求刺激的人乐在其中的强烈信息对大多数观众来说，紧张度可能太过了，因此很难让信息在不冒犯他人的情况下瞄准高风险人群（关于健康宣传的其他伦理考量，参见插文框 13.3）。

插文框 13.3 伦理考量

预防观念——谁该为此买单?

　　健康宣传似乎是一个双赢的局面。如果能鼓励人们预防疾病和伤害,他们将享有更好的健康,国家的健康成本将降至最低。我们应该把这条推理路线进行到什么程度?努力保持健康的人是否应该获得医疗保健和保险的折扣价格?他们在竞争工作岗位时是否应该获得倾斜?如果人们故意实施不健康的行为,社会是否应该帮助支付他们的医疗费用?

　　美国约 86% 的医疗保健资金用于慢性疾病患者的医护,其中许多疾病本可以通过更健康的饮食、更多的锻炼以及戒烟戒酒来避免(CDC,2015a)。这部分增加的费用消耗了税收,导致健康保险费率上涨。正如丹尼尔·威克勒(Daniel Wikler,1987)所说:"拿自己的健康冒险的人是在拿属于别人的资源赌博。"(p.14)一些理论家认为,当人们知道危险行为对其有害时,仍然继续实施危险行为(如吸烟、暴饮暴食或不系安全带驾驶)的人,在其行为导致医疗费用时,他们应该自掏腰包。

　　与健康保健问题相关的一个问题是,一些人认为从销售不健康产品中获利的公司应该支付部分健康费用。美国各州政府已经成功起诉烟草公司要求赔偿损失,指控烟草公司赚取巨额利润是不公平的,因为其他公司为治疗烟草相关疾病承担了巨额开支。专家估计,吸烟每年给美国人带来的医疗费用和生产力损失高达 1930 亿美元(CDC,2011)。全世界每年有 500 多万人死于与烟草有关的疾病,其中 60 万人死于二手烟的影响(WHO,2012)。

　　一些公司现在拒绝雇用吸烟者或超重的人,因为他们面临更大的健康风险,因此可能导致雇用其的公司在健康福利和病假方面比其他公司花费更多的钱。同样,一些保险公司向不吸烟的人、无事故的人或完成防御性驾驶课程等信息课程的人提供折扣。

　　另外,一些人担心政府和雇主对民众生活方式的决定介入过多。有些人指责像"反对酒后驾车母亲协会"(MADD)这样的组织,竭力惩罚哪怕是少量饮酒的人，这是把好事做过头了。有人说，增加烟酒的"罪恶税"会伤害消费者，而不是公司，他们担心税收会扩大到包括零食和其他不健康的物品。第三个论点是，像肥胖这样的健康问题并不总是个人可以控制的问题。肥胖有很多原因，包括社会规范和遗传。人们还可能会因为药物或其他健康状况而体重增加。然而，媒体的报道往往使公众倾向于将肥胖视为个体性的或社会问题（Kim & Willis，2007）。总而言之，反对更严格健康要求的人说，你不能假定人们可以完全控制自己的健康，如果不控制他们的选择自由，你就无法控制人们所冒的风险。

你怎么看？

1. 有意冒健康风险的人是否应该比其他人支付更多的健康保险费用？保险公司应该拒绝他们购买保险吗？医疗行业也应该拒绝为他们提供服务吗？

2. 法律是否应要求人们从事健康活动，例如接种疫苗和定期锻炼？

3. 销售或宣传已知具有高健康风险的产品是否违法？这类产品与是否上瘾有关系吗？

4. 你是否认同美国许多州安全带和摩托车头盔相关法律出台背后的基本原理？那些忽视安全预防措施的人不仅会危及自己的生命，还会增加每个人的创伤和费用。

5. 有些人对健康问题知之甚少（也许是因为他们无阅读能力或买不起电脑），期望这部分人遵循他们所知甚少的健康指南是不公平的，你如何权衡这一论点？

6. 在你看来，以下哪种行为（如果有的话）应该成为拒绝或限制健康福利的理由？你的判断标准是什么？

吸烟

从事无保护的性行为

超速

滑雪

忽视定期锻炼

暴饮暴食

> 踢足球
>
> 抢救事故受害者
>
> 7. 如果一个人有家族病史，社会是否应该要求他采取额外的健康预防措施？

当我们完成创建健康宣传活动的第 2 步时，似乎已经做了很多工作，但我们仍然不知道这项活动将涉及什么。我们的努力不会白费。研究表明，在没有明确了解受众、当前形势和潜在利益的情况下发起的宣传活动，结果往往令人沮丧，无法达到目标。考虑到目标群体，我们已经准备好进行第 3 步。

第 3 步：建立运动目标和宣传目的

到目前为止，我们应该对体育娱乐部门、其潜在利益以及我们最希望通过这项活动接触的人有一个相当清晰的印象。收集和分析数据为我们制定活动的具体目标做好了准备。以清晰、可衡量的语句明确地说明了我们希望通过这场活动实现的目标（Objectives）。我们可以考虑下列问题：

- 我们到底希望人们开始、停止或继续做什么？
- 如果我们希望鼓励一种特定的行为，那么这种行为何时（以及持续多久）才会产生益处？
- 我们如何知道我们的活动成功与否？

关于体育娱乐的这场推广活动，我们可以决定在三个月内招收 40 名新生就算是成功了。或许我们已经决定把重点放在残障学生或新入学的学生身上。我们的目标设定是至少让 20 名当前已经参与健身者，从上述任一群体内带出一个人参加活动。

我们必须确保我们的目标与运动的总目标相一致。例如，如果人们只参加一次攀岩活动或者一次瑜伽课会对健康有益吗？如果参与运动是为了健康，宣传活动的目标则是持续参与，每周参加一次活动，至少要持续两个月。

让我们提前考虑一下我们将如何准确地衡量此次宣传活动的效果。这可能涉及后续调查或报名表，以跟踪参与情况。设定可衡量的目标将使我们（和其他人）能够确定该活动是否成功。

人们日益要求健康宣传者对其所做工作负责。问责（Accountability）意味着展示项目的结果与投入的金钱或时间相比如何。再考虑一下本章前面提到的安全套推广活动。林及其同事（2019）在这个项目上花了几年时间，最终，他们成功地在目标受众中增加了相当数量的避孕套使用率。该项目由新加坡卫生部资助，鉴于活动的巨大成功，该部官员可能会继续资助这一项目或类似的运动，特别是考虑到感染艾滋病病毒风险降低后对社会的好处。

不过，有时候推广活动的结果是不确定的或平淡无奇的。即使如此，通过分析和核算活动的结果，研究人员也可以学到有价值的经验教训，了解哪些有效，哪些无效。例如，当研究人员复制反电子烟的公益广告，并把其展示给吸烟者和既吸卷烟又吸电子烟的人看时，研究人员发现公益广告的效果与预期相反——它们实际上激发了观众吸电子烟的欲望（Sanders-Jackson，Clayton，Tan & Yie，2019）！事实证明，电子烟吸食和可见蒸汽（即吸食时呼出的"烟雾"）形象一并展示的公益广告，会激活观众大脑的动机系统，刺激积极情绪，增加记忆的形成，并引发吸食冲动（Sanders-Jackson et al.，2019）。不展示吸食电子烟时冒出的"烟雾"的公益广告，则没有出现刺激的效果，因此研究人员建议未来的反吸食电子烟宣传，应该彻底抛弃"冒烟雾"这一形象（Sanders-Jackson et al.，2019）。这个教训（如果得到重视的话）可以帮助确保健康宣传者的时间和活动资金不会被浪费在产生适得其反的信息上。

当公共资金资助健康运动时，尤其重要的是需要证明这些运动是有效的。否则，原本可以用在其他（经证实的）预防运动或治疗项目上的钱就被浪费了。以冰毒项目为例。2005 年，由私人资助在蒙大拿州发起了这一项运动作为开始，很快就因其使用图形、图像和令人震惊的场景而闻名于世——腐烂的牙齿、皮肤溃疡、骷髅般的身体、青少年与老年男子性交易就为了换取冰毒、自杀未遂、服药过量，等等（你可以登录 http：//www.methproject.org/ads/tv/查看广告）。活动发起后，蒙大拿州的冰毒使用量有所下降——据活动负责人称，青少年中的冰毒使用率下降了 63%（"Meth Project，" 2010）。该活动赢得了数十个奖项，并被白宫称赞为"全国最强大、最有创意的预防项目之一，是全国的典范"（"Meth Project，" 2010，para. 8）。冰毒项目在其他几个州也得到了效仿，主要是得到了州和联邦政府数百万美元的资金支持。

但是，当两位独立工作的研究人员对蒙大拿州最初的活动进行审查时，他们分别得出结论，没有统计学证据表明"冰毒项目"有效，而且令人惊讶的是，该活动与一些青少年的健康风险感知降低和冰毒使用增加有关（Anderson，2010；Erceg-Hurn，2008）。这项活动的制作者受到指责，因为没有获取到可以进行比较的基准，也没有考虑到由于其他因素（例如，执法力度的加强）而导致的冰毒使用的下降趋势。当 D. 马克·安德森（D. Mark Anderson，2010）将蒙大拿州的冰毒使用率与 10 年来该州和全国的数据进行比较时，他发现这项运动"没有明显的影响"（p. 732），并建议不要继续提供公共资金。尽管执法部门和政府官员相信冰毒项目是有效的，但研究报告的作者质疑为该项目提供公共资金的适当性，以及我们将在第十四章中讨论的恐惧诉求的效用。

步骤 4：选择传播途径

渠道（channel）是直接（面对面）或间接（通过技术）传播信息的手段。"渠道"一词通常指电视、广播和报纸等媒体的信息传输途径。但"渠道"也可以指健康会展、教堂会议、社区剧院监制作品、游戏节目［如前文提及的"思考"（THINK）项目］和一对一干预。

有时渠道选择受到时间或金钱的限制。我们的体育娱乐招募计划可能不会采用全彩色杂志广告、广告牌或复杂的电视广告。不过，作为健康宣传者，我们应该熟悉所有类型的渠道。此外，让我们不要过早地假设有的渠道是我们无法取得的，我们可能不制作电视广告，但可能会在校园或社区电视脱口秀节目中露面。

渠道特性

让我们考虑一下不同渠道的优势和局限性。专家建议，健康运动信息的渠道应该从到达率覆盖范围、专一性和影响力等方面进行评估（Schooler，Chaffee，Flora & Roser，1998）。到达率（Reach）是指通过特定渠道接触一则信息的人数。专一性（Specificity）指的是信息针对特定人群的准确程度。影响力（Impact）是信息可能产生的影响程度。

电视和互联网通常比其他媒体拥有数量更多和性质更多样化的观众。正因为如此，它们影响力巨大。然而，当受众群体庞大且多样化时，就很难针对特定人群定制信息。尤其是电视，其专一性较低，尽管随着注重特殊欣赏趣味的有线电视和卫星电视以及流媒体节目的出现，这种情况有所改变。如果我们努力在目标受众中选择人，发布带有特定标识符的信息，从而引导感兴趣的人找到信息，则互联网和社交媒体渠道可能会更加具有专一性。

尽管我们可能会倾向于瞄准最大量的受众，但我们还是建议聚焦此项活动的目标受众。超出必要范围的接触可能会浪费资源并导致信息过载，使人们难以确定哪些信息对他们来说最重要、最相关（Lang，2006）。

消息的影响

我们选择的渠道会影响我们信息的性质和冲击力。为了选择最有效的渠道，我们接下来讨论与信息影响相关的两个因素：唤醒和参与。

唤醒

唤醒（Arousal）指的是信息在情感上的刺激和兴奋程度（Schooler et al.，1998）。相比于水和蔬菜等无害产品的图片和文字，我们在看到关于危险产品的文字和图片时，例如避孕套、酒和香烟，我们通常会感受到更强烈的情感和生理刺激（Lang，Chung，Lee & Zhao，2005）。我们往往能更快地识别出有风险的产品，记住它们的时间相对也更长久（Lang et al.，2005）。这会使健康的宣传信息（尤其是如果信息是稳定的）难以与不健康产品的广告竞争。

交互式计算机程序是一个优质渠道，可以用来宣传健康行为的高唤醒信息。交互式的、屏幕上的信息通常非常引人入胜，有丰富多彩的图形、动态图像和声音。罗伯托（Roberto）及其同事（2007）报告说，他们成功地使用了一个交互式计算机程序，让高中生参与到安全性行为和预防怀孕的工作中来。与其他学生相比，那些参加在线课程的学生对性传播感染更了解，更清楚自己的个人风险，更不愿意发生性行为，并且对自己在享受云雨之欢时，采取更安全行为的能力信心更强。前文提及的"思考"运动除在娱乐场所举办节目外，还引导男性访问一个有视频和交互式艾滋病病毒风险计算器的网站。如前所述，该活动成功地让男性在露水情缘中使用避孕套，并有助于他们了解艾滋病病毒风险（Lim et al.，2019）。

参与

参与（Involvement）是理解信息所需要的脑力劳动。人际传播是高投入。这需要大量的思考和行动。因此，健康专家、家庭成员和朋友往往有很大的影响。阅读也需要高度精力参与，因为人们必须运用想象力。电视参与度较低，因为观众更被动地观看为他们展示的声音和景象。

信息精细化加工可能性模型（elaboration likelihood model）提出，当我们高度关注一条消息时，我们会密切关注细节并对消息进行全面评估。因此，我们往往比其他人更容易记住高参与度的信息，并且更有可能采取行动（Briñol & Petty，2006；Petty & Cacioppo，1981）。简言之，人们在使用高参与渠道（比如阅读和交谈）时，通常注意力更专注，这影响了他们受信息影响的程度。调查显示，使用高参与渠道的人通常比依赖低参与渠道（如电视）的人更了解健康。

有证据表明，量身定制的信息（tailored messages）——传播给接收者的信息被设计成与其高度相关的——通常比那些性质更普泛的信息对接收者的行为影响更大（Lustria et al.，2013）。信息迎合接收者的程度和影响差别很大。在某种程度上，图像可能会根据媒体消费者的年龄和外表进行定制（Ahn，2015）。在另一个层面上，信息可以通过复杂的计算机算法以多种方式进行定制。例如，与其在几十个网页中筛选对你有用的信息，不如登录一个互动网站，回答一些关于你的背景、生活方式、目标、挫折等问题。根据你的回答，系统将为你筛选信息，并提供一组专门为你选择的资源（信息、视频、照片、社区资源、实时链接等）。有些程序会像现实生活中的咨询师那样解释和反映你的意见。例如，你可能会在屏幕上看到这样的消息：

> 一方面，你认为锻炼身体并不重要，因为生活令你汲汲忙忙。另一方面，你确实认为参加锻炼活动很重要，因为锻炼期间可以让你优哉游哉……这是司空见惯又可以理解的情况。许多人发现，通过评估生活中典型一天中的日常事务的日程安排，可以方便地应对这种情况。下一步，他们要决定是否花足够的时间去做他们认为真正重要的事情。也许这对你来

说也是个有价值的主意？（Friederichs et al.，2014，p. 11）

基于精细化加工可能性模型的原则，我们可能会密切关注像这样的信息，这些信息对我们的目标人群来说是相关的。

瓦莱丽·皮林和劳拉·布兰农（Valerie Pilling & Laura Brannon，2007）采取了一种定制的方法，为大学生创建了一个负责任的关于饮酒的网站。在这项研究中，一些学生浏览了一个适合他们个性的网站（有责任心、善于沟通、有逻辑性或爱冒险），另一些学生则浏览了更多关于酗酒危险的一般性信息。看了定制信息的学生明显比其他人更有可能认为网站有趣，预测性网站中的信息会有效，并说这些材料影响了他们对饮酒的态度。

信息也可以根据文化、种族、文化程度、教育程度、健康状况等进行调整。健康宣传者经常使用多种策略定制健康信息。正如玛丽莎·托雷斯 - 鲁伊斯（Marisa Torres-Ruiz）及其同事（2018）所描述的，常见的 5 个策略如下。

●社会文化：利用文化价值观、信仰、态度和行为将健康信息融入目标受众的情境中。

●目标人选—参与：征求目标群体成员的意见，帮助或改进消息定制（例如，新加坡的"思考"活动）。

●语言：将信息翻译成目标群体的首选语言。

●证据：使用证据表明问题或话题与目标受众成员的相关性，以及他们为什么应该关注这个问题或话题。

●附带：设计活动材料和信息以吸引特定群体（例如，使用快节奏画面和响亮的音乐吸引年轻受众）。

研究表明，仅仅依靠一种策略来定制你的信息可能是不够的。相反，要使用多种策略确保信息与你的目标受众产生共鸣。例如，在分析反冰毒公益广告时，约瑟夫·斯卡帕西和克里斯汀伯克（Joseph Scarpaci & Christine Burke，2016）建议不要"仅仅将英式广告翻译成西班牙语"（p. 168）。如果不考虑社会文化方面的问题，翻译本身"不足以吸引西班牙裔青年，因为翻译仅针对信息本身，而不是为接收者量身定做的"（p. 168）。

即使我们无法为个人用户或用户群体创建量身定制的校园健身活动版本，但很明显，将我们的信息传达给明确的目标受众可能会增强其影响力。

多渠道传播健身运动

如你所见，广播和窄播各有优势。很多时候，产生影响的最佳机会是通过多种渠道接触受众。多渠道的发布很重要，因为人们有不同的沟通模式和偏好。触及某些人并吸引他们的东西可能无法触及或吸引其他人。由于这些原因，多渠道传播信息是当今的常态性做法。例如，由莫汉·J. 杜塔及其同事监管的以文化为中心的社区宣传运动（2019）。在解决非裔美国人社区的健康差异和信息资源问题的同时，杜塔领导了一个由研究人员和社区成员组成的团队，他们设计了一种多渠道方法让受众了解有关心血管疾病的知识。社区成员通过大众媒体（电视、广播和平面广告）、健康会展、教堂会议、社区领导人发放的信息卡、医疗诊所工作人员发放的明信片、面对面干预、社区活动、社区表演、网站和脸书，发起了一场强大而有效的运动（Dutta et al.，2019）。与对照组相比，参与该活动的社区成员对某些心血管问题（如心房颤动和心脏药物治疗）的总体知识水平"更高"（Dutta et al.，2019，p. 1081）。

在杜塔等人的研究（2019）中，社交媒体是一个重要的渠道，而且越来越多的人鼓励健康推广者在健康宣传活动中使用社交媒体，因为社交媒体具有成本效益和巨大的影响力。虽然一些研究人员对社交媒体所产生的影响存在分歧，但梁晨和杨晓东（2019）发现，在研究鼓励开展乳房自我检查的宣传信息时，社交媒体与传统媒体没有区别。与看到低威胁或低效率信息的女性相比，在印刷小册子和社交媒体上接触高威胁或高效率恐惧诉求的女性的反应几乎相同，她们更愿意进行乳房自检。影响参与者行为的是信息内容，而不是渠道。因此，在改变人们的健康行为方面，社交媒体可以和传统媒体一样有效。

大众媒体、社交媒体和人际渠道是相辅相成的，因为媒体信息往往会影响人们的想法和谈资；同时，人们会受到与邻居和家庭成员的讨论（即人际渠道）的影响。创新扩散理论（Diffusion of innovations）描述了一个多步骤的过程，在这个过程中，新的信息被过滤并在整个社区传递（Brosius & Weimann，1996；Lazarsfeld，Burleson & Gaudet，1948；Rogers，1983）。研究表明，一些社区成员是意见领袖，凭借他们的专业知识或社会地位而具有可信度。他们经常将媒体上的新观点和信息传递给其他人。这样一来，无论人们是否使用媒体，大众传媒信息都可能间接影响他们。

在我们的活动中，我们可能会发现，除了使用多个渠道，针对校园内的意见领袖（如受欢迎的教授、运动员或学生团体）的传播将有助于传播我们的信息。这种策略在其他健康运动中已被证明是成功的。例如，研究人员发现，如果学校参加了一项"同伴支持者"与其他学生分享信息的反吸烟运动，那么学生成为吸烟者的概率会降低22%（Holliday, Audrey, Campbell & Moore, 2016）。"同伴支持者"是拥有庞大社交网络的学生（即他们认识许多学生并被许多学生认识）。此外，在中国工作的研究人员发现，拥有大量社交媒体关系和追随者的人在传播鼓励器官捐赠的信息方面具有独特的优势，因为他们发布的信息很可能被转发或转贴，从而扩大了信息的影响范围（Shi & Salmon, 2018）。这项研究的结果是如此令人兴奋，以至于研究人员强烈鼓励健康推广者在设计健康运动信息时，瞄准人脉广泛的社交媒体意见领袖。

正如你看到的，精心设计一个有效的健康活动需要大量的谋划。下一章将介绍设计和实施活动的必要步骤。

小　　结

策划健康宣传活动

- 健康宣传活动是一种系统性的努力，旨在影响人们参与促进健康的行为。
- 健康宣传者是参与创建和传播健康宣传信息过程的任何人。
- 成功的健康宣传者意识到，人们不一定会因为得到了新的健康信息便改变其行为。
- 作为活动的设计者，我们必须考虑到我们希望所影响之人的关注点、习惯和偏好。
- 最有可能成功的活动是在人们所处的地方与他们交谈，无论是在美容院、运动场还是在医生办公室。

健康宣传活动的背景

- 早期的健康宣传活动旨在确保人们的健康和长寿。从这个角度来看，如果人们知道一种行为是不健康的，他们就不会参与其中，但影响人们的行为并不是那么简单。

• 人们受到许多因素的激励，这些因素使他们或多或少地接受了健康信息，或多或少地改变了他们的行为。

• 最好的宣传活动是让重点群体的成员作为积极的参与者，并为健康行为争取社会支持。此外，他们用多种语态说话，包括亲人似的关切的语气、专家式的冷静和自信态度，以及通过大众传媒和社交媒体传播的文字和音频、视频信息。

• 良好的宣传活动还使人们采取健康的行为变得切实可行，即使这意味着改变公共政策，提供免费的或容易获得的选择，以及建设通信基础设施。

• 健康宣传活动的成功案例表明，充分了解受众、采取积极行动、建立明确的目标、判定成功的指标，以及使行为具有社会回报是很重要的。

• 虽然疾病和疾病预防似乎对每个人都有利，但也会涉及伦理困境，例如：人们应该根据他们与健康有关的行为受到奖励还是惩罚？我们应该如何平衡人们的自主选择权和社会降低成本的利益？健康行为和不健康行为之间的界限在哪里？

步骤 1：确定现状和潜在利益

• 创建健康宣传运动的第一步是研究运动的潜在益处。找出谁会受益，谁已经按照运动建议行事，以及存在哪些替代方案。

• 在评估情况时，重要的是不要假设每个人的动机都是一样的。人们最容易接受能在很多层面（智力、情感、个人、社交等）满足他们的选择。

步骤 2：分析和细分受众

• 第二步是选择目标受众。

• 因为人们往往更关注与他们相关的信息，瞄准"所有人"的活动可能不会引起任何人的兴趣。

• 访谈、调查问卷和焦点小组是了解潜在受众的有用方法——他们喜欢什么、知道什么、他们通常的行为方式、他们认为什么是重要的，等等。

• 我们可能希望将目标锁定在有很大需求的人或最有可能对这场活动做出回应的人身上。同时，记住观众的特点，如自我意识、渴望参与的程度、自信心、独立的需求和心理反应。

● 要接触到与主流文化不同的受众往往是一个挑战。然而，考虑到知识沟差距的假设，这些受众往往是最需要健康信息以及援助的。

步骤 3：建立活动的目标和目的

● 创建健康宣传活动的第三步是建立明确和可衡量的目标，以便我们能够准确地评估活动的效果。

步骤 4：选择传播渠道

● 第四步是选择我们传播活动信息的渠道。

● 渠道通常在到达率（覆盖面）、专一性和影响力方面有所不同。

● 通常最好的广告会利用多个渠道。

● 人们在使用高参与度渠道（如阅读和交谈）时通常会更加关注，这影响了他们受信息影响的程度。使用高参与度渠道的人通常比依赖电视等低参与度渠道的人更了解健康信息。

● 有时量身定制的信息比向广大受众传播的信息更有效，因为量身定制的信息专注于高度匹配个人兴趣、能力和资源方面的信息。

● 总而言之，媒体在宣传健康问题方面发挥着重要作用，但如果没有人际关系的强化，媒体的影响力有限。

术　语

可说明性（accountability）：表明一个项目的结果与投入的资金或时间相比如何。

信息暴露的激活模型（activation model for information exposure）：这一模型包含两个前提。首先，说服性信息在激发读者/观众的最佳唤醒量时最有效；其次，对一个人来说"特美妙"的东西对另一个人来说可能很无聊或太激烈了。

唤醒（arousal）：一条信息在情感上是多么刺激和令人兴奋。

渠道（channel）：直接（当面）或间接（通过技术）传播信息的手段。

封闭式问题（close-ended questions）：可以用简短答案回答的问题。

创新扩散（diffusion of innovations）：描述新信息在整个社区被过滤和传递的多步骤过程的理论。

数字鸿沟（digital divide）：信息丰富的人群（主要是年轻、受过良好教育的城市居民）容易上网，而信息贫乏的人群，往往是农村居民，上网能力有限或根本没有上网机会，二者之间存在着鸿沟。

信息精细化加工可能性模型（elaboration likelihood model）：该模型提出，当人们高度参与信息时，他们会密切关注细节，并彻底评估信息。

封闭式问题（fixed-alternative questions）：提供多项选择答案的问题。

焦点小组（focus group）：回答主持人提出的问题的少数人。

促进健康的行为（health-promoting behaviors）：指增进健康和福祉，减少健康风险和预防疾病的行为。

健康宣传活动（health promotion campaigns）：为影响人们从事增强健康的行为而做出的系统性努力；这些努力可能使用许多传播渠道，从面对面的沟通到大众媒体。

严格设定问题的访谈（highly scheduled interviews）：一种互动方式，要求访谈者询问具体问题，并且不允许发表评论或提出其他问题。

想象中的观众（imaginary audience）：青少年认为人们在审视他们的外表和行为。

影响力（impact）：信息的影响力有多大。

机构审查委员会（institutional review board）：一个伦理委员会，审查和监督研究工作，以确保参与者得到公平对待。

参与度（involvement）：理解信息所需要的脑力劳动。

知识沟假说（knowledge gap hypothesis）：认为拥有大量信息资源（如电视、电脑和消息灵通的朋友和顾问）的人可能比拥有较少信息资源的人知道得更多并继续了解得更多。

适度设定问题的访谈（Moderately scheduled interviews）：要求访谈者询问一系列安排好的问题，但他们也可以要求受访者确认和补充其认为合适的信息。

轻推（nudging）：使健康货品的选择显而易见、有吸引力和唾手可得的做法。

目标（objectives）：清晰和可测量的术语，准确说明活动设计者希望实现的目标。

开放式问题（open-ended questions）：要求回答的问题不仅是简单的一个词语，而且允许受访者用自己的语言表达想法。

个人寓言（personal fable）：青少年经常持有的以自我为中心的信念，认为他们与其他人不一样，别人不理解他们。

心理抗拒（psychological reactance）：对威胁或消除行为自由的人、规则或法规的不愉快反应。当人们感到选择受到限制时，就会发生反应。

问卷（questionnaire）：为调查或统计研究目的而设计的一组印刷或书面问题，有答案可供选择。

到达率（reach）：通过特定渠道接触一则消息的人数。

抽样（sampling）：从更大的人群中挑选人员进行测量的过程。

细分受众（segmenting an audience）：识别在重要方面有相似之处的特定群体，他们的参与对活动的目的很重要。

社会资本（social capital）：社区成员建立积极的社会联系和相互信任感时可能带来的种种利益。

感官刺激寻求者（sensation-seekers）：喜欢新鲜刺激体验的人。

专一性（specificity）：消息针对特定人群的准确程度。

量身定制的信息（tailored messages）：设计成与接收人个人情况相关的信息。

非设定问题的访谈（unscheduled interviews）：访谈者会得到一份话题清单，但鼓励他们按照其意愿提问，并在适当的时候寻求更多信息。

问题讨论

1. 描述"真相"宣传活动的策略和原则。它们与本章中建议的原则有什么关系？

2. 如本章中的典范性活动所示，良好的宣传活动的 5 个品质是什么？寻找或思考体现其中一个或多个最佳做法的其他活动。

3. 以你的同学为目标受众，组织一次快速的焦点小组会议，确定他们持有共同的重要的健康兴趣。然后进行一项简单的调查，旨在了解更多关于他们目前的做法、目标、障碍和对这一健康问题的偏好的信息。

4. 使用知识沟假设，解释为什么社会经济地位低的人往往对健康问题知之甚少。数字鸿沟是如何形成的？要接触信息不足的受众，有哪些建议？

5. 解释信息暴露的激活模型。将其与寻求感官刺激的概念联系起来。

6. 选择通过各种渠道传递的运动消息。比较其覆盖的范围、专一性、影响、唤醒和参与度。

第十四章

设计和实施健康运动

20 世纪 90 年代，罗格斯大学（Rutgers University）为遏制危险的饮酒消费制定了一项名为 RU SURE 的健康宣传活动，这一活动被众多大学广泛模仿。RU SURE 宣传活动至今仍在持续，它要求学生对大多数年轻人饮酒过量的观念保持三思。RU SURE 资料表明（如下图所示），三分之二的罗格斯大学学生实际上在喝了三杯甚至不足三杯便会停杯了（"RU SURE,"2015）。事实上，五分之一的学生滴酒不沾（"RU SURE,"2019）。通过向学生提供准确的统计数据，活动发起人希望澄清这一标准并不如学生想象的那么极端；因此，学生们无须过度饮酒迎合同龄人（Lederman & Stewart, 2005；Lederman et al.,2001；Menegatos, Lederman & Hess, 2010）。

RU SURE 运动以学生高度参与和将运动信息融入日常校园生活的新颖方式而闻名。这项运动创意来自学生，同样针对学生而设计。罗格斯大学传播与健康问题中心教授兼主任利亚·斯图尔特（Lea Stewart）说："从设计传递活动信息的方式到收集评估数据，传播学专业的学生参与了宣传活动的方方面面。""因为在开展这项活动之前，任何人都必须先了解大学生中危险饮酒的范围和后果，所以我们的目标受众有两种：其一是一年级学生，另一种受众是高年级学生。"

多年来，参加这项活动的学生们设计并分发了免费 T 恤衫，上面列出了罗格斯大学生活的"十大误解"，其中包括三种关于饮酒的误解以及诸如"宿舍不需要淋浴鞋"之类的幽默神话。他们还让学生参与 RU SURE 宾果游戏（Bingo games），为校园课程开发补充课程，并与社区领袖和其他人建立伙伴关系。这场运动似乎成效显著。RU SURE 启动后，学生们判断罗格斯大学学生饮酒的情况大幅下降（Lederman, Stewart & Russ, 2007；Stewart et al.,

2002）。

　　和许多健康推广活动一样，RU SURE 的活动部分基于社会规范，我们将在本章后面探讨社会规范（见插文框 14.3）。社会化营销（Social marketing）是一种活动设计师将商业广告原则应用于亲社会活动的方法，如健康促进活动（Lefebvre & Flora，1988）。理由是，许多用于销售商品和服务的技术在推广健康的生活方式时也很有效。

　　社会化营销人员可能会遵循经典的营销 4P：价格（price）、产品（product）、促销（promotion）和地点（place）（Borden，1964）。从社会化营销的角度来看，① 与健康相关的行为有着各种各样的花费——健身者需要花费金钱、时间、精力或其他投入。产品可以是有形的（如健康食品、避孕套或更清洁的饮用水），也可以是无形的（更好的健康，更多的机会，或者更好地控制自己的环境）。促销描述了信息共享的过程、设计和手段。地点是指接收信息的地方（比如网络、朋友家或电视），以及最能感受到影响的地方（在家庭、学校或工作场所，等等）。

　　虽然 4P 可能是策划活动的好起点，但许多理论家质疑它们作为独立的社会化营销模式的效用。一些人主张在此模型中增加额外的 P，以认识到人（person）、公共政策（public policy）、实物证据（physical evidence，用于权衡各种选择和评估结果）、财力（purse，资源）和过程（processes，做事的传统方式和潜在的替代方法）的重要性（Booms & Bitner，1981；Goyal Wasan & Tripathi，2014；Kotler & Zaltman，1971）。4P 模型面临的最根本的挑战是，（1）其关注的是"卖家"的需求（即销售和获利的需要），而不是"买家"的；（2）更倾向于一次性交易，而不是持续的努力和人际关系的建立（Grönroos，1994；Gordon，2012）。与商业营销不同的是，社会化营销人员有时更像说客、倡导者和促进者，而不是销售人员。例如，他们可能会"逆流而上"，解决健康问题的根源，比如倡导新的立法，或者反对污染环境的工厂（Gordon，2012）。

　　当我们继续谈论健康运动策略时，社会化营销的组成部分贯穿本章。但首

---

　　①　注意不要把社会化营销与我们在本章后面讲到的社会规范理论混淆。社会化营销是一种普遍的方法，而社会规范理论提出，人们的行为部分基于他们认为在同龄人中是正常的。

先让我们回顾一下，第十三章为开展健康运动的前 4 个阶段提供的指南：

步骤 1：确定情况和潜在利益
步骤 2：分析和细分受众
步骤 3：制定运动目标
步骤 4：选择传播渠道

本章将继续这一过程，介绍开展健康促进运动的关键理论和技术。我们在第十三章开始的假设性体育娱乐活动有助于说明健康促进工作是如何结合在一起的。我们将在本章继续。请记住，相同的步骤适用于任何规模的健康主题的推广活动。

本章首先介绍 4 种影响行为改变的模型：健康信念模型、社会认知理论、理性行动理论和跨理论模型。然后，我们将探讨文化批判方法，并描述运动发展的最后 3 个阶段：

步骤 5：设计运动消息
步骤 6：试点和实施运动
步骤 7：评估和维持运动

在这个过程中，我们将接触到一些信息设计的观点，包括影响的作用，社会规范理论，规范社会行为理论，以及扩展的并行过程模型。

行为改变理论

这里所介绍的理论强调，人们根据一系列复杂的因素来决定生活方式，包括个人认知、技能、社会压力、便利性等。了解这些因素以及描述这些因素的理论，可以帮助我们设计更好的活动信息。此外，"理论驱动的干预法可能比与理论无关的方法更有效地促进健康"（Gothe，2018，p. 744）。

这里讨论的每一种理论都得到了健康传播学者和健康促进人员的高度认可。限于篇幅，我们无法详细讨论每个模型，但本书的介绍应该有助于你了解指导健康运动努力的丰富的理论知识，还有助于你开展进一步的研究。将这些理论应用于健康运动可以产生积极的效果——至少部分时候如此。请记住，理论只是指导原则，不是具有魔力的公式。没有一种理论适用于所有人。

健康信念模型

健康信念模型提出，我们的行为选择主要基于 5 个因素的考虑（Rosenstock，1960；Stretcher & Rosenstock，1997）。也就是说，如果我们相信以下内容，我们最有动力改变我们的行为：

- 如果我们不改变，我们将受到不利影响；
- 不利影响将是相当大的；
- 行为改变将有效防止不良结果出现；
- 预防行为付出的努力和成本是值得的；
- 我们被一个新奇的或令人大开眼界的事件所驱使，例如与危险擦肩而过，令人信服的警告信息或诱人的激励。

简言之，动机是基于个人对敏感度、严重后果、有价值的利益、障碍或成本和行动提示的感知。

批评者指出，健康信念模型并没有说明这些变量应该如何排序，哪些变量更重要（或者它们是否同等重要），或变量之间是否相互影响（Jones et al.，2015）。因此，人们可能会想，活动信息是否必须具备所有 5 个变量才能有效（即易感性、后果、利益、障碍或成本和行动提示）。研究人员已经探讨了这个问题，并得出了一些有趣的结论。例如，克里斯蒂娜·琼斯及其同事（2015）研究了一场流感疫苗接种活动，发现感知到的障碍对接触活动和受众行为之间的关系发挥着中介作用。换句话说，"研究人员和从业人员应该把他们的工作重点放在识别和对抗感知障碍上"（Jones et al.，2015，p.573），然后再发布强调其他变量的信息，如好处、后果或行动提示。

了解受众成员对某个健康问题的看法，意味着活动策划者可以在活动的不同阶段强调模型的一个或多个变量，或者针对不同的受众修改信息。例如，卡米·西尔克（Kami Silk，2006）及其同事在开发乳腺癌预防材料之前，使用模型的组成部分来指导针对女性青少年和成人的焦点小组调查。他们发现，所有年龄段的参与者都知道乳腺癌的严重程度，但他们对后果的看法有所不同。青少年倾向于强调这种疾病对体貌的影响，如化疗期间脱发。成年人更有可能了解到很多关于这种疾病的情况，也更容易认识到自己是否容易受到这种疾病的袭击。因此，在这种情况下，了解青少年和成年人在后果和了解到的易感性方面的差异，有助于活动策划者为每个群体制定独特的、有针对性的宣传信息。

当然，人们不会仅仅因为有人告诉他们应该这样做，就去接种流感疫苗或定期进行乳房自检。活动信息可能是行动的线索，但除非有人有理有据地相信所建议的行为是有用的、有价值的，而且该行动将防止可能的不良结果的发生，否则建议可能不会转化成行动所需的充足的动力。

如果我们试图扩大我们的大学体育娱乐项目的参与度，我们可以考虑目标受众有多坚定地相信我们提出的好处会切实帮助到他们。假设我们的受众分析揭示了这样一种普遍心态："我知道锻炼有好处，但我年轻健康得很，我不需要费这心思。"根据健康信念模型，有这种心态的人不会有动力去寻求所建议健身的好处，因为他们也不认为自己需要这些好处。因此，我们可能会把注意力放在其他目标上，比如体貌好看，拓展社交面，以及赢得与健身房会员资格相关的奖项，这些可能更容易打动目标受众。相反，如果人们不知道锻炼的好处，健康信念模式主张会令他们知晓的。拥有这方面的知识未必能保证行为的改变，但这是一个重要的基础。

社会认知理论

我们再回到所承担的体育娱乐运动部门招募新的人员项目，构想中的一切似乎都对我们有利。人们都知道运动娱乐项目，了解健身的好处，甚至觉得自己会从中受益，然而他们并不打算参与。这似乎颇令人费解。

熟悉社会认知理论的活动推广者会考虑环境因素。社会认知理论（Social cognitive theory）认为，我们往往是综合考虑内部因素和环境因素的相互影响后做出决定（Bandura，1986，1994）。内部因素（Internal factors）包括知识、技能、情绪、习惯等。环境因素（Environmental factors）涉及社会认同、物质环境、制度规则等。根据这一理论，当内在因素和环境因素协调一致的时候，我们感到最自在。这也许可以解释为什么改变了人们的思想，并不一定改变了他们的行为。环境因素本身具有"说服力"，环境给予的说服可能与专家的建议背道而驰。例如，人们知晓室内的"美黑"措施（指在室内接受仪器所产生的紫外线照射，替代室外阳光照射让皮肤变黑——译者注）会让健康面临风险却有意为之，因为他们相信皮肤晒黑会让自己更有吸引力（Noar et al.，2015）。正如妮哈·戈特（Neha Gothe，2018）所发现的，许多老年人，特别是年长的非洲裔美国人，很少达到所推荐的体育活动量，因为他们不太认为自己拥有定期锻炼的必要技能，他们也不相信锻炼所获得的结果是值得的。即使有令人信服的证据表明运动对健康有促进作用，一些人仍然没有经常参加运动。作为健康倡导者，我们要做的工作就太有价值了！

让我们把社会认知理论应用到体育娱乐活动推广中。该理论表明，作为健康运动促进者，我们必须要做的不仅仅是让人们意识到健康风险。我们深知，意识不足以让人们改变其行为（Gothe，2018）。我们必须使健康的行为切实可行，为社会所接受。我们可能会发现，尽管人们认为锻炼身体有益健康，但他们不愿意这样做，因为他们害怕别人嘲笑他们、健身房营业的时间不合适，或者是因为他们不认识健身房里的任何人。如果情况确实如此，我们可能会致力于改善健身中心的社交氛围，建议营业的时间错开，或做出其他改变，以建立人们的信心，降低参与健身的感知风险。

理性行为理论

理性行为理论（theory of reasoned action，缩写为 TRA）是建立在我们是理性决策者这一假设之上的。我们不只是碰巧以这样或那样的方式行事。相反，我们基于两个主要考虑因素做出决策和深思熟虑的选择：（1）我们对一种行为将带来积极结果的信念有多强，以及（2）我们对这种行为将带来的社会影响的感知（Ajzen & Fishbein，1980）。

TRA 与社会认知理论相似，都考虑了个人和社会的影响。然而，TRA 的关注点更为全面，其预测能力可以适用于评估大量人群的态度和行为（Ajzen & Fishbein，1980）。例如，利用 TRA 的决定因素，研究人员开发了模型，成功地预测了农村社区的 2 型糖尿病患者表示他们计划参加锻炼的可能性。事实证明，自我效能感是预测他们运动意向的最强因素（Sarbazi，Moradi，Ghafari-Fam，Mirzaeian & Babazadeh，2019）。了解这一点意味着健康促进者可以为患有 2 型糖尿病的患者制订运动方案，首先解决患者认为自己不具备坚持锻炼计划所需技能的问题。然后，推广活动再着手解决其他决定因素，如主观规范或者患者的态度。

由于 TRA 旨在概括普遍情况，其创始人认为没有必要（甚至没有帮助）关注个性、规则和情绪等细节。这些变量的影响往往会在大量人群中趋于平衡。出于同样的原因，TRA 并不认为不足挂齿的改变会在整体上产生很大的影响。正如艾奇森和菲什拜因（Fishbein）所说，"改变一个或多个信念可能不足以改变整体态度"（p. 81）。

伊塞克·艾奇森是 TRA 的共同创立者之一，在理性行为理论创立几年后，将其扩展为计划行为理论（Ajzen，1985，1991），该理论解决了满足 TRA 规定条件的情况。例如，一个人可能强烈地相信一种行为是有用的且得到社会支持，但仍然会遇到难以坚持行为的情况。例如，也许有些人已经念叨了几个月，他们要开始一种新的饮食，但似乎总有什么事情阻止他们去做。根据计划行为理论（theory of planned behavior，缩写为 TPB），想要做某事和实际做某事之间的区别可能部分在于一个人的意图的强度，这是由三个主要因素决定的：一个人对问题和行为的态度（可能他们不确定选择哪种饮食）；他们认为这一行动对社会有多大的回报和可接受性（如果他们的朋友并非总是吃汉堡包和炸薯条，这可能会更容易）；以及他们的感受程度——所有因素都通盘考虑之后——他们觉得他们可以实施这种行为的程度（他们可能想做健康的饭菜，但似乎从来没有时间去买和准备健康的食物）。该理论的强大之处在于让我们对一些影响选择的因素保持敏感。

这个理论也提醒我们，我们的意图往往会影响我们周围的人。当凯尔·安德鲁斯（Kyle Andrews）及其合作者研究父母行为和儿童肥胖之间的联系时，他们发现父母最不可能主动指导孩子的饮食和看电视习惯，如果父母（1）没有强烈地感觉到这些行为的重要性；（2）他们没有看到自己崇拜的其他父母做这样的事情；或者（3）他们不确定这些行为是否会产生很大的影响——也许是因为他们因试图控制自己的体重而感到沮丧（Andrews，Silk & Eneli，2010）。最近，研究人员发现，积极的父母指导与 TPB 的所有三个与儿童水果和蔬菜消费相关的行为预测因子都呈正相关。当父母谈论和教育健康食品的重要性（而不是简单地管理孩子们能吃什么和不能吃什么）时，往往会对孩子们吃健康食品的态度、他们对相关社会规范的理解以及他们对饮食的控制水平产生积极影响（Yee，Lwin & Lau，2019）。反过来，这些因素——态度、规范和切实的行为控制，与孩子吃更多的水果和蔬菜有关（Yee et al.，2019）。研究表明，健康宣传人员应记住，知识只是解决问题所需的一部分——态度、榜样行为和坚定的信心才是实现持久改变的重要因素。

看起来，TRA（以及TRB）的宏观焦点对我们的体育娱乐推广活动的规划并不是很有帮助。事实上，我们的目标受众群可能太小，以至于无法做出非常有用的概括。但是TRA在理论上具有重要影响，因为它表明人们的行为改变是基于其整体信念和认知。如果被更大的问题压倒，那么小小的改变可能不会有太大的影响。例如，假设一项新的研究表明，最好的防晒霜是一层厚厚的氧化锌软膏。你认为你可以让你学校的学生每天都用白色的黏稠物涂满他们的脸吗？可能不会。他们希望被社会接受的愿望可能超过了他们对健康益处的信念。幸运的是，体育锻炼被广泛接受。我们的建议已经符合大多数人的总体意图。

跨理论模型

在分析我们的体育娱乐活动的受众时，假设我们发现一些人希望锻炼，但他们并没有这样做。我们甚至可能发现，有些人已经计划去健身房，但却没有去。这是一个重要的发现，因为它帮助我们了解受众的心理状态。根据跨理论模型（transtheoretical model，缩写为TTM），我们可能不会直接从思考问题开始，随后再来考虑改变行为（Holtgrave，Tinsley & Kay，1995；Prochaska & DiClemente，1983；Prochaska，DiClemente & Norcross，1992）。相反，我们倾向于阶段性地进行改变。根据该模型，改变通常包括以下5个阶段：

- 无意图期：没有意识到问题
- 沉思：思考一个问题
- 准备：决定采取行动
- 行动：做出改变
- 维持：坚持六个月或更长时间

这意味着，人们对健康推广工作的反应不同取决于其当前所处的阶段。当他们没有意识到问题时，引人注目的信息可能很有用。但是，如果人们已经准备好做出改变，技能培训和信心鼓励则更有用。此外，如果人们已经采纳了所推荐的行为，则应该鼓励他们持之以恒。

赵贤怡和查尔斯·萨尔蒙（Hyunyi Cho & Charles Salmon，2007）在让学生接触各种关于皮肤癌的信息时，发现了对这一概念的支持。在无意图期，那些看到高度威胁性信息的参与者有很强的自我保护动机，但他们也报告了高于平均水平的绝望感和宿命论情绪。作者的结论是，恐惧诉求可以引起人们对以前并不关注的问题的关注，但如果没有给出明确和有用的信息指导，这些诉求可能会适得其反。

当然，不是每个人都按顺序经历这些阶段。研究表明，人们可能跳过多个阶段，回到到先前的阶段，或循环经历多个阶段。正如艾哈迈德·杰罗姆·罗曼（Ahmed Jerôme Romain）及其同事（2018）所述，在阶段之间进展或回归基于四种理论结构：

- 决策权衡：改变行为的有利或不利因素。
- 诱惑：采取特定行为或习惯的冲动，特别是在困难的情况下（例如，沮丧时吃冰激凌或借酒浇愁）。
- 自我效能感：人们对执行新行为的能力有多自信。
- 改变的过程：人们在积极改变其行为时使用的策略。例如：（1）用健康行为代替不健康的行为，如用散步代替吃垃圾食品；（2）奖励自己坚持健康的行为，如在达到减肥目标后购买新鞋子或衣服。

在分析 33 项基于 TTM 的体育活动干预的研究时，罗曼（Romain）等人（2018）发现，将 TTM 的理论构架纳入活动中远比没有纳入理论的活动更加有效。例如，包括至少 3 种构念（constructs）的干预措施，促进体育活动的可能性是其他干预措施的 3 倍（Romain et al.，2018）。

在涉及增加体育活动时，自我效能和自我改变的过程（即策略）这两个构念特别重要。据估计，相比于未解决构念的宣传活动，致力于解决构念的宣传活动在增加体育活动方面的可能性是前者的 2 倍（Romain et al.，2018）。例如，自我效能感与乳腺癌幸存者从一个阶段进入下一个阶段的可能性呈正相关，这些阶段包括思考、准备，然后积极参加锻炼计划（Scruggs et al.，2018）。而且，根据一项研究，种种策略是预测体育活动最重要的因素（Romain, Horwath & Bernard，2018）。健康宣传人员的收获是，在设计运动信息时，需要谨记 TTM 的阶段和构念——特别是自我效能和改变的过程。

将变革视为基于阶段的过程，揭示了健康运动管理人员面临的一些关键挑战和机遇。第一个挑战是，人们不会在听到新信息后立即改变行为。变革推动者还必须对人们投入改变的动机以及改变存在的障碍保持敏感。第二，跨理论模型揭示了为什么预防工作特别具有挑战性。用与受众所处的变革阶段不相称的信息淹没他们，实际上可能会阻止他们继续前进。人们可能会完全回避变革问题，而不是继续保持改变。

跨理论模型也为我们做贡献提供了重要的机会。如果没有激励性的健康宣传，健康面临风险的群体成员很可能"停留在早期阶段"（Prochaska，Johnson & Lee，1998，p. 64）。该模型还建议，改变一旦开始，就必须得到支持。由伊莉西亚·科恩（Elisia Cohen，2015）领导的一个团队展示了一段视频，讲述了 HPV 疫苗对刚刚接种第一剂疫苗的女性的重要性。相比于未观看过该视频的女性，观看过视频的女性随后返回去打第二剂疫苗和第三剂疫苗的可能性是前者的 2.5 倍。科恩的团队还发现，只要稍加修改，这些视频对处于其他决策阶段的女性同样有帮助。该项目很好地提醒我们，有效的推广活动不应是毕其功于一役，而是支持变革和投入的持续工程。

结束之时的忠告

在结束我们对行为改变理论的讨论时，有必要指出，作为健康推广者，我们不可以自设藩篱，将自己局限于任何一种模式。这些理论的美妙之处在于彼此经常互有重叠，并在同一过程中引起人们对意义之间细微差别的注意。理论宛如摄影机的镜头，帮助我们获得焦点和清晰度。意识到这一点非常重要，不过，倘若我们不够小心，焦点有可能限制了我们的视野。在下一节，我们将探讨另一种考察这一活动的视角。

批判性文化视角

让我们暂时回到照相机这一器械使用上来。当你通过取景器观察时，你可以放大环境中的部分元素。但是当你专注于一件事，甚至是像巨大圆盘的夕阳美景时，还有一些你视而不见的东西。这很自然。如果我们一开始以为自己在取景器中看到的就是全部的事物的时候，问题就出现了。无论从何种角度观看，我们所见的永远少于纷繁世界所呈现的。本着这种精神，批判理论家提醒我们，尽管我们已然讨论了认知理论做出的诸多贡献，但这些理论都有一个共同的关注点：它们把健康主要视为人们作为个体所做选择的产物（Dutta-Bergman，2005）。诚然，认知理论承认人们的选择无法免于一系列因素的影响。只不过这种毗连仍然是个人化的思虑和决策。如果我们假设这只是故事的一部分，然后以更广阔的视角看待健康问题，又有何种景观呢？

传播理论家莫汉·杜塔（Mohan J. Dutta）是批判文化方法（criticalcultural approach）的主要倡导者，这一方法提出健康不仅是个人选择的结果，而且是与文化、权力、控制、身份和社会意识等问题交织在一起。从这个角度来看，与健康相关的行为受到比任何个体都更大、更普遍的变革动力的深刻影响（Dutta-Bergman，2005）。

有大量证据支持这样一种观点：健康在很大程度上是一种社会现象。正如你在第六章中了解到的，健康差异通常反映了社会界别。由于资源、偏见和歧视、信任、文化习俗、信息、压力、生活和工作条件等一系列原因，一些群体的整体健康状况或优于或逊色于他群体。假设信息和资源匮乏之人和其他人有着相同的选择，我们就会忽略一系列这个群体所曾经历过的众多真实的因素。

此外，这不仅仅是拥有或匮乏的问题。文化价值观和身份认同影响着人们对于哪些是"好的""健康的"和"可接受的"看法。健康专家看待特定行为（如吸烟、吸毒、超速驾驶、戴头盔、一夫一妻制等）的方式可能与来自异质文化社区的成员差异甚巨。斯莱特（Slater，2006）观察到与健康相关的行为通常与个人的身份认同有关：

> 爱冒险的青少年可能认为尝试喝酒或吸食大麻是确定他们是否属于敢于冒险、乐意参加聚会的人士的一种手段。农民可能认为，为了保持低成本，接受伤害风险（比如决定不在拖拉机上安装翻车保护杆），是农民的特质之一。（p. 155）

而且，正如埃尔姆（Helme，2019）等人所发现的，坚持传统的男子气概观念会使农村青少年使用无烟烟草产品的概率翻倍。此外，与健康有关的行为可能被赋予道德意涵，如将某些行为定性为坏的、不负责任的或邪恶的（如第十二章所讨论的，在性和毒品使用等问题上尤其如此）。

鉴于这些观点的大相径庭，一些问题跃然而出：谁的观点是正确的？谁有资格决定人们应该如何行为？人们的生活质量又是如何因此类行为而提高或降低的？这些都不是轻易便可以作答的问题。批判理论家直接说，答案无法唾手可得，即便有了答案，也不具有普遍适用性。他们不认可有观点可以凌驾于另一种观点之上，而是提倡就问题展开坦诚且彼此尊重的对话，这种对话需要理论家、实践人员，尤其是社会群体成员自身的积极参与（Dutta-Bergman，2005）。

批判性文化理论家观察到，对人们所处的社会环境缺乏深刻的理解，则健康促进的努力事倍功半。事实上，这些促进工作不仅无益还有害——往往让权力差异更具体化，支配文化景观，并强化这样一种观念，即健康状况"差"的人是不努力，或者像孩子一样应该听从别人教导（有关这些伦理困境的更多信息，请参见插文框 14.1）。

插文框 14.1 伦理考量

健康促进者需牢记的三个问题

健康促进者面临着众多伦理方面的考量。其中之一便是决定如何向观众发出警示性信息而不至于吓到他们。他们还必须注意不要把健康不佳归咎于人们自身，还要鼓励人们尽可能地预防所有疾病和伤害。一直以来，必须让人们既要重视疾病，又不要太过为生病而忧心忡忡，健康促进者力求在这二者之间保持微妙的平衡。

时机

当健康风险的早期证据浮出水面时，是立即警告公众更好，还是等待更确凿的证据？这个问题往往置健康促进人员于两难境地。一方面，研究人员表示，人们对过早宣布的消息很谨慎，因为后来证明这些消息是不准确的。例如，人们长期以来被敦促增加阳光照射量，确保获得足够的维生素 D。现在则鼓励人们避免阳光照晒，以降低患皮肤癌的风险。人们难免会对这些相互冲突的信息感到困惑，进而导致他们对健康建议听而不闻。

另一方面，收集确凿证据可能需要数月甚至数年时间。在此期间，人们可能会面临他们本可以避免的健康风险。如果卫生官员意识到潜在的风险，却没有及时警告公众，人们可能会愤怒于这些官员的不作为。

寻找替罪羊

很难说得清个体健康出现问题应该归咎于何处。例如，如果患流感的孩子去学校令其他人感染了，这是（1）父母的过错，他们没有将患流感的孩子留在家里；（2）雇主的过错，他们没有允许父母在家照顾生病的孩子；还是（3）卫生官员的过错，他们没有充分告知家长必须让患传染性疾病的孩子留在家里？虽然所有这些因素都可能造成问题的出现，但是健康促进者的部分工作是确定最需要改善的条件。然而，这样做很容易把整个问题归咎于一个人或一个群体，令其成了替罪羊。

寻找替罪羊引发了一种伦理困境。将注意力集中在最有可能改变现状的人身上是有意义的。典型的健康促进信息无法尽述导致问题的所有因素。然而，专注于一个方面或一群人似乎会给自身招来指责。例如，一项劝告家长将生病的孩子留在家里的运动，可能会冷落了那些无法按此要求执行的家长，因为他们的工作不容有一天的错过。这些家长可能会感到沮丧甚至提出批评，他们可能会怨恨宣传人员的付出。没有被指责的人可能会觉得问题不再是他们的责任。露丝·费登（Ruth Faden，1987）断言，政府官员有时会宣传人们对自己的健康负责的观点，部分原因是这让政府摆脱了困境。如果健康仅仅是公众自愿改变生活方式的产物，那么就没有必要进行彻底的社会变革或医疗改革。

证据进一步助长了双方的辩论，表明个人的选择和自主（empowerment）对健康很重要，但同时，个体的努力往往受到其无法控制的环境因素的制约（如支付医疗或健康生活条件的钱）。健康促进者可能会发现，他们在努力确定关键目标的同时，要意识到每个目标都是与其他目标相互交织的。

污名化

预防是避免有害结果的手段。人们戴头盔是为了避免头部受伤，接种疫苗是为了避免疾病，等等。一般来说，潜在的后果越糟糕，人们就越想阻止其出现，所以，健康宣传人员试图向人们展示不良结果的严重性来激励他们。

进退两难的是，在将某些情况描述为不可取的时候，宣传人员可能会将一些人污名化为不受欢迎的人。人们可能变得非常害怕疾病，以至于避开那些患病之人。例如，一个残障儿童的形象可能足以使儿童遵守安全规则，但他们会如何看待残障儿童呢？同样的困境也适用于艾滋病宣传。人们可能会变得如此害怕，以至于他们孤立艾滋病患者而过度保护自己。

你怎么看？

1. 健康宣传人员应该立即公布潜在健康风险的信息，还是等待更确凿的证据？

（1）等多长时间合理？

（2）什么是确凿证据？

2. 你能想出一种方法来促进公共健康，而不把责任归咎于某些人或群体吗？

3. 你认为有没有可能提醒人们注意健康危害，而不给已经受到影响的人抹黑？为什么可能或为什么不可能呢？

这并不是说健康倡导者在思想上凌驾于其试图服务的公众。更重要的是，他们的良好意图往往建立在默认的假设基础上，即谁的想法最有价值，谁应该告诉谁该如何行事。你可能会说，"他们只是想教人们如何变得更加健康"。这无疑是真的。然而，我们有必要拆解这一断言，略加探究。教育的本质理念意味着一个人有知识或洞察力，他们帮助其他人提高认识。如果我们假设信息是直截了当的且无甚价值，这相对而言没有问题。我们知道的一件事是：健康问题从来都不是客观的，也不是没有价值的。那么，谁来定义"更加健康"呢？谁来决定实现这一目标的最佳方式？当健康倡导者认为他们已经找到了这些问题的答案时，其所持心态往往是家长式的"我知道什么对你最好"。事实上，批判理论家认为，什么是"最好的"很大程度上是一个解释和价值观的问题。

归根结底，赋予一种观点特权，令其显得是"为了人们自身的利益"，本质上是一种权力的彰显,因为往往会令那些对世界看法不同的人边缘化和格格不入。莫汉·杜塔和丽贝卡·德·索萨(Mohan Dutta & Rebecca de Souza,2008)追溯了健康促进发展的历史,表明传统主要是由"位居中心者"帮助"位处边缘者"。他们写道:

> 这一立场是基于中心人员的专业知识的假设,他们可以调查欠发达的社区,根据科学器具评估社区民众的需求,并提出可以推动社区发展的解决方案;"不发达"一类被定性为需要干预的对象,其民众被描绘成健康信息"未开化的"接受者,没有干预主义者的帮助,他们就无法发展。(p. 327)

这种努力常常被认为具有冒犯性,却又难免天真,尽管(或许部分是因为)广泛地开展了健康促进运动,然而世界各地"健康富人"和"健康穷人"之间的差距仍在以惊人的速度扩大(Dutta & de Souza, 2008)。

批判性文化观推崇的方法是接纳"众多现实"这一概念,没有什么观点优于其他观点或应该具有支配地位(Dutta-Bergman, 2005, p. 117)。这意味着要摒弃健康促进者应该制定议程的观念。相反,批判性文化观要求健康促进人员沉浸到其服务的社区之中,扮演推广人员,支持社区成员自己决定他们认为重要的是什么以及如何最好地实现目标(Dutta-Bergman, 2005)。健康专家可以分享他们所知道的科学和理论,但重要的是,他们不能假定(或表现得好像)其掌握的信息,比参与者自己的观点更正确或更重要。换句话说,知识只是众多可共享资源中的一种,而不是用来控制他人的工具(Dutta, 2008)。目标确定是一个互动的、持续的过程,在这个过程中,"设定和重新再设定种种问题;根据社区成员确定的社区需求,生成和实施解决方案"(Dutta-Bergman, 2005, p. 116)。目标之一是建立关于健康的社会意识,产生一种集体效能感(collective efficacy),一种可以实现积极变化的集体意识。杜塔-伯格曼(Dutta Bergman, 2005)还强调了社区能力的必要性,以及健康所需的资源,如健康的食物和水、安全的住所和医疗保健。这个国家和世界上许多地方,还缺乏这些基本条件。

再回到我们承担的校园健身推广活动,我们可能会选择与那些经常处于健身活动"边缘"的人合作。例如，我们将重点聚焦身体有残障的学生和员工。为了做到这一点，我们将尽最大努力让自己沉浸到目标群体中，了解他们关心的事情，倾听他们的观点（即使你自己有残障，从自己的角度做出假设也是有风险的）。也许有一个组织或支持小组，残障人士可以坦率地谈论他们的目标和关切所在。如蒙允许，我们可以参加会议，也许尚不存在这种形式，则我们可以组织一系列会议。鼓励残障人士谈论健身目标的过程本身可能就有相当大的影响力。参与讨论的人有可能差异甚巨，但我们可能会了解到，他们有一些共同的目标，也面临一些他们想要克服的共同障碍。也许他们已经参与了我们不太了解的健身活动。我们会发现，像众多其他人一样，他们害怕在健身房引人注意。或者他们需要专用设备或空间，而目前健身中心尚未具备这些条件。你可能已经想象到集体效能和社区能力的问题是如何出现的，以及你会以何种方式提供帮助。同时请记住，如果我们不了解残障人士的世界观，便告诉他们如何行动显然是非常鲁莽的，但告诉其他文化和社区的人如何思考和行动同样是冒昧的。批判文化理论要求我们尊重各个层面的"多元现实"。

批判性文化方法提醒我们，任何事情都不是孤立发生的。看似个人选择的行为模式，往往是由其所处的系统铸就和强化的（Bohm，1996；Senge，2006）。忽视更大的形态可能会令局部变革的努力一事无成。例如，健康运动的设计者经常呼吁人们避免吸烟或戒烟，但他们很少处理公共政策和烟草行业标准等更大的问题（Dutta，2008；Smith & Wakefield，2006）。健康促进者可以通过呼吁社区资源配置、倡导公共政策和社会正义问题帮助社区克服其边缘化地位，从而帮助消除不平等。

让我们把这些理论和权力差异的知识融会贯通到我们所承担的宣传活动中，我们讨论最后 3 个阶段：设计宣传信息，小范围试点及实施宣传活动，评估宣传活动并保持努力。

步骤 5：设计运动主题

正如我们在第十三章中讨论的，设计一个有效活动的第一步是倾听和提问。专家建议，活动设计师应与目标社区的成员密切合作，以确定问题的哪个方面对他们最重要，然后将其作为焦点。批判性文化理论还要求我们审视文化价值观以及影响我们想要帮助之人的宏观层面的系统性因素。

结果可能是，我们的宣传活动不涉及传统的创造信息的步骤，这些信息将被大规模无差别地分发给受众。相反，我们可以提倡在健身中心开辟新的健身时段，开设专门的健身课程，增设空间或资源，进行技能培训或其他一些努力。然而，大多数活动都涉及某种程度的信息创建和传播。即使我们的主要努力是改变结构，我们也会想办法把这些信息表达出来。在本节，我们将重点介绍消息设计的核心原则。

选择一种声音或代言人

宣传活动有必要选择一个传达信息的声音，可以是男性，也可以是女性；可以是年轻的，也可以是年老的；可以是友好的、随意的，也可以是严厉的，等等。无论其特质如何，所选择的声音都应该能够体现健身活动的情绪和个性。在物色声音的时候，有必要考虑以下问题。

- 这种活动传达的个性及情绪是什么？
- 是权威人物还是朋友？
- 这是偏理性的还是偏感性的人？
- 是那种会激发受众回应的人吗？

即使印刷品上出现的文字，遣词句式也会让读者感觉到谁在"说话"，以及作者希望与读者建立什么样的关系。

当然，当受众可以耳闻或目睹代言人传递信息时，信息来源就更加明显了。甚至代言人的口音也很重要！研究人员进行了一项实验，看看哪种口音——标准的美式英语和南方口音——能更有效地让阿巴拉契亚农村地区的居民接受牙齿健康信息（Dragojevic，Savage，Scott & McGinnisa，2018）。在这项研究中，大多数听众认为标准发音的言说者地位更高，因此，他们对这些信息的认同程度高于用南方口音录制的信息。健康宣传人员从该研究中获得的经验是，信息中的细微变化，包括"传递信息的口音"，都是很重要的（Dragojevic et al.，2018，p. 8）。

一般来说，当目标受众信任代言人并认为此人有能力、有魅力时，宣传信息就会产生较大的影响。研究表明，来源的可信度提高了人们对健康建议的遵从性（De Meulenaer，De Pelsmacker & Dens，2018）。信誉度由两个因素决定：

专业知识和可信度。一般来说，来源（如医生或医学专家）的知识越丰富，越值得信赖，传达的健康信息就越有效。但正如德·穆勒纳尔（De Meulenaer）及其同事（2018）所发现的，有时来源的可信度会增加受众感知到的威胁，这实际上会降低依从性（这可能是因为当人们太害怕或不相信自己能够执行所建议的行为时，作为一种应对机制，他们会忽略信息或规避该话题）。对健康宣传人员来说，这一教训很有价值：当消息来源的可信度很高时，宣传活动的信息设计人员应谨慎传递具有高度威胁性的信息（De Meulenaer et al.，2018）。

即使一则健康信息及其来源是可信的，其他因素有时也会混淆视听。例如，当扬尼斯·卡雷克拉斯及其同事研究出现在网上的疫苗接种公益广告时，他们发现网上对公益广告的评论在很大程度上影响了观众的态度和意向，特别是当观众认为评论是高度可信的时候（Kareklas，Muehling & Weber，2015）。因此，健康促进者应该考虑到电子信息反馈。如果是有利的，这种反馈可以强化活动的信息。如果反馈是不利的，则有可能妨碍人们认真对待活动信息。

谈及选择代言人，名人有时可以满足要求，因为他们通常很有吸引力，受人喜欢，或受人信任。旨在消除家庭暴力和性侵犯的"别找借口"（NO MORE Excuses）活动以及"喝牛奶了吗"（got milk）活动中，参与宣传的有几十位知名的艺术家、艺人、运动员，成为这些活动的一大特色。无论是倡导健康行为还是代言消费品，不断壮大的名人代言人群体都能吸引人们的经常关注，这就是公司经常在代言交易中向名人支付数百万美元的原因。

除却要付给名人巨额代言费用，使用知名代言人有时还有其他缺点。2013年，自行车运动员兰斯·阿姆斯特朗承认服用了提高成绩的药物时，他的"坚强生存基金会"（Livestrong）慈善机构也受到了打击，该机构旨在帮助癌症研究。超级赞助商耐克和睿侠公司（Radio Shack）退出了，向基金会捐款的人数也急剧下降（Lapowsky，2014）。

有效的代言人不一定是医生或名人。有相当多的证据表明，观众往往信任与自己相似的人，这种效应被称为来源趋同性（source homophily）（Rogers，1973）。当一个与其相似的发言人描述健康风险时，人们不仅会更加关注，而且他们会觉得自己更容易受到这种风险的伤害（Rimal & Morrison，2006）。例如，在研究肥胖公益广告时，乔伊·潘（Joe Phua，2016）发现，与目标受众相似的具有可信度的代言人对受众的饮食和健康运动方面的自我效能感有积极影响。这可能部分是因为分享经验的感觉产生了分享真实的感觉（Borkman，1976）。在观看代言人詹妮弗·哈德森、杰西卡·辛普森、奥普拉·温弗瑞和调音师哈立德等一众名人也在努力减肥后，观众往往对自己的减肥能力更有信心（Phua，2016）。

分享经验知识也可以解释 12 步计划的成功，比如匿名戒酒会（Alcoholics Anonymous）和戒食会（Overeaters Anonymous），在这些互助会中，这些会议由（正在康复的）酗酒者和暴食者领导，他们分享自己的见解以及与成瘾作斗争的第一手资料（Noorani，Karlsson & Borkman，2019）。

然而，利用同源性并不总是像听起来那么简单。在前文提到的受众对标准和非标准口音的反应研究中，德拉戈耶维奇（Dragojevic）及其同事（2020）发现，人们倾向于赋予标准口音人士以更高的地位、能力和智慧，即使这些口音与他们自己的口音不同。在这种情况下，信誉度可能胜过相似性。当然，这可能不适用于所有受众和所有信息，这就是为什么需要了解受众，还要在正式发起宣传活动前检验信息变量的原因。

正如你所看到的，在决定宣传活动的声音特质和代言人的类型（如果有的话）时，有很多事情需要考虑。接下来，我们将注意力转向设计实际的信息。

插文框 14.2 职业机会

健康活动的设计和管理

活动负责人

传播专家

非营利组织负责人

媒体关系专家

教授或教育家

公共关系专家

出版物设计师

职业资源和岗位清单

- 慈善纪事：philanthropy. com/jobs
- 美国健康理事会：welcoa. org
- 美国健康促进杂志：healthpromotionjournal. com
- 美国国立卫生研究院：nih. gov
- 世界卫生组织：who. int/ employment/vacancies/en

设计讯息

在设计有效的健康运动信息时，重要的是要考虑到社区的期望以及逻辑性、情感和新颖性因素。本节开始时，我们将探索构建相同健康行为的信息的多种不同方式。然后我们讨论将信息与观众的需求和情感相匹配的艺术。

理论基础：信息框架

你和一个朋友在商场里悠然闲逛时，偶然瞥见一个宣称"免费健康检查"的摊位。摊位前的健康专家说他们可以给你一个相对准确的胆固醇评分。他们只需要从你的指尖上取出一两滴血。他们还可以通过轻轻捏住你上臂的皮肤，便可以测量出你的体脂率。你们中的一个人说，"当然！我有什么可失去的？"打算趋步上前参与检测。另一个人说，"不，谢谢"。然后迅疾离开。为什么你和你的朋友反应如此不同？

信息框架理论家对于人们解释健康相关行为的方式，以及健康倡导者如何努力影响这些解释，抱有盎然的兴趣（Slater，2006）。一个著名的例子是吸烟。多年来，健康促进者试图让人们戒烟，因为吸烟对他们的健康不利。但真正的转折点发生在研究人员发现二手烟的危害之后。吸烟问题从危害自己变成了危害他人（这个观念为我们在第十三章讨论的"猫哀悼"活动提供了依据）。虽然个人冒险似乎是可以接受的，甚至对某些人来说这代表酷炫行为和叛逆精神，但许多人认为将他人置于风险之中是不可接受的。这是同一种行为，但审视的框架不同。

　　与大多数事情一样，和健康有关的影响既不简单，也不太容易预测。美国男性吸烟或使用无烟烟草产品的风险仍然特别高。其中一个原因可能是广告商在将吸烟塑造（framing）成具有男性文化特征方面做得很好。莫汉·杜塔和乔西·博伊德（Mohan Dutta & Josh Boyd，2007）在对男性杂志中的吸烟内容进行研究时发现，吸烟一直被构造为一种感性的、独立的、富有神秘感的形象，广告往往设置在有强影响力的地方、异国情调的土地或吸引人的户外地点。唐纳德·艾尔姆（Donald Helme）及其同事（2019）发现，一些年轻男性尽管知道无烟烟草产品是有害的，但依然乐此不疲，因为他们觉得这种做派可以向别人展示男性气概。研究人员认为，反吸烟或无烟烟草运动可能会通过构建类似烟草广告的运动信息，着力扭转吸烟男性具有吸引力这一主题。

　　可以根据潜在收益、损失和风险来构建消息（Rothman & Salovey，1997）。讯息诉诸增益框架（gain-frame appeal）说明了执行推荐行为的优点。例如，人们可能会相信吃低碳水化合物饮食可以减轻体重，还有助于预防糖尿病和心脏病。换句话说，他们会从这种饮食习惯中获得一些好处。相反，诉诸损失框架（loss-frame appeal）强调不采取行动会产生的负面影响。例如，香烟标签可能会用文字或图片显示吸烟的有害影响（Nan，Zhao，Yang & Iles，2015），我们在第十三章曾讨论过。许多香烟警示标签，尤其是欧洲香烟的警示标签，强调了与吸烟相关的长期健康问题，诉诸的是损失框架（例如，患肺癌和增加心脏病发作的机会），但研究人员发现，关注戒烟短期好处的增益框架（如降低血压和心率，以及改善嗅觉和味觉）实际上更能成功地促使人们戒烟或决定戒烟（Mollen，Engelen，Kessels & van den Putte，2017）。就这一点而言，你肯定希望知道，我们何时该诉诸增益框架，何时又应该诉诸损失框架？

　　让我们先从增益框架的研究开始讨论。几十年来，研究人员积累了大量证据，表明在促使人们采取预防行为方面，诉诸增益框架比诉诸损失框架更有效。以下是近期研究的一些例子：

　　•荷兰的研究人员发现，关于吃水果和蔬菜对心脏健康有益的信息增加了人们吃水果和蔬菜的意愿，尤其是相比于以文字传达的时候，通过听觉向人们传达这些信息效果更明显（Elbert & Ots，2018）。那些强调吃水果和蔬菜太少的人患心脏病的风险更高的负面信息并没有那么有效（Elbert & Ots，2018）。

　　•在另一项研究中，显示负责任地饮酒的积极影响的公益广告对学生更有效，而不是展示过度饮酒导致不良后果的公益广告（Park，Son，Lee & Go，2019，p. 8）。

- 承认在开车时发短信的青少年对那些诉诸"增益框架"的公益广告的反应，比那些强调分心驾驶具有危险的广告更积极（Delgado et al.，2018）。

当消息接收者知道有人受到相关健康问题的不利影响时，诉诸增益框架鼓励人们采取预防行为的讯息特别有效。例如，亲人曾患过乳腺癌的女性往往更倾向于对诉诸增益框架的讯息做出更积极的反应，同时发现诉诸损失框架的乳腺癌的信息更令人痛苦，这可能是因为她们本已对这一问题很焦虑了（H. J. Kim，2014）。

然而，在某些情况下，损失框架性质的消息可能是有效的。虽然诉诸损失框架的讯息在促进某些检测行为方面稍微更有效，只是这些研究尚未形成定论。当丹尼尔·奥基夫和雅各布·延森（Daniel O'Keefe & Jakob Jensen，2009）分析了53项关于鼓励乳房X线照片和结肠镜检查等程序的健康信息的研究时，他们发现在鼓励乳腺癌检测方面，诉诸损失框架比增益框架更成功，但在促进其他外科手术方面却是另一种境况。

关于诉诸损失框架的一些成功案例方面的研究，结果喜忧参半。这反映了人类的困境。一方面，人们有动机规避不良后果，比如死于乳腺癌（O'Keefe & Jensen，2009）。另一方面，像乳腺癌这样的疾病的前景可能非常可怕，以至于人们避免去思考问题。结果是，当人们面对令人沮丧的信息时，患这种疾病风险最高者最有可能采取否认或回避的态度（Lipkis，Johnson，Amarasekara，Pan & Updegraff，2018）。

假设你自己有这样的经历。你自愿采取保护行为，比如在海边休闲涂防晒霜时，如果你发现肩膀上有一颗可疑的痣，你会怎么办？如果你和大多数人一样，你会有一系列复杂的情绪。寻求诊断会令情感承受风险。你判断自己十之八九得了癌症，需要治疗甚至手术。这是一种情绪上的自我保护——避免诊断带来令人焦虑的噩耗。事实上，这种逃避可能会持续数月甚至数年。

也许是你看到了一则关于皮肤癌危险的警示性公益广告，抑或是你听说有人死于皮肤癌，或许就是因为这类事情让你更弦易辙了。这些都属于诉诸损失框架的讯息，因为这些讯息强调了如果你不采取行动可能会发生糟糕的事情。也许因为你的焦虑或忐忑情绪，打败了你一直试图忽视问题的欲望，最终你去看医生了。

如果你认定自己患有皮肤癌，你可能就没有动力去预约看医生了，你去看医生的动机在于你希望确认自己没有患皮肤癌。这是艾萨克·利普基斯（Isaac Lipkis）和同事（2018）在研究敦促结肠直肠癌筛查信息时发现的。阅读诉诸损失框架讯息的人如果认为进行检查可以确认其健康状况，而不是认为这样做会暴露问题，则他们更有可能接受筛查（p. 268）。因此，将检测行为作为确认健康状况的一种方式，可能是一种值得考虑的信息策略。

社区期望

只有当人们认为健康信息与己相关且有意义的时候才会有用。考虑到这一点，研究人员采访了一群年长的非裔美国女性，看看她们是否认为在有关乳腺癌筛查的信息中添加灵性成分（spirituality component）会使这些信息更有帮助（Best，Spencer，Hall，Friedman & Billings，2015）。这些女性建议，有关乳腺癌筛查的讯息应该反映三个主题——人的身体是一座圣殿，如果女性发现自己患有乳腺癌，信仰会帮助她们应对，咨询医生和信仰上帝二者并行不悖。正如一位女性所说，"你必须谨守本分，如此上帝便能显其所能"（Best et al.，2015，p. 296）。这些女性还建议，信息应该是精神上的，而不是"咄咄逼人的"或专门针对任何一种宗教。通过倾听目标受众的意见，研究人员可以精心设计出符合受众信仰、价值观和担忧的诉求。

西莉亚·玛门（Shelia Mammen）带领一个学者团队，与农村的低收入母亲合作，制定信息传播策略，旨在改善生活在农村社区的妇女和儿童的健康和福祉。通过使用参与式或协作式方法，玛门及其同事（2019）了解到，妇女们希望进行面对面的干预，倾向于将同龄人作为食品安全的信息来源，更喜欢医疗专家给予的牙齿健康的建议。一个启示是，如果没有社区成员的参与，健康促进者很容易误解受众的需求和偏好。为此，作者得出结论：

> 为了确保所传达的健康信息是适当的，必须考虑目标人群的意见。没有他们对所创建信息的贡献，任何推广健康的尝试都可能被证明不那么有效；必须与专家声称正在帮助的群体建立伙伴关系，并得到他们的支持。（Mammen，Sano，Braun & Maring，2019，p. 1148）

另一个经验是要提防假设。例如，大量的研究都集中在大学生的饮酒消费方面。有一致的证据表明，喝酒的学生通常认为酒精可以释放其压抑的天性，让他们抛却寻常的害羞情绪，社交时更有吸引力（Sopory，2005）。这是一个难以消除的观念。这也是学生和健康倡导者对于喝多少酒算是过量，存在分歧的一个重要原因。虽然研究人员倾向于将5杯或5杯以上的饮酒量定义为"狂饮"，但学生们则认为5杯在他们这个年龄段实属正常范围之内（Lederman，Stewart，Goodhart & Laitman，2008）。学生对"狂饮"的界定更为极端。因此，调查学生"酗酒"的研究人员所测量的数值可能与学生自认为的失之千里。学生们可能会觉得各种"酗酒"的警告并不适用于他们，因为他们的行为在"正常"范围内（Lederman et al.，2008）（有关作为安全饮酒运动基础的社会规范的更多信息，请见插文框注14.3）。

插文框14.3 理论基础

科学对同侪压力有何看法？

我认为饮酒是成年人生活的重要部分。当你年满21岁时，饮酒便是成人礼之一。

我认识的每个大学生，人人皆饮酒。

大学生喜欢聚会。饮酒是传统。

想想你自己大学本科时候的经历，你在读到卡斯帕（Casper，2006，p. 295）及其同事研究中引述的大学生们的上述评论之语，你可能会发现自己情不自禁点头认同了。也许你会摇头表示怀疑。体验丰富多彩千差万别。传统观念认为，你的体验与你结交的朋友有很大关系。喜欢聚会的人对聚会情有独钟，不喝酒的人滴酒不沾，这很正常。但是在某些情况下，有些人不会随大溜。科学对群体融入有何看法？

一方面，有充分的证据表明，如果其朋友有冒险行为，人们更有可能从事危险的行为。青少年决定吸烟的唯一最大的预测因素是其同龄人中有吸烟且赞成吸烟行为的（Krosnick et al.，2006；Miller，Burgoon，Grandpre &

Alvaro，2006）。戒烟也是如此。另一方面，在不同的群体中，吸烟率的整体下降并不是同样显著。在研究这个问题时，尼古拉斯·克里斯塔基斯和詹姆斯·福勒发现，吸烟在某些圈子里持续存在，但在另一些圈子里，"整个群体的人都在一起戒烟"（Nicholas Christakis & James Fowler，2008，p. 2249）。

　　本章开头提及的 RU SURE 运动的一个基础是社会规范理论，该理论表明人们的行为部分基于他们认为适当，也是社会可接受的东西（Haines & Spear，1996）。他们的想法是，这样的活动可能在大学校园等环境中尤其具有影响力，因为在大学校园里，学生们身处新环境，他们无法立即意识到这一环境的文化期望。正如你所知，这项运动在遏制学生酗酒方面取得了明显的成功。

　　但是有些社会规范运动不太成功。在对 37 所大学的学生进行的一项研究中，韦克斯勒（Wechsler，2003）及其同事发现，在开展了社会规范运动的校园里，饮酒情况与没有开展社会规范运动的校园是一样的。在另一项研究中，72.6% 的受调查大学生不相信"大多数学生在聚会时，饮酒量介于 0—4 杯"这一说法（Polonec，Major & Atwood，2006，p. 23）。雪莉·坎波和肯齐·卡梅隆（shelly Camp o& Kenzie Cameron，2006）发现，在观看了社交规范信息后，轻度饮酒者将饮酒控制在健康范围内的信心更坚定，重度饮酒者则往往背道而驰。观看了规范信息后，重度饮酒者的饮酒意图更加强烈。对社会规范影响力的另一个挑战是，在某些情况下，人们会觉得不从众更有个性。在不同年龄阶段，崇尚个性或反叛倾向较高的人可能会违反常规（Lapinski，Rimal，DeVries & Lee，2007；Lee & Bichard，2006）。

　　拉吉夫·里马尔和凯文·雷亚尔（Rajiv Rimal & Kevin Real，2005）试图用他们的规范社会行为理论（theory of normative social behavior，缩写为 TNSB）来理解复杂性。该理论认为，我们会受到所理解的社会规范的影响，但各种因素或加强或削弱前述规范对我们的影响。这些因素包括（1）我们有多看重从众所获得的社会认同；（2）我们所期望的行为结果；（3）我们对群体认同的程度；以及（4）我们对存在问题的行为说"不"

的能力有多自信（Jang，Rimal & Cho，2013；Rimal & Real，2005）。换言之，如果我们喜欢并重视这个群体，我们可能希望通过按照其规范行事来"融入"，尤其是如果这种行为还能给我们带来我们所期望的回报。然而，我们融入的愿望可能会被其他因素压倒，因为所行之事似乎无关紧要，我们不太重视或不认同群体，我们喜欢与众不同，也许我们非常喜欢这种行为，以至于我们愿意违背惯例去付诸实践。有证据表明，当大学生意识到回报（如不再有社交障碍）大于潜在的负面影响（如惹上麻烦或受伤）时，他们就会喝酒。他们还意识到喝酒是被朋友接受和认可的，他们就特别愿意参与饮酒（Rimal & Real，2005）。

那么回到最初的问题：相信"大多数人喝酒"或"喝很多酒"意味着我们也会亦步亦趋吗？到目前为止，最好的回答是视情况而定。首先，这取决于我们如何定义"大多数人"。研究人员经常使用的"标准"（如"3个大学生中有2个只喝3杯酒或更少"）是一个综合统计数据。这种数据可能会改变你对典型大学生行为的看法。或者你可能会想，"他们显然没见过我的朋友"。有证据表明，如果整体统计数据似乎与你在自己的社交网络中强烈感知到的不同，你可能会怀疑甚至忽视该数据（Polonec et al.，2006；Yanovitzky，Stewart & Lederman，2006）。第二个考虑因素是行为的感知价值（Rimal，2008）。描述性规范描述的是"大多数人做什么"，禁令性规范描述的是人们基于特定价值应该做什么（Boer & Westhoff，2006；Rimal，2008）。例如，即使你相信你的大多数朋友偶尔饮酒后开车，你可能会拒绝这样做，因为你认为这是错误的或不负责任的。最后，TNSB指出，规范对我们的影响程度是，遵守规范在社会层面和个人层面都是有益的。如果一系列复杂的因素中的任何一个发生了变化（奖励、惩罚、团队成员等），规范的影响力就会发生相当大的变化。

以下是对健康运动讯息设计的几点启示。

● 纠正对描述性规范的误解。尽管描述性规范并不能说明全部情况，但每个人都同意，高估风险行为普遍性的人，比其他人更有可能认为这些行为是可以接受的，甚至是社会偏好的。

● 强调描述性和禁令性规范。例如，当健康宣传人员提供了一项禁令性规范（照片显示了皮肤损伤的糟糕状态）和一项描述性规范信息，即大多数人现在使用防晒霜时，防晒推广计划尤其有效（Mahler，Kulik，Butler，Gerrard & Gibbons，2008）。

● 不要仅仅依赖于规范化讯息。规范有时会退居其他因素之后，例如个人享受。在卡梅伦和坎普（Cameron & Campo，2006）的研究中，如果大学生喜欢这些行为，他们大概率会抽烟、锻炼和喝酒，即使同龄人支持他们这么做的影响力并不是很大。这时候，可能强调不健康行为和社会规范的负面影响，或许更有效。

● 针对社交网络。社会规范研究人员的一个普遍建议是，宣传活动将酗酒视为一个社交网络问题。这通常包括与姐妹会、兄弟会、运动队、学生会和其他团体建立伙伴关系。

争论仍然活跃且富有成效。罗格斯大学 RU SURE 运动的成功可能部分基于其社会规范基础，部分基于运动本身的整体性和多面性。TNSB 对社会规范的各个方面提供了丰富的、情境性的理解，这是一个不断发展并对理论家和实践者皆有影响的概念。

叙事性讯息

假如将历史用故事形式教给我们，它将永远流传。

——鲁迪亚德·吉卜林（Rudyard Kipling）

故事能激发我们的想象力，吸引我们的注意力，让我们永久地铭记在心。至少那些精美的故事如此。相比于众多说教方式，叙事激发出更大的现实感，使我们能够认同角色，并在情感和认知上更能吸引我们（Miller-Day & Hecht，2013）。叙事能够将我们置身于从未经历过的场景，所传递的复杂信息也不会令人情感不适（Niederdeppe，Shapiro，Kim，Bartolo & Porticella，2014；Sanders-Jackson，2014；Stavrositu & Kim，2015）。

鉴于这些原因，健康宣传人员已经越来越多地开始使用故事与人们接触，教育他们，并说服他们改变自己的行为。而且这种方法似乎正在发挥作用。最近对叙事研究的汇总分析表明，故事与人们的信念、态度、意图和行为存在统计学上的显著关系（Braddock & Dillard，2016）。

叙事的说服力通常从两个维度进行衡量：迁移和情感反应。迁移（transportation）描述了一些细微的差别，包括人们对故事的关注程度，他们对故事中角色的喜好度，以及他们在故事的虚构世界中的沉浸程度（Green & Brock，2000）。情感反应（Emotional response）指的是故事对人们的影响程度，以及人们对故事或角色的情感投入程度（Dunlop，Wakefield & Kashima，2008）。人们越是被故事打动，就越容易被故事说服。

考虑一下这个例子。印度的研究人员想知道，接触家庭暴力的叙事性信息是否会增加旁观者的干预。一则故事能激励那些目睹家庭暴力的人去阻止施暴者或报警吗？为了找出答案，西德哈特·莫拉里塔兰和金银珍（Sidharth Muralidharan & Eunjin Kim，2019）招募了参与者，让他们各自阅读关于家庭暴力的公益广告中的讯息，其中一份的讯息是叙事性的，另一份则纯粹是信息性的。然后，参与者完成了一项调查，测量他们对家庭暴力的态度，他们对公益广告的情绪反应，以及他们的行为意图。与信息性公益广告相比，叙事性公益广告——以第一人称叙述一位妇女被丈夫虐待的经历，后来被一个匿名报警电话所救——引起了研究参与者更强烈的情感反应，这与干预家庭暴力情况的更大意图相关。

其他研究表明，叙事性信息会提高人们接受结肠癌筛查的意愿（McQueen，Caburnay，Kreuter & Sefko，2019）；增强对与肥胖作斗争的人们的同情心，这反过来会显著影响人们对打击肥胖的公共政策的看法（Sun，Lee & Qian，2019）；还会减少围绕阿片类药物成瘾的耻辱感，从而有助于将问题的责任从个人受害者转移到导致阿片类药物滥用的更大的社会力量（Heley，Kennedy-Hendricks，Niederdeppe & Barry，2019）。

诉诸理性

诉诸理性（logical appeal）试图证明行为和结果之间的证据（可证明的）联系。例如，如果少吃能增进健康和延长寿命，那么少吃似乎是合乎逻辑的。诉诸理性往往是基于科学研究的结果。然而，引用科学研究并不像听起来那么明确。

丹尼尔·奥基夫（Daniel O'Keefe，2015）提出，为了公平和负责任地提供证据，健康促进者应该依赖于在一系列具有代表性的人群和信息类型的研究中保持一致的数据。他还敦促健康促进者通过考虑影响大小（两个或多个变量的关联程度）和置信区间（结果准确和一致的可能性，而不是偶然变化的结果）来避免无根据的概括。其他理论家也强调，重要的是提供清晰和令人信服的证据，而不是花哨的词汇和不相关的数字等"科学化的夸耀"（Hample & Hample，2014）。

正如我们已经讨论的，人们在作出健康选择时，科学证据并非永远是考虑的唯一因素，甚至不是最令人信服的因素。社区标准、情感和偏好同样在发挥作用。

诉诸情感

诉诸情感（emotional appeal），也称为情感诉求，指的是人们对自己的健康和行为有某种感觉。例如，他们可能害怕进行无保护措施的性行为，因为戒烟而骄傲，或者因为危及他人而内疚。埃伦·彼得斯（Ellen Peters，2006）及其同事提出，涉及情感的说服性诉求通常会提出以下 4 种一般性主张之一：

- 极力寻求特殊的解释，就像我们所想的那样，"在那个药物广告中的人们看起来真的很开心，这一定是一剂良药"；
- 抓住了我们的注意力；
- 激励我们仔细思考或采取行动；
- 将行为与社区价值观联系在一起，比如有一条信息鼓励我们将废物回收利用，因为这对地球有益，或者停止吸烟，因为这会使我们的孩子处于危险之中（Peters et al.，2006）。

尽管情绪发生在一个复杂的连续体中，彼得斯和同事们观察到有两种基本的"滋味"（flavors）——积极的和消极的。在大多数情况下，运动鼓励人们争取积极结果，避免消极结果。本节讨论的研究描述了各种情感诉求的有用性以及局限性。

诉诸积极情感。活动可以促进积极的情感回报，如受欢迎程度、成就感、荣誉、乐趣、幸福感等。正如我们在第十一章中讨论的，药品广告以暗示服用广告药物的人非常健康、活跃和有吸引力而闻名。

宣传活动也可能因为信息本身的愉悦性或娱乐性而激发出积极的影响。让我们讨论一下搞笑讯息的影响。研究表明，人们会被有趣的信息吸引，因此，往往更有动力去关注和思考信息。例如，罗宾纳比（Robin Nabi，2016）发现，关于乳腺和睾丸自检的搞笑防癌公益广告增强了人们处理讯息内容的动机，从而产生了积极的自我检查的态度和意愿。而且，由于人们往往更关注有趣的讯息，相比于其他类型的诉求，他们通常会记住诉诸幽默的讯息（Blanc & Brigaud，2014）。

有趣的信息在其他方面也具有说服力。接触幽默信息会激发积极的情绪，人们往往会将由此产生的"感觉良好的氛围"与信息中的任何内容联系起来，无论是预防癌症还是某品牌的啤酒。人们也更倾向谈论那些有趣的信息，这强化了对讯息内容的积极态度。汉内克·亨德里克斯和马德林·施特里克（Hanneke Hendriks & Madelijn Strick，2019）发现，啤酒广告因为这个原因效果特别好。当人们看到有趣的啤酒广告时，他们会就广告和啤酒展开更多的对话，有关喝酒的谈话时间更长，还会就广告展开积极的讨论。这些对话反过来导致了对广告和饮酒的更积极的评价，正如亨德里克斯和斯特里克（2019）所警告的那样，这可能会导致（更）积极的饮酒态度、社会规范和意愿。

与广告商一样，健康促进者可以利用幽默来刺激对话和塑造态度，汉内克·亨德里克斯和洛斯·詹森（Hanneke Hendriks & Loes Janssen，2018）认为，最好的策略可能是将幽默与恐惧相结合，尤其是当目标受众是男性时。亨德里克斯和詹森研究了反对过度饮酒和咖啡因摄入的讯息，他们得出结论，男性比女性更有可能被结合了幽默元素与高威胁性的讯息所说服。稍后我们更多地讨论恐惧诉求。

值得注意的是，虽然积极的影响可能是吸引人们关注健康信息的蜜糖，让他们不会忽略这些信息，但却并不能保证这些信息会产生影响。有时人们会注意到幽默、图形或音乐，不会注意到讯息中的主要成分，特别是当这些问题与他们无关时。

一些活动设计者试图通过让人们感到焦虑、内疚或恐惧来激励他们。然而，关于负面影响诉求的研究结论却褒贬不一。有充分的证据表明，诉诸恐惧能有效地说服人们接受艾滋病检测和采取其他健康预防措施（Green & Witte，2006；Hullett，2006）。但也有证据表明，恐惧诉求并不是特别有效，甚至可能适得其反（Kok，Peters，Kessel，Hoor，Ruiter，2018）。

557

在恐惧诉求方面做了大量工作的传播理论家金·维特（Kim Witte）解释说，如果人们对健康话题不感到焦虑，他们可能没有动力去了解该话题或采取行动。然而，正如我们所说的，如果人们过于焦虑或害怕，他们可能会回避这个话题。只有在特定的条件下，恐惧才是一种有效的动力。

维特的扩展并行过程模型（extended parallel process model，缩写为 EPPM）提出，人们对威胁或恐惧信息的评价分为两个阶段。首先，他们确定自己是否有风险。其次，他们会根据信息所推荐的行为和自己执行行为的能力来判断自己是否能够防止有害的结果。如果人们意识到风险，但又觉得自己无法避免糟糕结果，或许是因为他们缺乏自我效能感，那么他们可能会通过回避问题来缓解焦虑（Witte，1997，2008）。但如果自我效能感很高，恐惧诉求会促使行为改变（Kok et al.，2018）。一些证据表明，威胁性讯息和建立信任（效力）讯息处于1∶1似乎是最有效的（Carcioppolo et al.，2013）。因此，对于每一种威胁，都应该提出解决方案。（许多风险沟通模型采用了类似的1∶1方法，如第十二章所述。）

内疚（Guilt）是一种特别强烈的情绪，是对做错事的悔恨。因此，这一情感成为广告商和健康运动人士的趁手工具。当人们表现不好时，尤其是当别人被他们的行为伤害时，他们通常会感到抱歉或羞愧。将歉疚感表露出来的讯息，往往提供了一种报复或安抚良心的方式。另外，人们的行为方式可能会从一开始就避免负罪感。有证据表明，如果人们认为拒绝会让他们感到内疚，他们更有可能报名成为器官捐赠者（Wang，2011）。

诉诸内疚通常具有积极的效果（Xu & Guo，2018），但也可能适得其反。例如，一项汇总分析发现，高度明确的内疚呼吁实际上会刺激讯息接收者的愤怒，使他们不太可能改变其行为（O'Keefe，2000）。内疚也会引发不健康的饮食习惯，降低对饮食的行为控制（Kuijer，Boyce & Marshall，2015）。

总的来说，诉诸负面影响是说服性信息中很受欢迎的组成部分，但必须谨慎使用。在某些情况下，健康宣传人员做得过火了。美国女性现在一直高估自己患乳腺癌的风险（Jones，Denham & Springston，2007）。要让她们放心并非易事。阿曼达·迪拉德和同事们发现，降低女性对乳腺癌危险的感觉与激发她们对其他健康风险的担忧一样困难（Dillard，McCaul，Kelso & Klein，2006）。

新颖且令人震惊的讯息

新颖的讯息（Novel messages）往往能吸引人们的注意力，并牢牢地存留在他们的记忆中（Parrott，1995）。有些讯息是新奇的（新的或不同的），但不会令人震惊（强烈的或不恰当的）。例如，伦敦居民惊讶地发现，作为国民医疗服务运动的一部分，著名商店和地标的名字一夜之间都改头换面了（见插文框14.4）。这种新颖的方法吸引了人们的注意，但又没有激进到冒犯他人的地步。在其他时候，新颖的讯息可能令人震惊，因为它们涉及的主题通常不在公共场合讨论，或者因为其刻意地引起争议，旨在吸引民众的注意。使用新颖的图像来吸引注意力的一个困难是，新鲜感会逐渐消失。保持新鲜感可能意味着变得更加危险。有时很难在讯息得体和公众意识之间取得平衡。

插文框 14.4

某些东西正在消失

作者　伊丽莎白·麦克弗森（Elizabeth McPherson）

2015 年 6 月，英国著名地标的名称突然丢失了三个重要字母：A、O 和 B。一夜之间，举世闻名的唐宁街变成了 "D-wning 街"，《每日镜报》变成了 "D-ily M-rror"。在一篇网络文章中，英国广播公司（BBC）"新闻记者采访区域" 问道："这是谁干的，为什么要这么做？"（BBC Newsbeat，2015）

缺失的字母 A、O 和 B，都是指血型短缺。在英国全国血液周期间，为了提高人们对健康的认识，公司、个人和媒体删除了标牌、信息和标题上的这三个字母，然后用 "missingtype" 标签在社交媒体上宣传这一活动。几天之内，该活动就引起了国际社会的关注。

这项备受瞩目的活动由英国国家卫生服务体系发起，旨在吸引英格兰和北威尔士的 20.4 万名新献血者（NHS，2015）。国家医疗服务体系的资金来源于税收。作为回报，从预防性保健到广泛的医疗手术（如移植）的所有服务，在医治点都对献血者免费（NHS，2015）。

关于了解艾滋病的一个困难是，健康宣传人员必须处理诸如婚前性行为和肛交等微妙问题。即使宣传者并不希望让人震惊，但事实又常常令人震惊。例

如，当艾滋病首次成为一个健康问题时，避孕套和同性恋性行为是大众媒体不能接受的话题。20 世纪 90 年代，纽约市的一场海报宣传引发了争议。

海报（张贴在地铁站）上写着"年轻、性感、安全！"并展示了同性恋情侣拿着避孕套接吻的画面（"Controversy Heats Up," 1994）。有些人觉得这些海报不雅，另一些人则认为这些海报向高危人群传达了重要的信息（此后不久，海报宣传活动就停止了）。

关于情感诉求的教训。以下是理论学家和研究人员提出的一些使用情感诉求的指导原则。

•将情感与目标相匹配。当情感诉求与所期望的反应相适应时，最具说服力。例如，恐惧诉求可以提醒人们注意危险，厌恶诉求可以令不健康的行为不受欢迎，希望诉求可以说服人们认为采取行动是值得的，等等（Dillard & Nabi, 2006）。

•建立同理心。"这不会发生在我身上"是人们对健康讯息的一种普遍反应，即使这些讯息非常令人兴奋。例如，我们可能会为静脉注射吸毒者感到担忧，因为他们有感染艾滋病的风险，但我们认为自己的风险可以忽略不计，因为我们不是该群体的一部分。我们通常只有在认知上理解了讯息，讯息有效地传达了脆弱感，并且我们察觉到这些脆弱性与我们自己的境况有关时，我们才会感到与个人有关系（Campbell & Babrow, 2004）。

•不要太过。过犹不及，太多的情感反而会导致人们回避问题或产生不必要的忧虑（Peters et al., 2006, p. S155）。

步骤 6：试点和实施活动

在全面启动一项活动之前进行试点（预测试）是很重要的。试点（Piloting）通常包括从目标受众中挑选成员来审查宣传材料并对其发表评论。萨尔蒙和阿特金（Salmon & Atkin, 2003）指出，早期反馈至关重要：

受众的反馈可以揭晓语气是否过于理直气壮（告诫不健康的人，其行为需要纠正），建议是否过于极端（死板地鼓吹令人生厌的健康行为理念），执行是否过于讲究政治正确（死守严格规定的得体界限，避免冒犯

过于敏感的行政当局和利益集团），执行是否过于任性（让创意和格调盖过了材料和实质内容）。（p. 453）

需要考虑的问题有：
- 书面讯息易于阅读和理解吗？
- 录音讯息容易理解吗？
- 讯息看起来相关且重要吗？
- 讯息有吸引力吗？为什么是或为什么否？
- 代言人有效吗？
- 这些信息是否看起来有争议或令人反感？

在人们接触宣传材料之前和之后对他们进行调查，看看他们的知识、态度和意愿是否有变化，这可能是有用的。如果可能的话，最好在人们最初接触宣传材料一周或一个月后对他们进行调查，看看他们能记住多少讯息，以及讯息的影响是否仍然存在。记住要留出时间根据预测试的结果来完善活动信息。提前计划将提高活动成功的可能性。

一旦创建、试验并完善了活动讯息，就可以通过选定的渠道进行传播。在许多情况下（如一对一交流、社区介绍、线上讯息和社交媒体），健康促进者与社区成员有直接接触，因此可以控制所传达的内容。然而，对于某些渠道而言，健康推广人员必须依靠他人来分享，有时讯息甚至还要被他人编辑。例如，编辑和新闻主管会选择发布哪些公益广告、何时发布以及新闻中报道什么话题。在社会层面上，社区意见领袖更关注某些问题，影响周围人的想法和信念。决定发布哪些信息以及如何发布信息的媒体和社区人员被称为"把关人"（gatekeepers）。

优秀的活动设计师会使用各种传播渠道，确保讯息能够通过各种渠道聚焦于社区成员。明智的健康推广者认识到把关人的重要性，将他们纳入活动规划，并考虑其观点。媒体把关人受到多重压力的约束（例如，运营预算、社区需求和时间限制）。推广人员如果能亲自了解把关人，并使他们能够轻松地传递讯息，就有更好的机会将信息传递给社区成员。

步骤 7：评估和保持活动

向公众发布了宣传活动并不意味着这场宣传活动结束了。有效的健康宣传要求活动管理者评估项目的成功程度，帮助社区成员保持其可能做出的任何积极改变，并开发和完善未来的活动信息。

评估

一场宣传活动的效果可以通过几种方式来评估。前测—后测设计（pretest-posttest design）是指活动人士在活动发布前对人们进行调查，然后在活动结束后再对他们进行调查，看看他们的知识、意愿或行为是否发生了变化。你可以通过两种不同的方式来实现这一点，即在受控环境（如教室或社区中心）中让人们接触宣传材料，评估他们的即时反应［效力研究（efficacy study）］，或在人们日常生活中研究宣传效果［有效性研究（effectiveness study）］（Evans，Uhrig，Davis & McCormack，2009，p. 315）。道格拉斯·埃文斯（W. Douglas Evans）及其同事（2009）发现，效力研究提供了几个优势：（1）你可以确保参与者在回答你的问题之前了解你的活动讯息；（2）你将反应受到外部因素影响的可能性降到最低；（3）你可以向目标受众的成员公开多则讯息，并查看他们对这些讯息的响应有何不同。当然，效力研究可能不会告诉你在更大的人群中有多少人受到影响或如何受到影响，所以你可能需要同时使用效力研究和有效性研究来评估活动。请记住，如果情况发生了变化，也可能不是宣传活动的结果（例如，我们在第十三章中讨论的蒙大拿州的冰毒项目）。

让我们看看第十三章中描述的"真相"活动是如何评估的。研究人员在活动开始前对 6897 名 12—17 岁的青少年进行了电话调查（Farrelly，Healton，Davis，Messeri & Haviland，2002）。所选择的调查参与者，可以有效代表不同种族、城市和非城市地区、开展和没有开展反烟草运动地区的青少年。研究人员要求这些年轻人表明他们对烟草行业、他们了解到的社会对吸烟的接受程度以及他们在来年内吸烟意愿的同意或不同意程度。在活动发布后的后续采访中，研究人员询问了 10692 名年轻人，他们是否记得看到过任何反烟草运动，如果记得，他们记得这些运动什么内容。他们还询问了对烟草业的看法、社会对吸烟的接受程度，以及青少年在未来一年的吸烟意向。为了尽可能多地排除干预变量，研究人员对家庭中父母人数、电视观看量、家中是否有吸烟者以及父母关于吸烟的态度等因素进行了统计控制。通过收集到的数据，研究人员能够（1）评估社区成员对该活动的看法和记忆程度；以及（2）比较运动前后的青年态度。

评估活动成功与否的另一种方法是研究实际的行为变化，例如注册健身房会员的人数、住院人数或拨打热线电话的人数。这些评估技术有其价值，但很难准确地知道活动产生了什么影响。第一，宣传活动并不是影响人们态度和行为的唯一因素。他们可能会受到个人经历、自然灾害、新闻报道或其他事件的影响。第二，宣传活动往往具有间接影响。例如，社区中有影响力的成员接触到这项活动讯息后，这些人员将该讯息传播给其他人。因此，那些没有直接接触到宣传讯息的人仍然可能受到讯息的影响。第三，健康宣传活动的成功有时反映在长期没有发生的事情上。例如，小学无毒计划的协调员可能直到所涉及的儿童成长为青少年或成人时才知道他们是否成功，届时这批儿童也会受到许多其他因素的影响。当不受欢迎的行为没有发生时，我们很难知道，倘若没有宣传活动，有多少人可能沾染了这些行为。

无论好坏，有时活动者能做的最好的事情就是评估活动的范围（接触到活动信息的人数）和专一性程度（接触信息的人的类型）。为此，活动发起人可以调查社区成员并跟踪宣传活动讯息的发布时间和地点。

保持

保持受到宣传活动积极影响的行为需要持续的鼓励和技能培训。请记住，如果人们充分了解这样做的好处，他们最有可能继续执行宣传中提出的新的行为。因为有些人在尝试新的行为时没有完全理解该行为的回报，所以不要认为开始行动的人已经接受了充分的教育。鼓励、激励和持续的技能培训可以帮助人们克服可能遇到的挫折。

小 结

设计和实施活动

• 许多宣传健康的工作是基于社会规范和社会化营销。

• 社会规范理论提出，人们的行为部分基于他们认为在同龄人中是正常的。

• 社会化营销以营销的 4P 为依据：价格、产品、促销和地点。

• 社会化营销人员进行广泛的受众分析，并努力创建与广告讯息具有相同吸引力的讯息。

行为改变理论

• 行为改变理论解释了人们可能改变生活方式的条件。总的来说，行为受到一系列复杂因素的影响，包括内部和外部因素。

• 不考虑内外部因素，可能会导致看起来不错但几乎没有社会价值的健康宣传活动。此外，活动设计者如果不能考虑和适应受众的信念和机遇，可能会疏远他们希望影响的人，实际上可能会使事情变得更糟，因为他们提倡的行为会让人们感到冒犯、困惑，甚至不可能执行。

• 另一种选择是让健康宣传人员充当促进者和推动者，帮助社区制定自己的议程，建立集体效能和社会能力（social capacity）。

批判文化视角

• 在设计活动讯息时，健康宣传人员应考虑有关时机、替罪羊和污名化的伦理问题，以及受众需求、活动目标和所推荐行为的好处。

步骤 5：设计活动讯息

• 活动讯息的表达有不同的声音，有的严厉，有的随意，有的很友好。通常，代言人会影响人们对讯息的感知方式。

• 研究表明，人们通常会对与自己相似、讨人喜欢的、有吸引力的代言人做出最积极的反应。

- 当谈到健康讯息时，信息源的可信度增加了人们对所推荐行为的遵从性。

- 同样的行为可能会以多种方式来强调潜在的得失或社会影响。

- 故事化的叙述是一种很有前途的方式，可以吸引与故事讲述者有关的人。叙事也是提供文化吸引力的一种方式。

- 一些活动讯息诉诸我们的理性和情感。讯息可能通过积极的情感来激励人们，比如对快乐和幸福的承诺。诉诸幽默尤其有效，因为这些讯息能引起注意，令人难忘，激发讨论，并有助于形成态度。诉诸负面情感可能会引起焦虑、恐惧和内疚的情绪，从而促使人们做出改变。

- 根据扩展并行过程模型，焦虑和恐惧是强大的动力，除非威胁如此巨大以至于人们宁愿回避这个问题。

- 新奇和令人震惊的讯息通常会引起人们的兴趣，但这类讯息会引起一些人们的争议和反感。

步骤6：试点和实施宣传活动

- 专家建议健康宣传者在实施新活动之前先进行试点。对样本社区成员的宣传活动讯息进行测试，可以揭示出意料之外的反应和含混不清之处，以便在讯息正式发布之前对其进行改进和完善。

步骤7：评估和维持活动

- 健康宣传人员应该在宣传活动发布后对其进行评估，将他们学到的知识应用到今后的工作中，并将结果与目标进行比较。

术　语

集体效能（collective efficacy）：一种可以实现积极变革的共同意识。

社区能力（community capacity）：良好的健康所需的资源，如健康的食物和水、安全的住所和医疗保健服务。

批判文化方法（critical-cultural approach）：提出健康不仅是个人选择的结果，而且与文化、权力、控制、身份和社会意识等问题交织在一起。

描述性规范（descriptive norm）：描述大多数人行为的典型行为模式。

效果研究（effectiveness study）：在人们日常生活的环境中研究宣传活动的效果。

效力研究（efficacy study）：让人们在可控的环境中接触宣传活动材料，如教室或社区中心，并评估他们的即时反应。

诉诸情感（emotional appeal）：表明人们对自己的健康和行为有某种看法。

情感反应（emotional response）：一个故事对人们的影响程度，以及人们对故事或角色的情感投入程度。

环境因素（environmental factors）：包括社会认可、物理环境、制度规则等。

扩展并行过程模型（extended parallel process model）：提出人们对威胁或恐惧讯息的评估分为两个阶段。首先，他们确定自己是否有风险。其次，他们会根据讯息所推荐的行为和自己执行行为的能力来判断自己是否能够防止有害的结果。

诉诸增益框架（gain-frame appeal）：说明执行所推荐行为的优点的讯息。

把关人（gatekeepers）：媒体和社区中决定将发布哪些信息以及如何发布的人。

内疚（guilt）：对做错事的悔恨之情。

健康信念模型（health belief model）：假设人们基于6个因素做出行为选择，感知到的风险、风险的严重程度、推荐的行动、遵守建议的优势、他们对自己执行建议能力的自信程度，以及所推荐行动的具体线索。

强制规范（injunctive norm）：人们基于道德或价值观认为应该从事特定行为的看法；某些行为被认可或不被认可的想法。

内部因素（internal factors）：包括知识、技能、情感、习惯等。

诉诸损失框架（loss-frame appeal）：强调不采取行动所产生的负面影响的讯息。

诉诸理性（logical appeal）：试图证明行为和结果之间的证据（可证明的）联系。

叙事性讯息（narrative message）：用故事来教育或说服的讯息。

新颖讯息（novel messages）：新的或不同的信息。

试点（piloting）：从目标受众中挑选成员审查活动材料，并对其进行评论。

预测—后测设计（pretest-posttest design）：在接触宣传活动信息之前和之后都进行测量。比较结果，确定受众的知识、意向或行为是否或如何因宣传活动而发生变化。

到达率（reach）：一定时期内在目标受众当中接触到宣传活动信息的人数占比。

替罪羊（scapegoat）：将整个问题归咎于一个人或一个团体。

令人震惊的讯息（shocking messages）：激烈的或不适当的讯息。

社会化营销（social marketing）：活动设计者将商业广告原则应用于亲社会活动的一种方法，如健康推广活动。

社会认知理论（social cognitive theory）：人们综合考虑内部因素和环境因素的相互作用而进行决策的主张。

同源性现象（source homophily）：受众信任与其相似的人的现象。

社会规范理论（social norms theory）：认为人们的行为部分基于他们认为适当的和社会上可接受的行为。

专一性（specificity）：接触到宣传活动讯息的人的类型。

规范社会行为理论（theory of normative social behavior）：该理论提出，我们会受到所理解的社会规范的影响，但各种因素或加强或削弱前述规范对我们的影响。这些因素包括（1）我们有多看重从众所获得的社会认同；（2）我们所期望的行为结果；（3）我们对群体认同的程度；以及（4）我们对存在问题的行为说"不"的能力有多自信。

理性行动理论（theory of reasoned action）：这一理论假设人们是理性的决策者，他们根据两个主要考虑因素做出决策和深思熟虑的选择：他们认为一种行为会带来积极的结果的程度，以及执行该行为的社会影响。

计划行为理论（theory of planned behavior）：提出想要做某事和实际做某事之间的区别，部分在于一个人的意愿强度，而这种意愿是由 3 个主要因素形成，这个人对问题和行为的态度，他们认为这对社会有多大的回报和社会的接受度，以及他们觉得自己能够实施该行为的信心。

迁移（transportation）：人们对一个故事的关注程度，他们对故事中的人物的喜好度，以及他们对故事中的想象世界的沉浸程度。

跨理论模型（transtheoretical model）：提出变化通常包括 5 个阶段，无意图期、沉思、准备、行动和维持。

问题讨论

1. 你想到的第一个与健康有关的公益广告或活动是什么？你认为它令人难忘的原因是什么？你最喜欢的公益广告或活动是什么？为什么？你认为健康宣传活动会影响你的选择吗？为什么会或为什么否？

2. 确定几则宣传活动讯息。

（1）从社会化营销的角度来看，每条讯息中所建议之行为的"成本"和回报是什么？

（2）分析这些讯息如何反映以下理论的组成部分：健康信念模型、社会认知理论、计划行为理论和跨理论模型。

（3）从批判文化的角度分析同样的讯息。这些讯息看起来是否具有文化包容性和敏感性？诸如权力、控制、身份和社会意识等问题发挥了什么作用？这些讯息是否有助于建立集体效能或社区能力？如果是的话，是怎样发挥出这种效果的？你如何重新构建这些讯息，以反映你所认同社区的目标和现实？

3. 想一想与健康有关的行为（例如，喝水、不吃甜食、保持充足的睡眠）。集思广益，从潜在损失、收益和风险的角度来构建行为框架。你认为什么最有效？为什么？

4. 你怎么看健康推广专家，尽管他们的意图是好的，但经常通过家长式的"这是你应该做的"心态来强化一个群体的边缘地位？你是否曾经感到被那些试图帮助你的人误解或轻视？如果有，描述一下你的经历。

5. 在什么情况下，诉诸积极的情感通常是有效的？诉诸消极情感呢？尽可能多地想出一些例子。你一般喜欢哪种类型的诉求，为什么？

6. 解释扩展并行过程模型，因为它与消极情感诉求有关。从你自己的经历中举一个例子。

参考文献

CHAPTER 1

Ashraf, A. A., Colakoglu, S., Nguyen, J. T., Anastasopulos, A. J., Ibrahim, A. M., Yueh, J. H., . . . Lee, B. T. (2013). Association for Academic Surgery: Patient involvement in the decision-making process improves satisfaction and quality of life in postmastectomy breast reconstruction. *Journal of Surgical Research, 184*, 665–670.

Barnlund, D. (1970). A transactional model of communication. In K. K. Sereno & C. D. Mortensen (Eds.), *Foundations of communication theory* (pp. 83–102). New York: Harper.

Batra, N., Betts, D., & Davis, S. (2019). Forces of change: The future of health. Deloitte Insights. Retrieved from https://www2.deloitte.com/content/dam/Deloitte/ec/Documents/life-sciences-health-care/DI_Forces-of-change_Future-of-health%20(1).pdf

Birkeland, S., Murphy-Graham, E., & Weiss, C. (2005). Good reasons for ignoring good evaluation: The case of the drug abuse resistance education (D.A.R.E.) program. *Evaluation and Program Planning, 28*, 247–256.

Clayton, M. F., Iacob, E., Reblin, M., & Ellington, L. (2019). Hospice nurse identification of comfortable and difficult discussion topics: Associations among self-perceived communication effectiveness, nursing stress, life events, and burnout. *Patient Education and Counseling, 102*(10), 1793–1801.

Dutta, M. J., & de Souza, R. (2008). The past, present, and future of health development campaigns: Reflexivity and the critical-cultural approach. *Health Communication, 23*, 326–339.

Dym, H. (2008). Risk management techniques for the general dentist and specialist. *Dental Clinics of North America, 52*(3), 563–577.

Dyrbye, L. N., Varkey, P., Boone, S. L., Satele, D. V., Sloan, J. A., & Shanafelt, T. D. (2013). Physician satisfaction and burnout at different career stages. *Mayo Clinic Proceedings, 88*(12), 1358–1367.

Fouad, A. M., Waheed, A., Gamal, A., Amer, S. A., Abdellah, R. F., & Shebl, F. M. (2017). Effect of chronic diseases on work productivity: A propensity score analysis. *Journal of Occupational and Environmental Medicine, 59*(5), 480–485.

Friedman, D. B., Hooker, S. P., Wilcox, S., Burroughs, E. L., & Rheaume, C. E. (2012). African American men's perspectives on promoting physical activity: "We're not that difficult to figure out!" *Journal of Health Communication, 17*, 1151–1170.

Gallagher, S., Phillips, A. C., Ferraro, A. J., Drayson, M. T., & Carroll, D. (2008). Social communication is positively associated with the immunoglobulin M response to vaccination with pneumococcal polysaccharides. *Biological Psychology, 78*(2), 211–215.

Geertz, C. (1973). *The interpretation of cultures*. New York: Basic Books.

Health and economic costs of chronic diseases. (2019, February 11). Centers for Disease Control and Prevention and National Center for Chronic Disease Prevention and Health Promotion. Retrieved from https://www.cdc.gov/chronicdisease/about/costs/index.htm

Healthcare workers. (2017, January 13). Centers for Disease Control and Prevention and National Institute for Occupational Safety and Health. Retrieved from https://www.cdc.gov/niosh/topics/healthcare/default.html

Heart disease and stroke cost America nearly $1 billion a day in medical costs, lost productivity. (2015, April 19). CDC Foundation. Retrieved from https://www.cdcfoundation.org/pr/2015/heart-disease-and-stroke-cost-america-nearly-1-billion-day-medical-costs-lost-productivity

Hugin, R. J. (2018, February 14). How we can fix our broken health-care system. CNBC. Retrieved from https://www.cnbc.com/2018/02/13/how-we-can-fix-our-broken-health-care-system-commentary.html

Khullar, D., & Chokski, D. A. (2018, October 4). Health, income, & poverty: Where we are & what could help. *Health Affairs*. Retrieved from https://www.healthaffairs.org/do/10.1377/hpb20180817.901935/full/

Khvitsko, T. (2018, October 4). Being disabled or feeling disabled? Knit-Rite. Retrieved from https://blog.knitrite.com/2018/10/04/being-disabled-or-feeling-disabled/

Koch-Weser, S., Bradshaw, Y. S., Gualtieri, L., & Gallagher, S. S. (2010). The internet as a health information source: Findings from the 2007 Health Information National Trends Survey and implications for health communication. *Journal of Health Communication, 15*, 279–293.

Kodjebacheva, G. D., Estrada, L. F., & Parker, S. (2017). Family-healthcare provider communication and reported health among children and adolescents in the United States: Results from the National Survey of Children's Health. *Californian Journal of Health Promotion, 15*(1), 46–55.

Kreps, G. L. (2005). Disseminating relevant health information to underserved audiences: Implications of the Digital Divide Pilot Projects. *Journal of the Medical Library Association, 93*(4S), S68–S73.

Kreps, G. L., Query, J. L., Jr., & Bonaguro, E. W. (2008). The interdisciplinary study of health communication and its relationship to communication science. In L. C. Lederman (Ed.), *Beyond these walls: Readings in health communication* (pp. 3–14). New York: Oxford University Press.

Kreps, G. L., & Thornton, B. C. (1992). *Health communication: Theory & practice* (2nd ed.). Prospect Heights, IL: Waveland Press.

Longino, C. F. (1997, December). Beyond the body: An emerging medical paradigm. *American Demographics, 19*, 14–18.

Lovell, B., Moss, M., & Wetherell, M. A. (2011). Perceived stress, common health complaints and diurnal patterns of cortisol secretion in young, otherwise healthy individuals. *Hormones and Behavior, 60*, 301–305.

National Alliance on Mental Illness (NAMI). (2019, September). Mental health by the numbers. Retrieved from https://www.nami.org/learn-more/mental-health-by-the-numbers

National Diabetes Statistics Report. (2017). National Center for Chronic Disease Prevention and Health Promotion. Retrieved from https://www.cdc.gov/diabetes/pdfs/data/statistics/national-diabetes-statistics-report.pdf

National Health Council. (2014, July 29). *About chronic diseases*. Washington, DC: Author. Retrieved from https://www.nationalhealthcouncil.org/sites/default/files/AboutChronicDisease.pdf

Nemeth, S. A. (2000). Society, sexuality, and disabled/able bodied romantic relationships. In D. O. Braithwaite & T. L. Thompson (Eds.), *Handbook of communication and people with disabilities: Research and applications* (pp. 37–48). Mahwah, NJ: Lawrence Erlbaum.

Rains, S. A. (2008, June). Health at high speed: Broadband internet access, health communication, and the digital divide. *Communication Research, 35*(3), 283–297.

Rapaport, L. (2018, November 28). Untreated hearing loss linked to higher health costs, most hospitalizations. *Reuters*. Retrieved from https://www.reuters.com/article/us-health-costs-hearing-loss/untreated-hearing-loss-linked-to-higher-health-costs-more-hospitalizations-idUSKCN1NX2NV

Rogers, L. E., & Escudero, V. (2004). Theoretical foundations. In L. E. Rogers & V. Escudero (Eds.), *Relational communication: An interactional perspective to the study of process and form* (pp. 3–21). Mahwah, NJ: Lawrence Erlbaum.

Sanders, L. (2003). The ethics imperative. *Modern Healthcare, 33*(11), 46.

Senge, P. M. (2006). *The fifth discipline: The art and practice of the learning organization*. New York: Doubleday/Currency.

Smith, R. (2018, April 30). Hillsborough teen: Apple Watch saved my life. *ABC Action News*. Retrieved from https://www.abcactionnews.com/news/region-hillsborough/hillsborough-teen-apple-watch-saved-my-life

Stephens, N. M., Markus, H. R., & Fryberg, S. A. (2012). Social class disparities in health and education: Reducing inequality by applying a sociocultural self model of behavior. *Psychological Review, 119*, 723–744.

Street, J. R. L., Makoul, G., Arora, N. K., & Epstein, R. M. (2009). How does communication heal? Pathways linking clinician–patient communication to health outcomes. *Patient Education and Counseling, 74*(3), 295–301.

Suennen, L. (2015, February 15). My patient experience: At times comforted and other moments abandoned. *MedCity News*. Retrieved from https://medcitynews.com/2015/02/walked-patients-shoes-heres-good-bad-ugly/?rf=1

Thompson, T. L. (2014). *Encyclopedia of health communication*. Thousand Oaks, CA: Sage.

Thompson, T. L., Parrott, R., & Nussbaum, J. F. (2011). *The Routledge handbook of health communication*. New York: Taylor & Francis.

U.S. Bureau of Labor Statistics. (2019, September 4). Occupational handbook: Healthcare occupations. Retrieved from https://www.bls.gov/ooh/healthcare/home.htm

U.S. Department of Education. (2015). Digest of education: Statistics 2014, Table 507. Literacy skills of adults, by type of literacy, proficiency levels, and selected characteristics: 1992–2003. Retrieved from https://nces.ed.gov/fastfacts/display.asp?id=69

Vernon, J. A., Trujillo, A., Rosenbaum, S., & DeBuono, B. (2007). Low health literacy: Implications for national health policy. Retrieved from http://publichealth.gwu.edu/departments/healthpolicy/CHPR/downloads/LowHealthLiteracyReport10_4_07.pdf

von Bertalanffy, L. (1968). General system theory: Foundations, development, applications. New York: George Braziller.

Watzlawick, P., Beavin, J. H., & Jackson, D. D. (1967). *Pragmatics of human communication*. New York: W. W. Norton.

Wittenberg-Lyles, E., Washington, K., Demiris, G., Oliver, D. P., & Shaunfield, S. (2014). Understanding social support burden among family caregivers. *Health Communication, 29*, 901.

World Health Organization (WHO). (1948). *Preamble to the Constitution of the World Health Organization. Official records of the World Health Organization, no. 2, p.100*. Geneva, Switzerland: Author. Retrieved from www.who.int/about/definition/en

World Health Organization (WHO). (2002). Towards a common language for functioning, disability and health. *The International classification of functioning, disability, and health (ICF)*. Geneva, Switzerland: Author. Retrieved from https://www.who.int/classifications/icf/icfbeginnersguide.pdf

CHAPTER 2

Amadeo, K. (2019, June 25). Universal care in different countries, pros and cons of each. *The Balance*. Retrieved from https://www.thebalance.com/universal-health-care-4156211

American Medical Association. (2019). *2018 AMA prior authorization (PA) physician survey*. Washington, DC: Author. Retrieved from https://www.ama-assn.org/system/files/2019-02/prior-auth-2018.pdf

American Osteopathic Association. (2018, May 14). *Survey finds patients want to be friends with their physicians on social media*. Chicago, IL: Author. Retrieved from https://osteopathic.org/2018/05/14/survey-finds-patients-want-to-be-friends-with-their-physicians-on-social-media/

Bilicic, W. (n.d.). Spot-Aid [blog]. Retrieved from https://www.spot-aid.com/

Broderick, A., & Haque, F. (2015, May 13). Mobile health and patient engagement in the safety net: A survey of community health centers and clinics. *The Commonwealth Fund*. Retrieved from https://www.commonwealthfund.org/publications/issue-briefs/2015/may/mobile-health-and-patient-

engagement-safety-net-survey-community?redirect_
source=/publications/issue-briefs/2015/may/
mobile-health-and-patient-engagement-in-the-safety-net

Brookhardt-Murray, J. (2005, September 1). Effectively
navigating the healthcare system. *The Body*. Re-
trieved from https://www.thebody.com/article/
effectively-navigating-healthcare-system

Catania, G., Bagnasco, A., Zanini, M., Aleo, G., & Sasso, L.
(2016). The effect of nurse-led navigation programmes
on cancer patients' outcomes. *Cancer Nursing Practice*,
15(7), 32.

Center for Consumer Information and Insurance Oversight.
(2011, November 16). Fighting unreasonable health
insurance premium increases. Retrieved from https://
www.cms.gov/CCIIO/Resources/Fact-Sheets-and-FAQs/
ratereview05192011a.html

Centers for Disease Control and Prevention (CDC). (2019,
February 11). *Health and economic costs of chronic dis-
eases*. Washington, DC: Author. Retrieved from https://
www.cdc.gov/chronicdisease/about/costs/index.htm

Chetty, R. (2016). The association between income and life
expectancy in the United States, 2001–2014. *Journal of
the American Medical Association*, *16*, 1750–1766.

Clark, S., Singer, D., Solway, E., Kirch, M., & Malani, P.
(2018, June). *Logging in: Using patient portals to access
health information*. University of Michigan National
Poll on Healthy Aging. Retrieved from http://hdl
.handle.net/2027.42/145683

Commonwealth Fund. (2013, September 18). *Health
care in the two Americas: Findings for the scorecard
on state health system performance for low-income
populations, 2013*. New York: Author. Retrieved from
http://www.commonwealthfund.org/publications/
fund-reports/2013/sep/low-income-scorecard

Commonwealth Fund. (2015, March 16). *Washington health
policy week in review*. New York: Author. Retrieved from
http://www.commonwealthfund.org/publications/
newsletters/washington-health-policy-in-review/2015/
mar/mar-16-2015/many-households-lack-liquid-
savings-to-pay-deductibles

Commonwealth Fund (2019, June 12). *State health care
scorecard finds deaths from suicide, alcohol, drug are a
regional epidemic; impact varies widely across states*.
New York: Author. Retrieved from https://www
.commonwealthfund.org/sites/default/files/2019-06/
Radley_state_scorecard_2019_PRESS_RELEASE_
final_06-12-2019_v2.pdf

Cozma, R. (2009, Fall). Online health communication:
Source or eliminator of health myths? *Southwestern
Mass Communication Journal*, *24*(2), 69–80.

Cubanksi, J. (2018, November 28). *Sources of supplemental
coverage among Medicare beneficiaries in 2016*. Kaiser
Family Foundation. Retrieved from https://www.kff.org/
medicare/issue-brief/sources-of-supplemental-coverage-
among-medicare-beneficiaries-in-2016/

Davis, K., Schoen, C., & Bandeali, F. (2015, April 30).
Medicare: 50 years of ensuring coverage and care. Com-
monwealth Fund. Retrieved from https://www
.commonwealthfund.org/publications/fund-reports/2015/
apr/medicare-50-years-ensuring-coverage-and-care

Dorsey, J. L., & Berwick, D. M. (2008, February 27). Dirty
words in healthcare. *Boston Globe*, Op-Ed, p. A9.

Economic Research Initiative on the Uninsured. (2005,
December). Rising health care costs frustrate efforts to
reduce uninsured rate. *ERIU Research Highlight* No.
10. Retrieved from eriu.sph.umich.edu/pdf/highlight-
chernew.pdf

Fullman, N., Yearwood, J., Abay, S. M., Abbafati, C.,
Abd-Allah, F., Abdela, J., . . . & Lozano, R. (2018).
Measuring performance on the Healthcare Access and
Quality Index for 195 countries and territories and se-
lected subnational locations: A systematic analysis from
the Global Burden of Disease Study 2016. *The Lancet*,
391(10136), 2236–2271.

Garfield, R., & Orgera, K. (2019, March 21). *The coverage
gap: Uninsured poor adults in states that do not expand
Medicaid*. Kaiser Family Foundation. Retrieved from
https://www.kff.org/medicaid/issue-brief/the-coverage-
gap-uninsured-poor-adults-in-states-that-do-not-
expand-medicaid/

Health economics: Soaring healthcare premiums seen as
threat to managed care. (2003, July 14). *Health & Medi-
cine Week*, p. 56.

Hendrich, A., Chow, M., Skierczynski, B. A., & Lu, Z. (2008).
A 36-hospital time and motion study: How do medical-
surgical nurses spend their time? *The Permanente Jour-
nal*, *12*(3), 25–34.

Henry J. Kaiser Family Foundation. (2017, September 19).
2017 employer health benefits survey.
Menlo Park, CA: Author. Retrieved from
https://www.kff.org/report-section/
ehbs-2017-section-1-cost-of-health-insurance/

Henry J. Kaiser Family Foundation. (2018, October 3).
2018 employer health benefits survey. Menlo Park, CA:
Author. Retrieved from https://www.kff.org/report-
section/2018-employer-health-benefits-survey-
summary-of-findings/

Hsiao, W. C., Knight, A. G., Kappel, S., & Done, N. (2011).
What other states can learn from Vermont's bold experi-
ment: Embracing a single-payer health care financing
system. *Health Affairs*, *30*, 1232–1241.

Hudson, A. P., Spooner, A. J., Booth, N., Penny, R. A.,
Gordon, L. G., Downer, T.-R., . . . Chan, R. J. (2019).
Qualitative insights of patients and carers under the care
of nurse navigators. *Collegian*, *26*(1), 110–117.

Jauhar, S. (2008). *Intern: A doctor's initiation*. New York:
Farrar, Straus and Giroux.

Jiang, S., & Street, R. L. (2017). Factors influencing commu-
nication with doctors via the internet: A cross-sectional
analysis of 2014 HINTS Survey. *Health Communication*,
32(2), 180–188.

Kaiser Family Foundation. (2019, June 11). *Data
note: American's challenges with health care
costs*. Menlo Park, CA: Author. Retrieved from
https://www.kff.org/health-costs/issue-brief/
data-note-americans-challenges-health-care-costs/

Kern, L. M. (2018, October 9). *Whether fragmentation
care is hazardous depends on how many chronic condi-
tions a patient has*. The Commonwealth Fund.
Retrieved from https://www.commonwealthfund

.org/publications/journal-article/2018/oct/
fragmented-care-chronic-conditions-overuse-hospital

Key facts about the uninsured population. (2018, December 7). *Key facts about the uninsured population*. Kaiser Family Foundation. Retrieved from https://www.kff.org/uninsured/fact-sheet/key-facts-about-the-uninsured-population/

Khullar, D. (2018, September 23). Even as the U.S. grows more diverse, the medical profession is slow to follow. *The Washington Post*. Retrieved from https://www.washingtonpost.com/national/health-science/even-as-the-us-grows-more-diverse-the-medical-profession-is-slow-to-follow/2018/09/21/6e048d66-aba4-11e8-a8d7-0f63ab8b1370_story.html?utm_term=.4386ae93961a

Lefferts, D. (2018, November 2). The medicine maze. PW talks with Sana Goldberg. *Publishers Weekly*. Retrieved from https://www.publishersweekly.com/pw/by-topic/authors/interviews/article/78495-the-medicine-maze-pw-talks-with-sana-goldberg.html

Michelson, L. D. (2015). *The patient's playbook: How to save your life and the lives of those you love*. New York: Knopf Doubleday.

Organisation for Economic Co-Operation and Development (OECD). (2019a). *Health status: Life expectancy*. Paris: Author. Retrieved from https://stats.oecd.org/Index.aspx?DataSetCode=HEALTH_STAT

Organisation for Economic Co-Operation and Development (OECD). (2019b). *Health status: Perceived health status*. Paris: Author. Retrieved from https://stats.oecd.org/Index.aspx?DataSetCode=HEALTH_STAT

Organisation for Economic Co-Operation and Development (OECD). (2019c). *Health status: Cancer*. Paris: Author. Retrieved from https://stats.oecd.org/Index.aspx?DataSetCode=HEALTH_STAT

Peckham, C. (2013, March 28). *Physician lifestyles—linking to burnout*. Medscape. Retrieved from https://www.medscape.com/features/slideshow/lifestyle/2013/public

Rhiannon. (2018, February 8). How online community helped me. *Mind*. Retrieved from https://www.mind.org.uk/information-support/your-stories/how-online-community-helped-me/#.XQpGhtNKjlc

Roche, K. L., Angarita, A. M., Cristello, A., Lippitt, M., Haider, A. H., Bowie, J. V., . . . Tergas, A. I. (2016). "Little big things": A qualitative study of ovarian cancer survivors and their experiences with the health care system. *Journal of Oncology Practice, 12*(12), e974–e980.

Rocque, G. B., Pisu, M., Jackson, B. E., Kvale, E. A., Demark-Wahnefried, W., Martin, M. Y., . . . Partridge, E. E. (2017). Resource use and Medicare costs during lay navigation for geriatric patients with cancer. *Journal of the American Medical Association Oncology, 3*(6), 817–825.

Schneider, E., Abrams, M., Shah, A., Lewis, C., & Shah, T. (2018, October). *Health care in America: The experience of people with serious illnesses*. The Commonwealth Fund. Retrieved from https://www.commonwealthfund.org/sites/default/files/2018-10/Schneider_Health CareinAmerica.pdf

Sharmeen Shommu, N., Ahmed, S., Rumana, N., Barron, G. R. S., McBrien, K. A., & Chowdhury Turin, T. (2016).

What is the scope of improving immigrant and ethnic minority healthcare using community navigators: A systematic scoping review. *International Journal for Equity in Health, 15*, 1–12.

Should all Americans have the right (be entitled) to health care? (2019, February 14). *ProCon*. Retrieved from https://healthcare.procon.org

Tu, H. T. (2005, June). Medicare seniors much less willing to limit physician-hospital choice for lower costs. *Center for Studying Health System Change*, Issue Brief No. 96, nonpaginated. Retrieved from www.hschange.org/CONTENT/744

United Nations. (2019). *17 goals to change our world*. Geneva, Switzerland: Author. Retrieved from https://www.un.org/sustainabledevelopment/

U.S. Bureau of Labor Statistics. (2019, January 18). *Labor force statistics from the current population survey*. Washington, DC: Author. Retrieved from https://www.bls.gov/cps/cpsaat11.htm

U.S. Census Bureau. (2018, July 1). *Quick facts: Population estimates*. Washington, DC: Author. Retrieved from https://www.census.gov/quickfacts/fact/table/US#

Vespa, J., Armstrong, D. M., & Medina, L. (2018, March). *Demographic turning points for the United States: Population projections for 2020 to 2060*. U.S. Census Bureau. Retrieved from https://www.census.gov/content/dam/Census/library/publications/2018/demo/P25_1144.pdf

Walker, B. (2017, January 30). Insights on today's healthcare consumer. *C2B Solutions*. Retrieved from https://insights.c2bsolutions.com/blog/2-ways-improving-communication-for-underserved-patients

World Health Organization (WHO). (2011). *Fact file on health inequities. World Conference on Social Determinants of Health*. Geneva, Switzerland: Author. Retrieved from https://www.who.int/sdhconference/background/news/facts/en/

World Health Organization (WHO). (2015, June 10). *Ebola situation report*. Geneva, Switzerland: Author. Retrieved from http://apps.who.int/ebola/en/current-situation/ebola-situation-report-10-june-2015

World Health Organization (WHO). (2017). *Global health observatory (GHO) data. Life expectancy*. Geneva, Switzerland: Author. Retrieved from https://www.who.int/gho/mortality_burden_disease/life_tables/situation_trends_text/en/

World Health Organization (WHO). (2018a, February 8). *Ageing and health*. Geneva, Switzerland: Author. Retrieved from https://www.who.int/news-room/fact-sheets/detail/ageing-and-health

World Health Organization (WHO). (2018b). *Global expenditures database*. Geneva, Switzerland: Author. Retrieved from https://apps.who.int/nha/database/ViewData/Indicators/en

World Health Organization (WHO). (2018c, July 19). *HIV/AIDS. Data and statistics*. Geneva, Switzerland: Author. Retrieved from https://www.who.int/hiv/data/en/

World Health Organization (WHO). (2019a, January). *Migrants and refugees at higher risk of developing ill health than host populations, reveals first-ever WHO report on the health of displaced people in Europe*. Geneva,

Switzerland: Author. Retrieved from http://www.euro
.who.int/en/media-centre/sections/press-releases/2019/
migrants-and-refugees-at-higher-risk-of-developing-ill-
health-than-host-populations-reveals-first-ever-who-
report-on-the-health-of-displaced-people-in-europe

World Health Organization (WHO). (2019b). *Refugee and migrant health*. Geneva, Switzerland: Author. Retrieved from https://www.who.int/migrants/en/

World Health Organization (WHO). (2019c). *Ten threats to global health in 2019*. Author: Geneva, Switzerland. Retrieved from https://www.who.int/emergencies/ten-threats-to-global-health-in-2019

World Population Review. (2019). *Life expectancy by country 2019*. Walnut, CA: Author. Retrieved from http://worldpopulationreview.com/countries/life-expectancy/

CHAPTER 3

Adams, N., & Field, L. (2001). Pain management 1: Psychological and social aspects of pain. *British Journal of Nursing, 10*(14), 903–911.

Adams, R., Price, K., Tucker, G., Nguyen, A.-M., & Wilson, D. (2012). The doctor and the patient—How is a clinical encounter perceived? *Patient Education and Counseling, 86*(1), 127–133.

Anderson, P. M., & Hanna, R. (2019). Defining moments: Making time for virtual visits and catalyzing better cancer care. *Health Communication*. Online publication.

Arnetz, J. E., Zhdanova, L., & Arnetz, B. B. (2016). Patient involvement: A new source of stress in health care work? *Health Communication, 31*(12), 1566–1572.

Balint, J., & Shelton, W. (1996). Regaining the initiative: Forging a new model of the patient–physician relationship. *Journal of the American Medical Association, 275*, 887–892.

Barnes, R. K. (2018). Preliminaries to treatment recommendations in UK primary care: A vehicle for shared decision making? *Health Communication, 33*(11), 1366–1376.

Benjamin, J. M., Cox, E. D., Trapskin, P. J., Rajamanickam, V. P., Jorgenson, R. C., Weber, H. L., . . . Lubcke, N. L. (2015). Family-initiated dialogue about medications during family-centered rounds. *Pediatrics, 1*, 94.

Bethea, L. S., Travis, S. S., & Pecchioni, L. (2000). Family caregivers' use of humor in conveying information about caring for dependent older adults. *Health Communication, 12*(4), 361–376.

Blevins, C. E., Anderson, B. J., Caviness, C. M., Herman, D. S., & Stein, M. D. (2019). Emerging adults' discussion of substance use and sexual behavior with providers. *Journal of Health Communication, 2*, 121–128.

Bochner, S. (1983). Doctors, patients and their cultures. In D. Pendleton & J. Hasler (Eds.), *Doctor–patient communication* (pp. 127–138). London: Academic Press.

Bock, B. C., Becker, B. M., Niaura, R. S., Partridge, R., Fava, J. L., & Trask, P. (2008). Smoking cessation among patients in an emergency chest pain observation unit: Outcomes of the Chest Pain Smoking Study (CPSS). *Nicotine & Tobacco Research, 10*(10), 1523–1531.

Brady, M. J., & Cella, D. F. (1995, May 30). Helping patients live with their cancer. *Patient Care, 29*(10), 41–49.

Branch, W. T., Jr., & Malik, T. K. (1993). Using "windows of opportunities" in brief interviews to understand patients' concerns. *Journal of the American Medical Association, 269*, 1667–1668.

Britton, P. C., Williams, G. C., & Conner, K. R. (2008). Self-determination theory, motivational interviewing, and the treatment of clients with acute suicidal ideation. *Journal of Clinical Psychology, 64*(1), 52–66.

Broom, A. (2008). Virtually healthy: The impact of internet use on disease experience and the doctor–patient relationship. In L. C. Lederman (Ed.), *Beyond these walls: Readings in health communication* (pp. 92–109). New York: Oxford University Press.

Brown, J., & Addington-Hall, J. (2007). How people with motor neuron disease talk about living with illness: A narrative study. *Journal of Advanced Nursing, 62*(2), 200–208.

Brüggemann, A. J., Wijma, B., & Swahnberg, K. (2012, November). Patients' silence following healthcare staff's ethical transgressions. *Nursing Ethics, 19*(6), 750–763.

Buckley, L. M. (2008). *Talking with patients about the personal impact of illness: The doctor's role*. New York: Radcliffe.

Bundgaard, K., Sørensen, E. E., & Nielsen, K. B. (2011). The art of holding hands: A fieldwork study outlining the significance of physical touch in facilities for short-term stay. *International Journal for Human Caring, 15*(3), 34–41.

Cegala, D. J., Street, R. L., Jr., & Clinch, C. R. (2007). The impact of patient participation on physicians' information provision during a primary care medical interview. *Health Communication, 21*, 177–185.

Charon, R. (2006). *Narrative medicine: Honoring the stories of illness*. New York: Oxford University Press.

Charon, R. (2009a). Narrative medicine as witness for the self-telling body. *Journal of Applied Communication Research, 37*, 118–131.

Charon, R. (2009b). The polis of a discursive narrative medicine. *Journal of Applied Communication Research, 37*, 196–201.

Clayton, M. F., Iacob, E., Reblin, M., & Ellington, L. (in press). Hospice nurse identification of comfortable and difficult discussion topics: Associations among self-perceived communication effectiveness, nursing stress, life events, and burnout. *Patient Education and Counseling, 102*(10), 1793-1801.

Córdova, D., Lua, F. M., Ovadje, L., Fessler, K., Bauermeister, J. A., Salas-Wright, C. P., . . . Youth Leadership Council. (2018). Adolescent experiences of clinician–patient HIV/STI communication in primary care. *Health Communication, 33*(9), 1177–1183.

Coupland, N., Coupland, J., & Giles, H. (1991). *Language, society & the elderly*. Oxford: Blackwell.

Dervin, B. (1999, May). *Sense-making's theory of dialogue: A brief introduction*. Paper presented at a nondivisional workshop held at the meeting of the International Communication Association, San Francisco.

Dervin, B., & Frenette, M. (2001). Sense-making methodology: Communicating communicatively with campaign audiences. In R. Rice & C. Atkin (Eds.), *Public*

573

communication campaigns (3rd ed., pp. 69–87). Thousand Oaks, CA: Sage.

Dillon, P. J. (2012). Assessing the influence of patient participation in primary care medical interviews on recall of treatment recommendations. *Health Communication, 27*, 58–65.

Drugs facts. *Monitoring the future survey*: High school and youth trends. (2018, December). National Institute on Drug Abuse. Retrieved from https://www.drugabuse.gov/publications/drugfacts/monitoring-future-survey-high-school-youth-trends

du Pré, A. (1998). *Humor and the healing arts: Multimethod analysis of humor use in health care*. Mahwah, NJ: Lawrence Erlbaum.

Dym, H. (2008). Risk management techniques for the general dentist and specialist. *Dental Clinics of North America, 52*(3), 563–577.

Edgar, T. M., Satterfield, D. W., & Whaley, B. B. (2005). Explanations of illness: A bridge to understanding. In E. B. Ray (Ed.), *Health communication in practice: A case study approach* (pp. 95–109). Mahwah, NJ: Lawrence Erlbaum.

Eggly, S. (2002). Physician–patient co-construction of illness narratives in the medical interview. *Health Communication, 14*, 339–360.

Epstein, R. M., Fiscella, K., Lesser, C. S., & Stange, K. C. (2010). *Why the nation needs a policy push on patient-centered health care*. The Commonwealth Fund. Retrieved from http://www.commonwealthfund.org/Publications/In-the-Literature/2010/Aug/Why-the-Nation-Needs-a-Policy-Push.aspx

Eriksson, T. (2015). Evidence-based and pragmatic steps for pharmacists to improve patient adherence. *Integrated Pharmacy Research and Practice, 4*, 13–19.

Fahey, K. F., Rao, S. M., Douglas, M. K., Thomas, M. L., Elliott, J. E., & Miaskowski, C. (2008). Nurse coaching to explore and modify patient attitudinal barriers interfering with effective cancer pain management. *Oncology Nursing Forum, 35*(2), 234–240.

Farber, N. J., Novack, D. H., & O'Brien, M. K. (1997). Love, boundaries, and the patient–physician relationship. *Archives of Internal Medicine, 157*, 229–294.

Gade, C. J. (2007). Understanding and defining roles in the pharmacist–patient relationship. *Journal of Communication in Healthcare, 1*, 88–98.

Geist, P., & Dreyer, J. (1993). The demise of dialogue: A critique of medical encounter dialogue. *Western Journal of Communication, 57*, 233–246.

Geist, P., & Gates, L. (1996). The poetics and politics of recovering identities in health communication. *Communication Studies, 47*, 218–228.

Geller, G., Bernhardt, B. A., Carrese, J., Rushton, C. H., & Kolodner, K. (2008). What do clinicians derive from partnering with their patients? Reliable and valid measure of "personal meaning in patient care." *Patient Education and Counseling, 72*, 293–300.

Greene, K. (2009). An integrated model of health disclosure decision-making. In T. D. Afifi & W. A. Afifi (Eds.), *Uncertainty and information regulation in interpersonal contexts: Theories and applications* (pp. 226–253). New York: Routledge.

Greene, K., Magsamen-Conrad, K., Venetis, M. K., Checton, M. G., Bagdasarov, Z., & Banerjee, S. C. (2012). Assessing health diagnosis disclosure decisions in relationships: Testing the disclosure decision-making model. *Health Communication, 27*, 356–368.

Groopman, J. (2007). *How doctors think*. Boston: Houghton Mifflin.

Halkowski, T. (2006). Realizing the illness: Patients' narratives of symptom discovery. In J. Heritage & D. W. Maynard (Eds.), *Communication in medical care: Interactions between primary care physicians and patients* (pp. 86–114). Cambridge: Cambridge University Press.

Harres, A. (2008). "But basically you're feeling well, are you?" Tag questions in medical consultations. In L. C. Lederman (Ed.), *Beyond these walls: Readings in health communication* (pp. 49–57). New York: Oxford University Press.

Harter, L. M. (2009). Narratives as dialogic, contested, and aesthetic performances. *Journal of Applied Communication Research, 37*, 140–150.

He, X., Sun, Q., & Stetler, C. (2018). Warm communication style strengthens expectations and increases perceived improvement. *Health Communication, 33*(8), 939–945.

Heritage, J., & Robinson, J. D. (2006). The structure of patients' presenting concerns: Physicians' opening questions. *Health Communication, 19*, 89–102.

Hesson, A. M., Sarinopoulos, I., Frankel, R. M., & Smith, R. C. (2012). A linguistic study of patient-centered interviewing: Emergent interactional effects. *Patient Education and Counseling, 88*, 373–380.

Hummert, M. L., & Mazloff, D. C. (2001). Older adults' responses to patronizing advice. *Journal of Language & Social Psychology, 20*(1/2), 167–196.

Jacobsen, S. K., Bouchard, G. M., Emed, J., Lepage, K., & Cook, E. (2015). Experiences of "being known" by the healthcare team of young adult patients with cancer. *Oncology Nursing Forum, 42*(3), 250–257.

Jiang, S. (2017). Pathway linking patient-centered communication to emotional well-being: Taking into account patient satisfaction and emotion management. *Journal of Health Communication, 22*(3), 234–242.

Julliard, K., Vivar, J., Delgado, C., Cruz, E., Kabak, J., & Sabers, H. (2008). What Latina patients don't tell their doctors: A qualitative study. *Annals of Family Medicine, 6*(6), 543–549.

Kakai, H. (2002). A double standard in bioethical reasoning for disclosure of advanced cancer diagnosis in Japan. *Health Communication, 14*, 361–376.

Kaplan, R. M. (1997). Health outcomes and communication research. *Health Communication, 9*, 75–82.

Katz, J. (1984). *The silent world of doctor and patient*. New York: Free Press.

Koermer, C. D., & Kilbane, M. (2008). Physician sociality communication and its effect on patient satisfaction. *Communication Quarterly, 56*, 69–86.

Laine, C., & Davidoff, F. (1996). Patient-centered medicine: A professional evolution. *Journal of the American Medical Association, 275*, 152–155.

Lambert, B. L., Street, R. L., Cegala, D. J., Smith, D. H., Kurtz, S., & Schofield, T. (1997). Provider–patient communication, patient-centered care, and the mangle of practice. *Health Communication, 9,* 27–43.

Légaré, F., & Witteman, H. O. (2013). Shared decision making: examining key elements and barriers to adoption into routine clinical practice. *Health Affairs, 32*(2), 276–284.

Li, C.-C., Matthews, A. K., Dossaji, M., & Fullam, F. (2017). The relationship of patient–provider communication on quality of life among African-American and White cancer survivors. *Journal of Health Communication, 22*(7), 584–592.

Li, H. Z., Krysko, M., Desroches, N. G., & Deagle, G. (2004). Reconceptualizing interruptions in physician–patient interviews: Cooperative and intrusive. *Communication & Medicine, 1*(2), 145–157.

Lumma-Sellenthin, A. (2009). Talking with patients and peers: Medical students' difficulties with learning communication skills. *Medical Teacher, 31,* 528–534.

Maathuis, E. (2018, June 11). What to do if a doctor is being rude to you during an appointment. Quora. Retrieved from https://www.quora.com/What-do-you-do-if-a-doctor-is-being-rude-to-you-during-an-appointment

Magee, M., & D'Antonio, M. (2003). *The best medicine: Stories of doctors and patients who care for each other* (2nd ed.). New York: Spencer Books.

McBride, R. (2012, January 27). Talking to patients about sensitive topics: Communication and screening techniques for increasing the liability of patient self-report. MedEd Portal. Retrieved from https://www.mededportal.org/publication/9089/

McCall, C. (2018, May 22). Therapy completed changed my life—here's how. The Everygirl. Retrieved from http://theeverygirl.com/therapy-changed-my-life/

McCarley, P. (2009). Patient empowerment and motivational interviewing: Engaging patients to self-manage their own care. *Nephrology Nursing Journal, 36*(4), 409–413.

McCreaddie, M., & Payne, S. (2012). Humour in health-care interactions: A risk worth taking. *Health Expectations, 17*(3), 332–344.

Miller, W. R., & Rollnick, S. (2002). *Motivational interviewing: Preparing people for change.* New York: Guilford Press.

Morgan, S. E., Occa, A., Mouton, A., & Potter, J. (2017). The role of nonverbal communication behaviors in clinical trial and research study recruitment. *Health Communication, 32*(4), 461–469.

Nicolai, J., Demmel, R., & Farsch, K. (2010). Effects of mode of presentation on ratings of empathic communication in medical interviews. *Patient Education and Counseling, 80,* 76–79.

Nordby, H., & Nøhr, O. N. (2011). Care and empathy in ambulance services: Paramedics' experiences of communicative challenges in transports of patients with prolonged cancer. *Journal of Communication in Healthcare, 4,* 215–226.

Norling, G. R. (2005). Developing a theoretical model of rapport building: Implications for medical education and the physician–patient relationship. In M. Haider (Ed.), *Global public health communication* (pp. 407–414). Boston: Jones and Bartlett.

October, T. W., Dizon, Z. B., & Roter, D. L. (2018). Is it my turn to speak? An analysis of the dialogue in the family-physician intensive care unit conference. *Patient Education and Counseling, 101*(4), 647–652.

Palmer-Wackerly, A. L., Krieger, J. L., & Rhodes, N. D. (2017). The role of health care provider and partner decisional support in patients' cancer treatment decision-making satisfaction. *Journal of Health Communication, 22,* 10–19.

Pateet, J. R., Fremonta, L. M., & Miovic, M. K. (2011). Possibly impossible patients: Management of difficult behavior in oncology patients. *Journal of Oncology Practice, 7,* 242–246.

Patient-centered care continues to deliver on promise of better quality care a lower cost. (2015, August). Patient-Centered Primary Care Collaborative. Retrieved from https://www.pcpcc.org/resource/patient-centered-care-continues-deliver-promise-better-quality-care-lower-cost

Pelto-Piri, V., Engström, K., & Engström, I. (2013). Paternalism, autonomy and reciprocity: Ethical perspectives in encounters with patients in psychiatric in-patient care. *BMC [Biomed Central] Medical Ethics, 14,* 49.

Platt, F. W. (1995). *Conversation repair: Case studies in doctor–patient communication.* Boston: Little, Brown.

Rawlins, W. K. (1989). A dialectical analysis of the tensions, functions, and strategic challenges of communication in young adult friendships. *Communication Yearbook, 12,* 157–189.

Rawlins, W. K. (1992). *Friendship matters: Communication, dialectics, and the life course.* New York: Aldine De Gruyter.

Rawlins, W. K. (2009). Narrative medicine and the stories of friends. *Journal of Applied Communication Research, 37,* 167–173.

Reno, J. E., O'Leary, S., Garrett, K., Pyrzanowski, J., Lockhart, S., Campagna, E., . . . Dempsey, A. F. (2018). Improving provider communication about HPV vaccines for vaccine-hesitant parents through the use of motivational interviewing. *Journal of Health Communication, 23*(4), 313–320.

Riiser, K., Løndal, K., Ommundsen, Y., Småstuen, M. C., Misvær, N., & Helseth, S. (2014). The outcomes of a 12-week internet intervention aimed at improving fitness and health-related quality of life in overweight adolescents. *Plos ONE, 9*(12), 1–21.

Rollnick, S., & Miller, W. (1995). What is motivational interviewing? *Behavioural and Cognitive Psychotherapy, 23,* 325–334. Reprinted online. Retrieved from http://www.motivationalinterview.net/clinical/whatismi.html

Rosenberg, A., Starks, H., & Unguru, Y., Fuedtner, C., & Diekema, D. (2017, November). Truth telling in the setting of cultural differences and incurable pediatric illness: A review. *JAMA Pediatrics, 171*(11), 1113–1119.

Rosti, G. (2017). Role of narrative-based medicine in proper patient assessment. *Supportive Care in Cancer, 25,* 3–6.

Ruben, M. A., Meterko, M., & Bokhour, B. G. (2018, February). Do patient perceptions of provider communication relate to experiences of physical pain? *Patient Education & Counseling, 101*(2), 209–213.

Schmid Mast, M., Hall, J. A., & Roter, D. (2008). Caring and dominance affect participants' perceptions and behaviors during a virtual medical visit. *Journal of General Internal Medicine, 23*(5), 523–527.

Scholl, J. C. (2007). The use of humor to promote patient-centered care. *Journal of Applied Communication Research, 35*(2), 156–176.

Silvester, J., Patterson, F., Koczwara, A., & Ferguson, E. (2007). "Trust me . . .": Psychological and behavioral predictors or perceived physician empathy. *Journal of Applied Psychology, 92*(2), 519–527.

Sisk, B., Frankel, R., Kodish, E., & Harry Isaacson, J. (2016). The truth about truth-telling in American medicine: A brief history. *The Permanente Journal, 20*(3), 15–219. Retrieved from https://www.ncbi.nlm.nih.gov/pmc/articles/PMC4991917/

Small, D. (2019). Defining moments and healing emplotment: "I have cancer; it doesn't have me." *Health Communication, 34*(4), 515–517.

Smith, R. C., & Hoppe, R. B. (1991). The patient's story: Integrating the patient- and physician-centered approaches to interviewing. *Annals of Internal Medicine, 115*, 460–477.

Stepler, R. (2015, November 15). 4 facts about family caregivers. *Pew Research Center.* Retrieved from https://www.pewresearch.org/fact-tank/2015/11/18/5-facts-about-family-caregivers/

Stivers, T., Heritage, J., Barnes, R. K., McCabe, R., Thompson, L., & Toerien, M. (2018). Treatment recommendations as actions. *Health Communication, 33*(11), 1335–1344.

Street, R. L., Makoul, G., Arora, N. K., & Epstein, R. M. (2009). How does communication heal? Pathways linking clinician-patient communication to health outcomes. *Patient Education and Counseling, 74*(3), 295–301.

Suchman, A. L., Markakis, K., Beckman, H. B., & Frankel, R. (1997). A model of empathic communication in the medical interview. *Journal of the American Medical Association, 277*, 678–683.

Transue, E. R. (2004). *On call: A doctor's days and nights in residency.* New York: St. Martin's Griffin.

Ünal, S. (2012). Evaluating the effect of self-awareness and communication techniques on nurses' assertiveness and self-esteem. *Contemporary Nurse: A Journal for the Australian Nursing Profession, 43*(1), 90–98.

Underage drinking. (2017, February). National Institute on Alcohol Abuse and Alcoholism. Retrieved from https://www.niaaa.nih.gov/publications/brochures-and-fact-sheets/underage-drinking

van Zanten, M., Boulet, J. R., & McKinley, D. (2007). Using standardized patients to assess the interpersonal skills of physicians: Six years' experience with a high-stakes certification examination. *Health Communication, 22*(3), 195–205.

Walsh, K., Jordan, Z., & Apolloni, L. (2009). The problematic art of conversation: Communication and health practice evolution. *Practice Development in Health Care, 8*, 166–179.

Watson, T. J. (2014). What we have here is a failure to communicate! Communication mistakes account for

25 percent of malpractice claims at WILMIC and are among the most frequent grievances filed with the OLR; avoid communication breakdown with clients by following effective communication practices. *The Wisconsin Lawyer, 11*, 51.

Watzlawick, P., Beavin, J. H., & Jackson, D. D. (1967). *Pragmatics of human communication.* New York: W. W. Norton.

Weiss, G. G. (2008, June 20). The new doctor–patient paradigm: How the shift from the "physician as wise parent" model to one of more shared responsibility is playing out in the exam room. *Medical Economics, 85*(12), 48–52.

Welch, G., Rose, G., & Ernst, D. (2006). Motivational interviewing and diabetes: What is used, and does it work? *Diabetes Spectrum, 19*(1), 5–11.

Wynia, M. (2004, February). Invoking therapeutic privilege. *American Medical Association Journal of Ethics, 6*(2), 90–92. Retrieved from https://journalofethics.ama-assn.org/article/invoking-therapeutic-privilege/2004-02

Yang F., Zhang Q., Kong W., Shen H., Lu J., Ge, X., & Zhuang, Y. (2018). A qualitative study on the attitudes of patients with gastrointestinal cancer toward being informed of the truth. *Patient Preference and Adherence, 12*, 2283–2290.

Young, A., & Flower, L. (2002). Patients as partners, patients as problem-solvers. *Health Communication, 14*, 69–97.

Zaner, R. M. (2009). Narrative and decision. *Journal of Applied Communication Research, 37*, 174–187.

Zikmund-Fisher, B. J., Couper, M. P., Singer, E., Ziniel, S., Fowler, F., . . . Fagerlin, A. (2010) The DECISIONS study: A nationwide survey of U.S. adults regarding nine common medical decisions. *Medical Decision Making, 30*(5S), S20–S34.

Zisman-Ilani, Y., Roe, D., Elwyn, G., Kupermintz, H., Patya, N., Peleg, I., & Karnieli-Miller, O. (2019). Shared decision making for psychiatric rehabilitation services before discharge from psychiatric hospitals. *Health Communication, 34*(6), 631–637.

Zook, R. (1997, April). Handling inappropriate sexual behavior with confidence: Here are nine tips for keeping the boundaries clear. *Nursing, 27*, 65.

CHAPTER 4

Adams, J. R., Elwyn, G., Légaré, F., & Frosch, D. L. (2012). Communicating with physicians about medical decisions: A reluctance to disagree. *Archives of Internal Medicine, 172*(15), 1184–1186.

Ashley, B. M., & O'Rourke, K. D. (1997). *Health care ethics: A theological analysis* (4th ed.). Washington, DC: Georgetown University Press.

Bleustein, C., Valaitis, E., & Jones, R. (2010). Effect of wait room time on ambulatory patient satisfaction. *Otolaryngology—Head and Neck Surgery, 143*, P38–P39.

Brick, D. J., Scherr, K. A., & Ubel, P. A. (2019). The impact of cost conversations on the patient-physician relationship. *Health Communication, 34*(1), 65–73.

Brown, T. (2012, March 14). Hospitals aren't hotels. *The New York Times.* Retrieved from http://www.nytimes.com/2012/03/15/opinion/hospitals-must-first-hurt-to-heal.html

Burgoon, M. H., & Burgoon, J. K. (1990). Compliance-gaining and health care. In J. P. Dillard (Ed.), *Seeking compliance: The production of interpersonal influence messages* (pp. 161–188). Scottsdale, AZ: Gorsuch Scarisbrick.

Charmaz, K. (1987). Struggling for a self: Identity levels of the chronically ill. In J. Roth & P. Conrad (Eds.), *Research in the sociology of health care* (pp. 283–321). Greenwich, CT: JAI Press.

Chou, W.-Y., Wang, L. C., Finney Rutten, L. J., Moser, R. P., & Hesse, B. W. (2010). Factors associated with Americans' ratings of health care quality: What do they tell us about the raters and health care systems? *Journal of Health Communication, 15,* 147–156.

Clements, B. (1996). Talk is cheaper than three extra office visits. *American Medical News, 39,* 17–20.

Cortés, D. E., Drainoni, M.-L., Henault, L. E., & Paasche-Orlow, M. K. (2010). How to achieve informed consent for research from Spanish-speaking individuals with low literacy: A qualitative report. *Journal of Health Communication, 15,* 172–182.

Cousin, G., Mast, M. S., Roter, D. L., & Hall, J. A. (2012). Concordance between physician communication style and patient attitudes predicts patient satisfaction. *Patient Education and Counseling, 87,* 193–197.

Dahm, M. R. (2012). Tales of time, terms, and patient information-seeking behavior—An exploratory qualitative study. *Health Communication, 27,* 682–689.

Defenbaugh, N. L. (2013). Revealing and concealing ill identity: A performance narrative of IBD disclosure. *Health Communication, 28,* 159–169.

Deloitte. (2008). Reality check: 2008 survey of health care consumers. Retrieved from http://www.deloitte.com/dtt/article/0,1002,cid=192468,00.html

Egerton, J. (2007, September 21). 11 ways to keep your patients satisfied: Your front-desk staff can make the patient experience positive or turn them off. Here's how to make sure that all goes well. *Medical Economics, 84*(18), 50–52.

Ellingson, L. L., & Borofka, K. G. E. (2018). Long-term cancer survivors' everyday embodiment. *Health Communication,* 1–12. Published online.

Emilsson, M., Gustafsson, P. A., Ohnstrom, G., & Marteinsdottir, I. (2017). Beliefs regarding medication and side effects influence treatment adherence in adolescents with attention deficit hyperactivity disorder. *European Child & Adolescent Psychiatry, 26*(5), 559–571.

Fenton, J. J., Jerant, A. F., Bertakis, K. D., & Franks, P. (2012). The cost of satisfaction: A national study of patient satisfaction, health care utilization, expenditures, and mortality. *Archives of Internal Medicine, 172,* 405–411. doi:10.1001/archinternmed.2011.1662

Fico, A. E., & Lagoe, C. (2018). Patients' perspectives of oral healthcare providers' communication: Considering the impact of message source and content. *Health Communication, 33*(8), 1035–1044.

Field-Springer, K., & Margavio Striley, K. (2018). Managing meanings of embodied experiences theory: Toward a discursive understanding of becoming healthier. *Health Communication, 33*(6), 700–709.

Frosch, D. L., May, S. G., Rendle, K. A. S., Tietbohl, C., & Elwyn, G. (2012). Authoritarian physicians and patients' fear of being labeled "difficult" among key obstacles to shared decision making. *Health Affairs, 31*(5), 1030–1038.

Gillespie, S. R. (2001). The politics of breathing: Asthmatic Medicaid patients under managed care. *Journal of Applied Communication Research, 29*(2), 97–116.

Gilotra, N. A., Shpigel, A., Okwuosa, I. S., Tamrat, R., Flowers, D., & Russell, S. D. (2017). Patients commonly believe their heart failure hospitalizations are preventable and identify worsening heart failure, nonadherence, and a knowledge gap as reasons for admission. *Journal of Cardiac Failure, 23*(3), 252–256.

Goffman, E. (1971a). *The presentation of self in everyday life.* Garden City, NY: Doubleday.

Goffman, E. (1971b). *Relations in public.* New York: Basic Books.

Gordon, E. J., Leon, J. B., & Sehgal, A. R. (2003). Why are hemodialysis treatments shortened and skipped? Development of a taxonomy and relationship to patient subgroups. *Nephrology Nursing Journal, 30*(2), 209–217.

Groopman, J. (2007). *How doctors think.* Boston: Houghton Mifflin.

Hall, I. J., Tangka, F. K. L., Sabatino, S. A., Thompson, T. D., Graubard, B. I., & Breen, N. (2018). Patterns and trends in cancer screening in the United States. *Preventing Chronic Disease, 15,* E97.

Hamdidouche, I., Jullien, V., Boutouyrie, P., Billaud, E., Azizi, M., & Laurent, S. (2017). Drug adherence in hypertension: From methodological issues to cardiovascular outcomes. *Journal of Hypertension, 35*(6), 1133–1144.

Harrington, N. G., Norling, G. R., Witte, F. M., Taylor, J., & Andrews, J. E. (2007). The effects of communication skills training on pediatricians' and parents' communication during "sick child" visits. *Health Communication, 21,* 105–114.

Harwood, J., & Sparks, L. (2003). Social identity and health: An intergroup communication approach to cancer. *Health Communication, 15,* 145–159.

Heath, C. (2006). Body work: The collaborative production of the clinical object. In J. Heritage & D. W. Maynard (Eds.), *Communication in medical care: Interactions between primary care physicians and patients* (pp. 184–213). Cambridge: Cambridge University Press.

Jadad, A. R., & Rizo, C. A. (2003). I am a good patient believe it or not. *British Medical Journal, 326*(7402), 1293–1294.

Jangland, E., Gunningberg, L., & Carlsson, M. (2009). Patients' and relatives' complaints about encounters and communication in health care: Evidence for quality improvement. *Patient Education and Counseling, 75,* 199–204.

Jauhar, S. (2008). *Intern: A doctor's initiation.* New York: Farrar, Straus and Giroux.

Jessica's story. (n.d.). Memorial Sloan Kettering Cancer Center. Retrieved from https://www.mskcc.org/experience/hear-from-patients/jessica-tar

Katz, J. (1995). Informed consent: Ethical and legal issues. In J. D. Arras & B. Steinbock (Eds.), *Ethical issues in modern medicine* (4th ed., pp. 87–97). Mountain View, CA: Mayfield.

Koszalinski, R. S., & Williams, C. (2012). Embodying identity in chemotherapy-induced alopecia. *Perspectives in Psychiatric Care, 48*, 116–121.

Kundrat, A. L., & Nussbaum, J. F. (2003). The impact of invisible illness on identity and contextual age. *Health Communication, 15*, 331–347.

The Lacks family [blog]. (2012). Retrieved from http://www .lacksfamily.net/.

Lo, M.-C. M. (2010). Cultural brokerage: Creating linkages between voices of lifeworld and medicine in cross-cultural clinical settings. *Health: An Interdisciplinary Journal for the Social Study of Health, Illness & Medicine, 14*(5), 484–504.

Mahomed, R., St. John, W., & Patterson, E. (2012). Understanding the process of patient satisfaction with nurse-led chronic disease management in general practice. *Journal of Advanced Nursing, 68*(11), 2538–2549.

Makarem, S. C., Smith, M. F., Mudambi, S. M., & Hunt, J. M. (2014). Why people do not always follow the doctor's orders: The role of hope and perceived control. *Journal of Consumer Affairs, 48*(3), 457–485.

Margonelli, L. (2010, February 5). Eternal life. Sunday book review. *The New York Times*. Retrieved from http://www. nytimes.com/2010/02/07/books/review/Margonelli-t. html?pagewanted=all&_r=0

Milika, R. M., & Trorey, G. M. (2008). Patients' expectations of the maintenance of their dignity. *Journal of Clinical Nursing, 17*, 2709–2717.

Mishler, E. G. (1981). The social construction of illness. In E. B. Mishler, L. R. Amarasingham, S. D. Osherson, S. T. Hauser, & R. Leim (Eds.), *Social contexts of health, illness, and patient care* (pp. 141–168). Cambridge: Cambridge University Press.

Mishler, E. G. *The discourse of medicine: Dialectics of medical interviews*. Norwood, NJ: Ablex.

Mizobe, M., & Fukuda, H. (2016). PHS130: Impact of patient nonadherence to diabetes treatment on complication risks and health care costs. *Value in Health, 19*(3), A32.

Neiman, A. B., Rupper, T., Ho, M., Garber, L., Weidle, P. J., Hong, Y., George, M. G., & Thorpe, P. G. (2017, November). CDC grand rounds: Improving medical adherence for chronic disease management—innovations and opportunities. *Centers for Disease Control and Prevention*. Retrieved from https://www.cdc.gov/mmwr/ volumes/66/wr/mm6645a2.htm

Papi, A., Ryan, D., Soriano, J. B., Chrystyn, H., Bjermer, L., Rodríguez-Roisin, R., . . . Price, D. B. (2018). Relationship of inhaled corticosteroid adherence to asthma exacerbations in patients with moderate-to-severe asthma. *The Journal of Allergy and Clinical Immunology: In Practice, 6*(6), 1989–1998.

Silver, M. (2013, August 17). A new chapter in the immortal life of Henrietta Lacks. *National Geographic*. Retrieved from http://news.nationalgeographic.com/ news/2013/08/130816-henrietta-lacks-immortal-life-hela-cells-genome-rebecca-skloot-nih/

Sugai, W. J. (2008, June 20). Taking a hard line with compliant patients. *Talk back. Letter to the editor. Medical Economics, 85*(12), 14.

Sutton, S. (2014, April 25). Stephen's story—when life gives you cancer [YouTube video]. Retrieved from https:// www.youtube.com/watch?v=MvG3ifEd0t0

Tarrant, C., Windridge, K., Boulton, J., Baker, R., & Freeman, G. (2003, June 14). How important is personal care in general practice? *British Medical Journal (Clinical Research Edition), 326*, 1310.

Tsai, T. C., Orav, E. J., & Jha, A. K. (2015, January). Patient satisfaction and quality of surgical care in U.S. hospitals. *Annals of Surgery, 261*(1), 2–8.

United Health Foundation. (2015). *Preventable hospitalizations. United States*. Minnetonka, MN: Author. Retrieved from http://www.americashealthrankings.org/ ALL/preventable

Waitzkin, H. (1991). *The politics of medical encounters: How patients and doctors deal with social problems*. New Haven, CT: Yale University Press.

Wanzer, M. B., Wojtaszczyk, A. M., Schimert, J., Missert, L., Baker, S., Baker, R., & Dunkle, B. (2010). Enhancing the "informed" in informed consent: A pilot test of a multimedia presentation. *Health Communication, 25*, 365–374.

Wright Nunes, J. A., Wallston, K. A., Eden, S. K., Shintani, A. K., Ikizler, T. A., & Cavanaugh, K. L. (2011). Associations among perceived and objective disease knowledge and satisfaction with physician communication in patients with chronic kidney disease. *Kidney International, 80*(12), 1344–1351.

Zhong, Z.-J., Nie, J., Xie, X., & Liu, K. (2019). How medic–patient communication and relationship influence Chinese patients' treatment adherence. *Journal of Health Communication, 24*(1), 29–37.

CHAPTER 5

Accreditation Council to Graduate Medical Education (ACGME). (2015). *Common program requirements*. Chicago: Author. Retrieved from http://www.acgme.org/ acgmeweb/Portals/0/PFAssets/ProgramRequirements/ CPRs_07012015_TCC.pdf

Adelman, S. A. (2008, January 4). Be careful what you promise. *Medical Economics, 85*(1), 14.

Allenbaugh, J., Corbelli, J., Rack, L., Rubio, D., & Spagnoletti, C. (2019). A brief communication curriculum improves resident and nurse communication skills and patient satisfaction. *Journal of General Internal Medicine, 34*(7), 1167–1173.

American Association of Medical Colleges. (2018, July). *Medical school graduation questionnaire: 2018 all schools summary report*. Washington DC: Author. Retrieved from https://www.aamc.org/download/490454/data/20 18gqallschoolssummaryreport.pdf

Apker, J. (2001). Role development in the managed care era: A case in hospital-based nursing. *Journal of Applied Communication Research, 29*(2), 117–136.

Augusta Health. (n.d.). Pushing the limits: Two-time breast cancer survivor planning her next race. Retrieved from http://www.augustahealth.com/foundation/ grateful-patient-stories/pushing-the-limits

Azevedo, D. (1996). Taking back health care: Doctors must work together. *Medical Economics*, *73*, 156–162.

Banja, J. D. (2005). *Medical errors and medical narcissism.* Boston: Jones and Bartlett.

Banja, J. D., & Amori, G. (2005). The empathic disclosure of medical error. In *Medical errors and medical narcissism* (pp. 173–192). Boston: Jones and Bartlett.

Barnett, G. V., Hollister, L., & Hall, S. (2011). Use of the standardized patient to clarify interdisciplinary team roles. *Clinical Simulation in Nursing*, *7*, e169–e173.

Beach, M. C., Roter, D., Korthuis, P. T., Epstein, R. M., Sharp, V., Ratanawongsa, N., . . . Saha, S. (2013). A multicenter study of physician mindfulness and health care quality. *Annals of Family Medicine*, *11*(5), 421–428.

Bell, D. J., Bringman, J., Bush, A., & Phillips, O. P. (2006). Job satisfaction among obstetrician-gynecologists: A comparison between private practice physicians and academic physicians. *American Journal of Obstetrics and Gynecology*, *195*(5), 1474–1478.

Berry, L. L., & Seltman, K. D. (2008). *Management lessons from Mayo Clinic: Inside one of the world's most admired service organizations.* New York: McGraw-Hill.

Bindler, R. C., Richardson, B., Daratha, K., & Wordell, D. (2012). Interdisciplinary health science research collaboration: Strengths, challenges, and case example. *Applied Nursing Research*, *25*, 95–100.

Boodman, S. (1997, February 25). Silent doctors more likely to be sued; malpractice study suggests that physicians' manner affects patients' readiness to go to court. *Washington Post*, p. WH9.

Brett, A. L., Branstetter, J. E., & Wagner, P. D. (2014). Nurse educators' perceptions of caring attributes in current and ideal work environments. *Nursing Education Perspectives*, *35*(6), 360–366.

Budzi, D., Lurie, S., Singh, K., & Hooker, R. (2010). Veterans' perceptions of care by nurse practitioners, physician assistants, and physicians: A comparison from satisfaction surveys. *Journal of the American Academy of Nurse Practitioners*, *22*(3), 170–176.

Burda, D. (2008, April 28). The perfection injection; Not paying for "never events" is a slippery slope. *Modern Healthcare*, *38*(17), 20.

Caldroney, R. D. (2008, March 21). Why we've never been sued: This doctor and his partners have stayed out of the courtroom for nearly 30 years. Learn how to follow their lead. *Medical Economics*, *85*(6), 30–32.

Cassedy, J. H. (1991). *Medicine in America: A short history.* Baltimore: Johns Hopkins University Press.

Catlin, A., Armigo, C., Volat, D., Vale, E., Hadley, M. A., Gong, W., Bassir, R., & Anderson, K. (2008). Conscientious objection: A potential neonatal nursing response to care orders that cause suffering at the end of life? Study of a concept. *Neonatal Network*, *27*(2), 101–108.

Chan, E. A., Jones, A., & Wong, K. (2013). The relationships between communication, care and time are intertwined: A narrative inquiry exploring the impact of time on registered nurses' work. *Journal of Advanced Nursing*, *69*(9), 2020–2029.

Charlton, C. R., Dearing, K. S., Berry, J. A., & Johnson, M. J. (2008). Nurse practitioners' communication styles and their impact on patient outcomes: An integrated literature review. *Journal of the American Academy of Nurse Practitioners*, *20*(7), 382–388.

Chung, M. P., Thang, C. K., Vermillion, M., Fried, J. M., & Uijtdehaage, S. (2018). Exploring medical students' barriers to reporting mistreatment during clerkships: A qualitative study. *Medical Education Online*, *23*(1), 1–9.

Conrad, P. (1988). Learning to doctor: Reflections on recent accounts of the medical school years. *Journal of Health and Social Behavior*, *29*, 323–332.

D'Agostino, T. A., Atkinson, T. M., Latella, L. E., Rogers, M., Morrissey, D., DeRosa, A. P., & Parker, P. A. (2017). Promoting patient participation in healthcare interactions through communication skills training: A systematic review. *Patient Education and Counseling*, *100*(7), 1247–1257.

Dean, M., & Street, J. L. (2014). Review: A 3-stage model of patient-centered communication for addressing cancer patients' emotional distress. *Patient Education and Counseling*, *94*, 143–148.

Defenbaugh, N., & Chikotas, N. E. (2015). The outcome of interprofessional education: Integrating communication studies into a standardized patient experience for advanced practice nursing students. *Nurse Education in Practice*, *16*(1), 176–181.

Drucker, P. F. (1993). *Post-capitalistic society.* New York: HarperCollins.

Dube, S. P., Ghadlinge, M. S., Mungal, S. U., Saleem, B. T., & Kulkarni, M. B. (2014, May). Students' perception towards problem based learning. *IOSR Journal of Dental and Medical Sciences*, *13*(5), 49–53.

Duggan, A. (2006). Understanding interpersonal communication processes across health contexts: Advances in the last decade and challenges for the next decade. *Journal of Health Communication*, *11*, 93–108.

Ellingson, L. L. (2007). The performance of dialysis care: Routinization and adaptation on the floor. *Health Communication*, *22*, 103–114.

Epstein, R. M. (1999). Mindful practice. *Journal of the American Medical Association*, *282*(9), 833–839.

Epstein, R. M., Fiscella, K., Lesser, C. S., & Stange, K. C. (2010, August 3). Why the nation needs a policy push on patient-centered health care. The Commonwealth Fund. Retrieved from https://www.commonwealthfund .org/publications/journal-article/2010/aug/why-nation-needs-policy-push-patient-centered-health-care

Erickson, S. (2008, May 16). The day I received my final verdict: A lawsuit left the author with worries about his reputation, until a surprising visit took place. *Medical Economics*, *85*(10), 32–33.

Fiabane, E., Giorgi, I., Sguazzin, C., & Argentero, P. (2013). Work engagement and occupational stress in nurses and other healthcare workers: The role of organisational and personal factors. *Journal of Clinical Nursing*, *22*(17/18), 2614–2624.

Florida hospital surgeons mistakenly amputate wrong leg of patient. (1995, March 20). *Jet*, *87*(1), 25

Fried, J. M., Vermillion, M., Parker, N. H., & Uijtdehaage, S. (2012). Eradicating medical student mistreatment: A longitudinal study of one institution's efforts. *Academic Medicine*, *87*(9), 1191–1198.

参 考 文 献

Frustrated by bureaucracy of modern medicine, 1 in 5 physicians wants to reduce clinical hours. California Medical Association. (2017. December 4). Retrieved from https://www.cmadocs.org/newsroom/news/view/ArticleId/21186/Frustrated-by-bureaucracy-of-modern-medicin

Gelsema, T. I., van der Doef, M., Maes, S., Janssen, M., Akerboom, S., & Verhoeven, C. (2006). A longitudinal study of job stress in the nursing profession: Causes and consequences. *Journal of Nursing Management*, *14*(4), 289–299.

Hagemeier, N. E., Hess, R., Jr., Hagen, K. S., & Sorah, E. L. (2014). Impact of an interprofessional communication course on nursing, medical, and pharmacy students' communication skill self-efficacy beliefs. *American Journal of Pharmaceutical Education*, *78*(10), 1–10.

Halbesleben, J. R. (2006). Patient reciprocity and physician burnout: What do patients bring to the patient–physician relationship? *Health Services Management Research*, *19*(4), 215–222.

Hall, L. H., Johnson, J., Watt, I., Tsipa, A., & O'Connor, D. B. (2016, July 8). Healthcare staff wellbeing, burnout, and patient safety: A systematic review. *PLoS ONE*, *11*(7), 1–12.

Happell, B., Dwyer, T., Reid-Searl, K., Burke, K. J., Caperchione, C. M., & Gaskin, C. J. (2013). Nurses and stress: Recognizing causes and seeking solutions. *Journal of Nursing Management*, *21*(4), 638–647.

Haskard, K. B., Williams, S. L., DiMatteo, R., Rosenthal, R., White, M. K., & Goldstein, M. G. (2008). Physician and patient communication training in primary care: Effects on participation and satisfaction. *Health Psychology*, *27*(5), 513–522.

Henley, S. R., Horner, C. J., Wills-Smith, N., Paxtor, C., Perry, R., O'Cain, H., . . . Roseborough, B. (2018). An opinion on mistreatment faced by student nurses during clinical. *Journal of Psychosocial Nursing and Mental Health Services*, *56*(10), 6–8.

Hirschmann, K. (2008). Blood, vomit, and communication: The days and nights of an intern on call. In L. C. Lederman (Ed.), *Beyond these walls: Readings in health communication* (pp. 58–73). New York: Oxford University Press.

Huang, K T. (2017). Day in the life—first year. American Student Dental Association. Retrieved from https://www.asdanet.org/index/get-into-dental-school/before-you-apply/a-day-in-the-life-of-a-dental-student/day-in-the-life-first-year

Janis, I. (1972). *Victims of groupthink* (2nd ed.). Boston: Houghton Mifflin.

Jauhar, S. (2008). *Intern: A doctor's initiation*. New York: Farrar, Straus and Giroux.

Jin, H. K., Park, S. H., Kang, J. E., Choi, K. S., Kim, H. A., Jeon, M. S., & Rhie, S. J. (2019). The influence of a patient counseling training session on pharmacy students' self-perceived communication skills, confidence levels, and attitudes about communication skills training. *BMC Medical Education*, *19*(172), nonpaginated online version.

Johal, P. (2016, September 20) "It can be a tough profession"—a mental health social worker reflects. Think Ahead. Retrieved from https://thinkahead.org/news-item/can-tough-profession-mental-health-social-worker-reflects/

Joo, J. H., Jimenez, D. E., Xu, J., & Park, M. (2019). Perspectives on training needs for geriatric mental health providers: Preparing to serve a diverse older adult population. *The American Journal of Geriatric Psychiatry*, *27*(7), 728–736.

Judd, D., & Sitzman, K. (2014). *A history of American nursing: Trends and eras* (2nd ed.). Burlington, MA: Jones & Bartlett.

Kenney, C. (2010). *Transforming health care: Virginia Mason Medical Center's pursuit of the perfect patient experience*. New York: Taylor & Francis.

Kisa, K., Kawabata, H., Itou, T., Nishimoto, N., & Maezawa, M. (2011). Survey of patient and physician satisfaction regarding patient-centered outpatient consultations in Japan. *Internal Medicine*, *50*(13), 1403–1410.

Klass, P. (1987). *A not entirely benign procedure: Four years as a medical student*. New York: Penguin.

Kreps, G. L. (1988). Relational communication in health care. *Southern Speech Communication Journal*, *53*, 344–359.

Kreps, G. L. (1990). Applied health communication research. In D. O'Hair & G. L. Kreps (Eds.), *Applied communication theory and research* (pp. 313–330). Hillsdale, NJ: Lawrence Erlbaum.

Lauer, C. S. (2008, March 10). The unwritten curriculum. Writer: Medical students learn from elders' cynicism. *Modern Healthcare*, *38*(10), 50.

Lee, F. (2004). *If Disney ran your hospital: 9½ things you would do differently*. Bozeman, MT: Second River Healthcare Press.

Li, Y., Wang, X., Zhu, X., Zhu, Y., & Sun, J. (2019). Effectiveness of problem-based learning on the professional communication competencies of nursing students and nurses: A systematic review. *Nurse Education in Practice*, *37*, 45–55.

Lief, H. L., & Fox, R. C. (1963). Training for "detached concern" in medical students. In J. I. Lief, V. F. Lief, & N. R. Lief (Eds., pp. 12–33), *The psychological basis of medical practice*. New York: Harper & Row.

MacLellan, D. L., & Lordly, D. (2008). The socialization of dietetic students: Influence of the preceptor role. *Journal of Allied Health*, *37*(2), E81–E92.

Magee, M., & D'Antonio, M. (2003). *The best medicine: Stories of doctors and patients who care for each other* (2nd ed.). New York: Spencer Books.

Mars, R. (Producer). (2011, June 30). The blue yarn. *99% invisible* [podcast]. Distributed by Public Radio Exchange.

Maslach, C. (1982). *Burnout: The cost of caring*. Englewood Cliffs, NJ: Prentice Hall.

McKinley, C. J., & Perino, C. (2013). Examining communication competence as a contributing factor in health care workers' job satisfaction and tendency to report errors. *Journal of Communication in Healthcare*, *6*(3), 158–165.

Mead, G. H. (1934). *Minds, self, and society*. Chicago: University of Chicago Press.

Micalizzi, D. A. (2008, March 3). The aftermath of a "never event": A child's unexplained death and a system seemingly designed to thwart justice. *Modern Healthcare, 38*(9), 24.

Miller, K. I., Birkholt, M., Scott, C., & Stage, C. (1995). Empathy and burnout in human service work: An extension of the communication model. *Communication Research, 22*, 123–147.

Miller, K. I., Stiff, J. B., & Ellis, B. H. (1988). Communication and empathy as precursors to burnout among human service workers. *Communication Monographs, 55*, 250–265.

Mishler, E. G. (1984). *The discourse of medicine: Dialectics of medical interviews*. Norwood, NJ: Ablex.

Morrell, B. L. M., Nichols, A. M., Voll, C. A., Hetzler, K. E., Toon, J., Moore, E. S., . . . Carmack, J. N. (2018). Care across campus: Athletic training, nursing, and occupational therapy student experiences in an interprofessional simulation. *Athletic Training Education Journal, 13*(4), 332–339.

Morris, D., & Matthews, J. (2014). Communication, respect, and leadership: Interprofessional collaboration in hospitals of rural Ontario. *Canadian Journal of Dietetic Practice & Research, 75*(4), 173–179.

Murray, D. (2007, November 2). Hospitals vow a better response. *Medical Economics, 85*(21), 18.

Novack, D. H., Suchman, A. L., Clark, W., Epstein, R. M., Najberg, G. E., & Kaplan, C. (1997). Calibrating the physician: Personal awareness and effective patient care. *Journal of the American Medical Association, 278*, 502–510.

Olson, K. D. (2017, November). Physician burnout—a leading indicator of health system performance? *Mayo Clinic Proceedings, 92*(11), 1608–1611. Retrieved from https://www.mayoclinicproceedings.org/article/S0025-6196(17)30690-0/fulltext

Olufowote, J. O., & Wang, G. E. (2017). Physician assimilation in medical schools: Dualisms of biomedical and biopsychosocial ideologies in the discourse of physician educators. *Health Communication, 6*, 676–684.

Ositelu, F. (2015, June 2). "Knowing is not enough": A lesson from my first patient interview. Pulse. Retrieved from https://www.linkedin.com/pulse/knowing-enough-lesson-from-my-first-patient-interview-fisayo/

Paris, M., & Hoge, M. A. (2010). Burnout in the mental health workforce: A review. *Journal of Behavioral Health Services and Research, 37*, 519–528.

Paterniti, D. A., Pan, R. J., Smith, L. F., Horan, N. M., & West, D. C. (2006). From physician-centered to community-centered perspectives on health care: Assessing the efficacy of community-based training. *Academic Medicine, 81*(4), 347–353.

Pham, J. C., Story, J. L., Hicks, R. W., Shore, A. D., Morlock, L. L., Cheung, D. S., . . . Pronovost, P. J. (2011). National study on the frequency, types, causes, and consequences of voluntarily reported emergency department medication errors. *Journal of Emergency Medicine, 40*, 485–492.

Pincus, C. R. (1995). Why medicine is driving doctors crazy. *Medical Economics, 72*, 40–44.

Platt, F. W., & Gordon, G. H. (2004). *Field guide to the difficult patient interview* (2nd ed.). Philadelphia: Lippincott Williams & Wilkins.

Plews-Ogan, M., Owens, J. E., & May, N. B. (2013). Medical errors: Wisdom through adversity: Learning and growing in the wake of an error. *Patient Education and Counseling, 91*, 236–242.

Query, J. L., Jr., & Kreps, G. L. (1996). Testing a relational model for health communication competence among caregivers for individuals with Alzheimer's disease. *Journal of Health Psychology, 1*, 335–351.

Reilly, P. (1987). *To do no harm: A journey through medical school*. Dover, MA: Auburn House.

Rodriguez, H. P., Anastario, M. P., Frankel, R. M., Odigie, E. G., Rogers, W. H., von Glahn, T., & Safran, D. G. (2008). Can teaching agenda-setting skills to physicians improve clinical interaction quality? A controlled intervention. *BMC Medical Education, 8*, 3–7.

Rosenstein, A. H., & O'Daniel, M. (2008). Managing disruptive physician behavior: Impact on staff relationships and patient care. *Neurology, 70*(17), 1564–1570.

Ross, S., Ryan, C., Duncan, E. M., Francis, J. J., Johnston, M., Ker, J. S., . . . Bond, C. (2013). Perceived causes of prescribing errors by junior doctors in hospital inpatients: A study from the PROTECT programme. *British Medical Journal Quality & Safety, 2*, 97.

Rudolph, J. (2008, March 7). Bonding with patients when time is scarce: Even the busiest physician can find time to convey caring and concern. *Medical Economics, 85*(5), 50–51.

Salas, E., Wilson, K. A., Murphy, C. E., King, H., & Salisbury, M. (2008, June). Communicating, coordinating, and cooperating when lives depend on it: Tips for teamwork. *Joint Commission Journal on Quality and Patient Safety, 34*, 333–341.

Saley, C. (2019, March 19). 2019 AAFP [American Academy of Family Physicians]/CompHealth physician happiness survey. CompHealth. Retrieved from https://comphealth.com/resources/physician-happiness-survey/

Schein, E. H. (1986). *Organizational culture and leadership*. San Francisco: Jossey-Bass.

Senge, P. M. (2006). *The fifth discipline: The art and practice of the learning organization*. New York: Doubleday/Currency.

Smith, T. M. (2017, February 7). Not your grandfather's med school: Changes trending in med ed. American Medical Association. Retrieved from https://www.ama-assn.org/education/accelerating-change-medical-education/not-your-grandfathers-med-school-changes-trending

Tellis-Nayak, V. (2005). Who will care for the caregivers? *Health Progress, 86*(6), 37–43.

10 facts on obesity. (2012, May). Geneva, Switzerland: World Health Organization. Retrieved from http://www.who.int/features/factfiles/obesity/en/

Tourangeau, A. E., & Cranley, L. A. (2005). Nurse intention to remain employed: Understanding and strengthening determinants. *Journal of Advanced Nursing, 55*(4), 497–509.

Transue, E. R. (2004). *On call: A doctor's days and nights in residency*. New York: St. Martin's Griffin.

Trujillo, J. M., & Hardy, Y. (2009). A nutrition journal and diabetes shopping experience to improve pharmacy students' empathy and cultural competence. *American Journal of Pharmaceutical Education, 73*(2), 1–10.

Twaddle, A. C., & Hessler, R. M. (1987). *A sociology of health* (2nd ed.). New York: Macmillan.

UC Davis Health. (2002, June 18). *UC Davis Children's Hospital launches unique program* [Press release]. https://www.newswise.com/articles/uc-davis-childrens-hospital-launches-unique-program

Unsworth, C. (1996). Team decision-making in rehabilitation. *American Journal of Physical Medicine & Rehabilitation, 75*, 483–486.

U.S. Bureau of Labor Statistics. (2019). Healthcare occupations. Washington, DC: Author. Retrieved from https://www.bls.gov/ooh/healthcare/home.htm

van der Riet, P., Rossiter, R., Kirby, D., Dluzewska, T., & Harmon, C. (2015). Piloting a stress management and mindfulness program for undergraduate nursing students: Student feedback and lessons learned. *Nurse Education Today, 35*(1), 44–49.

Wang, H., Kline, J. A., Jackson, B. E., Laureano-Phillips, J., Robinson, R. D., Cowden, C. D., . . . Zenarosa, N. R. (2018). Association between emergency physician self-reported empathy and patient satisfaction. *PLoS ONE, 13*(9), 1–12.

Weinberg, D. (2011, May 2). U.S. hospitals turn to Toyota for management inspiration. Voice of America. Retrieved from https://www.voanews.com/usa/us-hospitals-turn-toyota-management-inspiration

Weir, K. (2013, November). *Feel like a fraud?* American Psychological Association. Retrieved from http://www.apa.org/gradpsych/2013/11/fraud.aspx

Weisman, E. (n.d.). Hi! I'm Dr. Errin Weisman, and I'm so glad you're here. Truth Prescriptions. Retrieved from http://www.truthrxs.com/aboutme

West, C. P., Dyrbye, L. N., Rabatin, J. T., Call, T. G., Davidson, J. H., Multari, A., . . . Shanafelt, T. D. (2014). Intervention to promote physician well-being, job satisfaction, and professionalism: A randomized clinical trial. *Journal of the American Medical Association Internal Medicine, 174*(4), 527–533.

Weston, W. W., & Lipkin, M., Jr. (1989). Doctors learning communication skills: Developmental issues. In M. Stewart & D. Roter (Eds.), *Communicating with medical patients. Vol. 9. Interpersonal communication* (pp. 43–57). Newbury Park, CA: Sage.

Wicks, R. J. (2008). *The resilient clinician*. Oxford: Oxford University Press.

Williams, B., Brown, T., Boyle, M., McKenna, L., Palermo, C., & Etherington, J. (2014). Levels of empathy in undergraduate emergency health, nursing, and midwifery students: A longitudinal study. *Advances in Medical Education & Practice, 5*, 299–306.

World Health Organization. (2013). Interprofessional collaborative practice in primary health care: Nursing and midwifery perspectives. Geneva, Switzerland: Author.

Retrieved from http://www.who.int/hrh/resources/IPE_SixCaseStudies.pdf

Zakrzewski, P. A., Ho, A. L., & Braga-Mele, R. (2008). Should ophthalmologists receive communication skills training in breaking bad news? *Canadian Journal of Ophthalmology, 43*(4), 419–424.

CHAPTER 6

Adams, R. J., & Parrott, R. (1994, February). Pediatric nurses' communication of role expectations to parents of hospitalized children. *Journal of Applied Communication Research, 22*, 36–47.

Alegría, M., Roter, D. L., Valentine, A., Chen, C., Li, X., Lin, J., . . . Shrout, P. E. (2013). Patient–clinician ethnic concordance and communication in mental health intake visits. *Patient Education and Counseling, 93*(2), 188–196.

American Medical Association (AMA). (2003). Low literacy has a high impact on patients' ability to follow doctors' orders. Retrieved from www.ama-assn.org/ama/pub/print/article/4197-7395.html

American Medical Association (AMA). (2005, April). Quality health care for minorities: Understanding physicians' experience. Retrieved from http://www.ama-assn.org/ama/pub/physician-resources/public-health/eliminating-health-disparities/commission-end-health-care-disparities/quality-health-care-minorities-understanding-physicians.page

Anderson, M., & Perrin, A. (2017, May 17). Technology use among seniors. Pew Research Center. Retrieved from https://www.pewinternet.org/2017/05/17/technology-use-among-seniors/

Arendt, F., & Karadas, N. (2019). Ethnic concordance in patient–physician communication: Experimental evidence from Germany. *Journal of Health Communication, 24*(1), 1–8.

Armstrong, K., Putt, M., Halbert, C., Grande, D., Schwartz, J., Liao, K., . . . Shea, J. (2013). Prior experiences of racial discrimination and racial differences in health care system distrust. *Medical Care, 51*(2), 144–150.

Arpey, N. C., Gaglioti, A. H., & Rosenbaum, M. E. (2017). How socioeconomic status affects patient perceptions of health care: A qualitative study. *Journal of Primary Care & Community Health, 8*, 169–175.

Artiga, S., & Orgera, K. (2019, February 13). *Changes in health coverage by race and ethnicity since implementation of the ACA, 2013–2017*. Henry J. Kaiser Family Foundation. Retrieved from https://www.kff.org/disparities-policy/issue-brief/changes-in-health-coverage-by-race-and-ethnicity-since-implementation-of-the-aca-2013-2017/

Ask Me 3. (n.d.). American Medical Association and National Patient Safety Foundation. Retrieved from http://www.npsf.org/?page=askme3

Atherly, A., Kane, R. L., & Smith, M. A. (2004). Older adults' satisfaction with integrated capitated health and long-term care. *The Gerontologist, 44*(3), 348–357.

Baltes, M. M., & Wahl, H.-W. (1996). Patterns of communication in old age: The dependence-support and independence-ignore script. *Health Communication, 8*, 217–231.

Bao, Y., Fox, S. A., & Escarce, J. J. (2007). Socioeconomic and racial/ethnic differences in the discussion of cancer screening: "Between-" versus "within-" physician differences. *Health Services Research, 42*(3), 950–970.

Batalova, J., & Alperin, E. (2018, July 10). Immigrants in the U.S. states with the fastest-growing foreign-born populations. Migration Policy Institute. Retrieved from https://www.migrationpolicy.org/article/immigrants-us-states-fastest-growing-foreign-born-populations#Languages

Bauer, G. R. (2014). Incorporating intersectionality theory into population health research methodology: Challenges and the potential to advance health equity. *Social Science & Medicine, 110*, 10–17.

Berkman, N. D., Sheridan, S. L., Donahue, K. E., Halpern, D. J., Viera, A., . . . Viswanathan, M. (2011, March). Health literacy interventions and outcomes: A systematic review. AHRQ Evidence Report/Technology Assessment No. 199. AHRQ Publication No. 11-E006. Retrieved from http://www.ncbi.nlm.nih.gov/books/NBK82434/?report=reader

Bernheim, S. M., Ross, J. S., Krumholz, H. M., & Bradley, E. H. (2008). Influence of patients' socioeconomic status on clinical management decisions: A qualitative study. *Annals of Family Medicine, 6*(1), 53–59.

Bibace, R., & Walsh, M. E. (1981). Children's conceptualizations of illness. In R. Bibace & M. E. Walsh (Eds.), *Children's conceptualizations of health, illness, and bodily functions* (pp. 31–48). San Francisco: Jossey-Bass.

Blair, J., Glaysher, K., & Cooper, S. (2010). *Intellectual disability and health: Passport to health*. University of Hertfordshire. Retrieved from http://www.intellectualdisability.info/historic-articles/articles/passport-to-health

Boodman, S. G. (2011, February 28). Many Americans have poor health literacy. *The Washington Post*. Retrieved from http://www.washingtonpost.com/wp-dyn/content/article/2011/02/28/AR2011022805957.html

Bowleg, L. (2008). When black + lesbian + woman ≠ black lesbian woman: The methodological challenges of qualitative and quantitative intersectionality research. *Sex Roles, 59*(5/6), 312–325.

Bowleg, L. (2012). The problem with the phrase women and minorities: Intersectionality—an important theoretical framework for public health. *American Journal of Public Health, 102*(7), 1267–1273.

Braithwaite, D. O., & Harter, L. M. (2000). Communication and the management of dialectic tensions in the personal relationships of people with disabilities. In D. O. Braithwaite & T. L. Thompson (Eds.), *Handbook of communication and people with disabilities: Research and applications* (pp. 17–36). Mahwah, NJ: Lawrence Erlbaum.

Braithwaite, D. O., & Thompson, T. L. (Eds.). (2000). *Handbook of communication and people with disabilities: Research and applications*. Mahwah, NJ: Lawrence Erlbaum.

Braveman, P. (2006). Health disparities and health equity: Concepts and measurement. *Annual Review of Public Health, 27*, 167–194.

Buchholz, B. (1992, January–February). Psyching yourself: How to prepare for medical procedures. *Arthritis Today, 6*(1), 20–24.

Butler, J. (1999). *Gender trouble: Feminism and the subversity of identity* (2nd ed.). New York: Routledge.

Candib, L. M. (1994). Reconsidering power in the clinical relationship. In E. S. More & M. A. Milligan (Eds.), *The empathic practitioner: Empathy, gender, and medicine* (pp. 135–155). New Brunswick, NJ: Rutgers University Press.

Cavallaro, F., Seilhamer, M. F., Chee, Y. T. F., & Ng, B. C. (2016). Overaccommodation in a Singapore eldercare facility. *Journal of Multilingual & Multicultural Development, 37*(8), 817–831.

Centers for Disease Control and Prevention (CDC). (2014, March 13). Vital signs: Preventable deaths from heart disease and stroke. Atlanta, GA: Author. Retrieved from https://www.cdc.gov/dhdsp/vital_signs.htm

Centers for Disease Control and Prevention (CDC). (2015, May). Vital signs: Hispanic health. Atlanta, GA: Author. Retrieved from https://www.cdc.gov/vitalsigns/hispanic-health/index.html

Centers for Disease Control and Prevention (CDC). (2018, March 7). Hispanics/Latinos and tobacco use. Atlanta, GA: Author. Retrieved from https://www.cdc.gov/tobacco/disparities/hispanics-latinos/index.htm

Chen, N. N.-T., Moran, M. B., Frank, L. B., Ball-Rokeach, S. J., & Murphy, S. T. (2018). Understanding cervical cancer screening among Latinas through the lens of structure, culture, psychology and communication. *Journal of Health Communication, 23*(7), 661–669.

Chetty, R., Stepner, M., & Abraham, S. (2016). The association between income and life expectancy in the United States, 2001–2014. *Journal of the American Medical Association, 315*(16), 1750–1766.

Christmas, C., Park, E., Schmaltz, H., Gozu, A., & Durso, S. C. (2008). A model intensive course in geriatric teaching for non-geriatric educators. *Journal of General Internal Medicine, 23*(7), 1048–1052.

Clark-Hitt, R., Smith, S. W., & Broderick, J. S. (2012). Help a buddy take a knee: Creating persuasive messages for military service members to encourage others to seek mental health help. *Health Communication, 27*, 429–438. doi:10.1080/10410236.2011.606525

Clarke, L. H., & Griffin, M. (2008). Visible and invisible ageing: Beauty work as a response to ageism. *Aging & Society, 28*(5), 653–674.

Collins, S. R., Rasmussen, P. W., Doty, M. M., & Beutel, S. (2015). The rise in health care coverage and affordability since health care reform took effect—Findings from the Commonwealth Fund Biennial Health Insurance Survey, 2014. Retrieved from http://www.commonwealthfund.org/publications/issue-briefs/2015/jan/biennial-health-insurance-survey

Columnist, off the charts. (n.d.). *STAT. Retrieved from* https://www.statnews.com/staff/jennifer-okwerekwu/

Commonwealth Fund. (2008, July). Doctor–patient communication by race/ethnicity, family income, insurance, and residence, 2004. Results of the National Scorecard on U.S. Health System Performance, 2008: Chartpack.

New York: Commonwealth Fund, Commission on a High Performance Health System, p. 48. Retrieved from https://www.commonwealthfund.org/sites/default/files/documents/___media_files_publications_fund_report_2008_jul_why_not_the_best__results_from_the_national_scorecard_on_u_s__health_system_performance__2008_scorecard_chartpack_2008_pdf.

Coupland, N., Coupland, J., & Giles, H. (1991). *Language, society & the elderly*. Oxford: Blackwell.

Crenshaw, K. (1989). Demarginalizing the intersection of race and sex: A black feminist critique of antidiscrimination doctrine, feminist theory and antiracist politics. *University of Chicago Legal Forum*, 1989, 139–167.

Crenshaw, K. (1991). Mapping the margins: Intersectionality, identity politics, and violence against women of color. *Stanford Law Review*, 6, 1241–1299.

Cruz, G. G. (2014). Oral health disparities: Opportunities and challenges for policy communication. *Journal of Communication in Healthcare*, 7(2), 74–76. doi:10.1179/1753807614Y.0000000049

Dilger, D. (2013, November 16). The emotional health literacy block. KevinMD.com. Retrieved from http://www.kevinmd.com/blog/2013/11/emotional-health-literacy-block.html

Dinwiddie, G. Y., Zambrana, R. E., & Garza, M. A. (2014). Exploring risk factors in Latino cardiovascular disease: The role of education, nativity, and gender. *American Journal of Public Health*, 104(9), 1742–1750.

Do, T.-P., & Geist, P. (2000). Embodiment and disembodiment: Identity transformation and persons with physical disabilities. In D. O. Braithwaite & T. L. Thompson (Eds.), *Handbook of communication and people with disabilities: Research and applications* (pp. 49–65). Mahwah, NJ: Lawrence Erlbaum.

Duggan, A., Bradshaw, Y. S., Carroll, S. E., Rattigan, S. H., & Altman, W. (2009). What can I learn from this interaction? A qualitative analysis of medical student self-reflection and learning in a standardized patient exercise about disability. *Journal of Health Communication*, 14, 797–811. doi:10.1080/10810730903295526

Ferguson, B., Lowman, S. G., & DeWalt, D. A. (2011). Assessing literacy in clinical and community settings: The patient perspective. *Journal of Health Communication*, 16, 124–134. doi:10.1080/10810730.2010.535113

Finkelstein, A., Carmel, S., & Bachner, Y. G. (2015). Physicians' communication styles as correlates of elderly cancer patients' satisfaction with their doctors. *European Journal of Cancer Care*, 26(1), nonpaginated. Retrieved from https://www.researchgate.net/publication/283293604_Physicians'_communication_styles_as_correlates_of_elderly_cancer_patients'_satisfaction_with_their_doctors

Fisher, Y. (n.d.). 16 expressions medical interpreters should know. Interpreter Training Programs. Retrieved from http://interpretertrain.com/16-expressions-medical-interpreters-should-know/

Fleming, M. D., Shim, J. K., Yen, I. H., Thompson-Lastad, A., Rubin, S., Van Natta, M., & Burke, N. J. (2017). Patient engagement at the margins: Health care providers' assessments of engagement and the structural determinants of health in the safety-net. *Social Science & Medicine*, 183, 11–18.

Fowler, B. A. (2006). Claiming health: Mammography screening decision making of African American women. *Oncology Nursing Forum*, 33(5), 969–975.

Fowler, C., & Nussbaum, J. (2008). Communicating with the aging patient. In K. B. Wright & S. D. Moore (Eds.), *Applied health communication* (pp. 159–178). Cresskill, NJ: Hampton Press.

Gamlin, R. (1999). Sexuality: A challenge for nursing practice. *Nursing Times*, 95(7), 48–50.

Garfield, R., & Orgera, K. (2019, January 25). The uninsured and the ACA: A primer—key facts about health insurance and the uninsured amidst changes to the Affordable Care Act. Henry J. Kaiser Family Foundation. Retrieved from https://www.kff.org/report-section/the-uninsured-and-the-aca-a-primer-key-facts-about-health-insurance-and-the-uninsured-amidst-changes-to-the-affordable-care-act-how-many-people-are-uninsured/

Garret, P. W., Dickson, H. G., Young, L., & Klinken Whelan, A. (2008). "The happy migrant effect": Perceptions of negative experiences of healthcare by patients with little or no English: A qualitative study across seven language groups. *Quality & Safety in Health Care*, 17(2), 101–103.

Giles, H., Ballard, D., & McCann, R. M. (2002). Perceptions of intergenerational communication across cultures: An Italian case. *Perceptual and Motor Skills*, 95, 583–591.

Ginossar, T. (2014). Disparities and antecedents to cancer prevention information seeking among cancer patients and caregivers attending a minority-serving cancer center. (2014). *Journal of Communication in Healthcare*, 7(2), 93–105.

Goins, E. S., & Pye, D. (2013). Check the box that best describes you: Reflexively managing theory and praxis in LGBTQ health communication research. *Health Communication*, 28, 397–407. doi:10.1080/10410236.2012.690505

Grady, M., & Edgar, T. (2003). Racial disparities in healthcare: Highlights from focus group findings. In B. D. Smedley, A. Y. Stith, & A. R. Nelson (Eds.), *Unequal treatment: Confronting racial and ethnic disparities in health care* (pp. 392–405). Washington, DC: Board on Health Sciences Policy, Institute of Medicine. Retrieved from http://books.nap.edu/openbook.php?isbn=030908265X

Groopman, J. (2007). *How doctors think*. Boston: Houghton Mifflin.

Hankivsky, O. (2012). Women's health, men's health, and gender and health: Implications of intersectionality. *Social Science & Medicine*, 74, 1712–1720. doi:10.1016/j.socscimed.2011.11.029

Hankivsky, O., Grace, D., Hunting, G., Giesbrecht, M., Fridkin, A., Rudrum, S., . . . Clark, N. (2014). An intersectionality-based policy analysis framework: Critical reflections on a methodology for advancing equity. *International Journal for Equity in Health*, 13(1), 50–78. doi:10.1186/s12939-014-0119-x

Haskell, H., Mannix, M. E., James, J. T., & Mayer, D. (2012). Parents and families as partners in the care of pediatric cardiology patients. *Progress in Pediatric Cardiology*, 33, 67–72.

584

Heifetz, M., & Lunsky, Y. (2018). Implementation and evaluation of health passport communication tools in emergency departments. *Research in Developmental Disabilities, 72*, 23-32.

Henry J. Kaiser Family Foundation. (2018, December 7). Key facts about the uninsured population. Menlo Park, CA: Author. Retrieved from https://www.kff.org/uninsured/fact-sheet/key-facts-about-the-uninsured-population/

Horowitz, A. M., Wang, M. Q., & Kleinman, D. V. (2012). Opinions of Maryland adults regarding communication practices of dentists and staff. *Journal of Health Communication, 17*(10), 1204-1214.

Hovick, S. R., Liang, M., & Kahlor, L. (2014). Predicting cancer risk knowledge and information seeking: The role of social and cognitive factors. *Health Communication, 29*, 656. doi:10.1080/10410236.2012.763204

Howe, N. (2018, March 16). The graying of wealth. *Forbes.* Retrieved from https://www.forbes.com/sites/neilhowe/2018/03/16/the-graying-of-wealth/#6dbe168e302d

Human Genome Project Information Archive. (2008). Website sponsored by the U.S. Department of Energy Office of Science, Office of Biological and Environmental Research, & Human Genome Program. Retrieved from http://www.ornl.gov/sci/techresources/Human_Genome/home.shtml

Hummert, M. L., & Shaner, J. L. (1994). Patronizing speech to the elderly as a function of stereotyping. *Communication Studies, 45*, 145-158.

Hwang, S. S., Rybin, D. V., Kerr, S. M., Heeren, T. C., Colson, E. R., & Corwin, M. J. (2017). Predictors of maternal trust in doctors about advice on infant care practices: The SAFE study. *Academic Pediatrics, 17*(7), 762-769.

Improving Americans' health literacy. (2011, January). T. H. Chan School of Public Health at Harvard University. Retrieved from http://www.hsph.harvard.edu/news/multimedia-article/healthliteracy/

Jenkins, H. S. (2008, February 15). Patients love my broken Spanish: This determined ER physician taught himself a second language so he could communicate with all his patients. *Medical Economics, 85*(4), 42-43.

Jensen, J. D., King, A. J., Guntzviller, L. M., & Davis, L. A. (2010). Patient–provider communication and low-income adults: Age, race, literacy, and optimism predict communication satisfaction. *Patient Education and Counseling, 79*, 30-35.

Jones, D., Gill, P., Harrison, R., Meakin, R., & Wallace, P. (2003). An exploratory study of language interpretation services provided by videoconferencing. *Journal of Telemedicine and Telecare, 9*(1), 51-56.

Juckett, G., & Unger, K. (2014, October 1). Appropriate use of medical interpreters. *American Family Physician, 90*(7), 470-480.

Kaufman, J. S., Dolman, L., Rushani, D., & Cooper, R. S. (2015). The contribution of genomic research to explaining racial disparities in cardiovascular disease: A systematic review. *American Journal of Epidemiology, 181*(7), 464-472.

Kopfman, J. E., & Ray, E. B. (2005). Talking to children about illness. In E. B. Ray (Ed.), *Health communication in practice: A case study approach* (pp. 111-119). Mahwah, NJ: Lawrence Erlbaum.

Koven, S. (2012, June 29). Marriage equality, in sickness and in health. BostonGlobe.com. Retrieved from https://www.bostonglobe.com/lifestyle/health-wellness/2012/06/24/marriage-equality-sickness-and-health/H9whMdY9Bi53vrCvdAZ6QI/story.html

Kundrat, A. L., & Nussbaum, J. F. (2003). The impact of invisible illness on identity and contextual age. *Health Communication, 15*, 331-347.

Lansdale, D. (2002). Touching lives: Opening doors for elders in retirement communities through e-mail and the Internet. In R. W. Morrell (Ed.), *Older adults, health information, and the World Wide Web* (pp. 133-151). Mahwah, NJ: Lawrence Erlbaum.

Lee, C., Ramírez, A. S., Lewis, N., Gray, S. W., & Hornik, R. C. (2012). Looking beyond the Internet: Examining socioeconomic inequalities in cancer information seeking among cancer patients. *Health Communication, 27*, 806-817. doi:10.1080/10410236.2011.647621

Levine, D. A. (2013). Office-based care for lesbian, gay, bisexual, transgender, and questioning youth. *Pediatrics, 132*(1), 198-203. doi:10.1542/peds.2013-1282

Levinsky, N. (1995). The doctor's master. In J. D. Arras & B. Steinbock (Eds.), *Ethical issues in modern medicine* (4th ed., pp. 116-119). Mountain View, CA: Mayfield.

Levy, B. R., Chung, P. H., Bedford, T., & Navrazhina, K. (2014). Facebook as a site for negative age stereotypes. *Gerontologist, 54*(2), 172-176.

Lewis, C., Abrams, M. K., & Seervia, S. (2017, December 1). Listening to low-income patients: Obstacles to the care we need, when we need it. Commonwealth Fund. Retrieved from https://www.commonwealthfund.org/blog/2017/listening-low-income-patients-obstacles-care-we-need-when-we-need-it

Lindberg, D. A. B. (2002). Older Americans, health information, and the Internet. In R. W. Morrell (Ed.), *Older adults, health information, and the World Wide Web* (pp. 13-19). Mahwah, NJ: Lawrence Erlbaum.

Lindley, L. L., Friedman, D. B., & Struble, C. (2012). Becoming visible: Assessing the availability of online sexual health information for lesbians. *Health Promotion Practice, 13*(4), 472. doi:10.1177/1524839910390314

Macias, W., & McMillan, S. (2008). The return of the house call: The role of Internet-based interactivity in bringing health information home to older adults. *Health Communication, 23*, 34-44.

Mackert, M., Donovan, E. E., Mabry, A., Guadagno, M., & Stout, P. A. (2014). Stigma and health literacy: An agenda for advancing research and practice. *American Journal of Health Behavior, 38*(5), 690-698. doi:10.5993/AJHB.38.5.6

Maertens, J. A., Jimenez-Zambrano, A. M., Albright, K., & Dempsey, A. F. (2017). Using community engagement to develop a web-based intervention for Latinos about the HPV vaccine. *Journal of Health Communication, 22*(4), 285-293.

Manfredi, C., Kaiser, K., Matthews, A. K., & Johnson, T. P. (2010). Are racial differences in patient-physician cancer communication and information explained by background, predisposing, and enabling factors? *Journal of Health Communication, 15*, 272–292. doi: 10.1080/10810731003686598

Marion, G., Hildebrandt, C., Davis, S., Marin, A., & Crandall, S. (2008). Working effectively with interpreters: A model curriculum for physician assistant students. *Medical Teacher, 30*(6), 612–617.

McCague, J. J. (2001, May 21). On today's older patients. *Medical Economics, 78*(10), 104.

McConatha, D. (2002). Aging online: Toward a theory of e-equality. In R. W. Morrell (Ed.), *Older adults, health information, and the World Wide Web* (pp. 21–41). Mahwah, NJ: Lawrence Erlbaum.

Meredith, L. S., Eisenman, D. P., Rhodes, H., Ryan, G., & Long, A. (2007, April–May). Trust influences response to public health messages during a bioterrorist event. *Journal of Health Communication, 12*, 217–232.

Moffatt, L. (n.d.). 29 genius Japanese idioms that all learners should know. FluentU. Retrieved from https://www.fluentu.com/blog/japanese/japanese-idioms-2/

Moore, L. W., & Miller, M. (2003). Older men's experiences of living with severe visual impairment. *Journal of Advanced Nursing, 43*(1), 10–18.

Moyse, E. (2014). Age estimate from faces and voices: A review. *Psychologica Belgica, 54*(3), 255–265.

Mulac, A., & Giles, H. (1996). "You're only as old as you sound": Perceived vocal age and social meanings. *Health Communication, 8*, 199–215.

National Assessment of Adult Literacy. (2014). Fast facts. National Center for Education Statistics. Retrieved from http://nces.ed.gov/fastfacts/display.asp?id=69

National Center for Health Statistics. (2012). Health, United States, 2011: With special features on socioeconomic status and health. Hyattsville, MD: U.S. Department of Health and Human Services. Retrieved from http://www.cdc.gov/nchs/data/hus/hus11.pdf

Nemeth, S. A. (2000). Society, sexuality, and disabled/able bodied romantic relationships. In D. O. Braithwaite & T. L. Thompson (Eds.), *Handbook of communication and people with disabilities: Research and applications* (pp. 37–48). Mahwah, NJ: Lawrence Erlbaum.

Nussbaum, J. F. (2007). Presidential address: Life span communication and quality of life. *Journal of Communication, 57*, 1–7.

Nussbaum, J. F., Pecchioni, L., Grant, J. A., & Folwell, A. (2000). Explaining illness to older adults: The complexities of the provider–patient interaction as we age. In B. B. Whaley (Ed.), *Explaining illness* (pp. 171–194). Mahwah, NJ: Lawrence Erlbaum.

Nussbaum, J. F., Ragan, S., & Whaley, B. (2003). Children, older adults, and women: Impact on provider–patient interaction. In T. L. Thompson, A. M. Dorsey, K. I. Miller, & R. Parrott (Eds.), *Handbook of health communication* (pp. 183–204). Mahwah, NJ: Lawrence Erlbaum.

O'Reilly, K. B. (2012, March 19). The ABCs of health literacy. *American Medical News*. Retrieved from http://www.amednews.com/article/20120319/profession/303199949/4/

Okwerekwu, J. A. (2016, April 11). The patient called me "colored girl." The senior doctor training me said nothing. *STAT. Retrieved from* https://www.statnews.com/2016/04/11/racism-medical-education/

Okwerekwu, J. A. (2017, August 16). The sting of everyday racism. *Boston Globe*. Retrieved from https://www.bostonglobe.com/opinion/columns/2017/08/16/the-sting-everyday-racism/mhZuZXUehBXwfJm9km50wM/story.html

Older adults: Health and age-related changes. Reality or myth: Which is it? (n.d.). American Psychological Association. Retrieved from http://www.apa.org/pi/aging/resources/guides/older-adults.pdf

Ortman, J. M., Velkoff, V. A., & Hogan, H. (2014, May). An aging nation: The older population in the United States. U.S. Census Bureau. Retrieved from http://www.census.gov/prod/2014pubs/p25-1140.pdf

Overton, B. C., du Pré, A., & Pecchioni, L. L. (2015). Media portrayals of aging: Women's sexuality concealed and revealed. In N. Jones & B. Batchelor (Eds.), *Aging heroes: Growing old in popular culture* (pp. 181–197). New York: Rowman & Littlefield.

Page-Reeves, J., Niforatos, J., Mishra, S., Regino, L., Gingrich, A., & Bulten, J. (2013). Health disparity and structural violence: How fear undermines health among immigrants at risk for diabetes. *Journal of Health Disparities Research & Practice, 6*(2), 30–47.

Peretti-Watel, P., Seror, V., Verger, P., Guignard, R., Legleye, S., & Beck, F. (2014). Smokers' risk perception, socioeconomic status and source of information on cancer. *Addictive Behaviors, 39*(9), 1304–1310. doi:10.1016/j.addbeh.2014.04.016

Piñeiro, B., Díaz, D. R., Monsalve, L. M., Martínez, Ú., Meade, C. D., Meltzer, L. R., . . . Simmons, V. N. (2018). Systematic transcreation of self-help smoking cessation materials for Hispanic/Latino smokers: Improving cultural relevance and acceptability. *Journal of Health Communication, 23*(4), 350–359.

Potter, J. E. (2002). Do ask, do tell. *Annals of Internal Medicine, 137*(5), 341–343.

Redfern, J. S., & Sinclair, B. (2014). Improving health care encounters and communication with transgender patients. *Journal of Communication in Healthcare, 7*(1), 25–40. doi:10.1179/1753807614Y.0000000045

Reducing disparities to improve the quality of care for racial and ethnic minorities. (2014). Robert Wood Johnson Foundation. Retrieved from https://www.rwjf.org/en/library/research/2014/06/reducing-disparities-to-improve-care-for-racial-and-ethnic-minorities.html

Rhodes, S. D., Yee, L. J., & Hergenrather, K. C. (2003). Hepatitis A vaccination among young African American men who have sex with men in the Deep South: Psychosocial predictors. *Journal of the American Medical Association, 95*(4), 31S–36S.

Robinson, T., Callister, M., Magoffin, D., & Moore, J. (2006). The portrayal of older characters in Disney animated films. *Journal of Aging Studies, 21*, 203–213.

Rose, I. D., & Friedman, D. B. (2013). We need health information too: A systematic review of studies examining the health information seeking and communication practices of sexual minority youth. *Health Education Journal, 72*(4), 417–430.

Ross, K. A., & Castle Bell, G. (2017). A culture-centered approach to improving healthy trans-patient–practitioner communication: Recommendations for practitioners communicating with trans individuals. *Health Communication, 32*(6), 730–740.

Ryan, E. B., Anas, A. P., & Vuckovich, M. (2007). The effects of age, hearing loss, and communication difficulty on first impressions. *Communication Research Reports, 24*(1), 13–19.

Ryan, E. B., & Butler, R. N. (1996). Communication, aging, and health: Toward understanding health provider relationships with older clients. *Health Communication, 8*, 191–197.

Ryan, L., Logsdon, M. C., McGill, S., Stikes, R., Senior, B., Helinger, B., . . . Davis, D. W. (2014). Evaluation of printed health education materials for use by low-education families. *Journal of Nursing Scholarship, 46*(4), 218–228. doi:10.1111/jnu.12076

Ryan-Wenger, N., & Gardner, W. (2012). Hospitalized children's perspectives on the quality and equity of their nursing care. *Journal of Nursing Care Quality, 27*(1), 35–42.

Saadi, A. (2016, February 7). A Muslim-American doctor on the racism in our hospitals. KevinMD.com. Retrieved from https://www.kevinmd.com/blog/2016/02/muslim-american-doctor-racism-hospitals.html

Saha, S., Guiton, G., Wimmers, P. F., & Wilkerson, L. (2008). Student body racial and ethnic composition and diversity-related outcomes in U.S. medical schools. *Journal of the American Medical Association, 300*(10), 1135–1145.

Salamon, J. (2008, May 26). My year inside Maimonides: A hospital with a polyglot patient body learns the importance of communication. *Modern Healthcare, 38*(21), 24.

Schulman, K. A., Berlin, J. A., Harless, W., Kerner, J. F., Sistrunk, S., Gersh, B. J., . . . Escarce, J. J. (1999). The effect of face and sex on physicians' recommendations for cardiac catheterization. *New England Journal of Medicine, 340*, 618–626.

Schur, L. (director and producer), & Thompson, L. (producer). (2008). *Greedy for life.* Arlington, VA: Schur Schot Productions.

Schur, L. (director and producer), & Thompson, L. (producer). (2012). *The beauty of aging.* Arlington, VA: Schur Schot Productions.

Seervai, S. (2018a, January 19). Listening to low-income patients: Where we live matters to our health. The Commonwealth Fund. Retrieved from https://www.commonwealthfund.org/publications/other-publication/2018/jan/listening-low-income-patients-where-we-live-matters-our

Seervai, S. (2018b, December 5). "Why I love my job": Listening to primary care physicians for low-income patients. The Commonwealth Fund. Retrieved from https://www.commonwealthfund.org/publications/2018/dec/why-i-love-my-job-listening-primary-care-physicians-low-income-patients

Sentell, T., & Braun, K. L. (2012). Low health literacy, limited English proficiency, and health status in Asians, Latinos, and other racial/ethnic groups in California. *Journal of Health Communication, 17*, 82–99. doi:10.1080/10810730.2012.712621

Seo, M., & Matsaganis, M. D. (2013). How interpersonal communication mediates the relationship of multichannel communication connections to health-enhancing and health-threatening behaviors. *Journal of Health Communication, 18*(8), 1002–1020. doi:10.1080/10810730.2013.768726

Singh, S., Evans, N., Williams, M., Sezginis, N., & Baryeh, N. A. K. (2018). Influences of socio-demographic factors and health utilization factors on patient-centered provider communication. *Health Communication, 33*(7), 917–923.

6 tips for communicating with non-English speaking patients. (2016, April 12). Morningside Translations. Retrieved from https://www.morningtrans.com/6-tips-for-communicating-with-non-english-speaking-patients/

Smith, S. G., Wolf, M. S., & Wagner, C. V. (2010). Socioeconomic status, statistical confidence, and patient-provider communication: An analysis of the Health Information National Trends Survey (HINTS 2007). *Journal of Health Communication, 15*, 169–185. doi:10.1080/10810730.2010.522690

Soule, K. P, & Roloff, M. E. (2000). Help between persons with and without disabilities from a resource theory perspective. In D. O. Braithwaite & T. L. Thompson (Eds.), *Handbook of communication and people with disabilities: Research and applications* (pp. 67–83). Mahwah, NJ: Lawrence Erlbaum.

Squires, A. (2018). Strategies for overcoming language barriers in healthcare. *Nursing Management, 49*(4), 20–27.

Szanton, S., Rifkind, J., Mohanty, J., Miller, E., Thorpe, R., Nagababu, E., . . . Evans, M. (2012). Racial discrimination is associated with a measure of red blood cell oxidative stress: A potential pathway for racial health disparities. *International Journal of Behavioral Medicine, 19*(4), 489–495.

Turpin, T. P. (2013). Unintended consequences of a segmentation strategy: Exploring constraint recognition among black women targeted in HIV/AIDS campaigns. *Public Relations Journal, 7*(2), 96–127.

U.S. Bureau of Labor Statistics. (2014). Employed persons by detailed occupation, sex, race, and Hispanic or Latino ethnicity. Washington, DC: Author. Retrieved from http://www.bls.gov/cps/cpsaat11.pdf

U.S. Bureau of Labor Statistics. (2019, January 18). Labor force statistics from the current population survey. Washington, DC: Author. Retrieved from https://www.bls.gov/cps/cpsaat11.htm

U.S. Census Bureau. (2011, November). *The older population: 2010.* Washington, DC: Author. Retrieved from http://www.census.gov/prod/cen2010/briefs/c2010br-09.pdf

U.S. Census Bureau. (2014). Population estimates. Washington, DC: Author. Retrieved from http://www.census.gov/popest/data/national/asrh/2014/index.html

U.S. Census Bureau News. (2018, July 1). Quick facts: United States. Washington, DC: Author. Retrieved from https://www.census.gov/quickfacts/fact/table/US/IPE120218

USDA defines food deserts. (2011, Spring). *Nutrition Digest*, *38*(2), nonpaginated. Retrieved from http://americannutritionassociation.org/newsletter/usda-defines-food-deserts

U.S. Department of Education. (2015). Digest of education: Statistics 2014, Table 507. Literacy skills of adults, by type of literacy, proficiency levels, and selected characteristics: 1992–2003. Retrieved from https://nces.ed.gov/fastfacts/display.asp?id=69

U.S. Department of Health & Human Services (USDHHS). (n.d.-a). America's health literacy: Why we need accessible health information. Office of Disease Prevention and Health Promotion. Washington, DC: Author. Retrieved from https://health.gov/communication/literacy/issuebrief/

U.S. Department of Health & Human Services (USDHHS). (n.d.-b). Civil rights: Limited English proficiency. Washington, DC: Author. Retrieved from https://www.hhs.gov/civil-rights/for-individuals/special-topics/limited-english-proficiency/index.html

U.S. Department of Health & Human Services (DHHS). (2016). 2016 national healthcare quality and disparities report. Agency for Healthcare Research and Quality. Washington, DC: Author. Retrieved from https://www.ahrq.gov/research/findings/nhqrdr/nhqdr16/summary.html#Key

U.S. Department of Health and Human Services (DHHS). (2017). A profile of older Americans. Administration on Aging and Administration for Community Living. Washington, DC: Author. Retrieved from https://acl.gov/sites/default/files/Aging%20and%20Disability%20in%20America/2017OlderAmericansProfile.pdf

Vangeest, J. B., Welch, V. L., & Weiner, S. J. (2010). Patients' perceptions of screening for health literacy: Reactions to the newest vital sign. *Journal of Health Communication*, *15*, 402–412.

Vardeman-Winter, J. (2017). The framing of women and health disparities: A critical look at race, gender, and class from the perspectives of grassroots health communicators. *Health Communication*, *32*(5), 629–638.

Venetis, M. K., Meyerson, B. E., Friley, L. B., Gillespie, A., Ohmit, A., & Shields, C. G. (2017). Characterizing sexual orientation disclosure to health care providers: Lesbian, gay, and bisexual perspectives. *Health Communication*, *32*(5), 578–586.

Venkatesh, A. K., Chou, S.-C., Li, S.-X., Choi, J., Ross, J. S., D'Onofrio, G., . . . Dharmarajan, K. (2019). Association between insurance status and access to hospital care in emergency department disposition. *JAMA Internal Medicine*, *179*(5), 686–693.

Verlinde, E., De Laender, N., De Maesschalck, S., Deveugele, M., & Willems, S. (2012). The social gradient in doctor-patient communication. *International Journal for Equity in Health*, *11*(1), 12–25. doi:10.1186/1475-9276-11-12

Vernon, J. A., Trujillo, A., Rosenbaum, S., & DeBuono, B. (2007). Low health literacy: Implications for national health policy. Retrieved from http://publichealth.gwu.edu/departments/healthpolicy/CHPR/downloads/LowHealthLiteracyReport10_4_07.pdf

Vickers, C., & Goble, R. (2011). Well, now, okey dokey: English discourse markers in Spanish-language medical consultations. *The Canadian Modern Language Review*, *67*, 536–567.

Whaley, B. B. (1999). Explaining illness to children: Advancing theory and research by determining message content. *Health Communication*, *11*, 185–193.

Whaley, B. B. (2000). Explaining illness to children: Theory, strategies, and future inquiry. In B. B. Whaley (Ed.), *Explaining illness* (pp. 195–207). Mahwah, NJ: Lawrence Erlbaum.

Whaley, B. B., & Edgar, T. (2008). Explaining illness to children. In K. B. Wright & S. D. Moore (Eds.), *Applied health communication* (pp. 145–158). Cresskill, NJ: Hampton Press.

Willems, S. J., Swinnen, W., & De Maeseneer, J. M. (2005). The GP's perception of poverty: A qualitative study. *Family Practice*, *22*(2), 177–183.

Wolf, M. S., Williams, M. V., Parker, R. M., Parikh, N. S., Nowlan, A. W., & Baker, D. W. (2007). Patients' shame and attitudes toward discussing the results of literacy screening. *Journal of Health Communication*, *12*, 721–732.

World Health Organization (WHO). (1998). Health promotion glossary. Geneva, Switzerland: Author. Retrieved from www.who.int/hpr/ncp/support.documents.shtml

World Health Organization (WHO). (2002). Towards a common language for functioning, disability and health. The International Classification of Functioning, Disability, and Health (ICF). Geneva, Switzerland: Author. Retrieved from https://www.who.int/classifications/icf/icfbeginnersguide.pdf

World Health Organization (WHO). (2017, April). 10 facts on health inequities and their causes. Geneva, Switzerland: Author. Retrieved from https://www.who.int/features/factfiles/health_inequities/en/

Yeon-Hwan, P., & HeeKyung, C. (2014). Effect of a health coaching self-management program for older adults with multimorbidity in nursing homes. *Patient Preference & Adherence*, *8*, 959–970. doi:10.2147/PPA.S62411

CHAPTER 7

Ahmad, N. N. (2004, April 15). Arab-American culture and health care. Retrieved from https://web.archive.org/web/20160515131135/http://www.case.edu/med/epidbio/mphp439/Arab-Americans.htm

Alden, D. L., Merz, M. Y., & Thi, L. M. (2010). Patient decision-making preference and physician decision-making style for contraceptive method choice in an Asian culture: Does concordance matter? *Health Communication*, *25*, 718–725.

Baglia, J. (2005). *The Viagra ad venture*. New York: Peter Lang.

Barnes, L. (n.d.). I am not a victim of breast cancer. Great Inspirational Quotes. Retrieved from http://www.great-inspirational-quotes.com/i-am-not-a-victim-of-breast-cancer.html

Bealieu-Volk, D. (2014). Motivating patients with diabetes. *Medical Economics*, *91*(10), 36–39.

Bias, S. (2014, November 7). Self acceptance vs. self esteem [Blog post]. Retrieved from http://stacybias .net/2014/11/self-acceptance-vs-self-esteem/

Bias, S. (2015, January 20). I stood up to a fat-shaming bully on a train because I'm tired of fighting for the right to exist. *xoJane*. Retrieved from https://web.archive.org/ web/2017083104258/http://www.xojane.com/issues/ fat-shaming-train-bully

Bohm, D. (1980). *Wholeness and the implicate order*. London: Routledge & Kegan Paul.

Bonsteel, A. (1997, March–April). Behind the white coat. *The Humanist, 57*, 15–19.

Borkhoff, C. M., Hawker, G. A., Kreder, H. J., Glazier, R. H., Mahomed, N. N., & Wright, J. G. (2013). Influence of patients' gender on informed decision making regarding total knee arthroplasty. *Arthritis Care & Research, 65*(8), 1281. doi:10.1002/acr.21970

Boyd, J. E., Adler, E. P., Otilingam, P. G., & Peters, T. (2014). Internalized stigma of mental illness (ISMI) scale: A multinational review. *Comprehensive Psychiatry, 55*, 221–231. doi:10.1016/j.comppsych.2013.06.005

Byck, R. (1986). *The encyclopedia of psychoactive drugs: Treating mental illness*. New York: Chelsea House.

Caba, J. (2016, February 24). Gigantism and acromegaly explained: Why taller people die earlier than most. *Medical Daily*. Retrieved from http://www.medicaldaily.com/ gigantism-acromegaly-why-tall-people-die-374890

Capriotti, T. (1999, February 1). Exploring the "herbal jungle." *MedSurg Nursing, 8*, 53.

Carcioppolo, N., Jensen, J. D., Wilson, S. R., Collins, W. B., Carrion, M., & Linnemeier, G. (2013). Examining HPV threat-to-efficacy ratios in the Extended Parallel Process Model. *Health Communication, 28*, 20–28.

Cassell, E. J. (1991). *The nature of suffering*. New York: Oxford University Press.

Centers for Disease Control and Prevention (CDC). (2012). Suicide: Facts at a glance. Atlanta, GA: Author. Retrieved from http://www.cdc.gov/violenceprevention/ pdf/Suicide-DataSheet-a.pdf

Centers for Disease Control and Prevention (CDC). (2013). Deaths. Final data for 2013. Table 12, number of deaths from 113 selected causes. Atlanta, GA: Author. Retrieved from http://www.cdc.gov/nchs/fastats/ homicide.htm

Centers for Disease Control and Prevention (CDC). (2014). The national intimate partner and sexual violence survey. Atlanta, GA: Author. Retrieved from http:// www.cdc.gov/violenceprevention/NISVS/index.html

Centers for Disease Control and Prevention (CDC). (2015). Leading causes of death in females United States, 2011. Atlanta, GA: Author. Retrieved from https://web .archive.org/web/20190615082659/http://www.cdc. gov/Women/lcod/2011/index.htm

Chang, L., & Lim, J. C. J. (2019). Traditional Chinese medicine physicians' insights into interprofessional tensions between traditional Chinese medicine and biomedicine: A critical perspective. *Health Communication, 34*(2), 238–247.

Chen, H., Tu, H., & Ho, C. (2013). Understanding biophilia leisure as facilitating well-being and the environment: An examination of participants' attitudes toward horticultural activity. *Leisure Sciences, 35*(4), 301–319.

Cho, S.-H., Lee, J.-S., Thabane, L., & Lee, J. (2009). Acupuncture for obesity: A systematic review and meta-analysis. *International Journal of Obesity, 33*, 183–196.

Christian Science Board of Directors. (n.d.). A closer look at health: The next breakthrough is here. Retrieved 2017 from http://christianscience.com/ what-is-christian-science/a-closer-look-at-health

Clarke, J. N., & Binns, J. (2006). The portrayal of heart disease in mass print magazines, 1991–2001. *Health Communication, 19*, 39–48.

Coleman, K. (2009). Personal and communal reactions to cancer: An interpretive phenomenological analysis of the beliefs held by charedi Jewish breast cancer patients. *At the Interface/Probing the Boundaries, 55*, 75–97.

Crowder, M. K., & Kemmelmeier, M. (2014). Untreated depression predicts higher suicide rates in U.S. honor cultures. *Journal of Cross-Cultural Psychology, 45*(7), 1145–1161.

Dalgliesh, J., & Nutt, K. (2013). Treating men with eating disorders in the NHS. *Nursing Standard, 27*(35), 42–46.

de Souza, R. (2009, November). Women living with HIV/ AIDS: Stories of power and powerlessness. Presented at the conference of the National Communication Association. Chicago, IL.

Dharmananda, S. (2010). FENG: The meaning of wind in Chinese medicine. Institute of Traditional Medicine. Portland, OR: Author. Retrieved from http://www .itmonline.org/articles/feng/feng.htm

Douki, S., Zineb, S. B., Nacef, F., & Halbreich, U. (2007). Women's mental health in the Muslim world: Cultural, religious, and social issues. *Journal of Affective Disorders, 102*(1-3), 177–189.

Duggleby, W. (2003). Helping Hispanic/Latino home health patients manage their pain. *Home Healthcare Nurse, 21*(3), 174–179.

Duke, A. (2014, August 12). Robin Williams dead; family, friends, and fans are "totally devastated." CNN Online. Retrieved from http://www.cnn.com/2014/08/11/ showbiz/robin-williams-dead/

Durà-Vilà, G., & Hodes, M. (2012). Cross-cultural study of idioms of distress among Spanish nationals and Hispanic American migrants: *Susto, nervios* and *ataque de nervios*. *Social Psychiatry & Psychiatric Epidemiology, 47*(10), 1627–1637. doi:10.1007/s00127-011-0468-3

Dutta, M. J. (2009). Cultural theories of health communication. In *Encyclopedia of Communication Theory, 1*, 273–276.

Dutta, M. J., Mandal, I., Kaur, S., Pitaloka, D., Pandi, A., Tan, N., . . . Sastry, S. (2016). Culture-centered method: The nuts and bolts of co-creating communication infrastructures of listening in communities. Care White Paper Series, *Vol. 2*. Retrieved from https://www.researchgate.net/ publication/321005848_Culture-Centered_Method_ The_nuts_and_bolts_of_co-creating_communication_ infrastructures_of_listening_in_communities

Emanuel, E. J., & Emanuel, L. L. (1995). Four models of the physician–patient relationship. In J. D. Arras & B.

Steinbock (Eds.), *Ethical issues in modern medicine* (4th ed., pp. 67–76). Mountain View, CA: Mayfield.

Evans, B. C., & Ume, E. (2012). Psychosocial, cultural, and spiritual health disparities in end-of-life and palliative care: Where we are and where we need to go. *Nursing Outlook, 60* (Special Issue: State of the Science: Palliative Care and End of Life), 370–375.

Evans, W. D., Uhrig, J., Davis, K., & McCormack, L. (2009). Efficacy methods to evaluate health communication and marketing campaigns. *Journal of Health Communication, 14,* 315–330.

Fadiman, A. (1997). *The spirit catches you and you fall down: A Hmong child, her American doctors, and the collision of two cultures.* New York: Farrar, Straus and Giroux.

Fertility acupuncture: Fear and discovery. (2012, May 23). Path to Fertility [Blog post]. Retrieved from http://fertility-news.rmact.com/Path-To-Fertility-Blog/bid/105392/Fertility-Acupuncture-My-Personal-Experience-with-RMACT-Experts

Fisher, J. A. (1994). *The plague makers.* New York: Simon & Schuster.

Flood-Grady, E., & Koenig Kellas, J. (2019). Sense-making, socialization, and stigma: Exploring narratives told in families about mental illness. *Health Communication, 34*(6), 607–617.

Friedman, H. S., & DiMatteo, M. R. (1979). Health care as an interpersonal process. *Journal of Social Issues, 35,* 1–11.

Fuller, J. (2003). Intercultural health care as reflective negotiated practice. *Western Journal of Nursing Research, 25*(7), 781-797.

Galanti, G.-A. (2014). *Caring for patients from different cultures* (5th ed.). Philadelphia, PA: University of Pennsylvania Press.

Gao, H., Dutta, M., & Okoror, T. (2016). Listening to Chinese immigrant restaurant workers in the Midwest: Application of the culture-centered approach (CCA) to explore perceptions of health and health care. *Health Communication, 31*(6), 726–737.

Geist-Martin, P., & Bell, K. K. (2009). "Open your heart first of all": Perspectives of holistic providers in Costa Rica about communication in the provision of health care. *Health Communication, 24,* 631–646.

Glass, R. M. (1996). The patient–physician relationship: JAMA focuses on the center of medicine. *Journal of the American Medical Association, 275,* 147–148.

Goffman, E. (1963). *Stigma: Notes on the management of spoiled identity.* Englewood Cliffs, NJ: Prentice Hall.

Goode, E. E. (1993, February 15). The cultures of illness. *U.S. News & World Report, 114,* 74–76.

Gupta, V. (2010). Impact of culture on healthcare seeking behavior of Asian Indians. *Journal of Cultural Diversity, 17*(1), 13–19.

Gustavo, S. A., Parsons-Perez, C., Goltz, S., Bhadelia, A., Durstine, A., Knaul, F., . . . Lu, R. (2013). Recommendations towards an integrated life-course approach to women's health in the post-2015 agenda. *Bulletin of the World Health Organization, 91,* 704–706.

Hain, D. J., & Sandy, D. (2013). Partners in care: Patient empowerment through shared decision-making. *Nephrology Nursing Journal, 40*(2), 153–157.

Haines, M. P., & Spear, S. F. (1996). Changing the perceptions of the norm: A strategy to decrease binge drinking among college students. *Journal of American College Health, 45,* 134–140.

Hall, A. (2014, November 13). Eco advocates for a 20 percent increase in green space by 2020. USA News.com.

Ho, E. Y. (2006). Behold the power of *Qi*: The importance of *Qi* in the discourse of acupuncture. *Research on Language and Social Interaction, 39*(4), 411–440.

Ho, E. Y., & Bylund, C. L. (2008). Models of health and models of interaction in the practitioner–client relationship in acupuncture. *Health Communication, 23,* 506–515.

Hofstede, G. (2001). *Culture's consequences: Comparing values, behaviors, institutions, and organizations across nations* (2nd ed.). Thousand Oaks, CA: Sage.

Holland, J. C., & Zittoun, R. (1990). Psychosocial issues in oncology: A historical perspective. In J. C. Holland & R. Zittoun (Eds.), *Psychosocial aspects of oncology* (pp. 1–10). New York: Springer-Verlag.

Hrisanfow, E., & Hägglund, D. (2013). Impact of cough and urinary incontinence on quality of life in women and men with chronic obstructive pulmonary disease. *Journal of Clinical Nursing, 22*(1/2), 97–105.

Hufford, D. J. (1997). Gender, culture and experience: A painful case. *Southern Folklore, 54,* 114–123.

Hutch, R. (2013). Health and healing: Spiritual, pharmaceutical, and mechanical medicine. *Journal of Religion & Health, 52*(3), 955–965.

Kean, S. (2012). *The violinist's thumb: And other lost tales of love, war, and genius, as written by our genetic code.* New York: Back Bay Books.

Kearney, M. (1978). Spiritualistic healing in Mexico. In P. Morley & R. Wallis (Eds.), *Culture and curing* (pp. 19–39). Pittsburgh: University of Pittsburgh Press.

Kennedy, J., Chi-Chuan, W., & Wu, C.-H. (2007, May 17). Patient disclosure about herb and supplement use and adults in the US. *eCam,* pp. 1–6.

Kirkham, S. R. (2003). The politics of belonging and intercultural health care. *Western Journal of Nursing Research, 7,* 762.

Kleinman, A., Eisenberg, L., & Good, B. (1978). Culture, illness, and care: Clinical lessons from anthropological and cross-cultural research. *Annals of Internal Medicine, 88,* 251–258.

Knight-Agarwal, C. R., Kaur, M., Williams, L. T., Davey, R., & Davis, D. (2014). The views and attitudes of health professionals providing antenatal care to women with a high BMI: A qualitative research study. *Women and Birth, 27,* 138–144.

Komaroff, A. L., & Fagioli, J. (1996). *Medical assessment of fatigue and chronic fatigue syndrome: An integrative approach to evaluation and treatment* (pp. 154–181). New York: Guilford Press.

Krajewski, L. A., & Beach Slatten, T. (2013). The changing roles of Japanese women in the Japanese business world. *Business Studies Journal, 5*(1), 29–41.

Kreps, G. L. (1990). Applied health communication research. In D. O'Hair & G. L. Kreps (Eds.), *Applied communication theory and research* (pp. 313–330). Hillsdale, NJ: Lawrence Erlbaum.

Kumar, R., Warnke, J. H., & Karabenick, S. A. (2014). Arab-American male identity negotiations: Caught in the crossroads of ethnicity, religion, nationality and current contexts. *Social Identities, 20*(1), 22–41.

Lowrey, W., & Anderson, W. B. (2006). The impact of Internet use on the public perception of physicians: A perspective from the sociology of professions literature. *Health Communication, 19*, 125–131.

MacDonald, M. (1981). *Mystical bedlam: Madness, anxiety, and healing in seventeenth-century England.* Cambridge: Cambridge University Press.

Marantz, P. R. (1990). Blaming the victim: The negative consequences of preventive medicine. *American Journal of Public Health, 80*, 1186–1187.

Marwick, C. (1997). Proponents gather to discuss evidence-based medicine. *Journal of the American Medical Association, 278*, 531–532.

McCune, S. K., Beck, A. M., & Johnson, R. A. (2011). *The health benefits of dog walking for people and pets: Evidence and case studies.* West Lafayette, IN: Purdue University Press.

McGregor, D. (1960). *The human side of organization.* New York: McGraw-Hill.

McWhinney, I. (1989). The need for a transformed clinical method. In M. Stewart & D. Roter (Eds.), *Communicating with medical patients: Vol. 9. Interpersonal communication* (pp. 25–40). Newbury Park, CA: Sage.

Mead, E. L., Doorenbos, A. Z., Javid, S. H., Haozous, E. A., Arviso Alvord, L., Flum, D. R., & Morris, A. M. (2013). Shared decision-making for cancer care among racial and ethnic minorities: A systematic review. *American Journal of Public Health, 103*(12), e15–e29.

Mendenhall, E., Fernandez, A., Adler, N., & Jacobs, E. (2012). *Susto, coraje,* and abuse: Depression and beliefs about diabetes. *Culture, Medicine & Psychiatry, 36*(3), 480–492. doi:10.1007/s11013-012-9267-x

Moore, L. G., Van Arsdale, P. W., Glittenberg, J. E., & Aldrich, R. A. (1987). *The biocultural basis of health: Expanding views of medical anthropology.* Prospect Heights, IL: Waveland Press.

Morris, J. L., Lippman, S. A., Philip, S., Bernstein, K., Neilands, T. B., & Lightfoot, M. (2014). Sexually transmitted infection related stigma and shame among African American male youth: Implications for testing practices, partner notification, and treatment. *AIDS Patient Care & STDs, 28*(9), 499–506.

Murgatroyd, C. (2015). Disease and sport. *Power of the gene (blog).* Retrieved from https://web.archive.org/web/20170201120810/http://powerofthegene.com/joomla/index.php/conversational-genetics/genetics-in-sport

Naeem, A. G. (2003). The role of culture and religion in the management of diabetes: A study of Kashmiri men in Leeds. *Journal of the Royal Society of Health, 123*(2), 110–116.

Napier, A. D., Ancarno, C., Butler, B., Calabrese, J., Chater, A., Chatterjee, H., . . . Tyler, N. (2014). Culture and health. *Lancet, 384*(9954), 1607–1639.

National Center for Complementary and Alternative Medicine at the National Institutes of Health. (2012). The use of complementary and alternative medicine in the United States. Washington, DC: Author. Retrieved from http://nccam.nih.gov/news/camstats/2007/camsurvey_fs1.htm#use

National Eating Disorders Association. (2015). *Statistics on eating disorders.* New York: Author. Retrieved from http://www.nationaleatingdisorders.org/general-statistics

National Institute of Medicine. U.S. Committee on the Use of Complementary and Alternative Medicine by the American Public. (2005). *Complementary and alternative medicine in the United States. Prevalence, cost, and patterns of CAM use.* Washington, DC: Author. National Academies Press. Retrieved from http://www.ncbi.nlm.nih.gov/books/NBK83794/

Native American religions: Balance and harmony. (2010, October 4). Native American Netroots. Retrieved from http://nativeamericannetroots.net/diary/705

Neihardt, J. G. (1932). *Black Elk speaks: Being the life story of a holy man of the Oglala Sioux.* New York: Morrow.

Nelkin, D., & Gilman, S. L. (1991). Placing blame for devastating disease. In A. Mack (Ed.), *In time of plague: The history and social consequences of lethal epidemic disease* (pp. 39–56). New York: New York University Press.

Newman, M. A. (1986). *Health as expanding consciousness.* St. Louis, MO: C. V. Mosby.

Newman, M. A. (2000). *Health as expanding consciousness* (2nd ed.). Boston: Jones & Bartlett.

Padela, A., Killawi, A., Forman, J., DeMonner, S., & Heisler, M. (2012). American Muslim perceptions of healing: Key agents in healing, and their roles. *Qualitative Health Research, 22*(6), 846–858.

Patel, S., Schnall, R., Little, V., Lewis-Fernández, R., & Pincus, H. (2014). Primary care professionals' perspectives on treatment decision making for depression with African Americans and Latinos in primary care practice. *Journal of Immigrant & Minority Health, 16*(6), 1262. doi:10.1007/s10903-013-9903-8

Peate, I. (2012). Breaking the silence: Helping men with erectile dysfunction. *British Journal of Community Nursing, 17*(7), 310–317.

Pendleton, D., Schofield, T., Tate, P., & Havelock, P. (1984). *The consultant: An approach to learning and teaching.* Oxford: Oxford University Press.

Puhl, R., & Heuer, C. (2010). Obesity stigma: Important considerations for public health. *American Journal of Public Health, 100*(6), 1019–1028.

Purnell, L. D. (2008, February). Traditional Vietnamese health and healing. *Urologic Nursing, 28*(1), 63–67.

Raffel, M. W., & Raffel, N. K. (1989). *The U.S. health system: Origins and functions* (3rd ed.). New York: John Wiley & Sons.

Rampell, C. (2014, November 6). Many more men say they want to be stay-at-home dads than actually are. *The Washington Post.* Retrieved from http://www.washingtonpost.com/news/rampage/wp/2014/11/06/many-more-men-say-they-want-to-be-stay-at-home-dads-than-actually-are/

Reducing health disparities in Asian American and Pacific Islander populations: Communicating across cultures. (2005). Management Sciences of Health. Office of Minority Health and Bureau of Primary Health Care. Retrieved from https://web.archive.org/web/20160625234659/http://erc.msh.org/aapi/ca6.html

Rohde, J. A., Wang, Y., Cutino, C. M., Dickson, B. K., Bernal, M. C., Bronda, S., . . . Farraye, F. A. (2018). Impact of disease disclosure on stigma: An experimental investigation of college students' reactions to inflammatory bowel disease. *Journal of Health Communication, 23*(1), 91–97.

Rossiter, C. M., Jr. (1975). Defining "therapeutic communication." *Journal of Communication, 25*(3), 127–130.

Rubenstein, A., & Macías-González, V. M. (2012). *Masculinity and sexuality in Modern Mexico*. Albuquerque, NM: University of New Mexico Press.

Samovar, L. A., & Porter, R. E. (2007). *Communication between cultures* (6th ed.). Belmont, CA: Wadsworth.

Schreiber, L. (2005). The importance of precision in language: Communication research and (so-called) alternative medicine. *Health Communication, 17*, 173–190.

Shepard, D. S., & Rabinowitz, F. E. (2013). The power of shame in men who are depressed: Implications for counselors. *Journal of Counseling & Development, 91*(4), 451–457.

Skluth, M. (2007, September 7). Get patients involved. *Medical Economics, 84*(17), 16.

Slack, P. (1991). Responses to plague in early modern Europe: The implications of public health. In A. Mack (Ed.), *In time of plague: The history and social consequences of lethal epidemic disease* (pp. 111–132). New York: New York University Press.

Sobo, E. J., & Loustaunau, M. O. (2010). *The cultural context of health, illness, and medicine*. Santa Barbara, CA: Praeger.

Studts, C. T., Tarasenko, Y. Y., & Schoenberg, N. (2013). Barriers to cervical cancer screening among middle-aged and older rural Appalachian women. *Journal of Community Health, 38*(3), 500–512.

Swazey, J. P., & Reeds, K. (1978). *Today's medicine, tomorrow's science: Essays on paths of discovery in the biomedical sciences*. U.S. Department of Health, Education, and Welfare. Washington, DC: Author. Retrieved from https://web.archive.org/web/20160501165838/http://www.baruch.cuny.edu/library/alumni/online_exhibits/digital/2001/swazey_reeds_1978/default.htm

Swiderski, R. M. (1976). The idiom of diagnosis. *Communication Quarterly, 24*, 3–11.

Taha, H., Al-Qutob, R., Nyström, L., Wahlström, R., & Berggren, V. (2013). "Would a man smell a rose then throw it away?" Jordanian men's perspectives on women's breast cancer and breast health. *BMC Women's Health, 13*(1), 1–21.

Tauber, M. (2014, August 13). How Robin Williams fought, and lost, his battles with addiction and depression. *People*. Retrieved from http://www.people.com/article/robin-williams-dies-depression-addiciton-struggles

Tough, E. A., & White, A. R. (2011). Effectiveness of acupuncture/dry needling for myofascial trigger point pain. *Physical Therapy Reviews, 16*, 147–154.

Tovey, P., & Broom, A. (2007). Oncologists' and specialist cancer nurses' approaches to complementary and alternative medicine and their impact on patient action. *Social Science & Medicine, 64*, 2550–2564.

Twaddle, A. C., & Hessler, R. M. (1987). *A sociology of health* (2nd ed.). New York: Macmillan.

Uba, L. (1992). Cultural barriers to health care for Southeast Asian refugees. *Public Health Reports, 107*, 544–548.

U.S. Bureau of Labor Statistics. (2019, September 4). *Chiropractors. Occupational outlook handbook*. Washington, DC: Author. Retrieved from https://www.bls.gov/ooh/healthcare/chiropractors.htm

U.S. Food and Drug Administration (FDA). (2008). Beware of online cancer fraud. Washington, DC: Author. Retrieved from http://www.fda.gov/ForConsumers/ConsumerUpdates/ucm048383.htm

Usta, J., Antoun, J., Ambuel, B., & Khawaja, M. (2012). Involving the health care system in domestic violence: What women want. *Annals of Family Medicine, 10*(3), 213–220.

Veatch, R. M. (1983). The physician as stranger: The ethics of the anonymous patient–physician relationship. In E. E. Shelp (Ed.), *The clinical encounter: The moral fabric of the patient–physician relationship* (pp. 187–207). Dordrecht, The Netherlands: D. Reidel.

Vogt, D. (2013). Research on women, trauma and PTSD. Washington, DC: National Center for PTSD. Retrieved from https://www.ptsd.va.gov/professional/treat/specific/ptsd_research_women.asp

Warren-Jeanpiere, L., Miller, K. S., & Warren, A. M. (2010). African American women's retrospective perceptions of the intergenerational transfer of gynecological health care information received from mothers: Implications for families and providers. *Journal of Family Communication, 10*(2), 81–98.

White, A. D. (1925). *A history of the warfare of science with theology in Christendom* (vol. 2). New York: D. Appleton (originally published in 1896).

Wilson, K. (2003). Therapeutic landscapes and the First Nations people: An exploration of culture, health and place. *Health & Place, 9*(2), 83–93.

Winkelman, M. (2009). *Culture and health: Applying medical anthropology*. San Francisco: Jossey-Bass.

Woodyard, C. (2011). Exploring the therapeutic effects of yoga and its ability to increase quality of life. *International Journal of Yoga, 4*(2), 49–54. doi:10.4103/0973-6131.85485

World Health Organization (WHO). (1948). Preamble to the Constitution of the World Health Organization. Official records of the World Health Organization, no. 2, p. 100. Retrieved from www.who.int/about/definition/en

World Health Organization. (2003, June 18). Epidemic and pandemic alert and response (EPR). Update 83. One hundred days into the outbreak. Geneva, Switzerland: Author. Retrieved from http://www.who.int/csr/don/2003_06_18/en/index.html

World Health Organization. (2008). Traditional medicine. Geneva, Switzerland: Author. Retrieved 2017 from https://web.archive.org/web/2008122203020 4/http://www.who.int/mediacentre/factsheets/fs134/en/

World Health Organization (WHO). (2014, May). The top ten causes of death. Geneva, Switzerland: Author.

Retrieved from http://www.who.int/mediacentre/factsheets/fs310/en/

Zhang, Z.-J., Chen, H.-Y., Yip, K.-C., Ng, R., & Wong, V. T. (2010). The effectiveness and safety of acupuncture therapy in depressive disorders: Systematic review and meta-analysis. *Journal of Affective Disorders, 124*, 9–21. doi: 10.1016/j.jad.2009.07.005

Zimmerman, B., & Zimmerman, D. (2002). *Killer germs: Microbes and diseases that threaten humanity.* New York: McGraw-Hill.

Zoucha, R., & Broome, B. (2008, April). The significance of culture in nursing: Examples from the Mexican-American culture and knowing the unknown. *Urologic Nursing, 28*(2), 140–142.

CHAPTER 8

Al-Janabi, H., Coast, J., & Flynn, T. N. (2008). What do people value when they provide unpaid care for an older person? A meta-ethnography with interview follow-up. *Social Science & Medicine, 67*, 111–121.

Alam, R., Barrera, M., D'Agostino, N., Nicholas, D. B., & Schneiderman, G. (2012). Bereavement experiences of mothers and fathers over time after the death of a child due to cancer. *Death Studies, 36*, 1–22. doi:10.1080/07481187.2011.553312

Albrecht, T. L., & Adelman, M. B. (1987). Communicating social support: A theoretical perspective. In T. L. Albrecht & M. B. Adelman (Eds.), *Communicating social support* (pp. 18–39). Newbury Park, CA: Sage.

Allen, K. A., Blascovich, J., & Mendes, W. B. (2002). Cardiovascular reactivity and the presence of pets, friends, and spouses: The truth about cats and dogs. *Psychosomatic Medicine, 64*, 727–739.

Alston, S. (2007). Nothing to laugh at: Humour as a means of coping with pain and stress. *Australian Journal of Communication, 34*(1), 77–89.

American Transplant Foundation. (2019). Facts: Did you know? Retrieved from https://www.americantransplantfoundation.org/about-transplant/facts-and-myths/

Anderson, J. O., & Geist-Martin, P. (2003). Narratives and healing: Exploring one family's stories of cancer survivorship. *Health Communication, 15*(2), 133–143.

Babrow, A. S. (1992). Communication and problematic integration: Understanding diverging probability and value, ambiguity, ambivalence, and impossibility. *Communication Theory, 2*, 95–130.

Babrow, A. S. (2001). Uncertainty, value, communication, and problematic integration. *Journal of Communication, 51*(3), 553–573.

Bandura, A. (1986). *Social foundations of thought and action: A social cognitive approach.* Englewood Cliffs, NJ: Prentice Hall.

Barker, S. A., & Dawson, K. S. (1998). The effects of animal-assisted therapy on anxiety ratings of hospitalized psychiatric patients. *Psychiatric Services, 49*, 797–801.

Barnes, M. K., & Duck, S. (1994). Everyday communicative contexts for social support. In B. R. Burleson, T. L. Albrecht, & I. G. Sarason (Eds.), *Communication of social support: Messages, interactions, relationships, and community* (pp. 175–194). Thousand Oaks, CA: Sage.

Baxter, L. A. (1988). A dialectic perspective of communication strategies in relationship development. In S. Duck (Ed.), *Handbook of personal relationships* (pp. 257–273). New York: Wiley.

Baxter, L. A., & Montgomery, B. M. (1996). *Relating: Dialogues and dialectics.* New York: Guilford Press.

Beach, W. A. (2002). Between dad and son: Initiating, delivering, and assimilating bad cancer news. *Health Communication, 14*(3), 271–298.

Berger, P., & Luckmann, T. (1966). *The social construction of reality.* New York: Doubleday.

Bergstrom, M. J., & Holmes, M. E. (2000). Lay theories of successful aging after the death of a spouse: A network text analysis of bereavement advice. *Health Communication, 12*(4), 377–406.

Bernhard, T. (2019, April 29). 7 things I've come to appreciate due to chronic illness. *Psychology Today.* Retrieved from https://www.psychologytoday.com/us/blog/turning-straw-gold/201904/7-things-i-ve-come-appreciate-due-chronic-illness

Bevan, J. L., Rogers, K. E., Andrews, N. F., & Sparks, L. (2012). Topic avoidance and negative health perceptions in the distant family caregiving context. *Journal of Family Communication, 12*(4), 300–314.

Block, S. D. (2001). Psychological considerations, growth, and transcendence at the end of life. *Journal of the American Medical Association, 285*(22), 2898–2905.

Booth-Butterfield, M., Anderson, R., & Booth-Butterfield, S. (2000). Adolescents' use of tobacco, health locus of control, and self-monitoring. *Health Communication, 12*, 137–148.

Borreani, C., Brunelli, C., Miccinesi, G., Morino, P., Piazza, M., Piva, L., & Tamburini, M. (2008). Eliciting individual preferences about death: Development of the End-of-Life Preferences Interview. *Journal of Pain and Symptom Management, 36*(4), 335–350.

Botta, R. A., & Dumlao, R. (2002). How do conflict and communication patterns between fathers and daughters contribute to or offset eating disorders? *Health Communication, 14*, 199–219.

Boylstein, C., Rittman, M., & Hinojosa, R. (2007). Metaphor shifts in stroke recovery. *Health Communication, 21*, 279–292.

Braithwaite, D. O. (1996). "Persons first": Expanding communicative choices by persons with disabilities. In E. B. Ray (Ed.), *Communication and disenfranchisement: Social health issues and implications* (pp. 449–464). Mahwah, NJ: Lawrence Erlbaum.

Branch, W. T., Jr., Levinson, W., & Platt, F. W. (1996). Diagnostic interviewing: Make the most of your time. *Patient Care, 30*(12), 68–76.

Brann, M., Himes, K. L., Dillow, M. R., & Weber, K. (2010). Dialectic tensions in stroke survivor relationships. *Health Communication, 25*, 323–332.

Brashers, D. E., & Babrow, A. S. (1996). Theorizing health communication. *Communication Studies, 47*, 237–251.

Brett, R. (2003, February 21). Life's great, say area survivors. *The Plain Dealer*, p. B1.

Burleson, B. R. (1990). Comforting as social support: Relational consequences of supportive behaviors. In S. Duck

& R. C. Silver (Eds.), *Personal relationships and social support* (pp. 66–82). London: Sage.

Burleson, B. R. (1994). Comforting messages: Significance, approaches, and effects. In B. R. Burleson, T. L. Albrecht, & I. G. Sarason (Eds.), *Communication of social support: Messages, interactions, relationships, and community* (pp. 175–194). Thousand Oaks, CA: Sage.

Bute, J. J., Donovan-Kicken, E., & Martins, N. (2007). Effects of communication-debilitating illnesses and injuries on close relationships: A relational maintenance perspective. *Health communication, 21*(3), 235–246.

Caplan, S. E., Haslett, B. J., & Burleson, B. R. (2005). Telling it like it is: The adaptive function of narratives in coping with loss in later life. *Health Communication, 17*, 233–251.

Caregiving in the U.S. (2009). National Alliance of Caregiving and the American Association of Retired Persons. Retrieved from http://www.caregiving.org/data/Caregiving_in_the_US_2009_full_report.pdf

Carpiac-Claver, M. L., & Levy-Storms, L. (2007). In a manner of speaking: Communication between nurse aides and older adults in long-term care settings. *Health Communication, 22*, 59–67.

Charchuk, M., & Simpson, C. (2005). Hope, disclosure, and control in the neonatal intensive care unit. *Health Communication, 17*, 191–203.

Chesler, M. A., & Barbarin, O. A. (1984). Difficulties of providing help in a crisis: Relationships between parents of children with cancer and their friends. *Journal of Social Issues, 40*, 113–134.

Chia, H. L. (2009). Exploring facets of a social network to explicate the status of social support and its effects on stress. *Social Behavior & Personality: An International Journal, 37*(5), 701–710.

Cohen, S., & Wills, T. A. (1985). Stress, social support, and buffering hypothesis. *Psychological Bulletin, 98*, 310–357.

Cowart, D., & Burt, R. (1998). Confronting death: Who chooses, who controls? *The Hastings Center Report, 28*, 14–24.

Cutrona, C. E., & Suhr, J. A. (1994). Social support communication in the context of marriage: An analysis of couples' supportive interactions. In B. R. Burleson, T. L. Albrecht & I. G. Sarason (Eds.), *Communication of social support: Messages, interactions, relationships, and community* (pp. 113–135). Thousand Oaks, CA: Sage.

DeLucia, M. (2011, December 14). Dogs offer patient care that cannot be matched. Fox5 News, Las Vegas, Nevada. Retrieved from https://web.archive.org/web/20140621124200/http://www.fox5vegas.com/story/16157761/pets-overcome-adversity-to-help-sunrise-patients-dogs-vegas-sunrise-hospital

Dennis, M. R. (2006). Compliance and intimacy: Young adults' attempts to motivate health-promoting behaviors for romantic partners. *Health Communication, 19*, 259–267.

du Pré, A., & Ray, E. B. (2008). Comforting episodes: Transcendent experiences of cancer survivors. In L. Sparks, H. D. O'Hair, & G. L. Kreps (Eds.), *Cancer,*

communication and aging (pp. 99–114). Cresskill, NJ: Hampton Press.

Dyer, J. (1996). *In a tangled wood: An Alzheimer's journey*. Dallas: Southern Methodist University Press.

Edwards, H., & Noller, P. (1998). Factors influencing caregiver–care receiver communication and the impact on the well-being of older care receivers. *Health Communication, 10*, 317–342.

Egbert, N., Koch, L., Coeling, H., & Ayers, D. (2006). The role of social support in the family and community integration of right-hemisphere stroke survivors. *Health Communication, 20*, 45–55.

Egbert, N., Sparks, L., Kreps, G. L., & du Pré, A. (2008). Finding meaning in the journey: Methods of spiritual coping for aging patients with cancer. In L. Sparks, H. D. O'Hair, & G. L. Kreps (Eds.), *Cancer, communication and aging* (pp. 277–291). Cresskill, NJ: Hampton Press.

Emanuel, E. J., & Emanuel, L. L. (1998, May 16). The promise of a good death. *The Lancet, 351*, S21–S29.

English, J., Wilson, K., & Keller-Olaman, S. (2008). Health, healing and recovery: Therapeutic landscapes and the everyday lives of breast cancer survivors. *Social Science & Medicine, 67*, 68–78.

Erdman, L. (1993). Laughter therapy for patients with cancer. *Journal of Psychosocial Oncology, 11*, 55–67.

Family Caregiver Alliance. (2019, April 17). Caregiver statistics: Demographics. Retrieved from https://www.caregiver.org/caregiver-statistics-demographics

Floyd, K., Hesse, C., & Haynes, M. T. (2007, January). Human affection exchange: SV. Metabolic and cardiovascular correlates of trait expressed affection. *Communication Quarterly, 55*(1), 79–94.

Flynn, J. J., Hollenstein, T., & Mackey, A. (2010). The effect of suppressing and not accepting emotions on depressive symptoms: Is suppression different for men and women? *Personality and Individual Differences, 49*, 49582–49586. doi:10.1016/j.paid.2010.05.022

Ford, L. A., Babrow, A. S., & Stohl, C. (1996). Social support messages and the management of uncertainty in the experience of breast cancer: An application of problematic integration theory. *Communication Monographs, 63*, 189–208.

Forsythe, L. P., Alfano, C. M., Kent, E. E., Weaver, K. E., Bellizzi, K., Arora, N., ... Rowland, J. H. (2014). Social support, self-efficacy for decision-making, and follow-up care use in long-term cancer survivors. *Psycho-Oncology, 23*(7), 788–796.

Foster, E. (2007). *Communicating at the end of life: Finding magic in the mundane*. Mahwah, NJ: Lawrence Erlbaum.

Frankl, V. E. (1959). *Man's search for meeting*. Boston: Beacon Press.

Frates, J., Bohrer, G. G., & Thomas, D. (2006). Promoting organ donation to Hispanics: The role of the media and medicine. *Journal of Health Communication, 11*(7), 683–698.

Friedmann, E., & Thomas, S. A. (1995). Pet ownership, social support, and one-year survival after acute myocardial infarction in the cardiac arrhythmia suppression trial. *American Journal of Cardiology, 76*, 1213–1217.

594

Fry, R. B., & Prentice-Dunn, S. (2005). Effects of coping information and value affirmation on responses to a perceived health threat. *Health Communication, 17,* 133–147.

Giles, L. C., Glonek, G. F., Luszcz, M. A., & Andrews, G. R. (2005, July). Effect of social networks on 10-year survival in very old Australians: The Australian longitudinal study of aging. *Journal of Epidemiology & Community Health, 59*(7), 574–579.

Gill, E. A., & Babrow, A. S. (2007). To hope or to know: Coping with uncertainty and ambivalence in women's magazine breast cancer articles. *Journal of Applied Communication Research, 35*(2), 133–155.

Gilstrap, C. M., & White, Z. M. (2015). Interactional communication challenges in end-of-life care: dialectical tensions and management strategies experienced by home hospice nurses. *Health Communication, 30,* 525–535.

Green, F. (2003, June 20). Booze ads target Black teens, report finds. *San-Diego Union-Tribune,* p. C1.

Green, R. (1999). *The Nicholas Effect: A boy's gift to the world.* Cambridge, MA: O'Reilly.

Han, J. Y., Hou, J., Kim, E., & Gustafson, D. H. (2014). Lurking as an active participation process: A longitudinal investigation of engagement with an online cancer support group. *Health Communication, 29,* 911–923.

Han, J. Y., Shah, D. V., Kim, E., Namkoong, K., Lee, S.-Y., Moon, J., . . . Gustafson, D. H. (2011). Empathic exchanges in online cancer support groups: Distinguishing message expression and reception effects. *Health Communication, 26,* 185–197.

Hawkley, L. C., Masi, C. M., Berry, J. D., & Cacioppo, J. T. (2006). Loneliness is a unique predictor of age-related differences in systolic blood pressure. *Psychology and Aging, 21*(1), 152–164.

Hegedus, K., Zana, Á., & Szabó, B. (2008). Effect of end-of-life education on medical students' and health care workers' death attitude. *Palliative Medicine, 22,* 264–269.

Hines, S. C. (2001). Coping with uncertainties in advance care planning. *Journal of Communication, 51*(3), 498–513.

Hospice care in America. (2012). Alexandria, VA: National Hospice and Palliative Care Organization. Retrieved from https://web.archive.org/web/20160827213230/http://www.nhpco.org/sites/default/files/public/Statistics_Research/2011_Facts_Figures.pdf

Jeong, S.-H. (2007). Effects of news about genetics and obesity on controllability attribution and helping behavior. *Health Communication, 22,* 221–228.

Keeley, M. P. (2004). Final conversations: Survivors' memorable messages concerning religious faith and spirituality. *Health Communication, 16,* 87–104.

Kramer, H., & Kramer, K. (1993, March–April). Conversations at midnight. *Psychology Today, 26,* 26–27.

Krug, P. (1998). Where does physician-assisted suicide stand today? *Association of Operating Room Nurses Journal, 68,* 869.

Kübler-Ross, E. (1969). *On death and dying.* New York: Macmillan.

Laframboise, D. (1998). When home is the hospital. *Chatelaine, 71,* 26–31.

Lehman, D. R., Ellard, J. H., & Wortman, C. B. (1986). Social support for the bereaved: Recipients' and providers' perspectives on what is helpful. *Journal of Consulting and Clinical Psychology, 54,* 438–446.

"Life interrupted" by cancer diagnosis at 22. (2012, May 15). National Public Radio. *Talk of the Nation* broadcast. Transcript retrieved at http://www.npr.org/2012/05/16/152840031/life-interrupted-by-cancer-diagnosis-at-22

Living with cancer. (1997, September). *Harvard Health Letter, 22,* 4–5.

Lockwood, N. L., & Yoshimura, S. M. (2014). The heart of the matter: The effects of humor on well-being during recovery from cardiovascular disease. *Health Communication, 29,* 410–420.

Malis, R. S., & Roloff, M. E. (2007). The effect of legitimacy and intimacy on peer interventions into alcohol abuse. *Western Journal of Communication, 71*(1), 49–68.

Maynard, D. W., & Frankel, R. M. (2006). On diagnostic rationality: Bad news, good news, and the symptoms residue. In J. Heritage & D. W. Maynard (Eds.), *Communication in medical care: Interactions between primary care physicians and patients* (pp. 248–278). Cambridge: Cambridge University Press.

McCormick, T. R., & Conley, B. J. (1995). Patients' perspectives on dying and the care of dying patients. *Western Journal of Medicine, 163,* 236–243.

McCue, J. D. (1995). The naturalness of dying. *Journal of the American Medical Association, 273,* 1039–1044.

Metts, S., & Manns, H. (1996). Coping with HIV and AIDS: The social and personal challenges. In E. B. Ray (Ed.), *Communication and disenfranchisement: Social issues and implications* (pp. 347–364). Mahwah, NJ: Lawrence Erlbaum.

Miller, L. E. (2014). Uncertainty management and information seeking in cancer survivorship. *Health Communication, 29,* 233–243.

Miller-Day, M., & Marks, J. (2006). Perceptions of parental communication orientation, perfectionism, and disordered eating behaviors of sons and daughters. *Health Communication, 19,* 153–163.

Mills, C. B. (2005). Catching up with Down syndrome: Parents' experiences in dealing with the medical and therapeutic communities. In E. B. Ray (Ed.), *Health communication in practice: A case study approach* (pp. 195–210). Mahwah, NJ: Lawrence Erlbaum.

Morgan, L. A., & Brazda, M. A. (2013). Transferring control to others: Process and meaning for older adults in assisted living. *Journal of Applied Gerontology, 32*(6), 651.

Morgan, S. E., Harrison, T. R., Afifi, W. A., Long, S. D., & Stephenson, M. T. (2008). In their own words: The reasons why people will (not) sign an organ donor card. *Health Communication, 23,* 23–33.

Muskin, P. R. (1998). The request to die: Role for a psychodynamic perspective on physician-assisted suicide. *Journal of the American Medical Association, 279,* 323–328.

National Cancer Institute (NCI). (2019, June 17). A new normal. Author: Bethesda, MD. Retrieved from https://www.cancer.gov/about-cancer/coping/survivorship/new-normal

Nussbaum, J. F., Baringer, D., Fisher, C. L., & Kundrat, A. L. (2008). Connecting health, communication, and aging. In L. Sparks, H. D. O'Hair, & G. L. Kreps (Eds.), *Cancer, communication and aging* (pp. 67–76). Cresskill, NJ: Hampton Press.

Organ donation: Don't let these myths confuse you. (2008). Rochester, MN: Mayo Clinic. Retrieved from http:// www.mayoclinic.com/health/organ-donation/FL00077

Ortman, J. M., Velkoff, V. A., & Hogan, H. (2014, May). An aging nation: The older population in the United States. Washington, DC: U.S. Census Bureau. Retrieved from http://www.census.gov/prod/2014pubs/p25-1140.pdf

Parkes, C. M. (1998). The dying adult. *British Medical Journal, 316*, 1313–1315.

Perry, B. (2002, November). Growth and satisfaction: "I became a nurse because I wanted to help others." *Canadian Business and Current Affairs, 98*(10), nonpaginated.

Pet Partners video: The health benefits of pets. (n.d.). Bellevue, WA: Author. Retrieved from http://www .deltasociety.org/page.aspx?pid=642

Peterson, B. L. (2019). Dialectical tensions associated with health advocacy. *Health Communication* [online], 1–4.

Pighin, S., & Bonnefon, J.-F. (2011). Facework and uncertain reasoning in health communication. *Patient Education and Counseling, 85*, 169–172.

Platt, F. W. (1995). *Conversation repair: Case studies in doctor–patient communication*. Boston: Little, Brown.

Potter, E. (n.d.). We used to love to travel and eat out . . . now, nothing. Caregiver stories. Family Caregiver Alliance. Retrieved from https://caregiver.org/ we-used-love-travel-and-eat-out-now-nothing

Ragan, S. L., & Goldsmith, J. (2008). End-of-life communication: The drama of pretense in the talk of dying patients and their M.D. In K. B. Wright & S. D. Moore (Eds.), *Applied health communication* (pp. 207–227). Cresskill, NJ: Hampton Press.

Ragan, S. L., Wittenberg, E., & Hall, H. T. (2003). The communication of palliative care for the elderly cancer patient. *Health Communication, 15*(2), 219–226.

Ragan, S. L., Wittenberg-Lyles, E. W., Goldsmith, J., & Sanchez-Reilly, S. (2008). *Communication as comfort: Multiple voices in palliative care*. New York: Routledge.

Ramanadhan, S., & Viswanath, K. (2006). Health and the information nonseeker: A profile. *Health Communication, 20*, 131–139.

Rao, J. K., Anderson, L. A., Lin, F., & Laux, J. P. (2014). Completion of advance directives among U.S. consumers. *American Journal of Preventive Medicine, 46*, 65–70. doi:10.1016/j.amepre.2013.09.008

Rawlins, W. K. (1989). A dialectical analysis of the tensions, functions, and strategic challenges of communication in young adult friendships. *Communication Yearbook, 12*, 157–189.

Reinhardt, J. P., Boerner, K., & Horowitz, A. (2006). Good to have but not to use: Differential impact of perceived and received support on well-being. *Journal of Social and Personal Relationships, 23*(1), 117–129.

Rimal, R. (2000). Closing the knowledge–behavior gap in health promotion: The mediating role of self-efficacy. *Health Communication, 12*, 219–238.

Robertson, T. (1999, March 26). Michigan jury gets Kevorkian case: Defendant cites civil rights leaders. *Boston Globe*, p. A3.

Robinson, J. D., & Tian, Y. (2009). Cancer patients and the provision of informational social support. *Health Communication, 24*, 381–390. doi:10.1080/10410230903023261

Ruppert, R. A. (1996, March). Caring for the lay caregiver. *American Journal of Nursing, 96*, 40–46.

Russell, L. D., & Babrow, A. S. (2011). Risk in the making: Narrative, problematic integration, and the social construction of risk. *Communication Theory, 21*(3), 239–260. doi:10.1111/j.1468-2885.2011.01386.x

Salander, P. (2002). Bad news from the patient's perspective: An analysis of the written narratives of newly diagnosed cancer patients. *Social Science & Medicine, 55*, 721–732.

Sastre, M. T. M., Sorum, P. C., & Mullet, E. (2011). Breaking bad news: The patient's viewpoint. *Health Communication, 26*, 649–655.

Segrin, C., & Domschke, T. (2011). Social support, loneliness, recuperative processes, and their direct and indirect effects on health. *Health Communication, 26*, 221–232. doi:10.1080/10410236.2010.546771

Segrin, C., & Passalacqua, S. A. (2010). Functions of loneliness, social support, health behaviors, and stress in association with poor health. *Health Communication, 25*, 312–322.

Sharf, B. (2010). The day Patrick Swayze died. *Health Communication, 25*, 628–631.

Shuler, S. (2011). Social support without strings attached. *Health Communication, 26*, 198–201.

Siegel, J. T., Alvaro, E. M., Crano, W. D., Lienemann, B. A., Hohman, Z. P., & O'Brien, E. (2012). Increasing social support for depressed individuals: A cross-cultural assessment of an affect-expectancy approach. *Journal of Health Communication, 17*(6), 713–732.

Sparks, L., Villagran, M. M., Parker-Raley, J., & Cunningham, C. B. (2007). A patient-centered approach to breaking bad news: Communication guidelines for health care providers. *Journal of Applied Communication, 35*(2), 177–196.

Stepler, R. (2015, November 18). 5 facts about family caregivers. Pew Research Center. Retrieved from https://www.pewresearch.org/ fact-tank/2015/11/18/5-facts-about-family-caregivers/

Sudore, R. L., Schillinger, D., Knight, S. J., & Fried, T. R. (2010). Uncertainty about advance care planning treatment preferences among diverse older adults. *Journal of Health Communication, 15*, 159–171.

Tardy, C. H. (1994). Counteracting task-induced stress: Studies of instrumental and emotional support in problem-solving contexts. In B. R. Burleson, T. L. Albrecht, & I. G. Sarason (Eds.), *Communication of social support: Messages, interactions, relationships, and community* (pp. 71–87). Thousand Oaks, CA: Sage.

Thompson, T. L. (2011). Hope and the act of informed dialogue: A delicate balance at the end of life. *Journal of Language and Social Psychology, 30*, 177–192.

Thompson, T. L., & Gillotti, C. (2005). Staying out of the line of fire: A medical student learns about bad news delivery. In E. B. Ray (Ed.), *Health communication in practice: A case study approach* (pp. 11–25). Mahwah, NJ: Lawrence Erlbaum.

Thomsen, T., Rydahl-Hansen, S., & Wagner, L. (2010). A review of potential factors relevant to coping in patients with advanced cancer. *Journal of Clinical Nursing, 19*, 3410–3426. doi:10.1111/j.1365-2702.2009.03154.x

Thomtén, J., Soares, J., & Sundin, Ö. (2011). The role of psychosocial factors in the course of pain: A 1-year follow-up study among women living in Sweden. *Archives of Women's Mental Health, 14*, 493–503. doi:10.1007/s00737-011-0244-0

Tiedtke, C., de Rijk, A., Donceel, P., Christiaens, M., & Dierckx de Casterl, B. (2012). Survived but feeling vulnerable and insecure: A qualitative study of the mental preparation for RTW after breast cancer treatment. *BMC Public Health, 12*(1), 538–550.

Troth, A., & Peterson, C. C. (2000). Factors predicting safe-sex talk and condom use in early sexual relationships. *Health Communication, 12*, 195–218.

U.S. Census Bureau. (2009, June 23). Census Bureau reports world's older population projected to triple by 2050. Washington, DC: Author. Retrieved from https://web.archive.org/web/20151005004506/https://www.census.gov/newsroom/releases/archives/international_population/cb09-97.html

Venetis, M. K., Robinson, J. D., & Kearney, T. (2015). Breast-cancer patients' participation behavior and coping during presurgical consultations: A pilot study. *Health Communication, 30*(1), 19–25.

Vilhauer, R. P. (2011). "Them" and "us": The experiences of women with metastatic disease in mixed-stage versus stage-specific breast cancer support groups. *Psychology & Health, 26*(6), 781–797.

Wanzer, M. B., Sparks, L., & Frymier, A. B. (2009). Humorous communication within the lives of older adults: The relationships among humor, coping efficacy, age, and life satisfaction. *Health Communication, 24*, 128–136.

Wells, D. L. (2009). The effects of animals on human health and well-being. *Journal of Social Issues, 65*, 1540–1560.

White, A., Philogene, G., Fine, L., & Sinha, S. (2009). Social support and self-reported health status of older adults in the United States. *American Journal of Public Health, 99*(10), 1872–1878.

Willing, R. (1999, April 14). Kevorkian sentenced to 10–25 years. *USA Today*, p. 1A.

World Population Review. (2019). Life expectancy by country, 2019. Retrieved from http://worldpopulationreview.com/countries/life-expectancy-by-country/

Wright, K. (2002). Social support within an on-line cancer community: An assessment of emotional support, perceptions of advantages and disadvantages, and motives for using the community from a communication

perspective. *Journal of Applied Communication Research, 31*(3), 195–209.

Wright, K. B., & Rains, S. A. (2014). Weak tie support preference and preferred coping styles as predictors of perceived credibility within health-related computer-mediated support groups. *Health Communication, 29*, 281–287.

Zook, E. (1993). Diagnosis HIV/AIDS: Caregiver communication in the crisis of terminal illness. In E. B. Ray (Ed.), *Case studies in health communication* (pp. 113–128). Hillsdale, NJ: Lawrence Erlbaum.

CHAPTER 9

Abroms, L. C., Ahuja, M., Kodl, Y., Thaweethai, L., Sims, J., Winickoff, J. P., & Windsor, R. A. (2012). Text2Quit: Results from a pilot test of a personalized, interactive mobile health smoking cessation program. *Journal of Health Communication, 17*, 44–53.

Afifi, W. A., & Weiner, J. L. (2004). Toward a theory of motivated information management. *Communication Theory, 14*, 167–190.

American Heart Association. (2019). *All about heart rate (pulse)*. Retrieved from https://www.heart.org/en/health-topics/high-blood-pressure/the-facts-about-high-blood-pressure/all-about-heart-rate-pulse

Anderson, M. (2019). *Mobile technology and home broadband 2019. Pew Research Center*. Retrieved from https://www.pewresearch.org/internet/2019/06/13/mobile-technology-and-home-broadband-2019/

Anderson, M., Perrin, A. Jiang, J. & Kumar, M. (2019). *10% of Americans don't use the internet. Who are they? Pew Research Center*. Retrieved from https://www.pewresearch.org/fact-tank/2019/04/22/some-americans-dont-use-the-internet-who-are-they/

Barnes, D. (2015, May 1). TeleMIND brings specialty health care to rural clinic. *The University of Mississippi Medical Center*. Retrieved from https://www.umc.edu/news/News_Articles/2015/May/TeleMIND-brings-specialty-health-care-to-rural-clinic.html

Basu, A., & Dutta, M. J. (2008). The relationship between health information seeking and community participation: The roles of health information orientation and efficacy. *Health Communication, 23*(1), 70–79.

Beach, W. A. (2002). Between dad and son: Initiating, delivering, and assimilating bad cancer news. *Health Communication, 14*(3), 271–298.

Berry, L. L., & Seltman, K. D. (2008). *Management lessons from Mayo Clinic: Inside one of the world's most admired service organizations*. New York: McGraw-Hill.

Brown, V. A., Parker, P. A., Furber, L., & Thomas, A. L. (2011). Patient preferences for the delivery of bad news—The experience of a UK Cancer Centre. *European Journal of Cancer Care, 20*(1), 56–61.

Bull, S., & Ezeanochie, N. (2016). From Foucault to Freire through Facebook: Toward an integrated theory of mHealth. *Health Education and Behavior, 43*(4), 399–411.

Chaiken, S. (1980). Heuristic versus systematic information processing and the use of source versus message cues in persuasion. *Journal of Personality and Social Psychology, 39*, 752–766.

597

Chaiken, S., Giner-Sorolla, R., & Chen, S. (1996). Beyond accuracy: Defense and impression motives in heuristic and systematic information processing. In P. M. Gollwitzer & J. A. Bargh (Eds.), *The psychology of action: Linking cognition and motivation to behavior* (pp. 553–578). New York: Guilford.

Chamberlain, M. A. (1994). New technologies in health communication: Progress or panacea? *American Behavioral Scientist, 38*, 271–285.

Chen, R., Jankovic, F., Marinsek, N., Foschini, L., Kourtis, L., Signorini, A., . . . Trister, A. (2019). Developing measures of cognitive impairment in the real world from consumer-grade multimodal sensor streams. *Proceeding KDD '19 Proceedings of the 25th ACM SIGKDD International Conference on Knowledge Discovery & Data Mining, USA*, 2145–2155.

Chesser, A., Burke, A., Reyes, J., & Rohrberg, T. (2016). Navigating the digital divide: A systematic review of eHealth literacy in underserved populations in the United States. *Informatics for Health and Social Care, 41*, 1–19.

COPD Foundation. (n.d.). *What is COPD?* Washington, DC: Author. Retrieved from http://www.copdfoundation.org/

Coughlin, S., Stewart, J., Young, L., Heboyan, V., & Da Leo, G. (2018). Health literacy and patient web portals. *International Journal of Medical Informatics, 113*, 43–48.

Definitive Healthcare. (2015, April 14). Controversy over telemedicine in Texas. Retrieved from https://web .archive.org/web/20150629212314/http://www .definitivehc.com/news/2015/04/14/controversy-over-telemedicine-texas-medical-board-votes-to-restrict-and-limit-telemedicine-practices/

Duplaga, M. (2015). A cross-sectional study assessing determinants of the attitude to the introduction of eHealth services among patients suffering from chronic conditions. *BMC Medical Informatics & Decision Making, 15*(1), 1–15.

Dutta, M. J., Bodie, G. D., & Basu, A. (2008). Health disparity and the racial divide among the nation's youth: Internet as a site for change? In A. Everett (Ed.), *Learning race and ethnicity: Youth and the digital media* (pp. 175–198). Cambridge, MA: MIT Press.

The e-mail advantage. (2007, September 7). *Medical Economics, 84*(17), 28.

Emme, C., Rydahl-Hansen, S., Østergaard, B., Schou, L., Svarre Jakobsen, A., & Phanareth, K. (2014). How virtual admission affects coping—telemedicine for patients with chronic obstructive pulmonary disease. *Journal of Clinical Nursing, 23*(9/10), 1445–1458.

Esmaeilzadeh, P. (2019). The effects of public concern for information privacy on the adoption of health information exchanges (HIEs) by healthcare entities. *Health Communication, 34*(10), 1202–1211.

Farahani, B. Firouzi, F., Chang, V., Badaroglu, M., Constant, N., & Mankodiya, K. (2018). Towards fog-driven IoT eHealth: Promises and challenges of IoT in medicine and healthcare. *Future Generation Computer Systems, 78*(2), 659–676.

Fathi, J., Modin, H., & Scott, J. (2017, May). Nurses advancing telehealth services in the era of healthcare reform. *Online Journal of Issues in Nursing, 22*(2). Retrieved from http://ojin.nursingworld.org/MainMenuCategories/

ANAMarketplace/ANAPeriodicals/OJIN/ TableofContents/

Freimuth, V. S., Stein, J. A., & Kean, T. J. (1989). *Searching for health information: The cancer information service model.* Philadelphia: University of Pennsylvania Press.

Goodyear, V., Armour, K., & Wood, H. (2019). Young people learning about health: The role of apps and wearable devices. *Journal Learning, Media and Technology 44*(2), 193–210.

Granja, C., Janssen, W., & Johansen, M. (2018). Factors determining the success and failure of eHealth interventions: Systematic review of the literature. *Journal of Medical Internet Research, 20*(5), e10235.

Griffin, R. J., Dunwoody, S., & Neuwirth, K. (1999). Information insufficiency and risk communication. *Media Psychology, 6*, 23–61.

Hall, A. K., Bernhardt, J. M., Dodd, V., & Vollrath, M. W. (2015). The digital health divide: Evaluating online health information access and use among older adults. *Health Education & Behavior, 42*(2), 202.

Handley, L. (2019, January 24). Nearly three quarters of the world will use just their smartphones to access the internet by 2025. *CNBC News.* Retrieved from https:// www.cnbc.com/2019/01/24/smartphones-72percent-of-people-will-use-only-mobile-for-internet-by-2025.html

Hartzband, P., & Groopman, J. (2008). Off the record: Avoiding the pitfalls of going electronic. *New England Journal of Medicine, 358*(16), 1656.

Health care delivery, quality and transformation. (2015). American Telemedicine Association. Retrieved from https://web.archive.org/web/20150323123819/http:// www.americantelemed.org/ata-2015/ata-2015-awards

Hermann, J. (2010, August 24). Giz explains: How blind people see the Internet. *Gizmodo.* Retrieved from http:// gizmodo.com/5620079/giz-explains-how-blind-people-see-the-internet

Hinton, L., Kurinczuk, J. J., & Ziebland, S. (2010). Infertility; isolation and the internet: A qualitative interview study. *Patient Education and Counseling, 81*, 436–441.

Holst, A. (2019, August 22). Share of households with a computer at home worldwide from 2005 to 2018. *Statista.* Retrieved from https://www.statista.com/statistics/748551/ worldwide-households-with-computer/

Hong, S. G., Kim, D. W., Trimi, S., & Hyun, J. H. (2015). A Delphi study of factors hindering web accessibility for persons with disabilities. *Journal of Computer Information Systems, 55*(4), 28–34.

Horvath, K. J., Harwood, E. M., Courtenay-Quirk, C., McFarlane, M., Fisher, H., Dickenson, T., . . . Simon Rosser, B. R. (2010). Online resources for persons recently diagnosed with HIV/AIDS: An analysis of HIV-related webpages. *Journal of Health Communication, 15*, 516–531.

Hou, J., & Shim, M. (2010). The role of provider-patient communication and trust in online sources in Internet use of health-related activities. *Journal of Health Communication, 15*, 186–199.

Huston, L. (2019, March 15). Beware the hype over the Apple Watch heart app. The device could do more harm than

good. *STAT*. Retrieved from https://www.statnews
.com/2019/03/15/apple-watch-atrial-fibrillation/

Imes, R. S., Bylund, C. L., Sabee, C. M., Routsong, T. R., &
Sanford, A. A. (2008). Patients' reasons for refrain-
ing from discussing Internet health information with
their healthcare providers. *Health Communication, 23*,
538–547.

Jacobs, J. (2019, March 9). Doctor on video screen told a man
he was near death, leaving relatives aghast. *The New York
Times*. Retrieved from https://www.nytimes.com/
2019/03/09/science/telemedicine-ethical-issues.html

Jiang, S. (2018). How does online patient–provider commu-
nication heal? Examining the role of patient satisfaction
and communication experience in China. *Health Com-
munication 34*(13), 1637–1644.

Johnson, K., & Kalkbrenner, M. (2017). The utilization of
technological innovations to support college student
mental health: Mobile health communication. *Journal
of Technology in Human Services, 35*(4), 314–339.

Johnson, L. J. (2007, August 3). Patient e-mail perils. *Medi-
cal Economics, 84*(15), 30.

Jones, R. K., & Biddlecom, A. E. (2011). Is the internet fill-
ing the sexual health information gap for teens? An
exploratory study. *Journal of Health Communication,
16*, 112–123.

Kane, C., & Gillis, K. (2018). The use of telemedicine by phy-
sicians: Still the exception rather than the rule. *Health
Affairs, 37*(10). Abstract retrieved from https://www
.healthaffairs.org/doi/full/10.1377/hlthaff.2018.05077

Karcher, N., & Presser, N. (2016). Ethical and legal issues
addressing the use of mobile health (mHealth) as an
adjunct to psychotherapy. *Ethics and Behavior, 28*(1),
1–22.

Katz, E., Blumler, J., & Gurevitch, M. (1974). Uses of mass
communication by the individual. In J. G. Blumler &
E. Katz (Eds.), *The uses of mass communication* (pp.
19–32). Newbury Park, CA: Sage.

Kealey, E., & Berkman, C. S. (2010). The relationship be-
tween health information sources and mental models of
cancer: Findings of the 2005 Health Information Na-
tional Trends Survey. *Journal of Health Communication,
15*, 236–251.

Kim, H. (2011). Pharmaceutical companies as a source of
health information: A pilot study of the effects of source,
web site interactivity, and involvement. *Health Market-
ing Quarterly, 28*, 57–85.

Kim, H., & Kwon, N. (2010). Profile of e-patients: Analysis of
their cancer information-seeking from a national survey.
Journal of Health Communication, 15, 712–733.

Koch-Weser, S., Bradshaw, Y, S., Gualtieri, L., & Gallagher, S.
S. (2010). The internet as a health information source:
Findings from the 2007 Health Information National
Trends Survey and implications for health communica-
tion. *Journal of Health Communication, 15*, 279–293.

Kowalski, K. M. (1997, October). On guard against health
rip-off. *Current Health, 24*, 6–11.

Kulhánek, A., Gabrhelík, R., Novák, D., Burda, V., &
Brendryen, H., (2018). eHealth intervention for smoking
cessation for Czech tobacco smokers: Pilot study of user
acceptance. *Adiktologie, 18*(2), 81–85.

Lafata, J., Miller, C., Shires, D., Dyer, K., Ratliff, S., &
Schreiber, M. (2018). Patients' adoption of and feature
access within electronic patient portals. *American Jour-
nal of Managed Care, 24*(11), e352–e357. Retrieved from
https://www.ncbi.nlm.nih.gov/pubmed/30452203

Larkin, M. (2014, October 27). Dr. Eric Topol: Digital health-
care will put the patient in charge. *ElsevierConnect*.
Retrieved from http://www.elsevier.com/connect/Dr-Eric-
Topol-Digital-healthcare-will-put-the-patient-in-charge

Lee, H., & Cho, J. (2019). Social media use and well-being in
people with physical disabilities: Influence of SNS and
online community uses on social support, depression,
and psychological disposition. *Health Communication,
34*(9), 1043–1052.

Lee, J. Y., & Sundar, S. S. (2013). To tweet or to retweet?
That is the question for health professionals on Twitter.
Health Communication, 28, 509–524.

Lee, S. Y., & Hawkins, R. (2010). Why do patients seek an
alternative channel? The effects of unmet needs on
patients' health-related internet use. *Journal of Health
Communication, 15*, 152–166.

Lee, S., & Lin, J. (2019). The influence of offline and online
intrinsic motivations on online health information seek-
ing. *Health Communication*. Advance online publica-
tion. doi:10.1080/10410236.2019.1620088

Lee, Y. J., Park, J., & Widdows, R. (2009). Exploring ante-
cedents of consumer satisfaction and repeated search
behavior on e-health information. *Journal of Health
Communication, 14*, 160–173.

Li, N., Orrange, S., Kravitz, R. L., & Bell, R. A. (2014).
Reasons for and predictors of patients' online health
information seeking following a medical appointment.
Family Practice, 31, 550–556.

Lui, X., Sawada, Y., Takizawa, T., Sato, H., Sato, M.,
Sakamoto, H., . . . Sakamaki, T. (2007). Doctor-patient
communication: A comparison between telemedicine
consultation and face-to-face consultation. *Internal
Medicine, 46*, 227–232.

Magsamen-Conrad, K., Dillon, J. M., Bilotte Verhoff, C., &
Faulkner, S. L. (2019a). Online health-information seek-
ing among older populations: Family influences and the
role of the medical professional. *Health Communication
34*(8), 859–871.

Magsamen-Conrad, K., Wang, F., Tetteh, D., & Lee, Y. (2019b).
Using technology adoption theory and a lifespan approach
to develop a theoretical framework for ehealth literacy: Ex-
tending UTAUT. *Health Communication*. Advance online
publication. doi:10.1080/10410236.2019.1641395

Modahl, M., Tompsett, L., & Moorhead, T. (2011, September).
Doctors, patients and social media. Study conducted by
the Care Continuum Alliance. Retrieved from http://www
.quantiamd.com/q-qcp/doctorspatientsocialmedia.pdf

Modave, F., Shokar, N. K., Peñaranda, E., & Nguyen, N.
(2014). Analysis of the accuracy of weight loss informa-
tion search engine results on the internet. *American
Journal of Public Health, 104*(10), 1971–1978.

Moldovan-Johnson, M., Tan, A. S. L., & Hornik, R. C. (2014).
Navigating the cancer information environment: The
reciprocal relationship between patient-clinician in-
formation engagement and information seeking from

nonmedical sources. *Health Communication, 29*, 974–983.

Moore, G., Wilding, H., Gray, K., & Castle, D. (2019). Participatory methods to engage health service users in the development of electronic health resources: Systematic review. *Journal of Participatory Medicine, 11*(1), e11474.

Morozov, S. & Vladzymyrsky, A. (2019). The use of telemedicine in radiodiagnosis in the 1920–1980s. *History of Medicine, 6*(2), 81–87.

Murray, E., Burns, J., May, C., Finch, T., O'Donnell, C., Wallace, P., & Mair, F. (2011). Why is it difficult to implement e-health initiatives? A qualitative study. *Implementation Science, 6*(6), nonpaginated. Retrieved from http://www.implementationscience.com/content/6/1/6

National Institute on Aging. (2018). *How is Alzheimer's disease treated?* Retrieved from https://www.nia.nih.gov/health/how-alzheimers-disease-treated

Niederdeppe, J., Davis, K. C., Farrelly, M. C., & Yarsevich, J. (2007). Stylistic features, need for sensation, and confirmed recall of national smoking prevention advertisements. *Journal of Communication, 57*, 272–292.

Oeldorf-Hirsch, A., High, A., & Christensen, J. (2019). Count your calories and share them: Health benefits of sharing mHealth information on social networking sites. *Health Communication, 34*(10), 1130–1140.

Office of the National Coordinator for Health Information Technology. (2018). *Quick stats.* Retrieved from https://dashboard.healthit.gov/quickstats/quickstats.php.

Overton, B. C. (2020). *Unintended consequences of electronic medical records systems: An emergency room ethnography.* Lanham, MD: Lexington Books.

Palmer, S. (2017). Swipe right for health care: How the state may decide the future of the mHealth app industry in the wake of FDA uncertainty. *Journal of Legal Medicine, 37*, 249–263.

Palokangas, M. (2017). *CeHRes Roadmap utilization in development of eHealth Technology solutions: A Scoping review.* (Unpublished master's thesis). University of Oulu, Oulu, Finland.

Pennic, J. (2015, March 4). Mayo Clinic, Gentag partner to develop wearable biosensors for obesity and diabetes. *Health Information Technology.* Retrieved from http://hitconsultant.net/2015/03/04/mayo-clinic-gentag-partner-to-develop-wireless-sensors/

Perrin, A. (2019). *Digital gap between rural and nonrural America persists. Pew Research Center's Digital Divide Series.* Retrieved from https://www.pewresearch.org/fact-tank/2019/05/31/digital-gap-between-rural-and-nonrural-america-persists/

Perrin, A., & Kumar, M. (2019). *About three-in-ten U.S. adults say they are "almost constantly" online. Pew Research Center.* Retrieved from https://www.pewresearch.org/fact-tank/2019/07/25/americans-going-online-almost-constantly/

Pew Research Center. (2019). *Internet/broadband fact sheet.* Retrieved from https://www.pewresearch.org/internet/fact-sheet/internet-broadband/

Pratt, M. (2018, July 3). The future of patient portals. *Medical Economics, 95*(13). Retrieved from https://www.medicaleconomics.com/business/future-patient-portals

Qiang, J. K., & Marras, C. (2015). Short communication: Telemedicine in Parkinson's disease: A patient perspective at a tertiary care centre. *Parkinsonism and Related Disorders, 21*, 525–528.

Quant, C., Altieri, L., Torres, J., & Craft, N. (2016). The self-perception and usage of medical apps amongst medical students in the United States: A cross-sectional survey. *International Journal of Telemedicine and Applications, 2016*, 1–5. doi: 10.1155/2016/3929741

Reese, S. (2008, April 18). Pick up the mouse, put down the phone: Trading e-mails with patients is easier than playing phone tag, and you may even get paid for it. *Medical Economics, 85*(8), 24–28.

Research 2 Guidance. (2016). *mHealth app developer economics 2016: The current status and trends of the mHealth app market.* Retrieved from https://research2guidance.com/product/mhealth-app-developer-economics-2016/

Research 2 Guidance. (2018). *mHealth developer economics: How mHealth app publishers are monetizing their apps.* Retrieved from https://research2guidance.com/product/mhealth-economics-how-mhealth-app-publishers-are-monetizing-their-apps/

Rideout, V., Fox, S., & Well Being Trust (2018). *Digital health practices, social media use, and mental well-being among teens and young adults in the U.S.* (Research Report No. 1093). Retrieved from https://digitalcommons.psjhealth.org/publications/1093

Roberts, J. A., Luc Honore Petnji, Y., & Manolis, C. (2014). The invisible addiction: Cell-phone activities and addiction among male and female college students. *Journal of Behavioral Addictions, 3*(4), 254–265.

Robinson, J. D., Turner, J. W., & Levine, Y. (2011). Expanding the walls of the health care encounter: Support and outcomes for patients online. *Health Communication, 26*, 125–134.

Roter, D. L., Larson, S., Sands, D. Z., Ford, D. E., & Houston, T. (2008). Can e-mail messages between patients and physicians be patient-centered? *Health Communication, 23*, 80–86.

Sachdeva, N., Tuikka, A., Kimppa, K. K., & Suomi, R. (2015). Digital disability divide in information society. *Journal of Information, Communication & Ethics in Society, 13*(3/4), 283.

Saeed, N., Manzoor, M., & Khosravi, P. (2019). An exploration of usability issues in telecare monitoring systems and possible solutions: A systematic literature review. *Disability and Rehabilitation: Assistive Technology.* Advance online publication. doi: 10.1080/17483107.2019.1578998

Seo, M., Kim, J., & Yang, H. (2016). Frequent interaction and fast feedback predict perceived social support: Using crawled and self-reported data of Facebook users. *Journal of Computer-Mediated Communication, 21*, 282–297.

Seymour, B., Getman, R., Saraf, A., Zhang, L. H., & Kalenderian, E. (2015). When advocacy obscures accuracy online: Digital pandemics of public health misinformation through an antifluoride case study. *American Journal of Public Health, 105*(3), 517–523.

Shortsleeve, C. (2018). This Apple watch feature helped save a man's life. *Men's Journal*. Retrieved from https://www.mensjournal.com/health-fitness/how-this-apple-watch-feature-saved-a-mans-life/

Silver, L., Huang, C., & Taylor, K. (2019). *In emerging economies, smartphone and social media users have broader social networks*. *Pew Research Center*. Retrieved from https://www.pewresearch.org/internet/2019/08/22/in-emerging-economies-smartphone-and-social-media-users-have-broader-social-networks/

Smith, D. (2011). Health care consumer's use of trust and health information sources. *Journal of Communication in Healthcare, 4*, 200–209.

Smith, R. (2018, April 30). Hillsborough teen: Apple watch saved my life. *ABC News*. Retrieved from https://www.abcactionnews.com/news/region-hillsborough/hillsborough-teen-apple-watch-saved-my-life

Smith-McLallen, A., Fishbein, M., & Hornik, R. C. (2011). Psychosocial determinants of cancer-related information seeking among cancer patients. *Journal of Health Communication, 16*, 212–225.

Snowden, W. (2016, March 17). Apple watch saved Alberta man's life, makes international headlines. *CBC News*. Retrieved from https://www.cbc.ca/news/canada/edmonton/apple-watch-saved-alberta-man-s-life-makesinternational-headlines-1.3495397

Stanford University. (2019, March 16). Apple heart study demonstrates ability of wearable technology to detect atrial fibrillation. Retrieved from https://med.stanford.edu/news/all-news/2019/03/apple-heart-study-demonstrates-ability-of-wearable-technology.html

Stevens, W., van der Sande, R., Beijer, L., Gerritsen, M., & Assendelft, W. (2019). eHealth apps replacing or complementing health care contacts: Scoping review on adverse effects. *Journal of Medical Internet Research, 21*(3), e10736.

Taylor, K., & Silver, L. (2019). *Smartphone ownership is growing rapidly around the world, but not always equally*. *Pew Research Center*. Retrieved from https://www.pewresearch.org/global/2019/02/05/smartphone-ownership-is-growing-rapidly-around-the-world-but-not-always-equally/

Thubron, R. (2019, February 5). Apple watch's fall detection feature saves man's life. *Techspot*. Retrieved from https://www.techspot.com/news/78581-apple-watch-fall-detection-feature-probably-saved-man.html

Topol, E. (2015). *The patient will see you now: The future of medicine is in your hands*. New York: Basic Books.

Tustin, N. (2010). The role of patient satisfaction in online health information seeking. *Journal of Health Communication, 15*, 3–17.

United States Census Bureau. (2017). New American community survey statistics for income, poverty and health insurance available for states and local areas. Washington, D.C. Author. Retrieved from https://www.census.gov/newsroom/press-releases/2017/acs-single-year.html?CID=CBSM+ACS16

Uscher-Pines, L., & Mehrotra, A. (2014). Analysis of Teladoc use seems to indicate expanded access to care for patients without prior connection to a provider. *Health Affairs, 33*(2), 258–264.

U.S. Food & Drug Administration (FDA). (2008). *Beware of online cancer fraud*. Washington, DC: Author. Retrieved from http://www.fda.gov/ForConsumers/ConsumerUpdates/ucm048383.htm

van Gemert-Pijnen, J., Nijland, N., van Limburg, M., Ossebaard, H., Kelders, S., Eysenbach, G., & Seydel, E. (2011). A holistic framework to improve the uptake and impact of eHealth technologies. *Journal of Medical Internet Research, 13*(4), e111.

Venkatesh, V., Morris, M. G., Davis, G. B., & Davis, F. D. (2003). User acceptance of information technology: Toward a unified view. *MIS Quarterly, 27*, 425–478.

Venkatesh, V., Thong, J. Y., & Xu, X. (2012). Consumer acceptance and use of information technology: Extending the unified theory of acceptance and use of technology. *MIS Quarterly, 36*, 157–178.

Wallace, S., Clark, M., &White, J. (2012). "It's on my iPhone": attitudes to the use of mobile computing devices in medical education, a mixed-methods study. *British Medical Journal Open* 2012(2), e00109.

Walsh, S. (2018, July 31). *Smart watch saves man's life. 9 News*. Retrieved from https://www.9news.com.au/national/apple-watch-smart-watch-savesmans-life/d6a279e2-dfc4-4cf9-bf32-21a59b308ef5

Walters, E. (2015, February 12). Virtual doctors making medical board really nervous. *WeeksMD*. Retrieved from http://weeksmd.com/2015/02/virtual-medicine-vs-standard-care/

Wartella, E., Rideout, V., Montague, H., Beaudoin-Ryan, L. & Lauricella, A. (2016). Teens, health and technology: A national survey. *Media and Communication 4*(3), 13–23.

Weaver, J. (2013, July 16). More people search for health information online. *NBC News*. Retrieved from http://www.nbcnews.com/id/3077086/t/more-people-search-health-online/#.Xc7vrS2ZNZg

Welch, B., Harvey, J., O'Connell, N., & McElligott, J. (2017). Patient preferences for direct-to-consumer telemedicine services: A nationwide survey. *BMC Health Services Research, 17*, 1–7.

Wernhart, A., Gahbauer, S., & Haluza, D. (2019). eHealth and telemedicine: Practices and beliefs among healthcare professionals and medical students at a medical university. *PLoS ONE 14*(2): e0213067.

Whitten, P., Sypher, B. D., & Patterson, J. D., III. (2000). Transcending the technology of telemedicine: An analysis of telemedicine in North Carolina. *Health Communication, 12*, 109–135.

World Health Organization. (2010a). Telemedicine: Opportunities and developments in member states. *Global Observatory for eHealth series. Volume 2*. Geneva, Switzerland: Author. Retrieved from http://www.who.int/goe/publications/ehealth_series_vol3/en/index.html

World Health Organization. (2010b). *The world health report. Executive summary*. Geneva, Switzerland: Author. Retrieved from http://www.who.int/whr/2010/10_summary_en.pdf

World Health Organization. (2011). *Compendium of new and emerging health technologies*. Geneva, Switzerland: Author. Retrieved from http://www.who.int/goe/call2012/en/index.html

Yazdi, D. (2019, January 8). The Apple Watch 4 is an iffy atrial fibrillation detector in those under age 55. *STAT*. Retrieved from https://www.statnews.com/2019/01/08/apple-watch-iffy-atrial-fibrillation-detector/

Ye, J., Rust, G., Fry-Johnson, Y., & Strothers, H. (2010). E-mail in patient-provider communication: A systematic review. *Patient Education and Counseling, 80*, 266–273.

Youn, S. (2018, December 11). An Apple watch told a 46-year-old man he had an irregular heartbeat. It was right. *ABC News*. Retrieved from https://abcnews.go.com/Health/apple-watch-told-46-year-man-irregular-heartbeat/story?id=59726093

CHAPTER 10

All about my job: Working in healthcare PR. (2016, September 28). Veronika's Blushing [blog]. Retrieved from https://www.veronikasblushing.com/2016/09/all-about-my-job-working-in-healthcare.html

Amelung, D., Whitaker, K. L., Lennard, D., Ogden, M., Sheringham, J., Zhou, Y., . . . & Black, G. (2019). Influence of doctor-patient conversations on behaviours of patients presenting to primary care with new or persistent symptoms: A video observation study. *British Medical Journal Quality & Safety*. Advance online publication.

American Association of Colleges of Nursing. (2015). 2014–2015 enrollment and graduations in baccalaureate and graduate programs in nursing. Washington, DC: Author. Retrieved from http://www.aacn.nche.edu/research-data/standard-data-reports

American Hospital Association (AHA). (2008, March). Hospital facts to know. Washington, DC: Author. Retrieved from http://www.aha.org/aha/content/2008/pdf/08-issue-facts-to-know-.pdf

Americans' experience with medical errors and views on patient safety. (2017, September). Institute for Healthcare Improvement and National Opinion Research Center. Retrieved from http://www.ihi.org/about/news/Documents/IHI_NPSF_Patient_Safety_Survey_Fact_Sheets_2017.pdf

Becoming a hospital human resource manager. (2011). HealthcareAdministration.com. Retrieved from http://www.healthcareadministration.com/what-is-the-function-of-hospital-human-resource-management/

Berkowitz, E. N. (2007). The evolution of public relations and the use of the internet: The implications for health care organizations. *Health Marketing Quarterly, 24*(3–4), 117–130.

Berry, L. L., & Seltman, K. D. (2008). *Management lessons from Mayo Clinic: Inside one of the world's most admired service organizations*. New York: McGraw-Hill.

Bliss, W. G. (2012, January 24). Cost of employee turnover. *Small Business Advisor*. Retrieved from http://www.hermangroup.com/store/bliss_article.html

Brohi, N. A., Jantan, A. H., Qureshi, M. A., Jaffar, A. R. Bin, Ali, J. Bin, & Hamid, K. B. A. (2018). The impact of servant leadership on employees attitudinal and behavioural outcomes. *Cogent Business & Management, 1*(1), 1–15.

Budden, J. S., Zhong, E. H., Moulton, P., & Cimiotti, J. P. (2013, July). Highlights of the National Workforce Survey of Registered Nurses. *Journal of Nursing Regulation, 4*(2), 5–14.

Carter, J., Ward, C., Wexler, D., & Donelan, K. (2018). The association between patient experience factors and likelihood of 30-day readmission: A prospective cohort study. *British Medical Journal Quality & Safety, 27*(9), 683–690.

Chang, L.-C., Shih, C.-H., & Lin, S.-M. (2010). The mediating role of psychological empowerment and organizational commitment for school health nurses: A cross-sectional questionnaire survey. *International Journal on Nursing Studies, 47*, 427–433.

Cohen, C. (2009, February 17). Surgeons send "tweets" from operating room. *CNN.com/technology*. Retrieved from http://www.cnn.com/2009/TECH/02/17/twitter.surgery/index.html

Collins, J. C. (2001a). Good to great (article). *Fast Company*. Retrieved from http://www.jimcollins.com/article_topics/articles/good-to-great.html

Collins, J. C. (2001b). *Good to great: Why some companies make the leap . . . and others don't*. New York: HarperCollins.

Cornwall, L. (2018, December 12). RNnetwork 2018 portrait of a modern nurse survey. *RN Network*. Retrieved from https://rnnetwork.com/blog/rnnetwork-2018-portrait-of-a-modern-nurse-survey/

Crisis emergency risk communication manual. (2014). U.S. Department of Health and Human Services. Retrieved from https://emergency.cdc.gov/cerc/ppt/CERC_Crisis_Communication_Plans.pdf

Crosby, L. A. (2011, Spring). Healthy relationships: Think relationship management when it comes to solving the health care crisis. *Marketing Management, 20*(1), 12–13.

Currie, D. (2009). *Special report: Crisis communication and social media. Expert roundtable on social media and risk communication during times of crisis: Strategic challenges and opportunities*. Sponsored by American Public Health Association, the George Washington University School of Public Health and Health Services, International Association of Emergency Managers, and National Association of Government Communicators. Retrieved from https://web.archive.org/web/20160214094038/http://www.boozallen.com/content/dam/boozallen/media/file/Risk_Communications_Times_of_Crisis.pdf

Dall, T., & West, T. (2015). The complexities of physician supply and demand: Projections from 2013 to 2025. Association of American Medical Colleges. Retrieved from https://web.archive.org/web/20150925143749/https://www.aamc.org/download/426242/data/ihsreportdownload.pdf?cm_mmc=AAMC-_-ScientificAffairs-_-PDF-_-ihsreport

de Charms, R. (1968). *Personal causation: The internal effective determinants of behavior*. New York: Academic Press.

de Charms, R. (1977). Students need not be pawns. *Theory Into Practice, 16*(4), 296–301.

Dill, M. J., & Salsberg, E. S. (2008, November). The complexities of physician supply and demand projections through 2025. Center for Workforce Studies, American

Association of Medical Colleges. Retrieved from http://www.innovationlabs.com/pa_future/1/background_docs/AAMC%20Complexities%20of%20physician%20demand,%202008.pdf

D'Innocenzo, L., Luciano, M. M., Mathieu, J. E., Maynard, M. T., & Chen, G. (2016). Empowered to perform: A multilevel investigation of the influence of empowerment on performance in hospital units. *Academy of Management Journal, 59*(4), 1290–1307.

Donahue, M. O., Piazza, I. M., Griffin, M. Q., Dykes, P. C., & Fitzpatrick, J. J. (2008). The relationship between nurses' perceptions of empowerment and patient satisfaction. *Applied Nursing Research, 21*, 2–7.

du Pré, A. (2005). Making empowerment work: Medical center soars in satisfaction ratings. In E. B. Ray (Ed.), *Health communication in practice: A case study approach* (pp. 311–322). Mahwah, NJ: Lawrence Erlbaum.

Dwyer, F. R., Schurr, P. H., & Oh, S. (1987). Developing buyer-seller relationships. *Journal of Marketing, 51*(2), 11–27.

Engaging with tomorrow's patients: The new health care customer. (n.d.). Deloitte. Retrieved from https://www2.deloitte.com/content/dam/Deloitte/us/Documents/life-sciences-health-care/us-lshc-the-new-health-care-customer.pdf

Fearn-Banks, K. (1996). *Crisis communication: A casebook approach*. Mahwah, NJ: Lawrence Erlbaum.

Fernandez, S., & Moldogaziev, T. (2013). Employee empowerment, employee attitudes, and performance: Testing a causal model. *Public Administration Review, 73*(3), 490–506.

5 statistics that show you how to attract quality new patients. (2018, January 26). BlueIQ. Retrieved from http://getblueiq.com/how-to-attract-new-patients/

Green, K. C. (1988, January). Who wants to be a nurse? *American Demographics, 10*, 46–49.

Grunig, J. E. (Ed.). (1992). *Excellence in public relations and communication management*. Hillsdale, NJ: Lawrence Erlbaum.

Grunig, L. A., Grunig, J. E., & Dozier, D. M. (2002). *Excellent public relations and effective organizations: A study of communication management in three countries*. Mahwah, NJ: Lawrence Erlbaum.

Guy, B., Williams, D. R., Aldridge, A., & Roggenkamp, S. D. (2007). Approaches to organizing public relations functions in healthcare. *Health Marketing Quarterly, 24*(3–4), 1–18. doi: 10.1080/07359680802118969.

Herzberg, F. (1968, January/February). One more time: How do you motivate employees again? *Harvard Business Review, 46*, 53–62.

Herzberg, F., Mausner, B., & Snyderman, B. B. (1959). *The motivation to work*. New York: Wiley.

Hoy, W. (2003). Shared decision making: The Hoy-Tarter Simplified Model. PowerPoint available at http://www.waynekhoy.com/shared_dm_model.html

Hoy, W. K., & Tarter, C. J. (2008). *Administrators solving the problems of practice: Decision-making cases, concepts, and consequence* (3rd ed.). Boston: Allyn & Bacon.

Jackson, K. T. (2004). *Building reputational capital: Strategies for integrity and fair play that improve the bottom line*. Oxford: Oxford University Press.

Jobes, M., & Steinbinder, A. (1996). Transitions in nursing leadership roles. *Nursing Administration Quarterly, 20*, 80–84.

Kaldjian, L. C. (2017). Concepts of health, ethics, and communication in shared decision making. *Communication & Medicine, 14*(1), 83–95.

Lee, F. (2004). *If Disney ran your hospital: 9½ things you would do differently*. Bozeman, MT: Second River Healthcare Press.

Mayer, T. A., & Cates, R. J. (2004). *Leadership for great customer service: Satisfied patients, satisfied employees*. Chicago: Health Administration Press.

McGregor, D. (1960). *The human side of organization*. New York: McGraw-Hill.

Mills, A. W. (1939). *Hospital public relations*. Chicago: Physicians Record Company.

Morgan, R. M., & Hunt, S. D. (1994). The commitment-trust theory of relationship marketing. *Journal of Marketing, 58*(3), 20–38.

National nursing workforce study. (2018). National Council of State Boards of Nursing. Retrieved from https://www.ncsbn.org/workforce.htm

Okunrintemi, V., Spatz, E. S., Di Capua, P., Salami, J. A., Valero-Elizondo, J., Warraich, H., . . . Nasir, K. (2017). Patient-provider communication and health outcomes among individuals with atherosclerotic cardiovascular disease in the United States: Medical Expenditure Panel Survey 2010 to 2013. *Circulation: Cardiovascular Quality and Outcomes, 10*(4), e003635. doi: 10.1161/CIRCOUTCOMES.117.003635

Pascale, R. T. (1999). Leading from a different place: Applying complexity theory to tap potential. In J. A. Conger, G. M. Spreitzer, & E. E. Lawler, III (Eds.), *The leader's change handbook: An essential guide to setting direction and taking action* (pp. 195–220). San Francisco: Jossey-Bass.

Patterson, J. (2012, March 4). Social media linking Las Vegas doctors, patients. *Las Vegas Review-Journal*. Retrieved from http://www.lvrj.com/health/social-media-linking-las-vegas-doctors-patients-141389473.html

Pepicello, J. A., & Murphy, E. C. (1996). Integrating medical and operational management. *Physician Executive, 22*, 4–9.

The Physicians Foundation. (2018). 2018 survey of America's physicians: Practice patterns & perspectives. Retrieved from https://physiciansfoundation.org/wp-content/uploads/2018/09/physicians-survey-results-final-2018.pdf

Press, I. (2002). *Patient satisfaction: Defining, measuring, and improving the experience of care*. Chicago: Health Administration Press.

Schuyler, S. (n.d.). How I got my job and where I'm going. Khan Academy. Retrieved from https://www.khanacademy.org/college-careers-more/career-content/manage-people-and-processes/manage-population-health-director/v/sarah-population-health-director-how-i-got-my-job-and-where-im-going

Seltzer, T., Gardner, E., Bichard, S., & Callison, C. (2012). PR in the ER: Managing internal organization-public relationships in a hospital emergency department. *Public Relations Review, 38*, 128–136.

Stamp, B. (2019, February 26). How better communication can improve patient outcomes and lower readmission rates. *Health Business and Technology*. Retrieved from http://www.healthcarebusinesstech.com/how-better-communication-can-improve-patient-outcomes-and-lower-readmission-rates/

Studer, Q. (2003). *Hardwiring excellence: Purpose, worthwhile work, making a difference*. Gulf Breeze, FL: Fire Starter.

Sutton, B. (2007, May 22). "15 Things I Believe" Work Matters [blog]. Retrieved from https://bobsutton.typepad .com/my_weblog/2007/05/brazen_careeris.html

Sutton, R. L. (2007). *The no asshole rule: Building a civilized workplace and surviving one that isn't*. New York: Warner Business.

U.S. Bureau of Labor Statistics. (2012a, February 1). *Employment projections 2010–2020*. Washington, DC: Author. Retrieved from http://bls.gov/news.release/ecopro.nr0.htm

U.S. Bureau of Labor Statistics. (2012b). *Occupational outlook handbook*. Washington, DC: Author. Retrieved from http://www.bls.gov/ooh/Healthcare/Registered-nurses.htm

U.S. Bureau of Labor Statistics. (2019a, September 4). *Medical and health services managers. Occupational outlook handbook*. Washington, D.C.: Author. Retrieved from https://www.bls.gov/ooh/management/medical-and-health-services-managers.htm

U.S. Bureau of Labor Statistics. (2019b, September 4). *Registered nurses*. Washington, D.C.: Author. Retrieved from https://www.bls.gov/ooh/healthcare/registered-nurses .htm

U.S. Census Bureau News. (2008, August 14). An older and more diverse nation by midcentury. Washington, DC: Author. Retrieved from https://web.archive.org/web/20080814174733/http://www.census.gov/Press-Release/www/releases/archives/population/012496 .html

Vaughan, C. (2012, March 8). 4 social media strategies to build patient loyalty. *HealthLeaders Media*. Retrieved from http://www.healthleadersmedia.com/page-1/MAR-277456/4-Social-Media-Strategies-to-Build-Patient-Loyalty

What's right in health care: 365 stories of purpose, worthwhile work, and making a difference. (2007). Compiled by Studer Group. Gulf Breeze, FL: Fire Starter.

Wise, K. (2007). The organization and implementation of relationship management. *Health Marketing Quarterly*, 24(3–4), 151–166.

Zusman, E. E. (2012, August). HCAHPS replaces Press Ganey survey as quality measure for patient hospital experience. *Neurosurgery*, 71(2), N21–N24. Retrieved from https://academic.oup.com/neurosurgery/article/71/2/N21/2595747

CHAPTER 11

Alliance for Eating Disorders Awareness. (2019). *What are eating disorders?* Retrieved from https://www.alliance foreatingdisorders.com/eating-disorders/

Alter, C. (2014, February 6). In defense of Barbie: Why she might be the most feminist doll around. *Time*. Retrieved from http://time.com/4597/in-defense-of-barbie-why-she-might-be-a-feminist-doll-after-all/

Angell, M. (2004). *The truth about drug companies*. New York: Random House.

Aslam, S. (2019, September 6). Instagram by the numbers: Stats, demographics & fun facts. *Omnicore*. Retrieved from https://www.omnicoreagency.com/instagram-statistics/

Association of Health Care Journalists. (2015). Main web page. Retrieved from http://healthjournalism.org/

Austin, E. W. (1993). Exploring the effects of active parental mediation of television content. *Journal of Broadcasting & Electronic Media*, 37, 147–158.

Austin, E. W. (1995). Reaching young audiences: Developmental considerations in designing health messages. In E. Maibach & R. L. Parrott (Eds.), *Designing health messages* (pp. 114–144). Thousand Oaks, CA: Sage.

Austin, E. W., & Meili, H. K. (1994). Effects of interpretations of televised alcohol portrayals on children's alcohol beliefs. *Journal of Broadcasting & Electronic Media*, 38, 417–435.

Austin, E. W., Roberts, D. F., & Nass, C. I. (1990). Influences of family communication on children's television-interpretation process. *Communication Research*, 17, 545–564.

Bae, H.-S., & Kang, S. (2008). The influence of viewing an entertainment-education program on cornea donation intention: A test of the theory of planned behavior. *Health Communication*, 23(1), 87–95.

Baek, T., & Mayer, M. (2010). Sexual imagery in cigarette advertising before and after the Master Settlement Agreement. *Health Communication*, 25, 747–757. doi:10.1080/10410236.2010.521917

Baglia, J. (2005). *The Viagra ad venture*. New York: Peter Lang.

Baker, K. (2016, June 3). Here's the powerful letter the Stanford victim read to her attacker. *BuzzFeed News*. Retrieved from https://www.buzzfeednews.com/article/katiejmbaker/heres-the-powerful-letter-the-stanford-victim-read-to-her-ra

Baker, M. (2007). Is there a critic in the house? Poking holes in TV medical dramas—and loving it. *Sandford Medicine Magazine*. Retrieved from http://sm.stanford.edu/archive/stanmed/2007fall/med-tv.html

Ball, J., Liang, A., & Wei-Na, L. (2009). Representation of African Americans in direct-to-consumer pharmaceutical commercials: A content analysis with implications for health disparities. *Health Marketing Quarterly*, 26, 372–390. doi:10.1080/07359680903304328

Bandura, A. (1977). *Social learning theory*. Oxford, England: Prentice-Hall.

Banerjee, S. C., & Greene, K. (2006). Analysis versus production: Adolescent cognitive and attitudinal responses to antismoking interventions. *Journal of Communication*, 56, 773–794.

Barbie. [Barbie]. (2014, February 1). Be YOU. Be bold. Be #Unapologetic [Tweet]. Retrieved from https://twitter .com/barbie/status/429673457127657472

Barclay, E. (2016, January 29). Scientists are building a case for how food ads make us overeat. *National Public Radio*. Retrieved from https://www

.npr.org/sections/thesalt/2016/01/29/462838153/ food-ads-make-us-eat-more-and-should-be-regulated

Barlett, C., Kowalewski, D., Kramer, S., & Helmstetter, K. (2019). Testing the relationship between media violence exposure and cyberbullying perpetration. *Psychology of Popular Media Culture, 8*(3), 280–286.

Basow, S. A., & O'Neil, K. (2014). Men's body depilation: An exploratory study of United States college students' preferences, attitudes, and practices. *Body Image, 11*, 409–417.

Beautiful people, beautiful products. (2011, July 2). Psysociety. Retrieved from https://psysociety.wordpress. com/2011/07/02/beautiful-people-beautiful-products/

Bechara, A., Casabé, A., De Bonis, W., Hellen, A., & Bertolino, M. V. (2010). Recreational use of phosphodiesterase type 5 inhibitors by healthy young men. *The Journal of Sexual Medicine, 7*, 3736–3742.

Beer commercials among favorite Super Bowl ads for teens. (2009, February 5). Alexandria, VA: Drug-Free Action Alliance. Retrieved from http://50-201-129-166-static.hfc.comcastbusiness.net/resources/detail/ beer-commercials-among-favorite-super-bowl-ads-teens

Bender, P., Plante, C., & Gentile, D. (2019). The effects of violent media content on aggression. *Current Opinion in Psychology, 19*, 104–108.

Betts, K. (2002, March 31). The tyranny of skinny, fashion's insider secret. *New York Times.* Retrieved from http:// www.nytimes.com/2002/03/31/style/the-tyranny-of-skinny-fashion-s-insider-secret.html?pagewanted=all

Bilmes, A. (2014, October 8). When did male body hair become a bad thing? *The Guardian.* Retrieved from http://www.theguardian.com/ fashion/shortcuts/2014/oct/08/ when-did-male-body-hair-become-such-a-bad-thing

Boden, W. E., & Diamond, G. A. (2008, May 22). DTCA for PTCA—Crossing the line in consumer health education? *The New England Journal of Medicine, 358*(21), 2197.

Bond, B. (2015). Portrayals of sex and sexuality in gay- and lesbian-oriented media: A quantitative content analysis. *Sexuality & Culture, 19*(1), 37–56.

Boris, C. (2014, October 20). TV viewers would rather skim social media than watch TV commercials. *Marketing Pilgrim.* Retrieved from https://web.archive.org/ web/20150730225930/http://www.marketingpilgrim .com/2014/10/tv-viewers-would-rather-skim-social-media-than-watch-tv-commercials.html

Bose, N. (2019, September 20). UPDATE 3—Walmart to stop sales of e-cigarettes in U.S. stores—company memo. *CNBC News.* Retrieved from https://www .cnbc.com/2019/09/20/reuters-america-update-3-walmart-to-stop-sales-of-e-cigarettes-in-u-s-stores-company-memo.html?&qsearchterm=UPDATE%20 3-Walmart%20to%20stop%20sales%20of%20e-cigarettes%20in%20U.S.%20stores%20-company%20 memo

Bosman, J., & Richtel, M. (2019, September 15). Vaping bad: Were 2 Wisconsin brothers the Walter Whites of THC oils? *The New York Times.* Retrieved from https://www .nytimes.com/2019/09/15/health/vaping-thc-wisconsin. html

Boswell, R., & Kober, H. (2016). Food cue reactivity and craving predict eating and weight gain: A meta-analytic review. *Obesity Reviews, 17*(2), 159–177. doi: 10.1111/ obr.12354

Boyce Rogers, K., Hust, S., Willoughby, J., Wheeler, J., & Li, J. (2019). Adolescents' sex-related alcohol expectancies and alcohol advertisements in magazines: The role of wishful identification, realism, and beliefs about women's enjoyment of sexualization. *Journal of Health Communication, 24*(4), 395–404.

Boyland, E., Nolan, S., Kelly, B., Tudur-Smith, C., Jones, A., Halford, J., & Robinson, E. (2016). Advertising as a cue to consume: A systematic review and meta-analysis of the effects of acute exposure to unhealthy food and non-alcoholic beverage advertising on intake in children and adults. *American Journal of Clinical Nutrition, 103*(2), 519–533.

Braithwaite, S. R., Coulson, G., Keddington, K., & Fincham, F. D. (2015). The influence of pornography on sexual scripts and hooking up among emerging adults in college. *Archives of Sexual Behavior, 44*(1), 111–123.

Bulik, B. S. (2014, September 2). Mattel pushes Barbie as model of empowerment for young girls. *Advertising Age.* Retrieved from http://adage.com/article/news/ mattel-pushes-barbie-model-empowerment-young-girls/294755/

Cacioli, J., & Mussap, A. J. (2014). Avatar body dimensions and men's body image. *Body Image, 11*(2), 146–155.

Carlisle, M. (2019, September 17). Seventh person to die from vaping-related illness in U.S. dies in California. *Time.* Retrieved from https://time.com/5679005/ vaping-death/

Centers for Disease Control and Prevention (CDC). (2015, June 2). *Measles cases and outbreaks.* Atlanta, GA: Author. Retrieved from http://www.cdc.gov/measles/ cases-outbreaks.html

Centers for Disease Control and Prevention (CDC). (2019). *Smoking and tobacco use.* Retrieved from https://www .cdc.gov/tobacco/

Chen, Y.-C. (2013). The effectiveness of different approaches to media literacy in modifying adolescents' responses to alcohol. *Journal of Health Communication, 18*, 723–739.

Cho, S. (2006). Network news coverage of breast cancer. *Journalism and Mass Communication, 83*(1), 116–130.

Cho, Y. Thrasher, J., Reid, J., Hitchman, S. & Hammond, D. (2019). Youth self-reported exposure to and perceptions of vaping advertisements: Findings from the 2017 International Tobacco Control Youth Tobacco and Vaping Survey. *Science Direct.* Advance online publication. doi: 10.1016/j.ypmed.2019.105775

Clarke, C. E., Dixon, G. N., Holton, A., & McKeever, B. W. (2015). Including "evidentiary balance" in news media coverage of vaccine risk. *Health Communication, 30*, 461–472.

Cline, R. J. W., & Young, H. N. (2004). Marketing drugs, marketing health care relationships: A content analysis of visual cues in direct-to-consumer prescription drug advertising. *Health Communication, 16*, 131–157.

Cohen, J. (1997). The media's love affair with AIDS research: Hope vs. hype. *Science, 275*, 289–299.

参考文献

CollegeHumor. (2014, March 11). *Photoshop has gone too far [Video]*. YouTube. Retrieved from https://www.youtube.com/watch?v=Hnvoz91k8hc

Conley, M. (2012, April 23). The real-life Ukrainian Barbie doll. Retrieved from http://abcnews.go.com/blogs/health/2012/04/23/the-real-life-ukrainian-barbie-doll/

Conlin, L., & Bissell, K. (2014). Beauty ideals in the checkout aisle: Health-related messages in women's fashion and fitness magazines. *Journal of Magazine & New Media Research, 15*(2), 1–19.

Cornwell, T. B., McAlister, A. R., & Polmear-Swendris, N. (2014). Research report: Children's knowledge of packaged and fast food brands and their BMI. Why the relationship matters for policy makers. *Appetite, 81*, 277–283.

Corriea, A. R. (2015, May 12). *Assassin's Creed Syndicate story, characters, and setting breakdown. Two heads are better than one*. E3. Retrieved from http://www.gamespot.com/articles/assassin-s-creed-syndicate-story-characters-and-se/1100-6427217/

Data Resource Center for Child and Adolescent Health. (2017). *2017 national survey of children's health (NSCH) data query*. Retrieved from https://www.childhealthdata.org/browse/survey?s=2&y=28&r=1

Davis, J. (2007). The effect of qualifying language on perceptions of drug appeal, drug experience, and estimates of side-effect incidence in DTC advertising. *Journal of Health Communication, 12*, 617–622.

Davison, W. P. (1983). The third-person effect in communication. *Public Opinion Quarterly, 47*, 1–13.

Deary, I. J., Whiteman, M. C., & Fowkes, F. G. R. (1998). Medical research and the popular media. *The Lancet, 351*, 1726–1727.

de Droog, S. M., Valkenburg, P. M., & Buijzen, M. (2011). Using brand characters to promote young children's liking of and purchase requests for fruit. *Journal of Health Communication, 16*, 79–89. doi:10.1080/10810730.2010.529487

DeFrank, J., Berkman, N., Kahwati, L., Cullen, K., Aikin, K. & Sullivan, H. (2019). Direct-to-consumer advertising of prescription drugs and the patient–prescriber encounter: A systematic review. *Health Communication*. Advance online publication. doi: 10.1080/10410236.2019.1584781

DeMatteo, D., Galloway, M., Arnold, S., & Patel, U. (2015). Sexual assault on college campuses: A 50-state survey of criminal sexual assault statutes and their relevance to campus sexual assault. *Psychology, Public Policy, and Law, 21*(3), 227.

Desrochers, D. M., & Holt, D. J. (2007). Children's exposure to television advertising: Implications for childhood obesity. *Journal of Public Policy & Marketing, 26*(2), 182–201.

Diem, S., Lantos, J., & Tulsky, J. (1996). Cardiopulmonary resuscitation on television: Miracles and misinformation. *The New England Journal of Medicine, 334*(24), 1578–1582.

DiFranza, J. R., Richard, J. W., Paulman, P. M., Wolf-Gillespie, N., Fletcher, C., Jaffe, R. D., & Murray, D. (1991). RJR Nabisco's cartoon camel promotes Camel cigarettes to children. *Journal of the American Medical Association, 266*, 3149–3153.

Dreisbach, S. (2014). How do you feel about your body? *Glamour*. Retrieved from http://www.glamour.com/health-fitness/2014/10/body-image-how-do-you-feel-about-your-body

Duewald, M. (2003, June 22). Body and image; one size definitely does not fit all. *The New York Times*. Retrieved from https://www.nytimes.com/2003/06/22/health/body-and-image-one-size-definitely-does-not-fit-all.html

Dutta, M. J. (2006). Theoretical approaches to entertainment education campaigns: A subaltern critique. *Health Communication, 20*, 221–231.

Entertainomercials. (1996, November 4). *Forbes, 158*, 322–323.

Erdelyi, M. H., & Zizak, D. M. (2004). Beyond gizmo subliminality. In L. J. Shrum (Ed.), *The psychology of entertainment media: Blurring the lines between entertainment and persuasion* (pp. 13–44). Mahwah, NJ: Lawrence Erlbaum.

Espinoza, P., Penelo, E., & Raich, R. M. (2013). Prevention programme for eating disturbances in adolescents. Is their effect on body image maintained at 30 months later? *Body Image, 10*, 175–181.

Fallon, E. A., Harris, B. S., & Johnson, P. (2014). Prevalence of body dissatisfaction among a United States adult sample. *Eating Behaviors, 15*(1), 151–158.

Fardouly, J., & Holland, E. (2018). Social media is not real life: The effect of attaching disclaimer-type labels to idealized social media images on women's body image and mood. *News Media & Society, 20*(11), 4311–4328.

Farrar, K. M., Krcmar, M., & Nowak, K. L. (2006). Contextual features of violent video games, mental models, and aggression. *Journal of Communication, 56*, 387–405.

Fawcett, K. (2015, April 16). How mental illness is represented in the media. *US News & World Report*. Retrieved from http://health.usnews.com/health-news/health-wellness/articles/2015/04/16/how-mental-illness-is-misrepresented-in-the-media

Fertig, N., & Owermohl, S. (2019, September 14). Trump responds to one vaping crisis by attacking another. *Politico*. Retrieved from https://www.politico.com/story/2019/09/14/donald-trump-vaping-crisis-marijuana-1733703

Festinger, L. (1957). *A theory of cognitive dissonance*. Stanford, CA: Stanford University Press.

Fischer, P. M., Schwartz, M. P., Richard, J. W., & Goldstein, A. O. (1991). Brand logo recognition by children aged 3 to 6 years: Mickey Mouse and Old Joe the Camel. *Journal of the American Medical Association, 266*, 3154–3158.

Forman-Brunell, M. (n.d.). What Barbie dolls have to say about postwar American culture. *Smithsonian Center for Education and Museum Studies*. Retrieved from http://www.smithsonianeducation.org/idealabs/ap/essays/barbie.htm

Fox, M., & Connor, T. (2015, February 7). Think the U.S. has a measles problem? Just look at Europe. *NBC News*. Retrieved from http://www.nbcnews.com/storyline/measles-outbreak/think-u-s-has-measles-problem-just-look-europe-n301726

Frank, L., & Nagel, S. (2017). Addiction and moraliza-tion: The role of the underlying model of addiction. *Neuroethics*, *10*(1), 129–139.

Freytag, J., & Ramasubramanian, S. (2019). Are television deaths good deaths? A narrative analysis of hospital death and dying in popular medical dramas. *Health Communication*, *34*(7), 747–754.

Gallagher, J. (2019, May 28). Fertility paradox in male beauty quest. *BBC News*. Retrieved from https://www.bbc.com/news/health-48396071

Gerbner, G. (1996, Fall). TV violence and what to do about it. *Nieman Reports*, *50*, 10–12.

Gerbner, G., Gross, L., Morgan, M., & Signorielli, N. (1980). The "mainstreaming" of America: Violence profile no. 11. *Journal of Communication*, *30*(3), 10–29.

Gerbner, G., Gross, L., Morgan, M., & Signorelli, N. (1994). *Living with television: The dynamics of the cultivation process*. In J. Bryant & D. Zillmann (Eds.), *Perspectives on media effects* (pp. 17–40). Hillsdale, NJ: Lawrence Erlbaum.

Gjorgievska, A., & Rothman, L. (2014, July 10.). Laverne Cox is the first transgender person nominated for an Emmy—she explains why that matters. *Time*. Retrieved from https://time.com/2973497/laverne-cox-emmy/

Green, C. E., Mojtabai, R., Cullen, B. A., Spivak, A., Mitchell, M., & Spivak, S. (2017). Exposure to direct-to-consumer pharmaceutical advertising and medication nonadher-ence among patients with serious mental illness. *Psychiatric Services*, *68*(12), 1299–1302.

Gubler, J., Herrick, S., Price, R., & Wood, D. (2018). Vio-lence, aggression, and ethics: the link between exposure to human violence and unethical behavior. *Journal of Business Ethics*, *147*(1), 25–34.

Gunther, A. C., Bolt, D., Borzekowski, D. L. G., Liebhart, J. L., & Dillard, J. P. (2006). Presumed influence on peer norms: How mass media indirectly affect adolescent smoking. *Journal of Communication*, *56*, 52–68.

Hales, C., Carroll, M., Fryar, C., & Ogden, C. (2017). Preva-lence of obesity among adults and youth: United States, 2015–2016. (Research Report No. 288). Retrieved from the U.S. Department of Health and Human Services website, https://stacks.cdc.gov/view/cdc/49223

Harkness, E. L., Mullan, B. M., & Blaszczynski, A. (2015). Asso-ciation between pornography use and sexual risk behaviors in adult consumers: A systematic review. *Cyberpsychology, Behavior and Social Networking*, *18*(2), 59–71.

Harrison, K. (2005). Is "fat free" good for me? A panel study of television viewing and children's nutritional knowledge and reasoning. *Health Communication*, *17*, 117–132.

Heldman, C. (2014, Feburary 9). The sexy lie. TEDxYouth. Retrieved from http://everydayfeminism.com/2014/02/the-sexy-lie/

Hennessy, M., Romer, D., Valois, R. F., Vanable, P., Carey, M. P., Stanton, B., . . . Salazar, L. F. (2013). Safer sex media messages and adolescent sexual behavior: 3-year follow-up results from project iMPPACS. *American Journal of Public Health*, *103*(1), 134–140.

Henry J. Kaiser Family Foundation. (2010, January 20). *Generation M2: Media in the lives of 8- to 18-year-olds.*

Author: Menlo Park, CA. Retrieved from http://kff.org/other/event/generation-m2-media-in-the-lives-of/

Hetsroni, A. (2009). If you must be hospitalized, televi-sion is not the place: Diagnoses, survival rates and demographic characteristics of patients in TV hospital dramas. *Communication Research Reports*, *26*, 311–322.

Hilgard, J., Engelhardt, C., Rouder, J., Segert, I., & Bartholow, B. (2019). Null effects of game violence, game difficulty, and 2D:4D digit ratio on aggressive behavior. *Psychological Science*, *30*(4), 606–616.

Hill, D. (2016). *Why to avoid TV for infants & toddlers*. Re-trieved from the Health Children website, https://www.healthychildren.org/English/family-life/Media/Pages/Why-to-Avoid-TV-Before-Age-2.aspx

Hills, R. (2015a, August 4). I failed at being a "sex object"—and became something so much hotter. The Blog. Retrieved from http://www.huffingtonpost.com/rachel-hills/failed-at-being-a-sex-object-and-became-something-hotter_b_7933376.html

Hills, R. (2015b). *The sex myth: The gap between our fanta-sies and reality*. New York: Simon & Schuster.

Hines, D. A., Armstrong, J. L., Reed, K. P., & Cameron, A. Y. (2012). Gender differences in sexual assault victim-ization among college students. *Violence and Victims*, *27*(6), 922–940.

Hinkelbein, J., Spelten, O., Marks, J., Hellmich, M., Böttiger, B. W., & Wetsch, W. A. (2014). Simulation and educa-tion: An assessment of resuscitation quality in the televi-sion drama emergency room: Guideline non-compliance and low-quality cardiopulmonary resuscitation lead to a favorable outcome? *Resuscitation*, *85*, 1106–1110.

Hust, S., Boyce Rogers, K., Cameron, N., & Li, J. (2019). Viewers' perceptions of objectified images of women in alcohol advertisements and their intentions to intervene in alcohol-facilitated sexual assault situations. *Journal of Health Communication*, *24*(3), 328–338.

Hust, S. J. T., Brown, J. D., & L'Engle, K. L. (2008). Boys will be boys and girls better be prepared: An analysis of the rare sexual health messages in young adolescents' media. *Mass Communication and Society*, *11*(1), 3–23.

Iati, M. (2019, September 5). Her name is Chanel Miller, not "unconscious intoxicated woman" in Stanford assault case. *The Washington Post*. Retrieved from https://www.washingtonpost.com/nation/2019/09/05/her-name-is-chanel-miller-not-unconsciousintoxicated-woman-stanford-assault-case/

James, S. D. (2011, June 9). Honeymoon with Viagra could be over. *ABC News*. Retrieved from http://abcnews.go.com/Health/viagra-prescription-sales-sexual-expectations/story?id=13794726#.T_by6BzHSCA

Jamieson, P. E., & Romer, D. (2014). Violence in popular U.S. prime time TV dramas and the cultivation of fear: A time series analysis. *Media and Communication*, *2*, 31–41.

Jang, S. A., Rimal, R. N., & Cho, N. (2013). Normative influ-ences and alcohol consumption: The role of drinking re-fusal self-efficacy. *Health Communication*, *28*, 443–451.

Jensen, J. D., Moriarty, C. M., Hurley, R. J., & Stryker, J. (2010). Making sense of cancer news coverage trends:

参 考 文 献

A comparison of three comprehensive content analyses. *Journal of Health Communication, 15*, 136–151. doi:10.1080/10810730903528025

Jerit, J., Zhao, Y., Tan, M. & Wheeler, M. (2018). Differences between national and local media in news coverage of the Zika virus. *Health Communication, 34*(14), 1816–1823.

Jung, J., Forbes, G. B., & Chan, P. (2010). Global body and muscle satisfaction among college men in the United States and Hong Kong–China. *Sex Roles, 63*, 104–117.

Kang, H., & Lee, M. (2017). Designing anti-binge drinking prevention messages: Message framing vs. evidence type. *Health Communication, 22*(12), 1494–1502.

Kean, L. G., & Prividera, L. C. (2007). Communicating about race and health: A content analysis of print advertisements in African American and general readership magazines. *Health Communication, 21*, 289–297.

Kilbourne, J. (2000). *Killing us softly 3: Advertising's image of women.* North Hampton, MA: Media Education Foundation.

Kim, M., Popova, L., Halpern-Felsher, B., & Ling, P. (2019). Effects of e-cigarette advertisements on adolescents' perceptions of cigarettes. *Health Communication, 34*(3), 290–297.

Kim, S., & Baek, Y. (2019). Medical drama viewing and healthy lifestyle behaviors: Understanding the role of health locus of control beliefs and education level. *Health Communication, 34*(4), 392–401.

Kinsler, J., Glik, D., Buffington, S., Malan, H., Nadjat-Haiem, C., Wainwright, N., & Papp-Green, M. (2019) A content analysis of how sexual behavior and reproductive health are being portrayed on primetime television shows being watched by teens and young adults. *Health Communication, 34*(6), 644–651.

Kirsch, A. C., & Murnen, S. K. (2015). "Hot" girls and "cool dudes": Examining the prevalence of the heterosexual script in American children's television media. *Psychology of Popular Media Culture, 4*(1), 18–30.

Kleemans, M., Daalmans, S., Carbaat, I., & Anschütz, D. (2018). Picture perfect: The direct effect of manipulated Instagram photos on body image in adolescent girls. *Media Psychology, 21*(1), 93–110.

Krantz-Kent, R. (2018). Television, capturing America's attention at prime time and beyond. Retrieved from https://www.bls.gov/opub/btn/volume-7/pdf/television-capturing-americas-attention.pdf

Kyrrestad Strøm, H., Adolfsen, F., Fossum, S., Kaiser, S., & Martinussen, M. (2014). Effectiveness of school-based preventive interventions on adolescent alcohol use: A meta-analysis of randomized controlled trials. *Substance Abuse Treatment, Prevention & Policy, 9*(1), no pagination specified.

Landsverk, G. (2019, September 17). People are protesting the Weight Watchers "healthy eating" app for kids, citing toxic diet culture and experiences with disordered eating. *Business Insider.* Retrieved from https://www.businessinsider.com/weight-watchers-kurbo-app-for-kids-diet-culture-2019-9

Larasi, I. (2013, September 2). Why do music videos portray black women as exotic sex objects? *The Guardian.* Retrieved from http://www.theguardian.com/lifeandstyle/the-womens-blog-with-jane-martinson/2013/sep/02/music-video-black-women-sex-objects

LaVail, K. H. (2010). Coverage of older adults and HIV/AIDS: Risk information for an invisible population. *Communication Quarterly, 58*, 170–187.

Lee, S.-J. (2013). Parental restrictive mediation of children's Internet use: Effective for what and for whom? *New Media & Society, 15*(4), 466.

Levin, D. E., & Kilbourne, K. (2008). *So sexy so soon: The new sexualized childhood and what parents can do to protect their kids.* New York: Ballantine Books.

Lim, R. Tham, D., Cheung, O., Adaikan, P., & Wong, M. (2019) A public health communication intervention using edutainment and communication technology to promote safer sex among heterosexual men patronizing entertainment establishments. *Journal of Health Communication, 24*(1), 47–64.

Lowe, G., & Costabile, R. A. (2012). 10-year analysis of adverse event reports to the Food and Drug Administration for phosphodiesterase type-5 inhibitors. *Journal of Sexual Medicine, 9*, 265–270. doi:10.1111/j.1743–6109.2011.02537

Ludtke, M., & Trost, C. (1998). Covering children's health. *American Journalism Review, 20*, 81–88.

Lyon, A. (2007, November). "Putting patients first": Systematically distorted communication and Merck's marketing of Vioxx. *Journal of Applied Communication Research, 35*(4), 376–398.

Macias, W., Pashupati, K., & Lewis, L. S. (2007). A wonderful life or diarrhea and dry mouth? Policy issues of direct-to-consumer drug advertising on television. *Health Communication, 22*, 241–252.

Madanikia, Y., & Bartholomew, K. (2014). Themes of lust and love in popular music lyrics from 1971 to 2011. *Sage Open.* Retrieved from sgo.sagepub.com/content/spsgo/4/3/2158244014547179.full.pdf

Maier, J. A., Gentile, D. A., Vogel, D. L., & Kaplan, S. A. (2014). Media influences on self-stigma of seeking psychological services: The importance of media portrayals and person perception. *Psychology of Popular Media Culture, 3*(4), 239–256.

Mastin, T., Andsager, J. L., Choi, J., & Lee, K. (2007). Health disparities and direct-to-consumer prescription drug advertising: A content analysis of targeted magazine genres, 1992–2002. *Health Communication, 22*, 49–58.

Mazur, A., Caroli, M., Radziewicz-Winnicki, I., Nowicka, P., Weghuber, D., Neubauer, D., . . . & Hadjipanayis, A. (2018). Reviewing and addressing the link between mass media and the increase in obesity among European children: The European Academy of Paediatrics (EAP) and The European Childhood Obesity Group (ECOG) consensus statement. *Acta Pædiatrica, 107*(4), 568–576.

Meerkerk, G., & van Straaten, B. (2019). Alcohol marketing and underage drinking: Which subgroups are most susceptible to alcohol advertisements? *Substance Use & Misuse, 54*(5), 737–746.

Melki, J. P., Hitti, E. A., Oghia, M. J., & Mufarrij, A. A. (2015). Media exposure, mediated social comparison to idealized images of muscularity, and anabolic steroid use. *Health Communication, 30*(5), 473–484.

Moonhee, Y., & Roskos-Ewoldsen, D. R. (2007). The effectiveness of brand placements in the movies: Levels of placements, explicit and implicit memory, and brand-choice behavior. *Journal of Communication*, *57*, 469–489.

Morgan, S. E., Harrison, T. R., Chewning, L., Davis, L., & DiCorcia, M. (2007). Entertainment (mis)education: The framing of organ donation in entertainment television. *Health Communication*, *22*, 143–151.

Moss, M. (2011). *The media and the models of masculinity*. Lanham, MD: Lexington Books.

Nathanson, A. I., & Yang, M.-S. (2003, January). The effects of mediation content and form on children's responses to violent television. *Human Communication Research*, *29*, 111–134.

National Center for Health Statistics. (2012). *Health, United States, 2011: with special features on socioeconomic status and health*. Hyattsville, MD: U.S. Department of Health and Human Services. Retrieved from http://www.cdc.gov/nchs/data/hus/hus11.pdf

National Eating Disorders Association. (2015). *Statistics on eating disorders*. New York: Author. Retrieved from http://www.nationaleatingdisorders.org/general-statistics

National Institute on Alcohol Abuse and Alcoholism. (2018). *Alcohol facts and statistics*. Retrieved from https://www.niaaa.nih.gov/publications/brochures-and-fact-sheets/alcohol-facts-and-statistics

National Institute on Drug Abuse (NIDA). (2007, December). *InfoFacts: High school and youth trends*. Bethesda, MD: Author. Retrieved from http://www.drugabuse.gov/infofacts/hsyouthtrends.html

National Institute on Drug Abuse. (2018). *Monitoring the future study: Trends in prevalence of various drugs*. Retrieved from https://www.drugabuse.gov/trends-statistics/monitoring-future/monitoring-future-study-trends-in-prevalence-various-drugs

Nestle, M. (1997, March–April). Alcohol guidelines for chronic disease prevention: From prohibition to moderation. *Nutrition Today*, *32*, 86–92.

Nicksic, N., Brosnan, P., Chowdhury, N., Barnes, A., & Cobb, C. (2019). "Think it. Mix it. Vape it.": A content analysis on e-cigarette radio advertisements. *Substance Use & Misuse*, *54*(8), 1355–1364.

Niederdeppe, J., Fowler, E. F., Goldstein, K., & Pribble, J. (2010). Does local television news coverage cultivate fatalistic beliefs about cancer prevention? *Journal of Communication*, *60*, 230–253.

Nielsen Company. (2019). *The Nielsen total audience report*. Retrieved from https://web.archive.org/web/20190823182100/https://www.rbr.com/wp-content/uploads/Q1-2019-Nielsen-Total-Audience-Report-FINAL.pdf

Ogden, C. L., Carroll, M. D., Kit, B. K., Flegal, K. M. (2014). Prevalence of childhood and adult obesity in the United States, 2011–2012. *Journal of the American Medical Association*, *311*, 806–814.

Olds, T. (2014, June 1). You're not Barbie and I'm not GI Joe, so what is a normal body? *The Conversation*. Retrieved from http://theconversation.com/youre-not-barbie-and-im-not-gi-joe-so-what-is-a-normal-body-14567

Ophir, Y. & Jamieson, K. (2018). The effects of Zika virus risk coverage on familiarity, knowledge and behavior in the U.S.—A time series analysis combining content analysis and a nationally representative survey. *Health Communication*. doi: 10.1080/10410236.2018.1536958

Padon, A., Maloney, E., & Cappella, J. (2017). Youth-targeted e-cigarette marketing in the US. *Tobacco Regulatory Science*, *3*, 95–101.

Pan, W., & Peña, J. (2019). Looking down on others to feel good about the self: The exposure effects of online model pictures on men's self-esteem. *Health Communication*. Advance online publication. doi: 10.1080/10410236.2019.1584780

Parker-Pope, T. (2002, November 11). Viagra is misunderstood despite name recognition. *Wall Street Journal*, online. Retrieved December 23, 2008, from http://www.usrf.org/breakingnews/bn_111202_viagra/bn_111202_viagra.html

Peeke, P. (2011, March 29). Reality shows abut the obese: Empowering or exploitative? *Everyday Fitness (blog)*. Retrieved from https://web.archive.org/web/20110504055043/http://blogs.webmd.com/pamela-peeke-md/2011/03/reality-shows-about-the-obese-empowering-or-exploitative.html

Peters, L. (2014, March 12). "Photoshop has gone too far" video reveals what the program is really capable of. *Bustle*. Retrieved from https://www.bustle.com/articles/17916-photoshop-has-gone-too-far-video-reveals-what-the-program-is-really-capable-of

Pinkleton, B. E., Austin, E. W., Cohen, M., Miller, A., & Fitzgerald, E. (2007). A statewide evaluation of the effectiveness of media literacy training to prevent tobacco use among adolescents. *Health Communication*, *21*, 23–34.

Piotrow, P. T., Rimon, J. G., II, Payne Merritt, A., & Saffitz, G. (2003). *Advancing health communication: The PCS experience in the field*. Center Publication 103. Baltimore: Johns Hopkins Bloomberg School of Public Health/Center for Communication Programs. Retrieved from http://pdf.usaid.gov/pdf_docs/Pnact765.pdf

Potter, W. J. (1998). Media literacy. Thousand Oaks, CA: Sage.

Quenqua, D. (2014, August 1). Tell me what you see, even if it hurts me. *The New York Times*. Retrieved from http://www.nytimes.com/2014/08/03/fashion/am-i-pretty-videos-posed-to-the-internet-raise-questions.html

Quesada, A., & Summers, S. L. (1998, January). Literacy in the cyberage: Teaching kids to be media savvy. *Technology & Learning*, *18*, 30–36.

Quintero Johnson, J. M., Harrison, K., & Quick, B. L. (2013). Understanding the effectiveness of the entertainment-education strategy: An investigation of how audience involvement, message processing, and message design influence health information recall. *Journal of Health Communication*, *18*, 160–178.

Ra, C., Cho, J., Stone, M., De La Cerda, J., Goldenson, N., Moroney, E., . . . Leventhal, A. (2018). Association of digital media use with subsequent symptoms of attention-deficit/hyperactivity disorder among adolescents. *Journal of the American Medical Association*, *320*(3), 255–263.

Radesky, J. (2017). *Kids and digital media*. Retrieved from the C.S. Mott Children's Hospital website: https://www.mottchildren.org/posts/your-child/kids-and-digital-media

Reinhardt, J. D., Pennycott, A., & Fellinghauer, B. G. (2014). Impact of a film portrayal of a police officer with spinal cord injury on attitudes towards disability: A media effects experiment. *Disability & Rehabilitation*, *36*(4), 289–294.

Renwick, R., Schormans, A. F., & Shore, D. (2014). Hollywood takes on intellectual/developmental disability: Cinematic representations of occupational participation. *Occupation, Participation and Health*, *34*(1), 20–31.

Rey-Lopez, J. P., Ruiz, J. R., Vicente-Rodriguez. G., Gracia-Marco, L., Manios, Y., Sjostrom, M., De Bourdeaudhuij, I., & Moreno, L. A. (2012). Physical activity does not attenuate the obesity risk of TV viewing in youth. *Pediatric Obesity*, *7*, 240–250.

Rhoades, E., & Jernigan, D. H. (2013). Risky messages in alcohol advertising, 2003–2007: Results from content analysis. *Journal of Adolescent Health*, *52*(1), 116–121.

Rodgers, R., O'Flynn, J., & McLean, S. (2019). Media and eating disorders. In R. Hobbs & P. Mihailidis (Eds.), *The International Encyclopedia of Media Literacy*. Retrieved from https://onlinelibrary.wiley.com/doi/pdf/10.1002/9781118978238.ieml0060

Rodgers, S., & Hust, S. (2018). Sexual objectification in music videos and acceptance of potentially offensive sexual behaviors. *Psychology of Popular Media Culture*, *7*(4), 413–428.

Russell, C. A., & Buhrau, D. (2015). Research report: The role of television viewing and direct experience in predicting adolescents' beliefs about the health risks of fast-food consumption. *Appetite*, *92*, 200–206.

Santa Cruz, J. (2014, March 10). Body-image pressure increasingly affects boys. *The Atlantic*. Retrieved from http://www.theatlantic.com/health/archive/2014/03/body-image-pressure-increasingly-affects-boys/283897/

Schwartz, L., & Woloshin, S. (2019). Medical marketing in the United States, 1997–2016. *Journal of the American Medical Association*, *32*(1), 80–96.

Semaan, R., Kocher, B., & Gould, S. (2018). How well will this brand work? The ironic impact of advertising disclosure of body-image retouching on brand attitudes. *Psychology & Marketing*, *35*(10), 766–777.

Silberner, J. (1997, August 8). Rx Ads. *National Public Radio*. Retrieved from https://www.npr.org/templates/story/story.php?storyId=1038711

Singer, D. G., & Singer, J. L. (1998). Developing critical viewing skills and media literacy in children. *Annals of the American Academy of Political and Social Science*, *557*, 164–179.

Sismondo, S. (2008). How pharmaceutical industry funding affects trial outcomes: Causal structures and responses. *Social Science & Medicine*, *66*(9), 1909–1914.

Skinner, A., Ravanbakht, S., Skelton, J., Perrin, E., & Armstrong, S. (2018). Prevalence of obesity and severe obesity in US children, 1999–2016. *Pediatrics*, *141*(3), e20173459.

Smedema, S. M., Ebener, D., & Grist-Gordon, V. (2012). The impact of humorous media on attitudes toward persons with disabilities. *Disability & Rehabilitation*, *34*(17), 1431–1437.

Smith, R. A., Downs, E., & Witte, K. (2007, June). Drama theory and entertainment education: Exploring the effects of a radio drama on behavioral intentions to limit HIV transmission in Ethiopia. *Communication Monographs*, *74*(2), 133–153.

Sterling, W. (2019, September 14). New Weight Watchers diet app puts kids at risk for eating disorders and body shaming. *NBC News*. Retrieved from https://www.nbcnews.com/think/opinion/new-weight-watchers-diet-app-puts-kids-risk-eating-disorders-ncna1053391

Sumner, P., Vivian-Griffiths, S., Boivin, J., Williams, A., Venetis, C. A., Davies, A., . . . Chambers, C. D. (2014). The association between exaggeration in health related science news and academic press releases: Retrospective observational study. *BMJ (Clinical Research Ed.)*, *349*, g7015.

Swanson, A. (2015, February 11). Big pharmaceutical companies are spending far more on marketing than research. *Washington Post*. Retrieved from http://www.washingtonpost.com/blogs/wonkblog/wp/2015/02/11/big-pharmaceutical-companies-are-spending-far-more-on-marketing-than-research/

Tanner, A. H., Friedman, D. B., & Zheng, Y. (2015). Influences on the construction of health news: The reporting practices of local television news health journalists. *Journal of Broadcasting & Electronic Media*, *59*(2), 359–376.

Taubes, G. (1998). Telling time by the second hand. *Technology Review*, *101*, 76–78.

Thomas, K. (2012, March 6). AARP study says price of popular drugs rose 26%. *The New York Times* reprints online, n.p. Retrieved from http://www.nytimes.com/2012/03/07/business/aarp-study-says-price-of-popular-drugs-rose-26.html

Thomas, S. (2019). The alarming increase in vaping among youth. *Issues in Mental Health Nursing*, *40*(4), 287–288.

Tian, Y., & Yoo, J. (2018). Medical drama viewing and medical trust: A moderated mediation approach. *Health Communication*, *35*(1), 46–55.

Tiggemann, M., Brown, Z., & Anderberg, I. (2019). Effect of digital alteration information and disclaimer labels attached to fashion magazine advertisements on women's body dissatisfaction. *Body Image*, *30*, 221–227.

Turner, J. T. (2011). Sex and the spectacle of music videos: An examination of the portrayal of race and sexuality in music videos. *Sex Roles*, *64*(3/4), 173–191.

Uwujaren, J. (2012, December 9). Mental illness: How the media contributes to its stigma. *Everyday Feminism*. Retrieved from http://everydayfeminism.com/2012/12/mental-illness-stigma/

Van Ouytsel, J., Ponnet, K., & Walrave, M. (2014). The associations between adolescents' consumption of pornography and music videos and their sexting behavior. *Cyberpsychology, Behavior and Social Networking*, *17*(12), 772–778.

Vardigan, B. (2015, March 11). Fear of illness is the illness itself, and health information on the Internet is fueling the phobia. *Health Day*. Retrieved from http://

consumer.healthday.com/encyclopedia/diseases-and-conditions-15/misc-diseases-and-conditions-news-203/hypochondria-647704.html

Vest, J. (1997, July 21). Joe Camel walks his last mile. *U.S. News & World Report, 123*, 56.

Viagra (2019)

Wakefield, J. (2018, March 27). Children spend six hours or more a day on screens. *BBC News*. Retrieved from https://www.bbc.com/news/technology-32067158

Wang, Z., & Gantz, W. (2010). Health content in local television news: A current appraisal. *Health Communication, 25*, 230–237. doi:10.1080/10410231003698903

Watson, A. (2018, December 17). Media use–statistics & facts. *Statista*. Retrieved from https://www.statista.com/topics/1536/media-use/

Webb, T., Jenkins, L., Browne, N., Abdelmonen, A. A., & Kraus, J. (2007). Violent entertainment pitched to adolescents: An analysis of PG-13 films. *Pediatrics, 119*(6), e1219–e1229.

Williams, D. E. (2015). Take a deep breath: Marijuana product placement is on the way. *Health Business Blog*. Retrieved from http://healthbusinessblog.com/2014/09/17/take-a-deep-breath-marijuana-product-placement-is-on-the-way/

Wood, J. (1999). *Gendered lives* (33rd ed.). Belmont, CA: Wadsworth.

World Health Organization. (2019). *New measles surveillance data*. Retrieved from https://www.who.int/immunization/newsroom/new-measles-data-august-2019/en/

Yang, F., Salmon, C. T., Pang, J. S., & Cheng, W. J. (2015). Media exposure and smoking intention in adolescents: A moderated mediation analysis from a cultivation perspective. *Journal of Health Psychology, 20*(2), 188–197.

Youth exposure to alcohol advertising on television, 2001–2009. (2010, December 15). Baltimore, MD: Johns Hopkins University and the Center on Alcohol Marketing and Youth. Retrieved from https://web.archive.org/web/20110905023856/http://www.camy.org/bin/u/r/CAMYReport2001_2009.pdf

Zhang, L., & Haller, B. (2013). Consuming image: How mass media impact the identity of people with disabilities. *Communication Quarterly, 61*(3), 319–334.

Zimmerman, F. J. (2008, June). *Children's media use and sleep problems: Issues and unanswered questions*. Prepaid for the Henry J. Kaiser Family Foundation. Retrieved from http://www.kff.org/entmedia/upload/7674.pdf

CHAPTER 12

About us. (2012). truth® website. Washington, DC: American Legacy Foundation. Retrieved from https://www.thetruth.com/about-truth

Ali, S. (2019, September 4). After Dorian's destruction in Bahamas, relief efforts start trickling in. *NBC News*. Retrieved from https://www.nbcnews.com/news/world/after-dorian-s-destruction-bahamas-relief-efforts-start-trickling-n1049836

Anderson, K. B., Thomas, S. J., & Endy, T. P. (2016). The emergence of Zika virus: A narrative review. *Annals of Internal Medicine, 165*, 175–183.

Appenzeller, T. (2005, October). Tracing the next killer flu. *National Geographic, 208*(4), 2–31.

Bellafante, G. (2014, October 10). Fear of vaccines goes viral. *The New York Times*. Retrieved from http://www.nytimes.com/2014/10/12/nyregion/fear-of-vaccines-goes-viral.html

Bennett, C. (2015, April 27). Don't rush to Nepal to help. Read this first. *The Guardian*. Retrieved from http://www.theguardian.com/commentisfree/2015/apr/27/earthquake-nepal-dont-rush-help-volunteers-aid

Bernstein, S. (2015, May 14). California Senate votes to end beliefs waiver for school vaccinations. *Reuters*. Retrieved from http://www.reuters.com/article/us-usa-measles-vaccinations-idUSKBN0O003320150515

Broome, B. (2018, April 28). Amid the opioid epidemic, white means victim, black means addict. *The Guardian*. Retrieved from https://www.theguardian.com/us-news/2018/apr/28/opioid-epidemic-selects-white-victim-black-addict

Broussard, C., Shapiro-Mendoza, C., Peacock, G., Rasmussen, S., Mai, C., Petersen, E., . . . Moore, C. (2018). Public health approach to addressing the needs of children affected by congenital Zika syndrome. [Supplement]. *Pediatrics, 141*(S2), s137–s145.

Cajun Navy Relief. (2019). *About the Cajun Navy relief*. Retrieved from https://www.cajunnavyrelief.com/about-us-2/

Centers for Disease Control and Prevention (CDC). (2005, May 3). Frequently asked questions about SARS. Atlanta: Author. Retrieved from http://www.cdc.gov/sars/about/faq.html

Centers for Disease Control and Prevention (CDC). (2008, July 1). Overview of crisis & emergency risk communication. Atlanta: Author. Retrieved from http://emergency.cdc.gov/cerc

Centers for Disease Control and Prevention. (2014). *CERC: Crisis communication plans*. Retrieved from https://emergency.cdc.gov/cerc/ppt/CERC_Crisis_Communication_Plans.pdf

Centers for Disease Control and Prevention (CDC). (2015a, February 17). Complications of measles. Atlanta, GA: Author. Retrieved from http://www.cdc.gov/measles/about/complications.html

Centers for Disease Control and Prevention (CDC). (2015b, March 24). Outbreaks chronology: Ebola virus disease. Atlanta, GA: Author. Retrieved from http://www.cdc.gov/vhf/ebola/outbreaks/history/chronology.html

Centers for Disease Control and Prevention. (2018). *Opioid overdose: Understanding the epidemic*. Retrieved from https://www.cdc.gov/drugoverdose/epidemic/index.html

Centers for Disease Control and Prevention. (2019). *PrEP*. Retrieved from https://www.cdc.gov/hiv/basics/prep.html

Chen, S., Xu, Q., Buchenberger, J., Bagavathi, A., Fair, G., Shaikh, S., & Krishnan, S. (2018). Dynamics of health agency response and public engagement in public health emergency: A case study of CDC tweeting patterns during the 2016 Zika epidemic. *JMIR Public Health and Surveillance, 4*(4), e10827.

参 考 文 献

Citroner, G. (2018, July 11). Cost of HIV prevention drug discouraging people from doing PrEP therapy. *Healthline*. Retrieved from https://www.healthline.com/health-news/cost-of-hiv-prevention-drug-discouraging-people-from-doing-prep-therapy#1

Clarke, L. (2002, Fall). Panic: Myth or reality? *Contexts*, *1*(3), 21–26.

Covello, V. T. (2003). Best practices in public health risk and crisis communication. *Journal of Health Communication*, *8*, 5–8.

Cruz, D. (2015). Kristen Bell: No vaccines? You can't hold my children. *Parenting*. Retrieved 2017 from http://www.parenting.com/news-break/kristen-bell-no-vaccines-you-cant-hold-my-children

Damhewage, G. M. (2014). Complex, confused, and challenging: Communicating risk in the modern world. *Journal of Communication in Healthcare*, *7*(4), 252–254. doi:10.1179/1753806814Z.00000000094

Durkin, E. (2018, September 11). September 11: Nearly 10,000 people affected by "cesspool of cancer." *The Guardian*. Retrieved from https://www.theguardian.com/us-news/2018/sep/10/911-attack-ground-zero-manhattan-cancer

Eckert, S., Sopory, P., Day, S., Wilkins, L., Padgett, D., Novak, J., . . . Gamhewage, G. (2018). Health-related disaster communication and social media: Mixed-method systematic review. *Health Communication*, *33*(12), 1389–1400.

Elam-Evans, L. D., Yankey, D., Singleton, J. A., Kolasa, M. (2014, August 29). National, state, and selected local area vaccination coverage among children aged 19–35 months—United States, 2013. *Morbidity and Mortality Weekly Report 63*(34), 741–748. Retrieved from http://www.cdc.gov/mmwr/preview/mmwrhtml/mm6334a1.htm

Epidemiology of measles—United States, 1998. (1999, September 3). *Morbidity and Mortality Weekly Reports*, *48*(34), 749–753. Retrieved from http://www.cdc.gov/mmwr/preview/mmwrhtml/mm4834a1.htm

Eriksson, M. (2018). Lessons for crisis communication on social media: A systematic review of what research tells the practice. *International Journal of Strategic Communication*, *12*(5), 526–551.

Food and Drug Administration. (2018). *H5N1 influenza virus vaccine, manufactured by Sanofi Pasteur, Inc. Questions and answers*. Retrieved from https://www.fda.gov/vaccines-blood-biologics/vaccines/h5n1-influenza-virus-vaccine-manufactured-sanofi-pasteur-inc-questions-and-answers

Fox, M., & Connor, T. (2015, February 7). Think the U.S. has a measles problem? Just look at Europe. *NBC News*. Retrieved from http://www.nbcnews.com/storyline/measles-outbreak/think-u-s-has-measles-problem-just-look-europe-n301726

Frank, L., & Nagel, S. (2017). Addiction and moralization: The role of the underlying model of addiction. *Neuroethics*, *10*(1), 129–139.

Freimuth, V. S. (2006). Order out of chaos: The self-organization of communication following the anthrax attacks. *Health Communication*, *20*, 141–148.

Friedersdorf, C. (2015, February 3). Should anti-vaxxers by shamed or persuaded? The backlash to a measles outbreak—and a case against politicizing it. *The Atlantic*. Retrieved from http://www.theatlantic.com/politics/archive/2015/02/should-anti-vaxxers-be-shamed-or-persuaded/385109/

Frizell, S. (2014, October 18). Obama on Ebola: "We can't give in to hysteria." *Time*. Retrieved from http://time.com/3520341/obama-ebola-fear/

Glik, D. C. (2007, April). Risk communication for public health emergencies. *Annual Review of Public Health*, *28*, 33–54.

Guidry, J., Meganck, S., Lovari, A., Messner, M., Medina-Messner, V., Sherman, S., & Adams, J. (2019, May 26). Tweeting about #diseases and #publichealth: Communicating global health issues across nations. *Health Communication*. Advance online publication. doi:10.1080/10410236.2019.1620089

Hendrix, K. S. (2015, March 9). What doctors should tell parents who are afraid of vaccines. *The Washington Post*. Retrieved from https://www.washingtonpost.com/posteverything/wp/2015/03/09/what-doctors-should-tell-parents-who-are-afraid-of-vaccines/

Hillier, D. (2006). *Communicating health risks to the public: A global perspective*. Burlington, VT: Gower.

History of public health. (2002). *Encyclopedia of public health*. Farmington Hills, MI: Gale Cengage.

HIV.gov. (2019). *The global HIV/AIDS epidemic*. Retrieved from https://www.hiv.gov/hiv-basics/overview/data-and-trends/global-statistics

Hutchinson, A. (2019, April 24). Facebook reaches 2.38 billion users, beats revenue estimates in latest update. *Social Media Today*. Retrieved from https://www.socialmediatoday.com/news/facebook-reaches-238-billion-users-beats-revenue-estimates-in-latest-upda/553403/

In her own words. (2004). Commentary about *The most dangerous woman in America* [video documentary], Nancy Porter (Writer/Director). NOVA in association with WGBH/Boston. Retrieved from http://www.pbs.org/wgbh/nova/typhoid

Jerit, J., Zhao, Y., Tan, M. & Wheeler, M. (2018). Differences between national and local media in news coverage of the Zika virus. *Health Communication*, *34*(14), 1816–1823.

Johnson, C., & Mulvihill, G. (2019, October 6). Victims gain a voice to help guide Purdue Pharma bankruptcy. *AP News*. Retrieved from https://apnews.com/03c831fe7bd94f02b0fea51d2e9f81ed

Johnson, D. (2006, November.) Risk communication in the fog of disaster. Lessons from Ground Zero. *Industrial Safety & Hygiene News*, *40*(11), 58, 60, 62.

Jones, J., Banks, L., Plotkin, I., Chanthavongsa, S., & Walker, N. (2015). Profile of the public health workforce: Registered TRAIN learners in the United States. [Supplement]. *American Journal of Public Health*, *105*(S2), e30–e36.

Kean, J. (2013, November 27). Why the US fails at treating addiction. *Live Science*. Retrieved from https://www.livescience.com/41557-why-america-fails-at-addiction-treatment.html

Lwin, M., Lu, J., Sheldenkar, A., & Schulz, P. (2018). Strategic uses of Facebook in Zika outbreak communication: Implications for the crisis and emergency risk communication model. *International Journal of Environmental Research and Public Health, 15*(9), 1974–1993.

Lyapustina, T., & Alexander, G. C. (2015, June 11). The prescription opioid addiction and abuse epidemic: How it happened and what we can do about it. *The Pharmaceutical Journal.* Retrieved from https://www.pharmaceutical-journal.com/news-and-analysis/opinion/comment/the-prescription-opioid-addiction-and-abuse-epidemic-how-it-happened-and-what-we-can-do-about-it/20068579.article

Mad cows and the minister. (1990, May 24). *Nature, 345,* 277–278.

Margesson, R., & Sullivan, M. (2019). Bahamas: Response to Hurricane Dorian. *Congressional Research Service.* Retrieved from https://crsreports.congress.gov/product/pdf/IN/IN11171

Maxmen, A. (2015, January 30). How the fight against Ebola tested a culture's traditions. *National Geographic.* Retrieved from http://news.nationalgeographic.com/2015/01/150130-ebola-virus-outbreak-epidemic-sierra-leone-funerals/

McCarthy, T. (2019, September 3). Hurricane Dorian: "Historic tragedy" prompts worldwide call for aid for Bahamas. *The Guardian.* Retrieved from https://www.theguardian.com/world/2019/sep/03/hurricanedorian-us-un-bahamas

McComas, K. A. (2006). Defining moments in risk communication research: 1996–2005. *Journal of Health Communication, 11,* 75–91.

McDonald, P., & Holden, W. (2018). Zika and public health: Understanding the epidemiology and information environment. [Supplement]. *Pediatrics, 141*(S2), s137–s145.

Measles outbreak traced to Disneyland is declared over. (2015, April 17). *NBC News.* Retrieved from http://www.nbcnews.com/storyline/measles-outbreak/measles-outbreak-traced-disneyland-declared-over-n343686

The most dangerous woman in America [video documentary]. (2004). Nancy Porter (Writer/Director). NOVA in association with WGBH/Boston. Retrieved from http://www.pbs.org/wgbh/nova/typhoid/about.html

Mugo, N., Ngure, K., Kiragu, M., Irungu, E., & Kilonzo, N. (2016). PrEP for Africa: What we have learnt and what is needed to move to program implementation. *Current Opinion in HIV and AIDS, 11*(1), 80–86.

National Association of City & County Health Officials. (2015). About NACCHO. Washington, DC: Author. Retrieved from http://www.naccho.org/about/

National Institute on Drug Abuse. (2019). *Opioid overdose crisis.* Retrieved from https://www.drugabuse.gov/drugs-abuse/opioids/opioid-overdose-crisis

National Research Council. (1989). *Improving risk communication.* Washington, DC: National Academy Press. Retrieved from http://www.nap.edu/openbook.php?isbn=0309039436

Nolan, D. (2016, February 26). How bad is the opioid epidemic? *Frontline.* Received from https://www.pbs.org/wgbh/frontline/article/how-bad-is-the-opioid-epidemic/

Nyhan, B., Reifler, J., Richey, S., & Freed, G. L. (2014). Effective messages in vaccine promotion: A randomized trial. *Pediatrics, 133*(4). doi:10.1542/peds.2013-2365

Ophir, Y. (2018). Coverage of epidemics in American newspapers through the lens of the crisis and emergency risk communication framework. *Health Security, 16*(3), 147–157.

Ophir, Y. (2019). The effects of news coverage of epidemics on public support for and compliance with the CDC—An experimental study. *Journal of Health Communication, 24*(5), 547–558.

Ophir, Y., & Jamieson, K. H. (2018). The effects of Zika virus risk coverage on familiarity, knowledge and behavior in the U.S.—A time series analysis combining content analysis and a nationally representative survey. *Health Communication, 35*(1), 35–45.

Parmer, J., Baur, C., Eroglu, D., Lubell, K., Prue, C., Reynolds, B., & Weaver, J. (2016). Crisis and emergency risk messaging in mass media news stories: Is the public getting the information they need to protect their health? *Health Communication, 31*(10), 1215–1222.

Patel, D. S. (2005). Social mobilization as a tool for outreach programs in the HIV/AIDS crisis. In M. Haider (Ed.), *Global public health communication: Challenges, perspectives, and strategies* (pp. 91–102). Boston: Jones and Bartlett.

Petroff, A., & Rooney, B. (2015, April 28). Nepal earthquake donations: Who's sending what. *CNN Money.* Retrieved from http://money.cnn.com/2015/04/27/news/nepal-earthquake-donations/

Philpott, A., Knerr, W., & Maher, D. (2006). Promoting protection and pleasure: Amplifying the effectiveness of barriers against sexually transmitted infections and pregnancy: Viewpoint. *The Lancet, 368,* pp. 1–4. Retrieved from http://www.thelancet.com/journals/lancet/article/PIIS0140673606698103/abstract

Plane passengers sue TB patient. (2007, July 13). CNN.com/health. Retrieved from http://www.cnn.com/2007/HEALTH/conditions/07/12/tb.suit/index.html

Ratzan, S., & Meltzer, W. (2005). State of the art in crisis communication: Past lessons and principles of practice. In M. Haider (Ed.), *Global public health communication: Challenges, perspectives, and strategies* (pp. 321–347). Boston: Jones and Bartlett.

Ratzan, S. C., & Moritsugu, K. P. (2014). Ebola crisis-communication chaos we can avoid. *Journal of Health Communication, 19*(11), 1213–1215.

Reynolds, B. (2006, August). Response to best practices. *Journal of Applied Communication Research, 34*(4), 249–252.

Rifkin, L. (2008, March 21). Still a privilege to be a doctor: Though not immune to the hassles and hardships of practice, this physician tells why he experiences the joy of medicine. *Medical Economics, 85*(6), 28–29.

Rosenstock, I. M. (1960). What research in motivation suggests for public health. *American Journal of Public Health, 50,* 295–301.

Rubyan-Ling, D. (2015). *Briefing paper: Diaspora communications and health seeking behavior in the time of Ebola: Findings from the Sierra Leonean community in London*. Retrieved from http://www.ebola-anthropology.net/wp-content/uploads/2015/11/Diaspora-communication-and-health-seeking-behaviour1.pdf

Sandman, P. M. (2006a, August). Crisis communication best practices: Some quibbles and additions. *Journal of Applied Communication Research, 34*(3), 257–262.

Sandman, P. M. (2006b). Telling 9/11 emergency responders to wear their masks. In Comments and questions (and some answers). The Peter Sandman Risk Communication Website. Retrieved from http://www.psandman.com/gst2006.htm

Schneider, M.-J. (2006). *Introduction to public health* (2nd ed.). Boston: Jones and Bartlett.

Secretary of Agriculture: Bird flu poses "no health issue" to humans. (2015, May 31). *NPR*. Retrieved from http://www.npr.org/2015/05/31/410924073/secretary-of-agriculture-bird-flu-poses-no-health-issue-to-humans

Seeger, M. W. (2006, August). Best practices in crisis communication: An expert panel process. *Journal of Applied Communication Research, 34*(3), 232–244.

Sellnow, D., Lane, D., Sellnow, T., & Littlefield, R. (2017). The IDEA model as a best practice for effective instructional risk and crisis communication. *Communication Studies, 68*, 552–567.

Sellnow, D., & Sellnow, T. (2014). Risk communication: Instructional principles. In T. Thompson (Ed.), *Encyclopedia of health communication* (pp. 1181–1184). Thousand Oaks, CA: Sage.

Sellnow-Richmond, D., George, A., & Sellnow, D. (2018). An IDEA model analysis of instructional risk communication in the time of Ebola. *Journal of International Crisis and Risk Communication Research, 1*(1), 135–166.

Skolnick, P. (2018). The opioid epidemic: Crisis and solutions. *The Annual Review of Pharmacology and Toxicology, 58*, 143–159.

Stretcher, V. J., & Rosenstock, I. M. (1997). The health belief model. In K. Glanz, F. M. Lewis, & B. K. Rimer (Eds.), *Health behavior and health education* (pp. 41–59). San Francisco: Jossey-Bass.

Sugg, C. (2016). *Coming of age: Communication's role in powering global health*. Retrieved from http://downloads.bbc.co.uk/mediaaction/policybriefing/role-of-communication-in-global-health-report.pdf

Tai, Z., & Sun, T. (2007, December). Media dependencies in a changing media environment: The case of the 2003 SARS epidemic in China. *New Media & Society, 9*(6), 987–1009.

Thompson, D. (2014, July 2). Ebola's deadly spread in African driven by public health failures, cultural beliefs. *National Geographic*. Retrieved from http://news.nationalgeographic.com/news/2014/07/140702-ebola-epidemic-fever-world-health-guinea-sierra-leone-liberia/

Toppenberg-Pejcic, D., Noyes, J., Allen, T., Alexander, N., Vanderford, M. & Gamhewage, G. (2019). Emergency risk communication: Lessons learned from a rapid review of recent gray literature on Ebola, Zika, and yellow fever. *Health Communication, 34*(4), 437–455.

Turner, A. (2019, July 10). Merck's Ebola vaccine helps combat deadly outbreak in the Congo as the virus spreads. *CNBC*. Retrieved from https://www.cnbc.com/2019/07/09/mercks-ebola-vaccine-helps-combat-deadly-outbreak-in-the-congo.html

Ulmer, R. R., Seeger, M. W., & Sellnow, T. L. (2007, June). Post-crisis communication and renewal: Expanding the parameters of post-crisis discourse. *Public Relations Review, 33*(2), 130–134.

U.S. Agency for International Development. (2019, September 6). *4 ways USAID is responding to Hurricane Dorian in the Bahamas*. Retrieved from https://medium.com/usaid-2030/4-ways-usaid-is-responding-to-hurricane-dorian-in-the-bahamas-e7c4a7e1b8ec

U.S. Department of Health and Human Services. (2017). *HHS acting secretary declares public health emergency to address national opioid crisis*. Retrieved from https://www.hhs.gov/about/news/2017/10/26/hhs-acting-secretary-declares-public-health-emergency-address-national-opioid-crisis.html

Wakefield, A. J., Murch, S. H., Anthony, A., Linnell, J., Casson, D. M., Malik, M., . . . Walker-Smith, J. A. (1998). Ileal-lymphoid-nodular hyperplasia, non-specific colitis, and pervasive developmental disorder in children. *The Lancet, 351*, 637–641. [Retracted]

Wax-Thibodeaux, E. (2017, August 28). "Cajun Navy" races from Louisiana to Texas, using boats to pay it forward. *The Washington Post*. Retrieved from https://www.washingtonpost.com/national/cajun-navy-races-from-louisiana-to-texas-using-boats-to-pay-it-forward/2017/08/28/1a010c8a-8c1f-11e7-84c0-02cc069f2c37_story.html

Willingham, E., & Helft, L. (2014, September 5). The autism-vaccine myth. NOVA. Retrieved from http://www.pbs.org/wgbh/nova/body/autism-vaccine-myth.html

Winslow, C.-E. A. (1923). *The evolution and significance of the modern public health campaign*. New Haven, CT: Yale University Press.

World Health Organization. (2003a, June 18). Epidemic and pandemic alert and response (EPR). Update 83. One hundred days into the outbreak. Geneva, Switzerland: Author. Retrieved from http://www.who.int/csr/don/2003_06_18/en/index.html

World Health Organization. (2003b, March 16). Epidemic and pandemic alert and response (EPR). Severe acute respiratory syndrome (SARS). Multi-country outbreak. Update. Geneva, Switzerland: Author. Retrieved from http://www.who.int/csr/don/2003_03_16/en/index.html

World Health Organization. (2007, October). Interim protocol: Rapid operations to contain the initial emergence of pandemic influenza. Geneva, Switzerland: Author. Retrieved from http://www.who.int/influenza/resources/documents/RapidContProtOct15.pdf

World Health Organization (WHO). (2008). World health statistics. Part 2. Global health indicators. Global health indicators. Geneva, Switzerland: Author. Retrieved from www.who.int/whosis/whostat/EN_WHS08_Table4_HSR.pdf

World Health Organization (WHO). (2015a, June 10). Ebola situation report. Geneva, Switzerland: Author. Retrieved from http://apps.who.int/ebola/en/current-situation/ebola-situation-report-10-june-2015

World Health Organization (WHO). (2015b, April). Ebola virus disease. Geneva, Switzerland: Author. Retrieved from http://www.who.int/mediacentre/factsheets/fs103/en/

World Health Organization. (2018a). Communicating risk in public health emergencies. Retrieved from https://www.who.int/risk-communication/guidance/download/en/

World Health Organization. (2018b). Global health observatory data on HIV/AIDS. Retrieved from https://www.who.int/gho/hiv/en/

World Health Organization. (2019, September 27). Cumulative number of confirmed human cases of avian influenza A(H5N1) reported to WHO. Retrieved from https://www.who.int/influenza/human_animal_interface/H5N1_cumulative_table_archives/en/

World Health Report, 2007. (2007). *A safer future: Global public health security in the 21st century*. Geneva, Switzerland: World Health Organization. Retrieved from http://www.who.int/whr/2007/en/index.html

Zillmann, D. (1999). Exemplification theory: Judging the whole by some of its parts. *Media Psychology, 1,* 69–94.

CHAPTER 13

Ahn, S. J. (2015). Incorporating immersive virtual environments in health promotion campaigns: A construal level theory approach. *Health Communication, 30*(6), 545–556.

Anderson, D. M. (2010). Does information matter? The effect of the Meth Project on meth use among youths. *Journal of Health Economics, 29*(5), 732–742.

Anghelcev, G., & Sar, S. (2011). The influence of pre-existing audience and message relevance on the effective of health PSAs: Differential effects by message type. *Journal and Mass Communication Quarterly, 88,* 481–501.

Arasaratnam, L. A., & Banerjee, S. C. (2011). Sensation seeking and intercultural communication competence: A model test. *International Journal of Intercultural Relations, 35,* 226–233. doi:10.1016/j.ijintrel.2010.07.003.

Austin, E. W. (1995). Reaching young audiences: Developmental considerations in designing health messages. In E. Maibach & R. L. Parrott (Eds.), *Designing health messages* (pp. 114–144). Thousand Oaks, CA: Sage.

Backer, T. E., & Rogers, E. M. (1993). Introduction. In T. E. Backer & E. M. Rogers (Eds.), *Organizational aspects of health communication campaigns: What works?* (pp. 1–9). Newbury Park, CA: Sage.

Balbale, S. N., Schwingel, A., Wojtek, C., & Huhman, M. (2014). Visual and participatory research methods for the development of health messages for underserved populations. *Health Communication, 29*(7), 728–740.

Beaudoin, C. E., & Thorson, E. (2006). The social capital of Blacks and Whites: Differing effects of the mass media in the United States. *Human Communication Research, 32,* 157–177.

Brehm, J. W. (1966). *A theory of psychological reactance.* New York: Academic Press.

Brennan, P. F., & Fink, S. V. (1997). Health promotion, social support, and computer networks. In R. L. Street, Jr., W. R. Gold, & T. Manning (Eds.), *Health promotion and interactive technology: Theoretical implications and future directions* (pp. 157–169). Mahwah, NJ: Lawrence Erlbaum.

Briñol, P., & Petty, R. E. (2006). Fundamental processes leading to attitude change: Implications for career prevention communications. *Journal of Communication, 56,* S81–S104.

Brosius, H., & Weimann, G. (1996). Who sets the agenda? Agenda-setting as a two-step flow. *Communication Research, 23,* 561–580.

Casper, M. F., Child, J. T., Gilmour, D., McIntyre, K. A., & Pearson, J. C. (2006). Healthy research perspectives: Incorporating college student experiences with alcohol. *Health Communication, 20,* 289–298.

Centers for Disease Control and Prevention (CDC). (2011, March 21). Tobacco-related mortality. Atlanta: Author. Retrieved from http://www.cdc.gov/tobacco/data_statistics/fact_sheets/health_effects/tobacco_related_mortality/

Centers for Disease Control and Prevention (CDC). (2015). Chronic disease prevention and health promotion. Atlanta, GA: Author. Retrieved from http://www.cdc.gov/chronicdisease/

Chen, L., & Yang, X. (2019). Using EPPM to evaluate the effectiveness of fear appeal messages across different media outlets to increase the intention of breast self-examination among Chinese women. *Health Communication, 34*(11), 1369–1376.

Cheong, P. H. (2007). Health communication resources for uninsured and insured Hispanics. *Health Communication, 21,* 153–163.

Clark-Hitt, R., Smith, S. W., & Broderick, J. S. (2012). Help a buddy take a knee: Creating persuasive messages for military service members to encourage others to seek mental health help. *Health Communication, 27,* 429–438. doi:10.1080/10410236.2011.606525

Designated driving statistics. (2020). DesignatedDriving.net. Retrieved http://www.designateddriving.net/designateddrivingstatistics.html

Donohew, L., Palmgreen, P., & Duncan, J. (1980). An activation model of information exposure. *Communication Monographs, 47,* 295–303.

D'Silva, M. U., & Palmgreen, P. (2007). Individual differences and context: Mediating recall of anti-drug public service announcements. *Health Communication, 21,* 65–71.

Dutta, M., Collins, W., Sastry, S., Dillard, S., Anaele, A., Kumar, R., . . . Bonu, T. (2019). A culture-centered community-grounded approach to disseminating health information among African Americans. *Health Communication, 34*(10), 1075–1084.

Dutta-Bergman, M. J. (2005). Theory and practice in health communication campaigns: A critical interrogation. *Health Communication, 18,* 103–122.

Edgar, T., Freimuth, V., & Hammond, S. L. (2003). Lessons learned from the field on prevention and health campaigns. In T. L. Thompson, A. M. Dorsey, K. I. Miller, &

R. Parrott (Eds.), *Handbook of health communication* (pp. 625–636). Mahwah, NJ: Lawrence Erlbaum.

Effertz, T., Franke, M., & Teichert, T. (2014). Adolescents' assessments of advertisements for unhealthy food: An example of warning labels for soft drinks. *Journal of Consumer Policy, 2,* 279–299.

Erceg-Hurn, D. (2008). Drugs, money, and graphic ads: A critical review of the Montana meth project. *Prevention Science, 9*(4), 256–263.

Everett, M. W., & Palmgreen, P. (1995). Influences of sensation seeking, message sensation value, and program context on effectiveness of anticocaine public service announcement. *Health Communication, 7,* 225–248.

Farrelly, M. C., Healton, C. G., Davis, K. C., Messeri, P., & Haviland, M. L. (2002, June). Getting to the truth: Evaluating national tobacco countermarketing campaigns. *American Journal of Public Health, 92*(6), 901–907.

Frey, L. R., Botan, C. H., Friedman, P. G., & Kreps, G. (1999). *Investigating communication: An introduction to research methods* (2nd ed.). New York: Pearson.

Friederichs, S. H., Oenema, A., Bolman, C., Guyaux, J., van Keulen, H. M., & Lechner, L. (2014). I Move: Systematic development of a web-based computer tailored physical activity intervention, based on motivational interviewing and self-determination theory. *BMC Public Health, 14*(1), 1–29.

Helme, D. W., Donohew, R. L., Baier, M., & Zittleman, L. (2007). A classroom-administered simulation of a television campaign on adolescent smoking: Testing an activation model of information exposure. *Journal of Health Communication, 12,* 399–415.

Helms, S. W., Choukas-Bradley, S., Widman, L., Giletta, M., Cohen, G. L., & Prinstein, M. J. (2014). Adolescents misperceive and are influenced by high-status peers' health risk, deviant, and adaptive behavior. *Developmental Psychology, 50,* 2697–2714.

Holland, J. J. (2014, September 16). Blacks, Hispanics have doubts about media accuracy. *AP.* Retrieved from http://apnorc.org/news-media/Pages/News+Media/Blacks-Hispanics-have-doubts-about-media-accuracy.aspx

Holliday, J., Audrey, S., Campbell, R., & Moore, L. (2016). Identifying well-connected opinion leaders for informal health promotion: The example of the ASSIST smoking prevention program. *Health Communication, 31*(8), 946–953.

Hubbell, A. P. (2006). Mexican American women in a rural area and barriers to their ability to enact protective behaviors against breast cancer. *Health Communication, 20,* 35–44.

Inbar, M. (2009). Is PSA about driving while texting too graphic? *NBCNews.* Retrieved from http://www.today.com/id/32551351/ns/today-money/t/psa-about-texting-while-driving-too-graphic/#.VZL0gxNViko

Johnston, L. D., O'Malley, P. M., Miech, R. A., Bachman, J. G., & Schulenberg, J. E. (2014). Monitoring the future national results on drug use: 1975–2013: Overview, key findings on adolescent drug use. Institute for Social Research at the University of Michigan. Retrieved from http://www.monitoringthefuture.org/pubs/monographs/mtf-overview2013.pdf

Junghans, A. F., Cheung, T. L., & De Ridder, D. T. (2015). Under consumers' scrutiny—An investigation into consumers' attitudes and concerns about nudging in the realm of health behavior. *BMC Public Health, 15*(1), 1–13.

Kim, S.-H., & Willis, L. A. (2007, June). Talking about obesity: News framing of who is responsible for causing and fixing the problem. *Journal of Health Communication, 12,* 359–376.

Kreps, G. L. (2005). Narrowing the digital divide to overcome disparities in care. In E. B. Ray (Ed.), *Health communication in practice: A case study approach* (pp. 357–364). Mahwah, NJ: Lawrence Erlbaum.

Lang, A. (2006). Using the limited-capacity model of motivated mediated message processing to design effective cancer communication messages. *Journal of Communication, 56,* S57–S80.

Lang, A., Chung, Y., Lee, S., & Zhao, X. (2005). It's the product: Do risky products compel attention and elicit arousal in media users? *Health Communication, 17,* 283–300.

Lang, A., Schwartz, N., Lee, S., & Angelini, J. R. (2007, September). Processing radio PSAs: Production pacing, arousing content, and age. *Journal of Health Communication, 12,* 581–599.

Lavoie, N. R., & Quick, B. L. (2013). What is the truth? An application of the extended parallel process model to televised truth® ads. *Health Communication, 28,* 53–62.

Lazarsfeld, P., Burleson, B., & Gaudet, H. (1948). *The people's choice.* New York: Columbia University Press.

Ledlow, G. R., Johnson, J. A., & Hakoyama, M. (2008). Social marketing and organizational efficacy. In K. B. Wright & S. D. Moore (Eds.), *Applied health communication* (pp. 85–103). Cresskill, NJ: Hampton Press.

Lee, M. J. (2010). The effects of self-efficacy statements in humorous anti-alcohol abuse messages targeting college students: Who is in charge? *Health Communication, 25,* 638–646. doi:10.1080/10410236.2010.521908

Lefebvre, R. C., Doner, L., Johnston, D., Loughrey, K., Balch, G. I., & Sutton, S. M. (1995). Use of database marketing and consumer-based health communication in message design: An example for the Office of Cancer Communications' "5 a Day for Better Health" program. In E. Maibach & R. L. Parrott (Eds.), *Designing health messages: Approaches from communication theory and public health practice* (pp. 217–246). Thousand Oaks, CA: Sage.

Lim, R. Tham, D., Cheung, O., Adaikan, P. & Wong, M. (2019). A public health communication intervention using edutainment and communication technology to promote safer sex among heterosexual men patronizing entertainment establishments. *Journal of Health Communication, 24*(1), 47–64.

Lustria, M. A., Noar, S. M., Cortese, J., Van Stee, S. K., Glueckauf, R. L., & Lee, J. (2013). A meta-analysis of web-delivered tailored health behavior change interventions. *Journal of Health Communication, 18,* 1039–1069.

Maibach, E. W., & Parrott, R. L. (Eds.). (1995). *Designing health messages.* Thousand Oaks, CA: Sage.

Matsaganis, M. D., Golden, A. G., & Scott, M. E. (2014). Communication infrastructure theory and reproductive health disparities: Enhancing storytelling network integration by developing interstitial actors. *International Journal of Communication*, 1495–1515.

Meth Project named third most effective philanthropy. (2010, December 6). *Barron's Magazine*. Retrieved from http://www.siebelscholars.com/news/meth-project-named-third-most-effective-philanthropy-world-barrons-magazine

Miller, C. H., Lane, L. T., Deatrick, L. M., Young, A. M., & Potts, K. A. (2007). Psychological reactance and promotional health messages: The effects of controlling language, lexical concreteness, and the restoration of freedom. *Human Communication Research*, *33*, 219–240.

Moran, M. B., & Sussman, S. (2014). Translating the link between social identity and health behavior into effective health communication strategies: An experimental application using antismoking advertisements. *Health Communication*, *29*, 1057–1066.

Mosavel, M., & El-Shaarawi, N. (2007, December). "I have never heard of that one": Young girls' knowledge and perception of cervical cancer. *Journal of Health Communication*, *12*, 707–719.

Niederdeppe, J., Davis, K. C., Farrelly, M. C., & Yarsevich, J. (2007). Stylistic features, need for sensation, and confirmed recall of national smoking prevention advertisements. *Journal of Communication*, *57*, 272–292.

Noar, S. M., Zimmerman, R. S., Palmgreen, P., Lustria, M., & Horosewski, M. L. (2006). Integrating personality and psychosocial theoretical approaches to understanding safer sexual behavior: Implications for message design. *Health Communication*, *19*(2), 165–174.

Paek, H.-J. (2008). Mechanisms through which adolescents attend and respond to antismoking media campaigns. *Journal of Communication*, *58*, 84–105.

Parrott, R., & Polonec, L. (2008). Preventing green tobacco sickness in farming youth: A behavioral adaptation to health communication in health campaigns. In K. B. Wright & S. D. Moore (Eds.), *Applied health communication* (pp. 341–359). Cresskill, NJ: Hampton Press.

Petty, R. E., & Cacioppo, J. T. (1981). *Attitudes and persuasion: Classic and contemporary approaches*. Dubuque, IA: Wm. C. Brown.

Pilling, V. K., & Brannon, L. A. (2007). Assessing college students' attitudes toward responsible drinking messages to identify promising binge drinking intervention strategies. *Health Communication*, *22*, 265–276.

Rains, S. A. (2008a, June). Health at high speed: Broadband internet access, health communication, and the digital divide. *Communication Research*, *35*(3), 283–297.

Rains, S. A. (2008b, January/March). Seeking health information in the information age: The role of internet self-efficacy. *Western Journal of Communication*, *72*(1), 1–18.

Rains, S. A., & Turner, M. M. (2007). Psychological reactance and persuasive health communication: A test and extension of the intertwined model. *Human Communication Research*, *33*(2), 241–269.

Richards, A. S., & Banas, J. A. (2015). Inoculating against reactance to persuasive health messages. *Health Communication*, *30*, 451–460.

Roberto, A. J., Zimmerman, R. S., Carlyle, K. E., Abner, E. L., Cupp, P. K., & Hansen, G. L. (2007). The effects of computer-based pregnancy, STD, and HIV prevention intervention: A nine-school trial. *Health Communication*, *21*, 115–124.

Rogers, E. M. (1983). *Diffusion of innovations* (3rd ed.). New York: The Free Press.

Rucinski, D. (2004, August). Community boundedness, personal relevance, and the knowledge gap. *Communication Research*, *31*(4), 472–495.

Sacks, R. J., Copas, A. J., Wilkinson, D. M., & Robinson, A. J. (2014). Uptake of the HPV vaccination programme in England: A cross-sectional survey of young women attending sexual health services. *Sexually Transmitted Infections*, *90*(4), 315–321.

Sanders-Jackson, A., Clayton, R., Tan, A., & Yie, K. (2019). Testing the effect of vapor in ends public service announcements on current smokers and ENDS users' psychophysiological responses and smoking and vaping urge. *Journal of Health Communication*, *24*(4), 413–421.

Scarpaci, J., & Burke, C. (2016). Tailoring but not targeting: A critical analysis of "the Meth Project" aimed at Hispanic youth. *International Journal of Nonprofit and Voluntary Sector Marketing*, *21*(3), 168–179.

Schooler, C., Chaffee, S. H., Flora, J. A., & Roser, C. (1998). Health campaign channels: Tradeoffs among reach, specificity, and impact. *Health Communication Research*, *24*, 410–432.

Shi, J., & Salmon, C. (2018). Identifying opinion leaders to promote organ donation on social media: Network study. *Journal of Medical Internet Research*, *21*(1), e7.

Shorty Awards. (2017). *#CATmageddon: About this entry*. Retrieved from https://shortyawards.com/9th/catmageddon

Smith, R. (2007, April/May). Media depictions of health topics: Challenge and stigma formats. *Journal of Health Communication*, *12*, 233–249.

thetruth.com. (2015). Legacy Foundation. Retrieved from http://www.thetruth.com/?video=LvgUUeSu9tA&gclid=CJfStovwtcYCFY89gQodNnYMFg

Tichenor, P. J., Donohue, G. A., & Olien, C. N. (1970). Mass media flow and differential growth in knowledge. *Public Opinion Quarterly*, *34*, 159–170.

Torres-Ruiz, M., Robinson-Ector, K., Attinson, D., Trotter, J., Anise, A., & Clauser, S. (2018). A portfolio analysis of culturally tailored trials to address health and healthcare disparities. *International Journal of Environmental Research and Public Health*, *15*(9), 1859–1873.

Truth Initiative. (2019). *Why the FDA needs to regulate e-cigarettes now*. Retrieved from https://truthinitiative.org/research-resources/emerging-tobacco-products/why-fda-needs-regulate-e-cigarettes-now

truth® named one of the top 15 ad campaigns of 21st century. (2015, January 12). *PR Newswire*.

Wang, B., Deveaux, L., Li, X., Marshall, S., Chen, X., & Stanton, B. (2014). The impact of youth, family, peer and neighborhood risk factors on developmental trajectories of risk involvement from early through middle adolescence. *Social Science & Medicine*, *106*, 43–52.

参考文献

Wikler, D. (1987). Who should be blamed for being sick? *Health Education Quarterly, 14*, 11–25.

Winsten, J. (2010, March 18). The Designated Driver Campaign: Why it worked. *Huffington Post*. Retrieved from http://www.huffingtonpost.com/jay-winston/designated-driver-campaig_b_405249.html

World Health Organization. (2012, May). Tobacco. Geneva, Switzerland: Author. Retrieved from http://www.who.int/mediacentre/factsheets/fs339/en/index.html

Zuckerman, M. (1994). *Behavioral expressions and biosocial bases of sensation seeking*. Cambridge: Cambridge University Press.

CHAPTER 14

Ajzen, I. (1985). From intentions to actions: A theory of planned behavior. In J. Kuhl & J. Beckman (Eds.), *Action control: From cognition to behavior* (pp. 11–39). Heidelberg: Springer.

Ajzen, I. (1991). The theory of planned behavior. *Organizational Behavior and Human Decision Processes, 50*, 179–211.

Ajzen, I., & Fishbein, M. (1980). *Understanding attitudes and predicting behavior*. Englewood Cliffs, NJ: Prentice Hall.

Andrews, K. R., Silk, K. S., & Eneli, I. U. (2010). Parents as health promoters: A theory of planned behavior perspective on the prevention of childhood obesity. *Journal of Health Communication, 15*, 95–107. doi:10.1080/10810730903460567

Bandura, A. (1986). *Social foundations of thought and action: A social cognitive approach*. Englewood Cliffs, NJ: Prentice Hall.

Bandura, A. (1994). Social cognitive theory of mass communication. In J. Bryant & D. Zillman (Eds.), *Media effects: Advances in theory and research* (pp. 61–90). Hillsdale, NJ: Lawrence Erlbaum.

BBC Newsbeat. (2015, June 8). The letters A, O & B are vanishing around the UK. Why? *BBC Newsbeat*. Retrieved from http://www.bbc.co.uk/newsbeat/article/33046805/the-letters-a-o--b-are-vanishing-around-the-uk-why?ocid=socialflow_facebook

Best, A. L., Spencer, M., Hall, I. J., Friedman, D. B., & Billings, D. (2015). Developing spiritually framed breast cancer screening messages in consultation with African American women. *Health Communication, 30*(3), 290–300.

Blanc, N., & Brigaud, E. (2014). Humor in print health advertisements: Enhanced attention, privileged recognition, and persuasiveness of preventive messages. *Health Communication, 29*, 669–677.

Boer, H., & Westhoff, Y. (2006, February). The role of positive and negative signaling communication by strong and weak ties in the shaping of safe sex subjective norms of adolescents in South Africa. *Communication Theory, 16*(1), 75–90.

Bohm, D. (1996). *On dialogue*. L. Nichol (Ed.). London: Routledge & Kegan Paul.

Booms, B. H., & Bitner, M. J. (1981). Marketing strategies and organization structures for service firms. In J. H. Donnelly & W. R. George (Eds.), *Marketing of services* (pp. 47–51). Chicago: American Marketing Association.

Borden, N. H. (1964). The concept of the marketing mix. *Journal of Advertising Research, 4*(2), 2–7.

Borkman, T. (1976). Experiential knowledge: A new concept for the analysis of self-help groups. *Social Service Review, 50*, 445–456.

Braddock, K., & Dillard, J. (2016). Meta-analytic evidence for the persuasive effect of narratives on beliefs, attitudes, intentions, and behaviors. *Communication Monographs, 83*(4), 446–467.

Cameron, K. A., & Campo, S. (2006). Stepping back from social norms campaigns: Comparing normative influences to other predictors of health behaviors. *Health Communication, 20*, 277–288.

Campbell, R. G., & Babrow, A. S. (2004). The role of empathy in responses to persuasive risk communication: Overcoming resistance to HIV prevention messages. *Health Communication, 16*, 159–182.

Campo, S., & Cameron, K. A. (2006). Differential effects of exposure to social norm campaigns: A cause for concern. *Health Communication, 19*, 209–219.

Carcioppolo, N., Jensen, J. D., Wilson, S. R., Collins, W. B., Carrion, M., & Linnemeier, G. (2013). Examining HPV threat-to-efficacy ratios in the Extended Parallel Process Model. *Health Communication, 28*, 20–28.

Casper, M. F., Child, J. T., Gilmour, D., McIntyre, K. A., & Pearson, J. C. (2006). Healthy research perspectives: Incorporating college student experiences with alcohol. *Health Communication, 20*, 289–298.

Cho, H., & Salmon, C. T. (2007). Unintended effects of health communication campaigns. *Journal of Communication, 57*, 293–317.

Christakis, N. A., & Fowler, J. H. (2008, May 22). The collective dynamics of smoking in a large social network. *New England Journal of Medicine, 358*, 2249.

Cohen, E. L., Head, K. J., McGladrey, M. J., Hoover, A. G., Vanderpool, R. C., Bridger, C., . . . Winterbauer, N. (2015). Designing for dissemination: Lessons in message design from "1-2-3 Pap." *Health Communication, 30*, 196–207.

Controversy heats up over subway's safer sex ads. (1994, February 7). *AIDS Weekly, 9*, 9–10.

Delgado, M., McDonald, C., Winston, F., Halpern, S., Buttenheim, A., Setubal, C., . . . Lee, Y. (2018). Attitudes on technological, social, and behavioral economic strategies to reduce cellphone use among teens while driving. *Traffic Injury Prevention, 19*(6), 569–576.

De Meulenaer, S., De Pelsmacker, P., & Dens, N. (2018) Power distance, uncertainty avoidance, and the effects of source credibility on health risk message compliance. *Health Communication, 33*(3), 291–298.

Dillard, A. J., McCaul, K. D., Kelso, P. D., & Klein, W. M. P. (2006). Resisting good news: Reactions to breast cancer risk communication. *Health Communication, 19*, 115–123.

Dillard, J. P., & Nabi, R. L. (2006). The persuasive influence of emotion in cancer prevention and detection messages. *Journal of Communication, 56*, S123–S139.

618

Dragojevic, M., Savage, M., Scott, A., & McGinnis, T. (2018). Promoting oral health in Appalachia: Effects of threat label and source accent on message acceptance. *Health Communication*. Advance online publication. doi: 10.1080/10410236.2018.1560581

Dunlop, S., Wakefield, M., & Kashima, Y. (2008). Can you feel it? Negative emotion, risk, and narrative in health communication. *Media Psychology, 11*(1), 52–75.

Dutta, M. J. (2008). *Communicating health: A culture-centered approach*. Cambridge, MA: Polity Press.

Dutta, M. J., & Boyd, J. (2007). Turning "smoking man" images around: Portrayals of smoking in men's magazines as a blueprint for smoking cessation campaigns. *Health Communication, 22*, 253–263.

Dutta, M. J., & de Souza, R. (2008). The past, present, and future of health development campaigns: Reflexivity and the critical-cultural approach. *Health Communication, 23*, 326–339.

Dutta-Bergman, M. J. (2005). Theory and practice in health communication campaigns: A critical interrogation. *Health Communication, 18*, 103–122.

Elbert, S., & Ots, P. (2018) Reading or listening to a gain- or loss-framed health message: Effects of message framing and communication mode in the context of fruit and vegetable intake. *Journal of Health Communication, 23*(6), 573–580.

Evans, W. D., Uhrig, J., Davis, K., & McCormack, L. (2009). Efficacy methods to evaluate health communication and marketing campaigns. *Journal of Health Communication, 14*, 315–330. doi:10.1080/10810730902872234

Faden, R. R. (1987). Ethical issues in government sponsored public health campaigns. *Health Education Quarterly, 14*, 27–37.

Farrelly, M. C., Healton, C. G., Davis, K. C., Messeri, P., & Haviland, M. L. (2002, June). Getting to the truth: Evaluating national tobacco countermarketing campaigns. *American Journal of Public Health, 92*(6), 901–907.

Gordon, R. (2012). Re-thinking and re-tooling the social marketing mix. *Australasian Marketing Journal, 20*, 122–126.

Gothe, N. (2018). Correlates of physical activity in urban African American adults and older adults: Testing the social cognitive theory. *Annals of Behavioral Medicine, 52*, 743–751.

Goyal Wasan, P., & Tripathi, G. (2014). Revisiting social marketing mix: A socio-cultural perspective. *Journal of Services Research, 14*(2), 127–144.

Green, E. C., & Witte, K. (2006). Can fear arousal in public health campaigns contribute to the decline of HIV prevalence? *Journal of Health Communication, 11*(3), 245–259.

Green, M. C., & Brock, T. C. (2000). The role of transportation in the persuasiveness of public narratives. *Journal of Personality and Social Psychology, 79*(5), 701–721.

Grönroos, C. (1994). From marketing mix to relationship marketing: Towards a paradigm shift in marketing. *Management Decision, 32*(2), 4–20.

Haines, M. P., & Spear, S. F. (1996). Changing the perceptions of the norm: A strategy to decrease binge drinking among college students. *Journal of American College Health, 45*, 134–140.

Hample, D., & Hample, J. M. (2014). Persuasion about health risks: Evidence, credibility, scientific flourishes, and risk perceptions. *Argumentation & Advocacy, 51*(1), 17–29.

Heley, K., Kennedy-Hendricks, A., Niederdeppe, J., & Barry, C. (2019). Reducing health-related stigma through narrative messages. *Health Communication*. Advance online publication.

Helme, D., Oser, C., Knudsen, H., Morris, E., Serna, A., & Zelaya, C. (2019). Smokeless tobacco and the rural teen: How culture and masculinity contribute to adolescent use. *Journal of Health Communication, 24*(3), 311–318.

Hendriks, H., & Janssen, L. (2018). Frightfully funny: Combining threat and humour in health messages for men and women. *Psychology & Health, 33*, 594–613.

Hendriks, H., & Strick, M. (2019). A laughing matter? How humor in alcohol ads influences interpersonal communication and persuasion. *Health Communication*. Advance online publication. doi:10.1080/10410236.2019.1663587

Holtgrave, D. R., Tinsley, B. J., & Kay, L. S. (1995). Encouraging risk reduction: A decision-making approach to message design. In E. Maibach & R. L. Parrott (Eds.), *Designing health messages: Approaches from communication theory and public health practice* (pp. 24–40). Thousand Oaks, CA: Sage.

Hullett, C. R. (2006). Using functional theory to promote HIV testing: The impact of value-expressive messages, uncertainty, and fear. *Health Communication, 20*, 57–67.

Jang, S. A., Rimal, R. N., & Cho, N. (2013). Normative influences and alcohol consumption: The role of drinking refusal self-efficacy. *Health Communication, 28*, 443–451.

Jenkins, M. (2012, May 31). "Pink ribbons," tied up with more than hope. National Public Radio. Retrieved from http://www.npr.org/2012/05/31/153912165/pink-ribbons-tied-up-with-more-than-hope

Jones, C., Jensen, J., Scherr, C., Brown, N., Christy, K., & Weaver, J. (2015). The health belief model as an explanatory framework in communication research: Exploring parallel, serial, and moderated mediation. *Health Communication, 30*(6), 566–576.

Jones, K. O., Denham, B. E., & Springston, J. K. (2007). Differing effects of mass and interpersonal communication on breast cancer risk estimates: An exploratory study of college students and their mothers. *Health Communication, 21*, 165–175.

Kareklas, I., Muehling, D., & Weber, T. (2015). Reexamining health messages in the digital age: A fresh look at source credibility effects. *Journal of Advertising, 44*(2), 88–104.

Kim, H. J. (2014). The impacts of vicarious illness experience on response to gain- versus loss-framed breast cancer screening (BCS) messages. *Health Communication, 29*, 854–865.

Kok, G., Peters, G., Kessels, L., Hoor, G., & Ruiter, R. (2018). Ignoring theory and misinterpreting evidence: The false belief in fear appeals. *Health Psychology Review, 12*(2), 111–125.

Kotler, P., & Zaltman, G. (1971). Social marketing: An approach to planned social change. *Journal of Marketing, 35*(3), 3–12.

Krosnick, J. A., Chang, L., Sherman, S. J., Chassin, L., & Presson, C. (2006). The effects of beliefs about the health consequences of cigarette smoking on smoking onset. *Journal of Communication, 56*, S18–S37.

Kuijer, R., Boyce, J., & Marshall, E., (2015). Associating a prototypical forbidden food item with guilt or celebration: Relationships with indicators of (un)healthy eating and the moderating role of stress and depressive symptoms. *Psychology & Health, 30*(2), 203–217.

Lapinski, M. K., Rimal, R. N., DeVries, R., & Lee, E. L. (2007). The role of group orientation and descriptive norms on water conservation and behaviors. *Health Communication, 22*, 133–142.

Lapowsky, I. (2014, April 1). Livestrong without Lance. *Moneybox*. http://www.slate.com/blogs/moneybox/2014/04/01/lance_armstrong_livestrong_how_the_charity_came_back_from_the_scandal.html

Lederman, L. C., & Stewart, L. P. (2005). *Changing the culture of college drinking: A socially situated health communication campaign*. Cresskill, NJ: Hampton Press.

Lederman, L. C., Stewart, L. P., Barr, S. L., Powell, R. L., Laitman, L., & Goodhart, F. W. (2001). Using communication theory to reduce dangerous drinking on a college campus. In R. E. Rice & C. K. Atkin (Eds.), *Public communication campaigns* (3rd ed., pp. 295–299). Thousand Oaks, CA: Sage.

Lederman, L. C., Stewart, L. P., Goodhart, F. W., & Laitman, L. (2008). A case against "binge" as the term of choice. In L. C. Lederman (Ed.), *Beyond these walls: Readings in health communication* (pp. 292–303). New York: Oxford University Press.

Lederman, L. C., Stewart, L. P., & Russ, T. L. (2007). Addressing college drinking through curriculum infusion: A study of the use of experience-based learning in the communication classroom. *Communication Education, 56*(4), 476–494.

Lee, M. J., & Bichard, S. L. (2006). Effective message design targeting college students for the prevention of binge-drinking: Basing design on rebellious risk-taking tendency. *Health Communication, 20*, 299–308.

Lefebvre, R. C., & Flora, J. A. (1988). Social marketing and public health intervention. *Health Education Quarterly, 15*, 299–315.

Lipkis, I., Johnson, C., Amarasekara, S., Pan, W., & Updegraff, J. (2018). Reactions to online colorectal cancer risk estimates among a nationally representative sample of adults who have never been screened. *Journal of Behavioral Medicine, 41*(3), 289–298.

Mahler, H. I. M., Kulik, J. A., Butler, H. A., Gerrard, M., & Gibbons, F. X. (2008). Social norms information enhances the efficacy of an appearance-based sun protection intervention. *Social Science & Medicine, 67*, 321–329.

Mammen, S., Sano, Y., Braun, B., & Maring, E. (2019). Shaping core health messages: Rural, low-income mothers speak through participatory action research. *Health Communication, 34*(10), 1141–1149.

McQueen, A., Caburnay, C., Kreuter, M., & Sefko, J. (2019) Improving adherence to colorectal cancer screening: A randomized intervention to compare screener vs. survivor narratives. *Journal of Health Communication, 24*(2), 141–155.

Menegatos, L., Lederman, L. C., & Hess, A. (2010). Friends don't let Jane hook up drunk: A qualitative analysis of participation in a simulation of college drinking-related decisions. *Communication Education, 59*(3), 374–388.

Miller, C. H., Burgoon, M., Grandpre, J. R., & Alvaro, E. M. (2006). Identifying principal risk factors for the initiation of adolescent smoking behaviors: The significance of psychological reactance. *Health Communication, 19*, 241–252.

Miller-Day, M., & Hecht, M. L. (2013). Narrative means to preventative ends: A narrative engagement framework for designing prevention interventions. *Health Communication, 28*, 657–670.

Mollen, S., Engelen, S., Kessels, L., & Putte, B. (2017). Short and sweet: The persuasive effects of message framing and temporal context in antismoking warning labels. *Journal of Health Communication, 22*(1), 20–28.

Muralidharan, S., & Kim, E. (2019): Can empathy offset low bystander efficacy? Effectiveness of domestic violence prevention narratives in India. *Health Communication*. Advance online publication. doi: 10.1080/10410236.2019.1623645

Nabi, R. L. (2016). Laughing in the face of fear (of disease detection): Using humor to promote cancer self-examination behavior. *Health Communication, 31*, 873–883.

Nan, X., Zhao, X., Yang, B., & Iles, I. (2015). Effectiveness of cigarette warning labels: Examining the impact of graphics, message framing, and temporal framing. *Health Communication, 30*, 81–89.

National Health Service (NHS). (2015). National Blood Week #Missing Type. Retrieved from http://www.blood.co.uk/news-media/campaigns/national-blood-week/

Niederdeppe, J., Shapiro, M. A., Kim, H. Y., Bartolo, D., & Porticella, N. (2014). Narrative persuasion, causality, complex integration, and support for obesity policy. *Health Communication, 29*, 431–444.

Noar, S. M., Myrick, J. G., Zeitany, A., Kelley, D., Morales-Pico, B., & Thomas, N. E. (2015). Testing a social cognitive theory-based model of indoor tanning: Implications for skin cancer prevention messages. *Health Communication, 30*, 164–174.

Noar, S. M., Zimmerman, R. S., Palmgreen, P., Lustria, M., & Horosewski, M. L. (2006). Integrating personality and psychosocial theoretical approaches to understanding safer sexual behavior: Implications for message design. *Health Communication, 19*(2), 165–174.

Noorani, T., Karlsson, M., and Borkman, T. (2019) Deep experiential knowledge: Reflections from mutual aid groups for evidence-based practice. *Evidence & Policy, 15*(2), 217–234.

O'Keefe, D. J. (2000). Guilt and social influence. *Annals of the International Communication Association, 23*, 67–101.

O'Keefe, D. J. (2015). Message generalizations that support evidence-based persuasive message design: Specifying the evidentiary requirements. *Health Communication,* *20,* 106–113.

O'Keefe, D., & Jensen, J. (2009). The relative persuasiveness of gain-framed and loss-framed messages for encouraging disease detection behaviors: A meta-analytic review. *Journal of Communication, 59,* 296–316.

Park, S., Son, H., Lee, J., & Go, E. (2019): Moderating effects of social norms and alcohol consumption on message framing in responsible drinking campaigns: Value from deviance regulation theory. *Health Communication.* Advance online publication. doi: 10.1080/10410236.2019.1593077

Parrott, R. (1995). Motivation to attend to health messages: Presentation of content and linguistic considerations. In E. Maibach & R. L. Parrott (Eds.), *Designing health messages: Approaches from communication theory and public health practice* (pp. 7–23). Thousand Oaks, CA: Sage.

Peters, E., Lipkus, I., & Diefenbach, M. A. (2006). The functions of affect in health communications and in the construction of health preferences. *Journal of Communication, 56,* S140–S162.

Phua, J. (2016). The effects of similarity, parasocial identification, and source credibility in obesity public service announcements on diet and exercise self-efficacy. *Journal of Health Psychology, 21*(5), 699–708.

Polonec, L. D., Major, A. M., & Atwood, L. E. (2006). Evaluating the believability and effectiveness of the social norms message. "Most students drink 0 to 4 drinks when they party." *Health Communication, 20,* 23–34.

Prochaska, J. O., & DiClemente, C. C. (1983). Stages and processes of self-change of smoking: Toward an integrative model of change. *Journal of Consulting and Clinical Psychology, 51,* 390–395.

Prochaska, J. O., DiClemente, C. C., & Norcross, J. C. (1992). In search of how people change applications to the addictive behaviors. *American Psychologist, 47,* 1102–1114.

Prochaska, J. O., Johnson, S., & Lee, P. (1998). The transtheoretical model of behavior change. In S. A. Shumaker, E. B. Schron, J. K. Ockene, & W. L. McBee (Eds.), *The handbook of behavior change* (2nd ed., pp. 59–84). New York: Springer-Verlag.

Rimal, R. N. (2008, March/April). Modeling the relationship between descriptive norms and behaviors: A test and extension of the theory of normative social behavior (TNSB). *Health Communication, 23,* 103–116.

Rimal, R. N., & Morrison, D. (2006). A uniqueness to personal threat (UPT) hypothesis: How similarity affects perceptions of susceptibility and severity in risk assessment. *Health Communication, 20,* 209–219.

Rimal, R. N., & Real, K. (2005, June). How behaviors are influenced by perceived norms: A test of the theory of normative social behavior. *Communication Research, 32,* 389–414.

Rogers, E. M. (1973). *Communication strategies for family planning.* New York: Free Press.

Rogers, E. M. (1983). *Diffusion of innovations* (3rd ed.). New York: The Free Press.

Romain, A. J., Bortolon, C., Gourlan, M., Carayol, M., Decker, E., Lareyre, O., . . . Bernard, P. (2018). Matched or nonmatched interventions based on the transtheoretical model to promote physical activity. A meta-analysis of randomized controlled trials. *Journal of Sport and Health Science, 7,* 50–57.

Romain, A. J., Horwath, C., & Bernard, P. (2018). Prediction of physical activity level using processes of change from the transtheoretical model: Experiential, behavioral, or an interaction effect? *American Journal of Health Promotion, 32*(1), 16–23.

Rosenstock, I. M. (1960). What research in motivation suggests for public health. *American Journal of Public Health, 50,* 295–301.

Rothman, A. J., & Salovey, P. (1997). Shaping perceptions to motivate healthy behavior: The role of message framing. *Psychological Bulletin, 121,* 3–19.

RU SURE. (2019). Rutgers University Center for Communication and Health Studies. Retrieved from http://www.chi.rutgers.edu/rusure

Salmon, C. T., & Atkin, C. (2003). Using media campaigns for health promotion. In T. L. Thompson, A. M. Dorsey, K. I. Miller, & R. Parrott (Eds.), *Handbook of health communication* (pp. 449–472). Mahwah, NJ: Lawrence Erlbaum.

Sanders-Jackson, A. (2014). Rated measures of narrative structure for written smoking-cessation texts. *Health Communication, 29,* 1009–1019.

Sarbazi, E., Moradi, F., Ghafari-Fam, S., Mirzaeian, K., & Babazadeh, T. (2019). Cognitive predictors of physical activity behaviors among rural patients with type 2 diabetes: Applicability of the extended theory of reasoned action (ETRA). *Journal of Multidisciplinary Healthcare, 12,* 429–436.

Scruggs, S., Mama, S., Carmack, C., Douglas, T., Diamond, P., & Basen-Engquist, K. (2018). Randomized trial of a lifestyle physical activity intervention for breast cancer survivors: Effects on transtheoretical model variables. *Health Promotion Practice, 19*(1), 134–144.

Senge, P. M. (2006). *The fifth discipline: The art and practice of the learning organization.* New York: Doubleday/Currency.

Silk, K. J., Bigsby, E., Volkman, J., Kingsley, C., Atkin, C., Ferrara, M., & Goins, L.-A. (2006). Formative research on adolescent and adult perceptions of risk factors for breast cancer. *Social Science & Medicine, 63,* 3124–3136.

Slater, M. D. (2006). Specification and misspecification of theoretical foundations and logic models for health communication campaigns. *Health Communication, 20,* 149–158.

Smith, K. C., & Wakefield, M. (2006). Newspaper coverage of youth and tobacco: Implications for public health. *Health Communication, 19,* 19–28.

Sopory, P. (2005). Metaphor in formative evaluation and message design: An application to relationship and alcohol use. *Health Communication, 17,* 149–172.

Stavrositu, C. D., & Kim, J. (2015). All blogs are not created equal: The role of narrative formats and user-generated comments in health prevention. *Health Communication*, *30*, 485–495.

Stewart, L. P., Lederman, L. C., Golubow, M., Cattafesta, J. L., Godhart, F. W., Powell, R. L., & Laitman, L. (2002, Winter). Applying communication theories to prevent dangerous drinking among college students: The RU SURE campaign. *Communication Studies*, *53*(4), 381–399.

Stretcher, V. J., & Rosenstock, I. M. (1997). The health belief model. In K. Glanz, F. M. Lewis, & B. K. Rimer (Eds.), *Health behavior and health education* (pp. 41–59). San Francisco: Jossey-Bass.

Sun, Y., Lee, T., & Qian, S. (2019). Beyond personal responsibility: Examining the effects of narrative engagement on communicative and civic actions. *Journal of Health Communication*, *24*(6), 603–614.

Tirrell, M. (2015, February 9). Ice Bucket Challenge: 6 months later. *CNBC*. Retrieved from http://www.cnbc.com/id/102405889

Wang, X. (2011). The role of anticipated guilt in intentions to register as organ donors and to discuss organ donation with family. *Health Communication*, *26*, 683–690. doi:10.1080/10410236.2011.563350

Wechsler, H., Nelson, T. F., Lee, J. E., Seibring, M., Lewis, C., & Keeling, R. P. (2003, July). Perception and reality: A national evaluation of social norms marketing interventions to reduce college students' heavy alcohol use. *Journal of Studies on Alcohol*, *64*(4), 484–494.

Witte, K. (1997). Preventing teen pregnancy through persuasive communications: Realities, myths, and hard-fact truths. *Journal of Community Health*, *22*, 137–154.

Witte, K. (2008). Putting the fear back into fear appeals: The extended parallel process model. In L. C. Lederman (Ed.), *Beyond these walls: Readings in health communication* (pp. 273–291). New York: Oxford University Press.

Xu, Z., & Guo, H. (2018). A meta-analysis of the effectiveness of guilt on health-related attitudes and intentions. *Health Communication*, *33*(5), 519–525.

Yanovitzky, I., Stewart, L. P., & Lederman, L. C. (2006). Social distance, perceived drinking by peers, and alcohol use by college students. *Health Communication*, *19*, 1–10.

Yee, A., Lwin., M. & Lau, J. (2019). Parental guidance and children's healthy food consumption: Integrating the theory of planned behavior with interpersonal communication antecedents. *Journal of Health Communication*, *24*(2), 183–194.